The first wealth is health.

- Ralph Waldo Emerson -

비타민 바이블
VITAMIN BIBLE

건강과 활력을 주고 노화는 늦추는

비타민의 모든 것

비타민 바이블

VITAMIN BIBLE

얼 민델 지음 | 유영훈 옮김 | 구성자 감수

정말중요한

발간 40주년 개정판에 붙이는 서문

《비타민 바이블》이 어느덧 발간 40주년을 맞았습니다. 이번에 영양학 분야의 최신 정보를 덧댄 개정증보판을 다시 내놓습니다. 전 세계 수백만 명 독자 여러분의 믿음과 신뢰를 지켜내기 위한 다섯 번째 노력입니다. 나 자신과 가족의 건강을 챙기는 데 꼭 필요한 정보와 명확한 지침을 주는, 항상 옆에 두고 볼 수 있는 책으로 계속 남았으면 합니다.

궁금한 건강보조제, 이 약을 어떤 음식과 같이 먹어도 되는지 아닌지, 독성은 얼마나 있는지 등등 영양과 관련한 정보가 인터넷에도 넘쳐납니다. 그만큼 잘못된 정보도 많습니다. 무엇이 옳고 무엇이 그른지 판별할 수 없고, 어떤 정보를 어디서 어떻게 찾아야 하는지 모른다면 건강을 크게 해치는 되돌이킬 수 없는 실수를 할 수도 있습니다. 이러한 측면에서 《비타민 바이블》은 궁금한 것이 있을 때 곧바로 옳고 정확한 사실을 알려주는 꼭 필요한 지침서입니다. 영양과 관련해 궁금한 점이 있다면 이제는 스마트폰을 켜지 말고 《비타민 바이블》의 책장을 넘겨보세요.

가임률을 높이거나 산후우울증에 대처하려는 여성은 어떤 영양보조제를 먹어야 할까요? 기억력 감퇴를 막고 돼지독감에는 안 걸리려면요? 만성폐쇄성폐질환(COPD)과는 어떻게 싸워야 할까요? 하지불안증후군(RLS)은 어떻게 다루어야 하죠? 양성전립선비대증(BPH) 예방은요? 내 몸의 면역력을 아예 다른 차원으로 높이고 싶다고요? 그 자세한 방법이《비타민 바이블》에 다 쓰여 있답니다. 미국 식품의약국(FDA)이 새로 발표한 비타민과 미네랄 권장 복용량은 어떻게 되는지, 다양한 비타민과 미네랄이 특정 약물과는 또 어떻게 상호작용하는지 등에 관한 내용도 들어 있습니다. 이것뿐일까요. 식물성 에스트로젠(체내 호르몬인 에스트로젠과 유사한 작용을 한다는 식물성 물질), 프리바이오틱스(프로바이오틱스 영양소), 코르티솔(소위 스트레스 혹은 죽음 호르몬), 가짜 지방에 대해 잘못 알려진 사실, 그리고 현재 여성 사망률 상승의 주범인 심장병으로부터 자신을 지키기 위해 챙겨 먹어야 할 건강보조제 등도 다루고 있답니다.

이번 판에서도 더 참고하면 좋을 다른 소제목 번호를 본문에 함께 표기하였습니다. 원하는 것 이상의 최대한의 정보를 차례를 따로 보지 않아도 바로 찾을 수 있습니다.

비타민과 영양소가 체내에서 어떻게 작용하는지를 많이 알면 알수록, 또 자신의 건강 문제에 관심을 많이 가질수록 건강한 삶과 더욱 가까워집니다. 이 사실을 꼭 기억하셨으면 합니다.

알림

이 책의 내용은 처방이 아닌 권장입니다. 이 책은 의학적 조언을 위해 쓰이지 않았습니다. 건강을 위해 어떤 새로운 일을 하시든, 시작에 앞서 의사 등 전문가와 상담하십시오. 특히, 어떤 신체적 문제가 있거나 지병이 있거나 복용 중인 약이 있다면 반드시 그러셔야 합니다.

차례 VITAMIN BIBLE

Chapter 04
소량으로 꼭 필요한 미네랄

Chapter 05
단백질과 놀라운 아미노산들

Chapter 06
좋은 지방, 나쁜 지방 구별하기

Chapter 07
젊음을 되찾아주는 산화방지 물질

Chapter 08

자연이 선사한 놀라운 식품과 영양소들

Chapter 09

허브요법, 동종요법, 향기요법

Chapter 10
몸이 결핍 신호를 보낼 때 필요한 영양소

Chapter 11
연령별, 직업별 필요 영양제

Chapter 12
임신과 모유 수유를 돕는 영양제

Chapter 13
증상에 따른 영양제

Chapter 14
질병 극복을 돕는 영양소

Chapter 15

기분에 영향을 미치는 영양소와 위험한 약물

Chapter 16

다이어트에 좋은 영양소

Chapter 17

설탕과 소금은 숨어서 공격한다!

Chapter 01

비타민 바로 알기

1 인생을 바꾼 비타민

나는 대학에서 박사과정까지 공부하며 전문적인 약학과 영양학 교육을 받았다. 하지만 비타민에 관해서는 상식적인 수준에서 알고 있는 내용이 전부였다. 약학, 생화학, 유기화학, 무기화학, 공중보건학 등 교과 과정에서는 비타민을 거의 다루지 않았다. 오로지 비타민이 결핍되어 생기는 질병만을 가르쳤다. 비타민C가 부족하면? 괴혈병. 비타민B_1이 모자라면? 각기병. 비타민D가 충분치 못하면? 구루병. 이런 식이었다. 질병을 예방하고 최적의 건강을 이루는 데 도움을 주는 비타민 섭취법에 관한 내용을 수업에선 정작 다루지 않았다.

1965년 나는 약국을 개업하고 약사로서 첫발을 내디뎠다. 그때까지 나는 사람들이 얼마나 많은 약을 먹는지 전혀 알지 못했다. 사람들은 병이 나서가 아니라 단지 하루하루를 버텨 내려고 습관적으로 약을 찾았다. 당시에 같이 일하던 동료는 나와는 달리 비타민에 관한 해박한 지식을 자랑했다. 우리는 둘 다 하루에 15시간씩 일했다. 하지만 피로에 절어 파김치가 되는 건 나뿐이었다. 나는 그에게 대체 비결이 뭐냐고 물었다. 들려온 대답은 의외로 허망하리만큼 단순했다. "비결? 그런 것 없어. 그냥 비타민을 챙겨 먹는 거야." 그제야 나는 비타민이 각기병과 구루병보다 일상생활에서 더 쓸모가 많은 성분임을 깨달았다.

나는 곧장 그를 따라 해 보았다. 지금 생각해도 잘한 일이었다. 그렇게 비타민 요법의 기초를 공부하고 나자 비타민에 대한 믿음은 아예 확신으로 바뀌었다.

비타민을 비롯한 영양소가 갑자기 내 인생에서 몹시 중요한 연구 주제가 되어버렸다. 나는 즉각 행동에 나섰다. 비타민을 다룬 책을 모두 구해서 읽었다. 비타민에 관한 기사를 스크랩하고, 그 출처도 따라가 보았다. 대학 때 보았던 교과서도 다시 꺼내서 읽었다. 그러면서 영양소와 생화학 사이에 놀랍도록 밀접한 관계가 있음을 알아차렸다.

기회가 닿으면 건강 관련 강의에도 적극적으로 참여했다. 강좌를 듣다가 산화방지 성분이 곧 노화방지 성분이라는 당연한 사실도 새삼 깨달았다. 그때부터 항산화 보조제를 먹기 시작했다. 녹차와 백차 추출물에 든 물에 든 활성산소제거효소인 SOD도 같이 먹었다. 그 덕분일까. 사람들이 내 나이를 다섯 살에서, 많게는 열 살까지도 젊게 생각하는 것 같다. 영양학 분야에서 새로 밝혀진 사실들을 하나하나 배우고, 그 효능을 확인할 때마다 나는 매번 흥분을 참을 수 없었다.

완전히 새로운 세상이 내 앞에 열렸다. 다른 사람도 내가 아는 사실을 알게 되기를 바랐다. 1970년 무렵까지 나는 영양소와 질병 예방 약품 분야에 완전히 몰두했다. 요즘도 꾸준히 같은 과제를 연구하며 영양학자, 강사, 작가로서 활동한다. 영양소와 예방 약품 분야에선 매일 같이 성과물이 쏟아진다. 앞으로도 나는 대중에게 이 분야의 오래된 지식과 새로운 정보를 알리려는 노력을 멈추지 않을 것이다.

2 비타민이란 무엇인가?

사람들은 '비타민'이라는 말을 들으면 알약을 떠올린다. 알약이라고 하면 자연히 다시 병원에서 처방하고 약국에서 파는 의약품을 생각한다. 비타민도 분명히 치료 약품의 역할을 할 수 있다. 하지만 엄밀히 말해 의약품은 아니다. 비타민이란 삶을 살아가는 데 꼭 필요한 유기물이다. 육체의 기능을 정상으로 작동하기 위해 필수적인 성분이며, 성장을 돕고 활력을 주며 건강한 인생을 살 수 있게 돕는다.

비타민은 자연의 식품에 소량 함유되어 있다. 일부 예외를 제외하면 체내에서 만들거나 합성할 수 없다. 따라서 우리는 비타민을 식품과 영양제를 통해 섭취해야 한다. 하지만 정제, 캡슐, 액상, 분말, 패치, 주사, 스프레이 등의 형태로 팔리는 비타민 보조제는 단지 식품의 대용물이라는 것을, 그리고 화학적으로 합성해서 만들지 않은 이상 모두 식물과 동물 원료에서 추출했다는 사실을 알아야 한다. 우리 몸이 자동차라면 비타민은 엔진의 점화플러그인 셈이다. 따라서 극히 소량의 비타민만으로도 신체 전반에 영향을 미칠 수 있다.

비타민은 체내 효소 체계를 구성한다. 신진대사에 활력을 주며, 전반적인 통제와 조정을 한다. 그래서 우리 몸은 주의력을 잃지 않고 복잡한 신체 동작도 무리 없이 수행할 수 있다. 단백질, 지방, 탄수화물 등 다른 영양소에 비해 몸에 필요한 비타민의 양은 아주 적다. 상대적으로 많이 섭취해야 하는 일부 비타민도 마찬가지이다. 그러나 단 한 가지 비타민만 결핍되어도 건강에 치명적일 수 있다. 사람은 필수 비타민 없이는 삶을 이어갈 수 없다.

많은 이들은 비타민이 음식물을 대체할 수 있다고 믿는다. 그렇지 않다. 음식물을 섭취하지 않고 비타민을 흡수할 수는 없다. 비타민에 관한 맹신만큼이나 오해도 많다. 이 책을 읽음으로써 정확한 사실을 알게 되기를 바란다.

- 비타민은 각성제가 아니다. 그 자체로는 아무런 열량이 없다. 에너지를 내지도 않는다.
- 비타민은 단백질, 지방, 탄수화물, 미네랄, 수분 등과 같은 영양소의 대체물이 아니다. 이 가운데 단 한 가지도 대신할 수 없다.
- 비타민은 그 자체로는 우리 몸을 형성하는 구성 물질이 아니다.
- 음식을 먹지 않으면 비타민도 몸에 흡수되지 않는다. 따라서 건강해지고 싶다면 먼저 음식부터 제대로 먹어야 한다.

3 비타민 보조제를 먹어야 할까?

비타민은 유기물질에 포함되어 있다. 그러나 식품 각각이 함유한 비타민 종류와 함량은 다르다. 따라서 올바른 음식물로 영양 균형을 맞춘 식사를 해야만 필요한 비타민을 다 적절히 섭취할 수 있다. 하지만 현실적으로 이를 실천할 수 있는 사람은 극히 드물다. 오늘날의 바쁜 도시민 가운데는 아예 없다고 보아도 무방하다.

《전 국민 영양실조(*The National Malnutrition*)》의 저자 대니얼 T. 퀴글리 박사는 이렇게 이야기한다. "가공 설탕, 하얀 밀가루, 통조림 등을 과거부터 먹어온 사람은 영양소 결핍에 따른 질병을 한 가지 이상씩 갖고 있다. 질병의 정도는 이처럼 결함 있는 식품을 얼마나 자주 먹었는가에 비례한다."

〈미국의학협회보〉 2002년 10월호도 일맥상통한 연구 결과를 발표하였다. "성인들은 복합비타민 제제를 먹어야 한다. 오늘날 식사만으로 일상생활에 필요한 모든 영양소를 섭취하는 건 불가능하다."

대다수 식당이 음식을 다시 데워서 팔거나, 미리 만들어 둔 음식을 발열 램프 아래에 따뜻하게 보관한다. 그러면 열에 약한 영양소가 파괴될 수 있다. 따라서 외식이 잦고 배달 음식을 많이 시켜 먹는 사람은 비타민A, 비타민B_1, 비타민C 등이 결핍되기 쉽다. 게다가 우리가 먹는 상당수 음식이 유전자 변형 식재료를 가공 처리해서 만든 것들이다. 이러한 음식은 칼슘, 엽산, 마그네슘 등이 부족하다. 슈퍼마켓에서 파는 식품의 75%가 유전자 변형 식품이라고 한다. 13세에서 40세 사이의 여성이라면 더욱 주의해야 한다. 칼슘과 철분 부족으로 소중한 뼈가 상할 수도 있다.

가공식품은 십중팔구 영양소가 많이 부족하다. 슈퍼마켓에서 파는 빵과 시리얼은 엄청난 탄수화물 함량을 제외하면 사실상 빈 껍데기나 다름없다. "포장지에 영양이 풍부하다고 쓰여 있던데요?"라고 반문할지도 모른다. 그렇다면 다시 한번 잘 읽어보길 바란다. 풍부하다는 그 영양소는 원래대로 들어있는 게 아니라 '첨가'나 '강화'된 것들이다.

첨가? 강화? 식품에 원래 함유되어 있었으나 가열 혹은 저장 등등을 하느라 사라져버린 영양소를 다시 채워 넣었다는 의미이다. 식품에 이미 영양소가 있는데 부족한 영양소를 더했다는 말이 아니다. 영양소가 가공 과정에서 파괴되기에 원래의 수준으로 되돌려 놓았다는 뜻이다. 그렇게만 되어도 다행이다. 보통 '첨가'나 '강화'를 하면 원래의 영양소 함량에 훨씬 못 미친다.

하얀 밀가루를 예로 들어보자. 생산과정에서 파괴된 22가지 자연 영양소 가운데 단지 세 종류의 비타민B를 비롯해 비타민D, 칼슘, 철염(鐵鹽)만을 강화했을 뿐이다. 우리가 늘상 먹는 빵은 이러한 밀가루로 만들었다.

4 영양소란 무엇인가?

영양소나 비타민이나 그게 그거 아니냐고 되물을지 모르지만, 그렇진 않다. 영양소에는 비타민만 있는 게 아니다. 탄수화물, (아미노산으로 이루어진) 단백질, 지방, 미네랄, 비타민, 수분 등이 모두 영양소이다. 음식물 중에서 체내로 흡수되는 것들이다. 먹은 음식물을 제대로 사용하여 에너지를 만들고 신체 기관을 움직이고 세포가 자라게 하는 데 영양소가 필요하다. 건강해지려면 영양소를 챙겨야 한다는 얘기다.

비타민과 미네랄은 미량영양소이다. 이것만으로는 에너지를 만들 수 없다. 탄수화물, 지방, 단백질 등 다량영양소가 있어야 한다. 하지만 이때의 전제는 미량영양소도 충분하지 않으면 안 된다는 것이다.

건강을 잘 유지하려면 미량영양소와 다량영양소가 둘 다 꼭 있어야 한다. 하지만 필요량은 크게 다르다(단백질-아미노산 관계는 소제목68 참고).

5 영양소와 소화기관

영양소는 기본적으로 소화 과정을 거쳐 체내로 흡수된다. 소화란 입에 넣은 음식물이 몸속으로 들어가 연속해서 화학적으로 단순화되는 과정이다. 효소가 음식물을 더 작고 단순한 화학적 조각으로 쪼갠다. 그런 다음에야 소화관 장벽을 통해 흡수되어 혈류로 들어갈 수 있다. 사람의 소화관은 길이 약 9미터짜리 호스와 같다. 양 끝이 열린 근육 호스를 머리에 떠올려 보자.

6 소화기관의 이해

소화기관의 작동 방식을 이해하면 영양소가 언제 어디서 어떻게 작용하는지 헷갈리지 않고 이해할 수 있다.

입과 식도

소화는 입에서 시작한다. 음식물을 짓이기고 침을 섞는다. 침에 든 프티알린이라는 효소가 전분(녹말)을 단순한 당분으로 쪼개기 시작한다. 그런 다음 음식물을 삼키면 후두를 거쳐 목구멍 즉 식도로 들어간다. 여기서부터 소화관의 연동 운동이 시작된다. '우유 짜기'를 하는 것처럼 근육이 수축하고 이완하면서 음식물을 혼합하고 소화관을 통해 밀어낸다. 소화관에는 중요한 접합부마다 밸브 역할을 하는 판막이 있다. 판막은 음식물 역류를 방지한다. 또한 소화의 각 과정에서 적절한 효소가 분비되게 한다. 각각의 효소가 각기 다른 역할을 한다.

씹은 음식물이 위장으로 다 들어갈 때까지 후두부 끝에 있는 작은 막이 열린다. 이 막이 이따금, 특히 식후에 이완하면 트림이 나온다. 하지만 위산이 이완한 막을 통과해 식도를 타고 올라오기도 하는데, 그러면 위식도역류질환(GERD)에 걸린다. 명치가 타는 듯한 속쓰림을 유발하는 그 병(소제목273 참고)이다.

위장

위장이 풍선처럼 생겼다는 사실을 모르는 사람은 없지만, 위장의 위치를 착각하는 사람은 의외로 많다. 위장은 배에 들어가 있지 않다. 배꼽 뒤가 아니라 아래쪽 갈비뼈 부근에 위치한다. 위장은 근육으로 이루어진 유연한 가방 같다. 쉴새 없이 움직이며 모양을 계속 바꾼다.

위장 벽을 통해서 흡수되는 것은 알코올을 제외하면 사실상 없다.

국물과 같이 수분이 많은 음식물은 위장에 오래 머물지 않는다. 지방은 상당히 오래 머무는 편이다. 탄수화물, 단백질, 지방으로 이루어진 평범한 식사는 일반적으로 3~4시간이면 위에서 비워진다. 위장에 있는 분비샘과 특화 세포가 점액, 효소, 염산, 그리고 비타민B_{12}가 장벽을 통과해 용해되어 우리 몸을 도는 혈액과 섞이게 해주는 인자 등을 만든다. 위장은 보통 명확한 산성 상태이다. 위장의 특별한 소화액인 위액에는 다음과 같은 여러 성분이 들어가 있다.

- 펩신: 대표적인 위장 효소. 고기 등 단백질에 대한 소화력이 강력하다. 매질이 산성일 때에만 활성화된다.
- 레닌: 우유를 응고시킨다.
- HCl(염산): 위장 세포가 만든다. 위장이 산성 상태가 되게 한다.

위장이 소화에 있어 절대적으로 불가결한 건 아니다. 소화 과정 대부분은 이다음에 일어난다.

소장

소장의 길이는 약 7미터에 이른다. 소장에서 소화가 끝난다. 영양소 흡수도 사실상 전부 이곳에서 일어난다. 소장은 알칼리성 환경이다. 고알칼리성인 담즙, 췌액, 장벽 분비액 때문이다. 알칼리성 환경은 소화 및 흡수에 있어 가장 중요한 작용을 하는 데 필요하다. 십이지장은 소장의 첫 부분으로 위장과 연결된다. 십이지장은 (약 3미터 길이의) 공장으로 이어진다. 공장은 다시 (짧게는 3미터, 길게는 3.6미터 길이의) 회장과 연결된다. 소장에 든 반액체 상태의 내용물이 연동 운동에 따라 이동할 때 배에서 '꾸르륵' 소리—복명음이라 한다—가 난다. 우리는 이것을 듣고 '위장이 신호를 보낸다'라고 말하곤 하지만, 엄밀히 말해서 이 말은 틀렸다. 위장은 그 소리가 나는 곳보다 더 위에 있다.

대장(결장)

회장을 떠난 음식물이 (소장과 대장이 만나는) 맹장으로 들어갈 때쯤 되면 거의 물처럼 묽은 상태이다. 이곳 접합부에는 근육 판막이 있어서 역류를 막는다. 대장에서는 수분을 제외하면 흡수가 거의 일어나지 않는다.

결장의 주된 기능은 저장 및 탈수이다. 액체 상태로 들어온 것들은 수분이 흡수되면서 반액체가 된다. 장에 든 내용물이 대장을 한 바퀴 도는 데는 12~14시간이 걸린다.

세균이 없는 위장과는 반대로 결장에는 무수히 많은 세균이 산다. 장내 정상 세균총이라 한다. 소화된 음식물— 주로 섬유질— 로 이루어진 대변에도 이들 세균이 많다. 대변에는 혈액에서 필요 없어진 물질과 장벽에서 떨어진 물질도 들어있다.

간

간은 인체의 가장 큰 고형 장기이다. 무게가 약 1.8킬로그램이나 된다. 우리 몸의 엄청난 화학 공장 역할을 한다. 거의 모든 화학 구조를 바꿀 수 있다. 강력한 해독 작용도 한다. 다양한 독성 분자를 분해하여 무해한 성분으로 만든다. 간은 또한 혈액 저장고이다. 비타민A와 비타민D 같은 비타민도 보관한다. 소화된 탄수화물(글리코젠) 역시 간에 두었다가 배출하여 혈당 수치를 유지한다. 카로틴으로 비타민A를 만드는 것도 간이다. 효소, 콜레스테롤, 단백질, 혈액응고인자 등도 만든다.

간의 주된 기능 중 하나가 담즙 생산이다. 담즙에는 염분이 들어있다. 염분은 지방의 효과적 소화를 촉진한다. 기름진 물질을 유제화하는 세정 작용을 하는 것이다.

쓸개

약 7.5센티미터 길이의 자루 모양 장기이다. 담즙을 담는 저장소이다. 담즙의 화학적 구조를 일부 바꾸어 열 배 농축한다. 음식의 맛을 보거나 어떨 때는 심지어 음식의 모습을 보기만 해도 쓸개에 든 것을 비워낼 수 있다. 쓸개즙의 성분이 결정화하여 담석이 되기도 한다.

췌장

십이지장 만곡부 안쪽에 자리한 약 15센티미터 길이의 분비샘이다. 세포들이 군집해 인슐린을 분비한다. 체내에서 인슐린은 당분 연소를 가속한다. 인슐린은 소화관이 아니라 혈액으로 분비된다. 췌장이 만들어 분비하는 췌액에는 중요한 소화효소들이 들어있다. 지방을 분해하는 리파아제, 단백질을 분해하는 프로테아제, 녹말을 분해하는 아밀라아제 등이다.

7 효소의 중요성

효소는 소화에 꼭 필요하다. 음식물에서 우리 몸에 유용한 비타민, 미네랄, 아미노산 등을 분리한다.

효소는 촉매제이다. 체내에서 다양한 활동이 일어나도록 조정하지만, 그 과정에서 자신이 변하거나 파괴되지는 않는다. 효소는 열에 매우 약하다. 따라서 익히거나 조리하지 않은 과일, 채소, 달걀, 고기, 생선 등을 먹어서 효소를 섭취하는 것이 가장 좋다.

각각의 영양 성분마다 그에 작용하는 효소가 있다. 어떤 효소를 다른 효소로 대체할 수는 없다. 단 한 가지 효소라도 결핍되면 건강을 잃는다. 각 영양 성분 이름 뒤에 '~아제(-ase)'를 붙여 해당 효소의 이름을 만든다. 예를 들어 인(P)이라는 영양소, 즉 포스포루스(phosphorus)에

작용하는 효소의 이름은 포스파타아제이고, 자당(蔗糖) 즉 수크로오스(sucrose)를 분해하는 효소는 수크라아제이다.

필수 소화효소인 **펩신**은 섭취한 음식물의 단백질을 아미노산으로 분해한다. 펩신이 없다면 건강한 피부, 튼튼한 골격, 강력한 근육 등을 만드는 데 단백질을 사용할 수 없을 뿐만 아니라 혈액을 풍부하게 공급하지도 못한다. 우리 몸은 아미노산의 형태로만 단백질을 사용할 수 있다.

레닌 역시 소화효소이다. 우유를 응고시키며, 우유 단백질인 카세인을 인체에서 사용 가능한 형태로 바꾼다. 우유에서 칼슘, 인, 칼륨, 철분 등의 미네랄을 가져와 체내의 수분 균형을 안정시키고, 신경계를 강화하며, 이와 뼈를 튼튼하게 만든다.

리파아제는 지방을 분해해서 피부세포에 영양을 공급한다. 멍이 드는 것을 막아주며, 바이러스와 알레르기로부터 몸을 보호한다.

위에서 분비되는 **염산**은 육류처럼 질기거나 채소처럼 섬유질이 많은 음식에 작용하여 단백질, 칼슘, 철분 등을 소화시킨다. 염산이 부족하면 악성빈혈, 위암, 선천적 무위산증, 알레르기 등의 질환이 생길 수 있다. 식사 전에 스트레스, 긴장, 분노, 걱정을 느끼면 위산 분비가 억제된다. 일부 비타민(주로 비타민B 복합체)과 미네랄 결핍이 원인이 되기도 한다.

상당수 사람이 (평소에 알아채지 못하지만) 위산 부족 상태에 있다. 더 큰 문제는 그들 스스로 속쓰림을 위산 과다 때문으로 멋대로 자가 진단하고 제산제(펩시드 컴플리트, 텀스, 로레이드, 알카셀쳐 등)를 먹는다는 것이다. 위산 부족과 위산 과다는 증상이 완전히 똑같다. 위산이 부족한 상태에서 제산제를 먹으면 말 그대로 설상가상, 뱃속은 최악의 상태가 된다.

《새로운 의사(*A New Breed of Doctor*)》를 쓴 앨런 니틀러 박사는 "마흔이 넘으면 무조건 엽산 보충제를 먹어라."라고 강조한다. 시중에 판매되는 엽산 중에 제일 좋은 형태의 엽산은 베타인 엽산과 글루탐산 엽산이다.

—— 궤양이 있을 시 엽산 보조제를 먹기 전에 꼭 의사와 상담할 것.

8 탄수화물의 필요성

살을 빼고 싶은데 탄수화물 때문에 고민이라는 말을 종종 듣는다. 하지만 그들 다수는 주요 에너지 공급원인 탄수화물을 오해하고 있다. 탄수화물의 주성분인 녹말과 당분은 소화과정을 거치면서 글루코스(포도당), 즉 혈당으로 분해된다. 혈당은 두뇌와 중추신경계에 필수 에너지를 공급한다.

탄수화물은 꼭 섭취해야 한다. 그래야만 세포조직을 만들고 재생하는 데 중요한 역할을 하는 단백질이 에너지를 만드는 일에 낭비되지 않는다. 그런데 탄수화물을 너무 많이 먹어서 글루코스나 글리코겐(간이나 근육에 저장되는 다당류)으로 전환되고도 여분이 남으면 어떻게 될까? 우리가 잘 알고 있듯이 지방으로 바뀌어 축적된다. 몸에 에너지가 더 필요해지면 지방이 다시 글루코스로 바뀌어 사용되는데, 이때 체중이 줄어든다.

그렇다고 해서 탄수화물 섭취량을 너무 줄이면 안 된다. 탄수화물도 건강에 필수적인 영양소라는 사실을 명심하자. 탄수화물이든 단백질이든 똑같이 1g당 4kcal의 열량을 낸다. 공식적인 탄수화물 필요섭취량은 정해지지 않았지만, 최소 50g은 먹어야 한다. 이보다 적게 먹으면 지방이 체내 주요 에너지원으로 사용될 때 생기는 케톤증이 나타난다.

9 비타민들의 명칭

과거 한때에는 여러 비타민의 화학적 구조를 아무도 몰랐다. 적절한 과학적 명칭을 붙여줄 수 없었다. 그래서 대부분의 비타민 이름을 알파벳 글자 순서로 지었다. 아래의 비타민은 오늘날 알려진 것들이다. 아직 발견되지 않은 비타민이 더 많다.

***비타민A**(레티놀, 카로틴) ***비타민B 복합체군(群)**: B_1(티아민), B_2(리보플라빈), B_3(니아신, 니아신아미드), B_4(아데닌), B_5(판토텐산), B_6(피리독신), B_{10}, B_{11}(성장 인자), B_{12}(코발라민, 시아노코발라민), B_{13}(오로트산), B_{15}(판가민산), B_{17}(아미그달린), Bc(엽산), Bt(카르니틴), Bx(PABA, 파라아미노벤조산) *콜린 *이노시톨 ***비타민C**(아스코르브산) ***비타민D**(칼시페롤, 비오스테롤, 에르고스테롤) ***비타민E**(토코페롤) ***비타민F**(지방산) ***비타민G**(헤파토플라빈, 락토플라빈, 리보플라빈) ***비타민H**(비오틴) ***비타민K**(메나디온) ***비타민L**(수유에 필요) ***비타민M**(엽산) ***비타민P**(바이오플라보노이드) ***비타민Pp**(니코틴아미드) ***비타민P_4**(트록세루틴) ***비타민T**(성장촉진물질) ***비타민U**(양배추즙에서 추출)

PQQ라고 알려진 물질은 산화방지제로, 비타민B 복합체에 포함되는 것으로 보인다. 1979년 일본에서 처음 발견된 PQQ는 최근 생쥐 실험에서 출산에 중요한 역할을 하는 것으로 판명되었다. 아마 사람에게도 비슷한 작용을 하지 않을까 추측된다. 일본 과학자들의 말이 사실이라면 55년 만에 새로운 비타민이 발견된 것이다. 이 영양소를 섭취할 수 있는 최선의 자연식품은 '낫토(納豆)'라는 일본의 전통 콩 발효음식이다. 또한 파슬리, 녹차, 피망, 키위, 파파야 등에서도 발견되었다.

10 비타민의 협조자, 미네랄

우리 몸에 필요하다고 알려진 미네랄은 모두 18종이다. 하지만 영양권장량이 정해져 있는 미네랄은 이 가운데 7가지만이다. 칼슘, 아이오딘, 철, 마그네슘, 인, 셀레늄, 아연이다. 인체에 작용하는 18가지 미네랄은 칼슘, 염소, 크롬, 코발트, 구리, 불소, 아이오딘, 철, 마그네슘, 망간, 몰리브덴, 인, 칼륨, 셀레늄, 나트륨, 황, 바나듐, 아연 등이다. 또한 붕소, 규소, 니켈, 비소 등 미량 미네랄도 육체의 성장을 돕고 세포막이 제 기능을 하도록 한다.

미네랄도 비타민만큼이나 중요하다. 미네랄이 없다면 비타민은 아무 일도 할 수 없다. 나는 미네랄을 '영양계의 신데렐라'라고 즐겨 부른다. 왜냐하면 비타민은 미네랄의 도움 없이는 기능할 수도, 흡수될 수도 없기 때문이다. 인간의 몸은 일부 비타민을 합성할 수 있다. 그러나 미네랄은 단 한 종류도 만들어내지 못한다.

11 항산화 성분이란 무엇인가?

산화방지, 즉 노화방지 성분이란 우리 몸을 유해 활성산소, 즉 유리기(遊離基)로부터 보호하는 효소로서 아미노산, 비타민, 미네랄 등을 말한다. 일종의 산소 찌꺼기인 유리기는 세포를 손상하고 면역체계를 약하게 한다. 우리 몸은 연료를 태워 에너지를 얻는 과정에서 매일 유리기를 만들어낸다. 비유해서 말하면 유리기란 발전소에서 나오는 폐기물 같은 것이다. 환경적, 육체적 스트레스가 많아질수록 유리기도 늘어난다. 그 원인으로는 공기 오염, 흡연, 음주, 질병을 비롯해 까맣게 태운 음식, 노령화, 과도한 운동 등에 이르기까지 다양하다.

유리기를 저지하기 위해 몸은 여러 종류의 천연 항산화 성분을 만들어낸다. 가장 두드러진 것들로는 카탈라아제, 코엔자임Q10, 글루타티온, 멜라토닌, 비타민A, 알파카로틴, 베타카로틴, 비타민C, 비타민E, 리포산, 셀레늄, 활성산소제거효소, 아연 등이 있다. 그러나 안타깝게도 인간은 나이를 먹어감에 따라 몸 안에 더 많은 유리기가 쌓이는 한편, 천연 항산화 물질은 더 적게 생성된다. 나이가 들면 암과 심장질환 등 질병에 걸릴 위험이 크게 높아지는 까닭이다.

그래서 항산화 성분이 풍부한 식품과 보조제를 먹어야 한다. 주요 식품과 보조제로는 은행잎 추출물, 포도씨 추출물, 포도껍질 추출물, 백차 추출물, 녹차 추출물, 레스베라트롤, 이소플라본, 루테인, 리코펜 등이 있다. 되도록 일찍부터 항산화 성분을 찾아 먹기 시작해야 그 좋은 효과를 더 오랜 기간에 걸쳐서 얻을 수 있겠다(제7장 참고).

12 약을 대신하는 기능성 식품

기능성 식품은 지난 수십 년간 예방약물 분야에서 이루어낸 가장 뛰어난 성과이다. 이것은 약품과 치료 효과가 비슷한 것으로 증명된 자연식품을 사용해 만든다. 식물, 조류(藻類), 기타 생물학적 원료의 전부 혹은 일부를 이용한다. 예를 들어 콩에서는 항암효과가 있는 이소플라본을 추출한다. 성요한풀에서는 우울증에 효능이 탁월한 하이페리쿰과 폴리페놀을 추출하여 알약, 분말, 캡슐 등의 형태로 농축한다.

오늘날 기능성 식품은 질병을 치료하는 용도로 쓰일 뿐만 아니라 수많은 질병을 예방하는 데도 사용되지만, 과거에는 이 모두가 처방약품이 지배하던 분야였다. 예를 들어 선택적 세로토닌 재흡수억제제인 팍실과 프로작 같은 항우울 약품의 효능이 그리포니아 심플리시폴리아 나무의 씨앗 추출물로 만든 5-HTP(소제목90 참고)와 일치하는 것으로 판명되었다.

기능성 식품을 먹음으로써 우리는 일부 식품에 든 최고의 식품화학물질을 농축된 형태로 섭취할 수 있다. 미국인의 9%만이 하루에 5회 이상 과일과 채소를 먹는다. 따라서 기능성 식품이 우리 건강에 점점 더 중요한 임무를 담당하는 추세이다. 식물성 화학물질(소제목81 참고)이 첨가된 식품도 있다. 콩의 식물성 화학물질, 즉 식물성 에스트로젠을 강화한 간식용 스낵-바는 폐경기 여성이 느끼는 열감(熱感) 등을 완화한다. 남성의 경우는 전립선질환을 예방한다. 기능성 성분이 첨가된 마가린은 혈청 콜레스테롤 수치를 낮춰준다. 채소를 먹지 않으려는 아이들을 위해 식물성 화학물질을 첨가한 사탕이 개발되었다. 이 밖에도 기능성 식품의 종류는 무궁무진하다.

13 대체 치료 요법에는 어떤 것들이 있나?

모든 사람에게 효험 있는 만병통치약은 없다. 대체 치료 요법도 마찬가지다. 만인에게 효과적인 요법은 존재하지 않기에 오히려 다양한 요법을 접해볼 수 있다. 민간 전통의학에 기초한 것들이 많다. 대개가 놀라운 효능을 보여주며, 많은 사람에게 인정받는다. 대표적인 대체 요법 몇 가지를 소개해본다.

아유르베다 인도의 전통 의술이다. 오늘날에도 인도에서 시술된다. 기록이 남은 의학 체계로서 세계적으로 보아도 매우 오래되었다. 다른 의학 체계에도 깊이 영향을 끼쳐서 '모든 치유법의 어머니'라는 명예를 얻었다. 아유르베다는 질병의 증상만을 치료하지 않는다. 육체 전반은 물론이요 마음과 정신, 생활방식 등을 함께 다스린다. 건강한 사람이 건강을 잃지 않게 예방하는 것이 병자를 치료하는 것만큼이나 중요하다는 믿음이 바탕에 깔려 있다. 따라서 발병하기 전에 치료하는 것을 이상적으로 생각한다. 병의 예방과 치료에 약 2,000가지 이상의 약재를 쓴다. 여러 약초(허브)를 섞어서 사용한다. 아유르베다 치료사들은 식물의 모든 화학 성분은 전체적인 조화를 이루면서 작용해야 한다고 믿으므로 뿌리부터 잎사귀까지를 통째로 사용한다. 한두 가지 필요한 성분만 추출해서 처방하는 서양의 관념과 반대된다. 아유르베다 의학은 몸의 전반적인 체계를 보강하고 지지해준다.

침술 고대 중국의 치료 의학이다. 인체의 기는 14군데 경락을 통해 흐르며, 360개 경혈을 침으로 자극하면 기의 균형을 회복할 수 있다는 믿음을 바탕으로 한다. 침술은 단순한 피로 회복부터 장기에 생긴 병 같은 심각한 질환에 이르기까지 두루 효험이 있다. 한약을 함께 쓰기도 한다.

카이로프랙틱 척추를 손으로 자극해 건강을 지키는 치료 행위이다. 피부와 근육 등의 부드러운 부분보다는 뼈와 관절을 중심으로 시술한다. 이미 발생한 질병의 치료보다는 예방 의학에 집중한다. 신경 에너지 전달체계가 정상으로 작동해야 건강을 유지하고 회복할 수 있다는 이론에 근거를 둔다. 약을 처방하거나 수술하지 않는다.

허브(약초) 치료 인류 역사상 가장 널리 사용되어온 치료 형태이다. 오늘날의 이른바 '셀프 케어', 즉 자가 건강 관리라는 추세의 선두에 있다. 허브 치료는 이론 면에서 기성의 약학과 근본 원리가 같다. 알고 보면 보편적으로 사용되는 약품의 절반 정도가 식물에서 성분을 추출했거나 식물의 화학 구조를 똑같이 합성해 만든 것이다. 많은 허브 치료제의 효능은 충분히 검증되었으며 이론적으로도 체계가 탄탄하다.(제8장 참고)

동종(同種) 요법 1790년대 독일의 의사 사무엘 하네만이 창안했다. 인체가 원래 가진, 병에 대한 방어력을 자극하는 방법을 사용한다. '비슷한 것으로 비슷한 것을 치료한다'라는 전제에 기초한다. 예를 들어 건강한 사람에게 A라는 물질을 다량 투여하면 B라는 병이 생긴다고 가정했을 때, 반대로 B병에 걸린 사람은 A물질을 극소량만 먹어도 증상을 치료할 수 있다는 논리이다.

동종요법에서는 병의 증상을 '몸이 자기 안의 불균형을 바로잡아 건강을 회복하려는 노력의 표현'으로 본다. 또한 환자의 정신, 육체, 감정 등을 전체적으로 살펴 진단한다. 동종요법에서 쓰는 약들은 증상을 억누르기보다는 몸의 방어기능을 자극하고 조정한다. 자연의 식물, 동물,

광물 등을 사용하며 독성이 없다. 정확하게만 쓰면 부작용도 없다(소제목213 참고).

자연 요법 현대 임상의학에서 주로 사용하는 화학요법, 외과요법 등과 반대되는 자연적인 방법의 대체 치료 요법들을 폭넓은 범위에서 일컫는 말이다. 허브(약초) 치료, 마사지, 침술 등도 여기에 포함된다.

분자 교정 요법 적절한 영양소를 보충해줌으로써 인체가 분자 수준에서 최적의 상태를 유지하도록 돕는다. 다시 말해 인체의 분자 성분을 영양으로 조절하는 치료 방식이다. 건강에 필요한 생화학 물질을 우리 몸이 스스로 만들어낼 수 있도록 다양한 영양소를 섭취한다. 동시에 약물과 공해 물질, 알레르기 유발 물질 등 온갖 유해한 성분을 몸에서 제거한다.

[영양소에 관한 깜짝 놀랄 진실]

- ✓ 생명 유지에는 필수 비타민이 모두 필요하다.
- ✓ 인간의 몸은 일부 비타민을 합성할 수 있지만, 미네랄은 단 한 종류도 만들어내지 못한다.
- ✓ 비타민 하나만 부족해도 건강이 위태로워질 수 있다.

[질문과 답변]

아미노산은 어느 정도 중요한 영양소인가요? 비타민만큼 중요합니까?

예, 그렇습니다. 아무리 강조해도 지나치지 않을 만큼 중요한 영양소입니다. 아미노산(소제목68 참고)은 신체에서 아주 중요한 영양소인 단백질을 이루는 벽돌과 같습니다. 우리 몸의 세포는 단백질로 구성되어 있지요. 단백질은 새로운 조직을 만들고 손상된 세포를 복구하며, 호르몬과 효소를 만들고 혈액의 산성-알칼리성 농도를 조절합니다. 노폐물도 제거하고 그 밖에도 많은 역할을 하지요. 단백질이 소화되면 아미노산이라는 더 작은 구성 물질로 분해되는데, 아미노산은 신체의 세포에 도달해 다시 단백질을 형성하게 됩니다. 놀라운 순환 과정이죠. 영양학적으로 비타민과 아미노산은 똑같이 중요합니다. 왜냐하면 어느 한쪽이 적절한 양만큼 공급되지 않으면 다른 한쪽은 아무런 쓸모가 없기 때문입니다(소제목68, 70 참고).

비타민이 제대로 기능하려면 미네랄의 도움이 필수라는 사실을 알았습니다. 좀 더 구체적으로 설명해주세요.

비타민A는 칼슘, 마그네슘, 인, 셀레늄, 아연 등이 충분히 있어야 최상으로 작용합니다. 비타민B가 임무를 다하기 위해서는 이 미네랄들과 함께 코발트, 구리, 철, 망간, 칼륨, 나트륨이 필요합니다. 비타민C는 칼슘, 코발트, 구리, 철, 나트륨이 있을 때 가장 효과적이 됩니다. 비타민D의 경우는 칼슘, 구리, 마그네슘, 셀레늄, 나트륨입니다. 비타민E는 칼슘, 철, 망간, 인, 칼륨, 셀레늄, 나트륨, 아연이 필요합니다(자세한 내용은 소제목25~48 참고).

붕소는 어떤 미네랄입니까?

극소량만 필요한 미량 미네랄이므로 공식적인 하루 권장섭취량은 없습니다. 그렇다고 붕소를 평가절하해서는 안 됩니다. 칼슘, 마그네슘, 비타민D와 함께 작용해 골다공증을 예방하고 두뇌가 더욱 잘 돌아가도록 도와줍니다. 과일과 채소에 많은데, 가장 좋은 방법은 말린 자두, 말린 살구 등 건조과일을 먹는 겁니다. 영양제로 섭취한다면 하루 3mg 정도를 권장합니다. 절대로 하루에 10mg을 초과해서 먹지는 마세요.

기능성 식품과 건강식품의 차이점은 무엇인가요?

'기능성 식품'과 '건강식품'이라는 말은 혼용해서 많이 쓰입니다. 둘 다 식품으로서 영양을 공급하는 기본적인 기능을 넘어 건강에 도움을 주며 질병을 예방하고 의학적인 특성을 갖춘 식품을 일컫는 말입니다. 그러나 건강식품은 보편적인 음식물의 형태를 취합니다. 반면에, 기능성 식품은 환, 알약, 캡슐, 앰플 같은 형태로 시중에서 팔리기도 합니다.

식물성 화학 성분이 무엇이죠?

식물에서 발견되는 화학 성분입니다. 이 성분 때문에 과일, 채소, 곡물 및 콩과 식물이 특유의 색과 맛을 내는 거죠. 식물은 또 이 천연 성분을 써서 질병을 방어합니다. 간단히 말해 식물의 면역체계로 보면 됩니다. 사람이 먹으면 강력한 항산화제로서 활성산소를 제거하며 심장병, 암 등의 질병도 막아줍니다.

저는 승모판탈출증이라는 심장 관련 질환을 앓아 항생제를 자주 먹습니다. 이런 제 사정을 아는 한 친구가 프로바이오틱을 먹어보라고 조언하더군요. 정말 프로바이오틱을 먹어도 될까요?

꼭 그래야 합니다. 프로바이오틱은 '생명에 좋다'라는 뜻으로, 인체에 유용한 박테리아로 알려진 미생물을 포괄적으로 일컫는 말입니다. 프로바이오틱은 각종 감염과 질병에 대해 신체가 원래부터 보유한 방어력을 높여줍니다.

사람 몸에는 유용한 박테리아가 수십억 마리나 있습니다. 이들은 소화를 돕고, 면역기능을 높이고, 호르몬 수치를 정상으로 유지해주며, 일부 비타민B를 만들어내는 등 놀랍고도 훌륭한 일을 하지요. 또 과도하게 자라난 곰팡이와 효모가 혈류로 흡수되어 심각한 질병을 일으키지 못하도록 막기도 합니다.

그렇지만 안타깝게도 항생제는 좋은 박테리아와 나쁜 박테리아를 구별하지 못합니다. 항생제를 지나치게 사용하면 오히려 약물 저항성 병원체를 증가시켜 몸은 질병에 더욱 무력해집니다. 섬유질이 많은 식사를 하면 좋은 박테리아의 수를 늘릴 수 있습니다. 장내 박테리아는 식이섬유를 먹고, 신진대사를 거쳐 이를 산으로 바꿉니다. 이 산이 나쁜 박테리아의 성장을 막아주죠. 그리고 요구르트를 많이 먹으면 박테리아가 생생하게 살아서 제 역할을 잘하게 됩니다. 요구르트는 무지방 또는 저지방 제품이 좋습니다.

프로바이오틱이 든 음식물은 비단 유제품이 아니라도 많습니다. 가장 쉬운 방법은 항생제를 쓰는 동안 프로바이오틱 제제를 함께 먹는 것입니다. 한 달 정도만 지나도 몸에는 좋은 박테리아가 넘쳐날 겁니다. 하루 세 번 식전 30분에 1캡슐(액상 제제는 1큰술)씩 드세요.

—— 프로바이오틱 제제를 처음 먹으면 배에 가스가 차고 헛배가 부르기도 합니다. 좋은 박테리아가 발효되고 있다는 신호입니다. 일주일 정도 지나 몸이 변화에 적응하고 나면 이 증상은 자연히 사라집니다(소제목113 참고).

카로티노이드가 무엇입니까?

무엇보다도 카로티노이드가 몸에 좋다는 사실을 꼭 알아야 합니다(소제목90 참고). 카로티노이드는 비타민A와 관련한 복합체의 한 종류입니다. 알파카로틴, 감마카로틴, 루테인, 리코펜 등이 여기에 속하는데, 이 가운데 항암효과가 있다고 알려진 베타카로틴이 제일 유명하지요.

식품에 함유된 베타카로틴은 비타민A로 전환되지만, 비타민A와 달리 많은 양을 섭취해도 독성이 없습니다(단, 과다 섭취하면 피부 색깔이 오렌지빛을 띤 노란색으로 변합니다. 마치 선탠한 피부처럼 말이죠.).

리코펜은 토마토, 수박, 분홍색 자몽 등의 과일과 채소에서 붉은색을 나타내는 성분으로, 새롭게 주목받는 카로티노이드입니다. 하버드 대학교와 미국농무부(USDA), 또 다나파버 암연구소의 연구 자료를 보면, 토마토가 전반적으로 암, 특히 전립선암의 발병 위험을 낮춘다고 합니다. 사실 토마토를 많이 먹는 남성이 전립선암에 걸릴 확률은 토마토를 적게 먹는 남성의 절반이라고 하죠. 지방은 리코펜이 혈액으로 들어가게 해줍니다. 피자가 맛있기는 하지만 지방 때문에 걱정이 되셨나요? 그렇다면 지방이 토마토— 피자 소스를 토마토로 만들죠— 의 리코펜 흡수를 돕는다니 그나마 희소식이네요. 다만 페퍼로니나 치즈를 더 추가해서 그 효과를 상쇄시키지만 마세요!

항산화 성분이 체내 산화작용을 막아준다는 사실을 알았어요. 그런데 산화작용이란 정확히 무엇이며, 왜 일어나는 건가요?

금속이 녹슬고, 깎아놓은 사과의 색깔이 변하는 것이 산화입니다. 산화는 유리기라고 하는 불안정한 산소 분자가 안정된 형태로 바뀌려는 과정에서 다른 분자의 전자를 빼앗아 오는 현상입니다. 이렇게 되면 세포는 손상을 입어 수명도 짧아지고 노화 속도도 빨라집니다. 산화작용이 시작되면 멈추기 어렵습니다. 그 결과 단순한 전염성 질환부터 암, 관절염, 심장질환 등 다양한 퇴행성 질환까지 폭넓게 발생하지요.

산화작용을 일으키는 원인은 무엇일까요? 여러 가지가 있지만, 그중 중요한 요인으로는 공해물질, 화학물질, 독성물질 등을 꼽습니다. 흡연도 한몫 단단히 하죠(소제목89 참고).

이른바 '두뇌 영양소'에는 어떤 것들이 있습니까? 정말로 머리가 좋아지는 데 도움이 되나요?

글쎄요, 먹지 않는 것보단 분명히 좋겠죠. 여러 실험 결과 두뇌의 기능을 보호하고 강화하는 것으로 드러난 영양소들입니다. 인간은 나이를 먹어감에 따라 체내에서 만들어내는 노화방지물질의 양이 줄어듭니다. 노화방지물질은 파괴적인 유리기로부터 뇌를 보호하기 때문에 '두뇌 영양소'라고도 합니다. 각종 비타민, 미네랄, 아미노산, 허브 등입니다(제7장 참고).

관심을 두고 살펴볼 만한 두뇌 영양소를 소개하겠습니다. 주로 다른 영양소와 혼합된 형태의 제품으로 판매됩니다. 비타민E, 감마 토코트리에놀, 세이지 추출물, 야생 청예귀리, 스피어민트 차, 리튬 오로테이트, 아슈와간다 추출물, 포도씨 추출물, 리포산, 코엔자임I (NADH), 비타민B_1, 비타민B_3, 비타민B_6, 비타민B_{12}, 엽산, 콜린, L-카르니틴, 페닐알라닌, DHA, 다이메틸아미노에탄올, 포스파티딜에탄올라민, 포스파티딜세파린, 하수오 뿌리, 오미자, I-글루타민, 빈포세틴, 은행잎 추출물, 고투 콜라, 블루베리(일명 '브레인 베리') 추출물, 후페르진A, 마그네슘, 프레그네놀린, 포스파티딜세린, 포스파티딜콜린, 이노시톨, 아연 등인데 이 가운데서 여러분을 당장 아인슈타인으로 만들어주는 성분은 없습니다. 하지만 자동차 열쇠를 어디에 두었는지는 조금 더 잘 기억날 겁니다.

유전자 변형 식품을 먹어도 안전할까요?

되도록 피하세요. 하지만 안타깝게도 이제는 유전자 변형 식품을 아예 먹지 않기가 사실상 불가능합니다. 밀가루 원료인 밀, 옥수수 전분의 옥수수 등 거의 모든 가공식품의 제조 과정에 유전자 변형 재료가 들어갑니다. 이러한 유전자 변형 재료를 포함하고도 '100% 천연'이나 '유기농'이라는 라벨을 붙일 수 있답니다. 미국 식품의약국(FDA)은 안전하다고 말합니다만, 장기적으로 섭취했을 때 미치는 영향에 대해서는 아직 알려진 바가 없습니다. 되도록 믿을 만한 유기농 식품을 구입해서 유전자 변형 식품의 섭취를 최소화하세요. 물론 패스트푸드 식당으로 향하는 발걸음부터 끊으셔야 하겠죠.

Chapter 02

내게 맞는 비타민 고르기

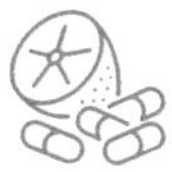

14 비타민 제제는 무엇으로 만드나?

비타민은 식품에 포함된 자연 성분이다. 따라서 음식물을 먹어서 직접 섭취하면 가장 좋다. 그게 여의찮을 때 정제, 캡슐, 분말, 액상 등의 형태로 팔리는 비타민 제제를 먹는다. 비타민은 인공적으로 합성해 만들 수 있다. 그렇지만 시판되는 대부분의 비타민 제제에 든 성분은 식품 원료에서 추출한 것이다. 예를 들어 비타민A는 생선의 간유에서 뽑아낸다. 비타민B 복합체는 효모와 간을 원료로 한다. 비타민C는 로즈힙(장미 열매) 또는 타피오카에서 추출한 것이 최고이다. 비타민E는 콩, 맥아, 옥수수 등으로 만든다.

15 다양한 제형의 비타민 제제

소비자마다 선호하는 비타민 제제의 형태가 다르기에 다양한 제형의 제품이 나오고 있다.

- 정제: 가장 흔하고 편리한 제형이다. 보관과 휴대가 용이하며, 저장 수명도 분말이나 액상 제품보다 길다. 형태가 고정된 제품이므로 약물에 '장난질'을 칠 수 없다.
- 당의정: 약이 위(산성)가 아니라 장에서 녹도록 정제의 표면을 코팅했다.
- 캡슐(경질 캡슐): 정제와 마찬가지로 복용이 편리하고 보관도 쉽다. 비타민A, D, E 같은 지용성 비타민에서 많이 볼 수 있는 제형이다. 정제에 비해서 첨가제가 조금 들었다.
- 젤라틴 캡슐: 동물성 원료인 젤라틴으로 만든다. 제품 산화를 막으려면 빛이 안 드는 서늘하고 습기가 없는 장소에 보관해야 한다.
- 식물성 캡슐: 동물성 성분 및 녹말, 당분, 기타 알레르기 유발 물질을 사용하지 않는다. 셀룰로스와 나무에서 추출한 식물성 섬유질로 만들어 곰팡이와 세균 번식 문제가 잘 생기지 않는다. 고온 환경에서도 캡슐이 녹거나 끈적이며 달라붙지 않는다. 젤라틴 캡슐은 차갑고 건조한 날씨에서 깨지는 약점이 있는데, 그런 문제도 없다. 하지만 내부 성분끼리 반응할 수가 있어서 젤라틴 캡슐만큼 널리 쓰이지 않는다. 값도 비싸다.
- 연질 알약(소프트젤): 일반 캡슐보다 삼키기 쉽게 만든 부드러운 젤라틴 캡슐이다. 정제나 캡슐과 마찬가지로 몸속 소화기를 거치는

동안 소화된다. 액상이나 분말 형태의 제품에 비해서 천천히 작용한다는 뜻이다.

- 분말: 강한 효능을 낸다는 장점이 있다(비타민C 분말 1큰술은 4,000mg에 상당한다). 충전제, 결합제, 첨가제 등을 사용하지 않으므로 알레르기 문제도 없다.
- 액상: 정제나 캡슐을 삼키지 못하는 사람이 음료에 섞어서 쉽게 마실 수 있다.
- 경구 스프레이: 혀 아래에 저농도로 만든 영양액을 직접 분사한다. 위장관을 거치지 않고 점막을 통해 보통 15분 내 혈류로 흡수된다.
- 설하정: 혀 아래에서 녹는 정제(비타민B_{12}는 설하정 복용을 권장한다. 몸에 흡수가 더 잘 된다.)
- 패치/삽입관: 일정량의 영양소를 꾸준히 공급한다. 하지만 이러한 형태의 제품을 찾기란 쉽지 않다. 마약 투약 방식으로 악용되기도 한다.

츄어블정은 구미(gummy) 젤리를 떠올리면 된다. 치과에 들락날락하고 싶지 않다면 설탕이 안 든 제품을 찾는 편이 좋다.

16 오일 vs. 건조(물에 녹는 형태)

비타민A, D, E, K는 기름에 녹는다. 이러한 지용성 비타민이 몸에 제대로 흡수되려면 기름이 필요하다. 하지만 기름을 먹으면 위장 장애가 생기는 사람, 여드름이 심하거나 피부 문제가 있어서 기름을 가능한 한 먹지 말아야 하는 사람, 혹은 다이어트 때문에 음식에서 기름기를 싹 없애고 싶은 사람이라면 건조(물에 녹는) 제품을 구입한다.

17 합성 vs. 천연

합성 비타민과 천연 비타민이 다르냐고 묻는 사람이 종종 있다. 나는 이렇게 설명한다. 합성 비타민과 미네랄도 충분하게 좋지만, 자연적으로 만들어진 성분은 다양한 측면에서 이를 능가한다고 말이다. 화학적으로는 양쪽이 동일하다. 하지만 천연 비타민에는 그 이상의 장점이 있다. 자연은 우리에게 특별한 보너스를 준다(제2장 질문과 답변 참고).

합성 비타민C는 단지 아스코르브산일 뿐이다. 반면에 천연 비타민C는 바이오플라보노이드와 비타민C 복합제제 전부를 함유하는데, 이것이 비타민C의 효율을 더욱 높인다. 천연 비타민E는 알파-토코페롤, 베타-토코페롤, 감마-토코페롤, 델타-토코페롤 등 모든 토코페롤을 포함한다. 단지 알파-토코페롤만 든 합성 비타민E에 비해 효과가 더 강력하고 흡수력도 좋다.

저명한 알레르기 학자인 테론 랜돌프 박사는 이렇게 말한다. "인공합성 과정을 거쳐서 만들어진 성분은 화학적으로 민감한 사람에게 거부반응을 일으킬 수 있다. 그러나 화학 구조가 완전히 동일한 물질이라도 자연에서 온 것들을 몸은 훨씬 잘 받아들인다."

반대의 경우도 있다. 자연 비타민에는 꽃가루 등이 미량이나마 들었을 수 있다. 따라서 꽃가루 알레르기가 있는 사람들은 불쾌한 거부반응을 경험하기도 한다. 그렇지만 천연 비타민을 먹고 구토 증상을 보이는 일은 거의 없으며, 권장량보다 많이 먹을 때 나타나는 독성 역반응도 현저하게 낮다.

여기서 비타민에 관한 흔한 오해를 하나 짚고 넘어가자. 합성 비타민은 무기질이며 천연 비타민은 유기질이라고 생각하는 사람이 많다. 모든 비타민은 탄소를 함유하므로 유기질이다.

18 성분표시에서 누락된 물질들

비타민 제제에는 온전히 비타민만 든 게 아니다. 가끔은 성분 표기에 누락된 물질도 들어 있다. 대표적으로 충전제, 결합제, 윤활제 등이다. 이런 물질은 꼭 표기할 의무가 없으므로 많은 제약사가 성분 표기 시 뺀다. 약을 먹을 때 자신이 무엇을 삼키고 있는지 정확히 알고 싶은 사람은 아래 내용을 참고하기를 바란다.

부형제/충전제 비활성, 즉 약리작용이 없는 물질이다. 알약 한 알에 들어 있는 비타민의 실제 부피는 아주 작다. 따라서 정제 한 정을 손가락으로 집어서 입에 넣고 삼키기 적당한 크기로 부풀리는 데 쓰인다. 좋은 제약사는 인체에 유용한 인과 칼슘 성분이 풍부한 제2인산칼슘을 사용한다. 광물 암석을 정제해 만든 백색 분말이다. 소르비톨과 식물성 섬유인 셀룰로스도 때때로 쓰인다.

결합제 분말 물질에 점성을 부여한다. 가루가 붙어서 한 알의 정제 알약 형태를 유지하게 한다. 셀룰로스와 에틸셀룰로스가 주로 쓰인다. 셀룰로스는 식물성 섬유를 구성하는 주성분이다. 때때로 레시틴과 소르비톨이 쓰이기도 한다. 주의해야 할 결합 물질이 있다. 아라비아고무라는 식물성 고무이다. 비록 미국 식품의약국에서 '일반적으로 안전한 물질(GRAS)'로 승인하였지만 심각한 천식을 유발할 수도 있다. 천식 환자, 임신부, 알레르기가 있는 사람은 발진을 일으키기도 한다.

활택제 미끄러운 물질로, 약을 찍어내는 생산 기계에 태블릿 알약이 붙지 않도록 첨가한다. 천연 식물성 기름에서 추출한 스테아르산염 칼슘과 자연의 백색 분말인 실리카가 사용된다. 스테아르산염 마그네슘 역시 쓰인다.

붕해제 섭취한 제제가 몸 안에서 쉽게 분해되도록 아라비아고무, 알긴, 알지네이트 등의 물질을 첨가한다.

색소 제제를 더욱 예쁘고 거부감 없는 색깔로 만든다. 보통 엽록소 같은 데서 추출한 색소를 쓰며, 이런 자연원료가 가장 좋다.

향료/감미료 씹어 먹을 수 있는 태블릿에만 첨가한다. 감미료는 과당, 맥아 덱스트린, 소르비톨, 엿당 등을 사용한다. 자당(설탕)은 거의 쓰지 않는다.

코팅제 습기로부터 태블릿 알약을 보호한다. 또한 약 특유의 역한 냄새를 막아줘 쉽게 삼킬 수 있도록 돕는다. 제인(zein)은 옥수수 단백질로 만든 투명한 코팅제이다. 야자나무에서 추출한 브라질왁스도 흔히 쓰인다.

건조제 수분 흡수를 막는다. 실리카 젤이 가장 일반적으로 쓰인다.

19 비타민 제제 보관법

비타민과 미네랄 제제는 직사광선을 피해 어둡고 서늘한 장소에 보관해야 한다. 가능하면 빛이 투과되지 않는 상자에 넣어 잘 닫아둔다. 사막에 살지 않는 이상 약병을 냉장고에 보관할 필요는 없다. 비타민 병의 바닥에 쌀알을 조금 깔아두면 항상 건조한 상태를 유지할 수 있다. 쌀알이 자연적인 제습제 역할을 한다. 개봉하지 않은 제품은 어둡고 서늘한 장소에 잘 놓아두면 2~3년은 너끈히 보관할 수 있다. 그래도 최상의 상태를 보장하려면 유효기한이 적혀 있는 제품을 구입하는 편이 좋다. 약병 뚜껑을 열었으면 6개월 안에 모두 먹어라.

20 비타민 제제는 몸 안에 얼마나 머무나?

우리 몸은 섭취한 물질을 약 4시간 단위로 소변으로 배출한다. 비타민 B, C 같은 수용성 비타민은 특히 그렇다. 위장이 빈 상태에서는 배출 시간이 더욱 빨라져 먹은 지 2시간 만에 몸 밖으로 빠져나간다. 비타민A, D, E 등 지용성 비타민은 체내에 약 24시간 동안이나 머문다. 필요한 양 이상을 섭취하면 간에 저장되어 더욱 오랜 기간 남는다. 그러나 건조 형태의 비타민A, E는 이처럼 길게 남아 있지 못한다.

21 언제, 어떻게 영양제를 먹어야 할까?

사람의 몸은 24시간 주기로 활동한다. 내가 잠을 자는 동안에도 세포들은 일한다. 세포는 산소와 영양소를 계속해서 공급받지 않으면 살 수 없다. 따라서 깨어 있는 시간에 영양소를 가능한 한 골고루 몸에 저장해 두어야만 최상의 세포 활동을 기대할 수 있다.

영양제 먹기에 가장 좋은 시간은 식사 도중, 혹은 식사를 끝낸 직후이다. 비타민은 유기질 성분이다. 음식에다 미네랄과 함께 섭취할 때 흡수가 가장 잘된다. 빈속에 수용성 비타민, 특히 비타민B 복합체와 비타민C를 먹으면 소변으로 재빨리 배출되므로 하루 세 번 밥과 함께 먹어야 체내 비타민 농도가 잘 올라간다. 세끼 내내 챙겨 먹기 힘들면 아침과 저녁 식사 후에 절반씩 나눠 먹어라. 하루 한 번만 복용한다면 식사량이 가장 많은 끼니에 먹는다. 비타민이 제대로 흡수되려면 미네랄의 작용이 필수적이다. 그러니 가능한 한 비타민 제제와 미네랄 제제를 함께 먹는다.

22 킬레이트화란 무엇인가?

미네랄 성분이 소화될 수 있는 형태로 변화되는 과정을 말한다. 그런데 시판되는 미네랄 제제 가운데는 킬레이트화(chelation)하지 않은 제품도 많다. 물론 각자의 몸에서 킬레이트화를 해야 하지만, 이것이 잘되지 않는 사람도 있는데, 그러한 사람이 생각보다 많다. 이들은 미네랄 제제를 먹더라도 거의 효과를 못 볼 뿐만 아니라, 일반적인 음식을 먹어도 효과적으로 영양분을 섭취하지 못한다. 무기철분의 예를 들면, 섭취량의 단지 2~10%만이 이들의 몸 안에서 실제로 흡수된다. 게다가 절반가량은 다시 배출된다. 그러니 되도록 킬레이트화된 미네랄 제제를 구입해 먹는다. 여기에 아미노산까지 들어가 있다면 체내 흡수력은 3~10배가 증가한다.

23 느리게 녹는 시간지연 제제

특수 코팅 처리를 한 아주 작은 단위의 마이크로캡슐에 담긴 비타민은 소화기관에 3~6시간 동안 머물며 서서히 녹는다. 그럼으로써 비타민이 지속적으로 체내에 흡수될 수 있다. 대부분 비타민은 체내에 저장되지 않는 수용성이다. 따라서 용해되는 시간을 지연시키지 않으면 섭취량이 얼마가 되었든 상관없이 재빨리 혈류로 흡수되어 2~3시간 안에 소변으로 배출된다.

시간지연 제제는 최적의 효과와 최소의 낭비를 약속한다. 낮부터 밤까지 안정된 혈중 농도를 유지할 수 있다. 그러나 구입에 앞서 설명서에 적혀 있는 지연 시간을 확인해야 한다. 왜냐하면 지연 시간이 2시간 이하인 제제가 많기 때문인데, 만약에 그렇다면 그것은 일반 제제보다 좋을 것도 없으면서 괜히 가격만 더 비싸다.

24 내게 맞는 영양제는?

각 개인의 성별, 나이, 건강 정도, 스트레스, 편식 여부 등에 따라 필요한 영양제의 종류가 크게 달라진다. 직업을 바꾸거나 질병을 앓거나 육체적, 혹은 정신적 상처를 입는다면 평소보다 더욱 많은 영양소가 필요해진다. 오늘날은 예전에 비해 구입할 수 있는 영양제의 종류가 훨씬 많으며, 제형도 다양하다. 영양학적으로 최적의 상태를 유지하지 못할 이유가 없다. 그저 필요한 영양제를 선호하는 제형의 것으로 고르기만 하면 되니까.

하지만 선택의 범위가 너무 넓어 도리어 혼란스러울 수도 있다. 분말 제제, 액상 제제, 연질 캡슐, 경질 캡슐…. 무엇을 선택해야 할까? 비타민B는 일반적인 제품이 좋을까, 아니면 건조 형태를 구입해야 하나? 정말 하루 세 번 먹어야 할까? 이러한 궁금점에 대한 나의 충고는 "각자 실험해 보시라."는 것이다. 비타민C 알약을 삼키기 힘들다면 다음에는 음료에 타서 마시는 분말 제품을 구입한다. 일반적인 비타민E 제제를 먹고 얼굴에 여드름이 났다면 물에 풀어지는 건조 제품을 시험해보라. 보조제의 다양한 제형에 관해선 소제목15를 참고한다. 다음의 사항도 잘 살펴보자.

- 이 책의 제3~4장을 참고해서 자신이 먹는 비타민과 미네랄에 관해 알아야 할 것들을 확실히 알고 있는지 확인한다.
- 영양소를 고갈시키는 약물이 무엇인지, 약물과 상호작용을 일으키는 영양소에는 어떤 것들이 있는지를 숙지한다(소제목341 참고). 처방 약이든 일반 약이든 말이다.
- 자신의 직업생활에 필요한 비타민이 무엇인지 이 책 제11장을 참고해 알아둔다.

[영양소에 관한 깜짝 놀랄 진실]

✓ 음식물만 먹어서 하루에 필요한 모든 영양소를 섭취하기란 불가능하다.

✓ 밀봉 용기에 든 비타민은 개봉하지 않은 상태라면 2~3년은 너끈히 보관할 수 있다.

✓ 지용성 비타민인데 물에 녹는 건조 형태로 나오는 제품도 있다.

[질문과 답변]

비타민 제제의 냄새가 역합니다. 상한 걸까요? 그럼 몸에 해롭나요?

냄새가 역하다고 해서 모두 변질된 것은 아닙니다만 그럴 가능성은 있겠죠. 약병을 햇볕이 드는 따뜻한 장소에 놓아두었다면 더욱이 말입니다. 햇볕과 따뜻한 공기는 자신만 쬐세요. 약병의 바닥에 쌀알을 6~12알 깔아두면 냄새를 흡수할 것입니다. 그러나 설령 상했다고 한들 몸에 해롭지는 않습니다. 그저 캡슐 안의 영양소가 파괴되어 먹으나 마나일 뿐입니다.

비타민과 미네랄 복합제제를 구입할 때 어떤 점을 고려해야 할까요?

모든 필수 비타민과 미네랄이 들어 있고, 그 함량이 하루 권장량의 최소 100%에서 300%인 제품을 선택하세요.

비타민 통에서 가끔 알코올 냄새가 나는데요. 비타민이 변질된 걸까요? 먹어도 안전한지 궁금합니다.

변질된 것이 아니니까 먹어도 안전합니다. 비타민이 수분을 흡수해서 변질되는 것을 막으려고 알코올을 건조제로 쓰는 경우가 많습니다. 생산과정에서 너무 서둘러 포장한 제품은 이렇게 알코올 냄새가 계속 나기도 합니다. 이때는 비타민 통 바닥에 쌀알을 6~12알가량 깔아두면 수분과 함께 냄새도 흡수되지요.

비타민 코팅에 착색제(색소)가 쓰이나요? 이를 알 방법이 있나요?

코팅할 때 콜타르 색소를 사용한 합성 비타민이 아주 많은데도, 유감

스럽게도 따로 표기하지 않는답니다(FD&C 색소 번호 목록을 찾아보세요). 이 색소는 유해하지 않지만, 알레르기 반응을 일으킬 수 있습니다. 따라서 인공 첨가물이 함유되지 않은 천연 비타민을 사는 것이 좋습니다. 물론 인공 첨가물이 없다고 표시된 제품이어야 하겠죠!

비타민B 알약에 금이 가거나 깨졌습니다. 먹어도 안전할까요?

예, 안전합니다. 비타민C를 비롯한 다른 영양제도 마찬가지입니다. 알약에 코팅이 제대로 되지 않아 그런 현상이 나타난 겁니다. 그러나 비타민 자체의 효과는 감퇴하지 않았으며, 안전합니다. 다음번에는 코팅이 잘된 다른 회사의 제품을 구매하세요. 앞에서 설명한 제인, 혹은 알파리포산이 함유된 식물성 코팅 제제는 산화를 방지해 악취를 예방합니다.

미국 식품의약국에서 아라비아고무와 알긴산과 같은 결합물질을 '일반적으로 안전한 물질(GRAS)'로 승인했다는데, 그런데 왜 안전하지 못한 건가요?

GRAS로 인정된 첨가물이라고 해서 모두 안전하다는 의미는 아닙니다. 그 이유는 이렇죠. 미국식품첨가물법이 발효된 것은 1958년이었습니다. 이때부터 식품에 첨가되는 모든 화학 성분은 안전을 위해 과학적 실험을 거쳐야만 했습니다. 그러나 비싼 실험 비용이 문제였습니다. 그래서 미국 식품의약국은 의문의 여지 없이 안전하다고 인정되어온 첨가물들, 즉 설탕, 녹말, 소금, 베이킹파우더 등은 안전성 실험을 생략해도 되도록 GRAS 목록을 만들었습니다. 사실 1958년 이전까지 별다른 문제 없이 사용되어온 대부분의 첨가물이 GRAS로 승인되었습니다. 그러나 안타깝게도 이 가운데 많은 성분은 훗날 그렇지 않은 것으로 판명되었습니다.

비타민을 살 때 천연 제품인지 합성 제품인지 어떻게 구분할 수 있나요?

음식물을 통해서는 항상 천연 비타민을 섭취하겠지만, 비타민 제제를 살 때는 라벨을 잘 살펴보아야 합니다. 이제부터 간편하게 구분하는 방법을 알려드릴게요.

비타민A는 추출된 원료를 보세요. 아세테이트산, 팔미테이트산에서 추출했다고 적혀 있거나 아무것도 적혀 있지 않으면 합성입니다. 생선 기름이면 100% 천연이고, 레몬그라스라면 50% 천연 제품입니다.

B군에 속하는 비타민은 효모, 쌀, 겨, 간, 콩에서 추출한 경우는 천연이며, 그 외에는 완전히 합성이거나 천연과 합성이 섞인 경우입니다.

그런데 니아신(비타민B_3)은 이름 때문에 헷갈리기 쉽습니다. 원료가 니아신이라고 적혀 있으면 100% 합성, 니아신아미드이면 50% 합성입니다. 비타민H도 이와 비슷하지요. 비오틴(비타민H)의 원료가 d-비오틴이면 합성입니다.

비타민C는 시트러스, 로즈힙, 아세로라 베리에서 나온 경우에는 천연, 아스코르브산에서 나온 경우는 합성입니다.

비타민D는 생선 기름에서 추출한 경우에만 천연이며, 미리 자외선을 쬐인 에르고스테롤/효모나 칼시페롤이면 합성입니다.

비타민E는 식물성 기름, 배아유, 혼합 토코페롤과 d-알파-토코페롤인 경우에만 천연입니다.

—— dl-알파-토코페롤은 합성입니다. 다른 제제에서도 'dl' 형태는 모두 합성입니다.

Chapter 03

비타민에 관해 알고 싶던 모든 것

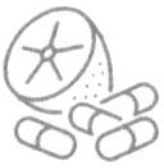

25 눈에 좋은 비타민A

비타민A는 지용성이다. 소화관에서 잘 흡수되려면 미네랄뿐만 아니라 지방도 필요하다. 비타민A는 체내에 저장되기 때문에 매일 새로 섭취하지 않아도 된다. 두 가지 형태의 비타민A가 있다. 원래부터 형성되어 있는 비타민A는 레티놀이라고 하며, 오직 동물성 식품을 통해서만 섭취할 수 있다. 반면 체내에서 비타민A로 바뀌는 프로비타민A 즉 카로틴은 동물성 식품과 식물성 식품 모두에서 발견된다.

비타민A를 계량하는 단위로는 《미국약전(*US Pharmacopeia*)》의 약자인 USP, 국제단위(International Units)의 약자인 IU, 레티놀 당량(Retinol Equivalents)의 약자인 RE가 있다. 성인 남성의 하루 권장섭취량은 1,000RE(=5,000IU)이고, 여성은 800RE(=4,000IU)이다. 임신기간 중에는 섭취량을 늘리지 않아도 되지만, 모유를 수유하는 엄마라면 처음 6개월 동안에는 500RE를, 그다음 6개월 동안은 400RE를 추가할 것을 권한다. 베타카로틴에 대한 권장섭취량은 없다. 왜냐하면 아직 필수 영양소로서 공식 인정되지 않았기 때문이다. 비타민A 권장섭취량에 상당하는 베타카로틴의 양은 약 10,000~15,000IU이다.

—— 베타카로틴은 비타민A를 섭취하는 가장 좋은 방법이다. 잠재적 독성이 없기 때문이다. 베타카로틴은 암을 예방하며, 유해 콜레스테롤 수치를 낮추고, 심장질환 위험을 줄인다. 또한 감염을 막는 T림프구(T세포) 수를 늘려서 우리 몸의 면역체계를 강화한다.

역할 야맹증과 약시에 효험이 있다. 안과 관련 장애의 치료를 돕는다. 눈의 시홍소(視紅素) 형성을 돕는다. 호흡기 감염에 대한 저항력을 높인다. 면역체계가 적절히 기능하도록 돕는다. 질병의 빠른 쾌유를 돕는다. 세포 외벽과 신체 기관을 건강하게 유지한다. 나이가 들면서 생기는 검은반점을 없애준다. 성장을 촉진하고 뼈를 튼튼하게 한다. 피부, 머리카락, 치아, 잇몸을 건강하게 한다. 피부에 바르면 여드름, 잔주름, 농가진(膿痂疹), 부스럼, 옹(등창), 피부궤양 등을 없애는 데 도움이 된다. 기종(氣腫)과 갑상선기능항진증 치료에 효과가 있다.

결핍질환 각막건조증, 야맹증(결핍증상에 관해서는 소제목217 참고). 지방 흡수가 만성적으로 불량한 결과로 비타민A 결핍이 생기기도 한다. 결핍질환은 음식 섭취가 불량한 5세 이하 어린이에게서 가장 흔하게 나타난다.

최적식품 생선 간유(肝油), 간, 당근, 진한 녹색과 황색의 채소, 달걀, 우유와 유제품, 마가린, 노란색 과일(※ 과일이나 채소의 색깔이 진하다고 해서 꼭 베타카로틴이 많이 든 건 아니다.)

보조제 크게 두 가지 제형으로 팔린다. 하나는 자연 생선 간유를 담은 것이며, 다른 하나는 물에 녹는 형태이다. 수용성 제제의 성분은 초산염과 팔미트산염이며, 여드름 등의 이유로 기름을 섭취하지 못하는 사람에게 권장한다. 하루에 5,000~10,000IU를 먹을 것. 여드름 치료에 쓰이는 비타민A산(레틴A)은 현재 잔주름 제거 치료제로 팔리고 있지만, 미국의 경우 의사 처방이 있어야만 살 수 있다.

과도섭취·독성작용 성인은 하루 50,000IU 이상 여러 달 섭취하면 중독될 수 있다. 유아는 하루 18,500IU 이상 섭취하면 중독된다. 베타카로틴을 하루 34,000IU 이상 섭취하면 피부가 노래진다. 비타민A를 과도하게 섭취했을 때 나타나는 증상으로는 탈모, 메스꺼움, 구토, 설사, 박피, 시력 감퇴, 뾰루지, 뼈 통증, 생리불순, 피로, 두통, 간비대증 등이 있다.

주의대상 항산화 성분이 없다면 고도불포화지방산은 카로틴과 함께 비타민A에 반대해서 작용한다(항산화 성분에 관해서는 제7장 참고. 비타민을 고갈시키는 약물에 관해서는 소제목341 참고).

맞춤조언 비타민E를 매일 400IU 이상 먹고 있다면 비타민A가 최소한 10,000IU 필요하다. 피임약을 먹고 있다면 비타민A를 복용할 필요는 없다. 일주일 식단 기준으로 간, 당근, 시금치, 고구마, 멜론 등을 충분한 양만큼 먹고 있다면 비타민A 제제를 따로 먹지 않아도 된다. 비타민A는 절대로 광유와 함께 먹어서는 안 된다. 비타민A가 가장 잘 기능하려면 비타민B 복합체, 비타민D, 비타민E, 칼슘, 인, 아연 등이 필요하다. 아연은 간이 저장하고 있던 비타민A를 내보낼 때 필요하다. 비타민A가 부족하면 비타민C도 부족해질 수 있다. 수의사 지시 없이 개나 고양이 밥에 비타민A를 섞어주지 않는다. 피부질환을 치료하는 먹는 비타민A 제제는 강력한 약물로, 임산부가 먹으면 기형아를 출산할 수 있다.

약물 상호작용 콜레스테롤 저하제(퀘스트란 등): 비타민A 흡수를 방해하므로 비타민A 섭취량을 늘려야 한다.

레티노이드: 비타민A 과잉증을 일으킬 수 있으므로 베타카로틴으로 대체한다.

26 정신 건강 개선엔 비타민 B_1(티아민)

수용성 비타민. 다른 비타민B 복합체와 마찬가지로 필요량 이상을 섭취하면 몸에 저장되지 않고 배출되므로 매일 새롭게 복용해야 한다. 밀리그램 단위로 계량한다.

각종 비타민B는 따로 떨어져 있을 때보다 함께 모여 작용할 때 강력한 상승효과를 발휘한다. 좋은 효과를 내려면 비타민B_1, 비타민B_2, 비타민B_6의 양이 동등하게 균형을 이루어야 한다. 예를 들어 비타민B_1이 50mg이면 비타민B_2와 비타민B_6도 각각 50mg이 되어야 한다. 성인의 1일 권장섭취량은 1.0~1.5mg이다(임신 및 수유 기간에는 1.5~1.6mg을 권장한다.). 질병에 걸렸거나 수술 직후 혹은 스트레스를 많이 받으면 더 많은 양이 필요해진다. 신경계와 정신 태도에 긍정적인 영향을 미쳐서 '정신 건강 비타민'이라고도 한다. 이뇨 작용을 돕는다.

역할 성장을 촉진한다. 소화 작용, 특히 탄수화물 소화를 돕는다. 기분과 태도를 개선한다. 신경계, 근육, 심장의 기능을 정상적으로 유지한다. 차와 배, 비행기의 멀미를 이기는 데 도움이 된다. 치과 수술 후의 통증을 덜어준다. 대상포진 치료에 쓰인다.

결핍질환 각기병(결핍증상에 관해서는 소제목217 참고)

최적식품 양조효모, 쌀겨, 정백하지 않은 통곡물(통밀 등), 콩, 달걀노른자, 생선, 오트밀, 땅콩, 유기농 육류, 돼지고기 살코기, 채소 대부분, 곡식의 겉껍질, 우유

보조제 저효능과 고효능 제제가 있다. 일반적으로 50, 100, 500mg 용량으로 판매한다. 비타민B_2, 비타민B_6 등과 균형을 맞춰 비타민B 복합체 성분과 함께 먹을 때 가장 좋다. 여기에 항스트레스 성분인 판토텐산, 엽산, 비타민B_{12} 등이 포함되면 더욱 큰 효과를 발휘한다. 1일 복용량은 100~300mg.

과도섭취·독성작용 알려진 독성은 없다. 많은 양을 초과하여 섭취하더라도 모두 소변으로 배출되며, 조직과 기관에는 조금도 저장되지 않는다. 매일 5~10g을 초과해 섭취했을 때 드물게 나타나는 증상으로는 떨림, 헤르페스(포진), 부종, 초조감, 심장 박동수 증가, 알레르기 등이 있다.

주의대상 열을 가해 요리하면 쉽게 파괴된다. 카페인, 알코올, 식품의 조리 및 가공, 공기, 물, 에스트로젠, 제산제, 설파제 등을 주의할 것(비타민을 고갈시키는 약물에 관해서는 소제목341 참고).

맞춤조언 흡연과 음주를 하거나, 혹은 설탕을 다량 섭취하는 사람은 더욱 많은 양의 비타민이 필요하다. 임신 및 수유 중이거나, 피임약을 먹는 중에도 더 많이 필요하다. 저녁 식사 후에 습관적으로 제산제를 먹으면 식사를 통해 섭취한 티아민을 잃게 된다. 정신적, 육체적으로 스트레스가 많은 상황(질병, 걱정, 심적 외상, 수술 등)에서는 티아민을 포함한 비타민B 복합체의 양을 더 늘려 섭취한다.

약물 상호작용 디곡신: 심장 세포의 비타민A 흡수·활용 능력을 저해할 수 있다.

딜란틴: 혈중 비타민A의 농도를 떨어뜨려 약물 부작용을 유발할 수 있다.

이뇨제: 체내 비타민A 수치를 낮출 수 있다.

27 스트레스를 풀어주는 비타민B_2(리보플라빈)

수용성 비타민. 쉽게 흡수된다. 체내 필요량에 따라 소변 등을 통한 체외 배설량이 달라진다. 단백질 손실도 여기에 영향을 미치곤 한다. 다른 비타민B와 마찬가지로 몸에 저장되지 않는다. 따라서 식품과 영양제를 통해 규칙적으로 섭취해야 한다. 밀리그램 단위로 계량한다. 비타민G로도 알려져 있다. 리보플라빈은 티아민과는 달리 열, 산, 산화작용으로 파괴되지 않는다. 그러나 빛에는 쉽게 파괴된다. 성인 1일 권장섭취량은 1.2~1.7mg이다. 임신 기간에는 1.6mg을, 수유기에는 1.8mg(첫 6개월)과 1.7mg(그다음 6개월)을 권장한다. 스트레스 상황에서는 더욱 많은 양이 필요하다. 미국인에게 가장 흔한 비타민 결핍이 바로 리보플라빈 결핍이다.

역할 신체의 성장과 재생산을 돕는다. 피부, 손발톱, 머리카락의 건강을 유지한다. 혀, 입안, 입술 등이 헐었을 때 효능이 있다. 눈을 맑게 하고 눈의 피로를 덜어주며, 백내장 예방에 도움이 된다. 다른 영양소와 함께 작용해 탄수화물, 지방, 단백질 대사를 돕는다. 편두통을 완화한다. 유리기로부터 세포 손상을 줄이는 항산화 성분이다.

결핍질환 입, 입술, 피부, 성기 등에 병변이 나타남(소제목217 참고).

최적식품 우유, 간, 신장, 치즈, 녹색 잎채소, 생선, 달걀, 요구르트, 콩

보조제 저효능과 고효능 제제가 있다. 100mg 용량이 가장 보편적. 다른 비타민B 복합체와 마찬가지로 여타 비타민B와 균형을 이룰 때 가장 효과적이다. 1일 복용량은 100~300mg.

과도섭취·독성작용 알려진 독성은 없다. 소량 또는 과도하게 복용했을 때 마비, 가려움증, 화끈하고 따끔거리는 느낌 등이 나타날 수도 있다.

주의대상 광선, 특히 자외선과 알칼리성 환경은 리보플라빈을 파괴한다(과거에 투명한 유리 우유병을 사용했을 때는 우유에 함유된 리보플라빈이 곧잘 파괴되었다. 종이 우유갑이 이 문제를 해결하였다.). 물(요리할 때의 액체에 비타민B_2가 녹는다), 설파제, 에스트로젠, 알코올 등도 주의해야 한다.

맞춤조언 피임약을 먹거나, 임신·수유 기간이라면 더 많은 양의 비타민B_2가 필요하다. 붉은 고기와 유제품을 먹지 않는다면 비타민B_2 제제를 먹어야 한다. 궤양, 당뇨병 등의 질환 때문에 장기간 제한된 식사를 하면 십중팔구 비타민B_2 결핍이 일어난다(질병을 앓아 의학적 치료를 받는 사람이 현재의 식사 내용을 바꾸고 싶을 땐 의사와 먼저 상담할 것). 스트레스가 많은 상황에서는 비타민B 복합체를 추가로 섭취해야 한다. 비타민B_2가 최적으로 기능하려면 비타민B_6, 비타민C, 니아신 등이 있어야 한다. 술을 마시는 사람은 비타민B_2가 더 많이 필요하다. 알코올이 비타민B_2의 흡수를 방해하기 때문이다. 비타민B_2 고함량 제제를 복용하고 있다면(매일 10mg 이상) 햇빛에 민감해질 수 있다. 산화(노화)방지 성분 보조제를 먹지 않고 있다면 더욱 심할 것이다. 선글라스를 써서 자외선으로부터 눈을 보호할 것. 미국의 뉴잉글랜드 두통연구센터에서 두통 환

자에게 매일 비타민B_2를 400mg씩 먹게 했더니 두통의 강도는 물론, 빈번함과 지속성도 절반으로 줄었다고 한다. 그러나 효과를 보려면 3~4개월을 꾸준히 먹어야 한다.

약물 상호작용 테트라사이클린계 항생제: 비타민B_2(또는 다른 비타민B 복합제제)와 함께 복용하면 항생제의 흡수력과 효과가 떨어진다. 따라서 테트라사이클린계나 다른 항생제를 복용할 경우, 시간 간격을 두고 비타민B_2 제제를 먹어야 한다.

삼환계 항우울제: 체내 비타민B_2 수치를 낮출 수 있다. 반대로 비타민B_2가 항우울제의 효능을 높이기도 한다(이미프라민, 데시프라민, 아미트립틸린, 노르트리프틸린 등).

페노티아진: 비타민B_2 수치를 낮출 수 있다.

독소루비신: 비타민B_2 때문에 비활성화될 수 있다. 반대로 독소루비신이 체내 비타민를 고갈시키기도 한다.

항암제: 비타민B_2를 과잉 섭취하면 약효가 감소할 수 있다.

프로베네시드: 비타민B_2 흡수를 방해하는 한편, 소변으로 배출되는 비타민B_2의 양은 늘릴 수 있다.

티아지드계 이뇨제: 비타민B_2의 소변 배출량을 증가시킬 수 있다.

28 피부에 좋은 비타민B_3 (니아신, 니아신아미드, 니코틴산, 니코틴산아미드)

수용성 비타민으로 비타민B 복합체의 일원이다. 밀리그램 단위로 계량한다. 우리 몸은 아미노산 트립토판을 사용해서 니아신을 만들어낸다.

비타민B_1, 비타민B_2, 비타민B_6 등이 결핍되면 트립토판으로부터 니아신을 생성할 수 없다. 니아신이 부족하면 성격이 부정적으로 변한다. 코르티손, 티록신, 인슐린 등은 물론 에스트로젠, 프로게스테론, 테스토스테론 등 성호르몬 합성에도 필수적이다. 신경계와 뇌 기능을 건강하게 유지하는 데 필요하다. 식품에 함유된 상태에서 안정적이며, 요리와 보관을 해도 효능을 거의 잃지 않는 몇 안 되는 비타민 중 하나이다. 성인 1일 권장섭취량은 13~19mg. 수유 여성은 20mg을 권한다.

역할 콜레스테롤과 중성지방 수치를 낮춘다. 지방 대사를 돕고, 소화계 건강을 유지한다. 위장 장애를 완화한다. 건강한 피부를 만든다. 편두통을 예방하고 통증을 줄인다. 혈액순환을 개선하고 고혈압을 줄인다. 갑작스러운 설사에 도움이 된다. 메니에르병 환자들이 겪는 어지럼증을 줄여준다. 섭취한 음식물이 체내에서 올바로 사용되게 도와 신체 활력을 높인다. 구내염을 치료한다. 구취 제거에도 유용하다.

결핍질환 니코틴산결핍증후군, 심각한 피부염(결핍증상에 관해서는 소제목217 참고)

최적식품 생선, 살코기, 통밀 식품, 양조효모, 간, 밀눈, 생선, 달걀, 볶은 땅콩, 가금류의 흰살 고기, 아보카도, 대추야자, 무화과, 프룬(말린 서양자두)

보조제 니아신, 이노시톨 헥사니코틴에이트(IHN), 니아신아미드 등으로 판매된다. 니아신(니코틴산)을 섭취하면 얼굴이 붉어진다. 그러나 이노시톨을 첨가한 니아신아미드와 이노시톨 헥사니코틴에이트는 그렇지 않다. 따라서 이것들은 '홍조 없는' 니아신이라고 부른다. 보통의 니아신을 선호한다면 배가 부른 식후에 먹거나, 이노시톨을 같은 양만큼 섭취해야 홍조를 최소화할 수 있다. 태블릿, 캡슐, 분말 등의 제형으로 50mg에서 1,000mg까지 다양한 함량의 제품이 팔린다. 믿을 만한 회사에서 생산한 비타민B 복합체와 종합비타민 제제라면 비타민을 보통 50~500mg 담는다.

과도섭취·독성작용 니아신을 다량 섭취하면 요산을 통제하는 능력이 저하되어 통풍이 생긴다(소제목315 참고). 니아신 수치가 높으면 포도당 같은 체내의 당분을 처리하는 능력도 떨어진다. 이에 따라 경계성 당뇨병이 완전한 당뇨병으로 발전할 수 있고 간 기능에도 이상이 생긴다. 니아신에는 본질적으로 독성이 없다. 그러나 100mg 이상 섭취하면 홍조나 가려움 등의 역반응이 생긴다. 동물, 특히 개에게 먹여서는 안 된다. 동물이 홍조, 발한 등으로 괴로워할 수 있다.

주의대상 물, 설파제, 알코올, 수면제, 에스트로겐(소제목341 참고)

맞춤조언 항생제를 먹고 있다면 갑자기 니아신으로 인한 홍조가 심해지더라도 놀라지 말라. 지극히 정상이다. 홍조는 보통 20분 안에 사라진다. 물을 한 컵 마시면 도움이 된다. 그렇지만 이노시톨 헥사니코틴에이트 같은 성분의 홍조가 생기지 않는 제제를 먹는 편이 훨씬 마음 편할 것이다. 구토 증상을 피하려면 속이 비었을 때, 혹은 뜨거운 음료와 함께 니아신을 먹지 않는다. 콜레스테롤 수치가 높은 사람은 니아신 복용량을 늘리면 도움이 된다. 그러나 먼저 의사와 상담할 것. 특히 다른 약물을 동시에 먹어서는 안 된다. 피부가 태양 빛에 특별히 민감하다면 니아신 결핍을 의심해보라.

—— 간질환, 위궤양, 통풍 환자는 비타민B_3를 복용하면 안 된다. 개나 고양이에게 먹여서도 안 된다. 홍조 등 심하게 불편한 증세가 나타난다.

약물 상호작용 테트라사이클린계 항생제: 니아신(또는 다른 비타민B 복합제제)과 함께 먹으면 항생제 흡수와 효과가 떨어진다. 따라서 테트라사이클린계나 다른 항생제를 복용한다면 비타민B군 제제와는 시간 간격을 두고 먹는다.

항혈액응고제: 함께 복용하면 약효가 상승하므로 출혈 위험이 커진다.

알파차단제(고혈압 치료제): 약효가 지나치게 증대되어 혈압이 위험한 수준까지 떨어질 수 있다.

콜레스테롤 저하제: 니아신과 같이 먹으면 약효가 상승하므로 두 제제는 시간 간격을 두고 먹어야 한다.

이뇨제: 혈당 수치를 높일 수 있다.

29 에너지를 주는 비타민B_4(아데닌)

비타민B군에 속하며 수용성이다. 다른 비타민과 함께 조효소로서 기능하며 에너지를 만든다. DNA와 RNA의 유전자 부호 형성을 돕는다. 세포의 대사 작용에 있어 중요하다.

역할 심장박동 조절(부정맥 개선), 피로 감소, 면역계 강화, 활성산소 형성 방지, 혈당 조절

결핍질환 성장 및 발육 둔화, 혈액질환, 피부질환, 저혈당증, 면역력 감소, 알레르기, 근력 약화(결핍증상은 소제목217 참고)

최적식품 맥주 효모, 통곡물(빵과 시리얼), 비가공 천연 꿀, 화분, 로열젤리, 프로폴리스, 신선한 채소와 과일, 서양엉겅퀴, 북미람승마(Blue Cohosh), 고추, 정향, 생강, 다시마, 세이지, 스피어민트, 백리향(타임) 등

의 허브(소제목144~210 참고)

보조제 비타민B군 복합제제에 들어 있다.

과도섭취·독성작용 알려진 독성은 없다.

주의대상 술, 콜라, 커피(디카페인 커피 포함), 차, 초콜릿, 정제 설탕, 설탕 대용품, 가공식품

맞춤조언 모유 수유 중에 아데닌을 먹으면 젖이 잘 분비된다. 만성 피로에 시달리거나 에너지가 부족한 사람도 아데닌 섭취량을 늘린다.

30 손발 저림에 좋은 비타민B_5/판토텐산 (판테놀, 판토텐산 칼슘)

비타민B군 복합체의 또 다른 일원으로 수용성이다. 세포 생성을 돕는다. 정상적인 성장을 유지하고, 중추신경계 발달에 기여한다. 부신이 적절히 기능하려면 꼭 있어야 한다. 지방과 당분을 에너지로 전환하는 데도 반드시 필요하다. PABA와 콜린을 사용해 항체를 합성하는 과정에 필수적이다. 장내 박테리아가 체내에서 합성할 수 있다. 성인 1일 권장 섭취량은 5~10mg(FDA 기준 10mg).

역할 상처 치료를 돕는다. 항체를 형성해 감염을 막는다. 수술 후 충격을 다스린다. 피로를 예방한다. 많은 항생물질의 독성 작용과 부작용을 줄여준다. 콜레스테롤과 중성지방의 수치를 낮춘다.

결핍질환 저혈당증, 십이지장궤양, 혈액 및 피부 관련 장애(결핍증상에 관해서는 소제목217 참고)

최적식품 붉은색 고기, 통곡물, 밀눈(밀 배아), 곡식의 겉껍질, 신장,

간, 심장, 녹색 채소, 양조효모, 견과류, 닭고기, 비정제 당밀

보조제 비타민B 복합제제는 판토텐산을 보통 10~100mg 담고 있다. 하루 복용량은 보통 10~300mg.

과도섭취·독성작용 알려진 독성은 없다.

주의대상 식품 조리·가공(특히 열에 취약), 카페인, 설파제, 수면제, 에스트로젠, 알코올(소제목341 참고)

맞춤조언 손발이 자주 저리다면 다른 비타민B와 함께 판토텐산 섭취량을 늘려본다. 콜레스테롤 수치를 낮추고 싶은 사람은 매일 1,000mg까지도 복용할 수 있다(반드시 먼저 의사와 상의할 것). 판토텐산은 스트레스를 방어한다. 현재 스트레스가 심하다거나 곧 그럴 것이 예상된다면 판토텐산을 먹는다. 관절염 환자 일부는 하루에 1,000mg을 먹어서 통증을 줄인다. 알레르기로 힘들다면 매일 아침과 저녁 식후에 비타민B_5와 비타민C를 각각 1,000mg씩 먹어서 간단히 해결할 수도 있다.

약물 상호작용 테트라사이클린계 항생제 흡수를 비타민B_5가 저해하므로 두 제제는 시간 간격을 두고 복용한다.

콜린에스테라아즈 차단제(알츠하이머 치료제)의 효력을 비타민B가 증폭시켜 심각한 부작용을 일으킬 수 있다.

31 단백질 흡수를 돕는 비타민B_6(피리독신)

수용성 비타민. 섭취 후 8시간 이내 배출된다. 여타 비타민B들과 마찬가지로 식품과 영양제를 통해 지속적으로 보충해주어야 한다. 밀리그

램 단위로 계량한다. 피리독신, 피리독살, 피리독사민의 세 가지 성분이 한데 모인 것으로, 이들이 가깝게 붙어서 함께 작용한다. 단백질이 많은 식사를 하면 비타민B_6 필요량도 늘어난다. 항체와 적혈구를 만드는 데 필요하다. 장내 박테리아가 비타민B_6를 합성하는데, 이때 채소의 섬유소가 필요하다는 증거가 있다. 비타민B_{12}를 잘 흡수하는 데 필요하다. 염산과 마그네슘을 사용하는 데 필요하다. 유제품에는 비타민B_6가 상대적으로 부족하다. 성인 1일 권장섭취량은 1.6~2.0mg. 임신부는 2.2mg, 수유 여성은 2.1mg을 권한다.

역할 엽산과 결합해 아미노산 대사 부산물인 아미노산 호모시스테인을 분해함으로써 심장병 위험을 크게 낮춘다. 면역체계를 강화한다. 신장결석을 막는다. 단백질과 지방이 적절히 흡수되도록 한다. 필수 아미노산인 트립토판이 니아신으로 전환되는 과정에 기여한다. 다양한 신경·피부 관련 장애를 예방한다. 메스꺼움을 달래준다(아침에 구토감을 느끼는 사람에게 의사는 보통 비타민B_6가 든 약을 준다.). 노화방지 핵산의 적절한 합성을 촉진한다. 삼환계 항우울제를 먹어 입안 건조와 배뇨 장애를 겪는 사람에게 도움이 된다. 야간 근육경련, 장딴지 쥐, 손 저림 등에 더해 특정 형태의 말초신경염증을 완화하는 데 유용하다. 자연적 이뇨제 역할을 한다.

결핍질환 빈혈, 지루성 피부염, 설염(舌炎)(결핍증상에 관해서는 소제목 217 참고)

최적식품 양조효모, 밀기울, 밀 배아, 간, 생선, 콩, 멜론, 양배추, 당밀, 현미, 달걀, 귀리, 땅콩, 호두

보조제 50~500mg에 이르는 다양한 함량의 제품을 구입할 수 있다.

비타민B_6만을 팔기도 하지만, 대개 비타민B 복합체와 종합비타민 제제 안에 들었다. 피리독신은 비타민B_1, B_2 등과 같은 양으로 먹어야 다른 비타민B의 결핍을 막을 수 있다. 시간지연 제제로도 판매된다. 최장 10시간에 걸쳐 천천히 녹으면서 비타민을 공급한다.

과도섭취·독성작용 하루 2~10g을 먹으면 신경 장애가 생길 수 있다. 과잉 섭취하면 야간에 초조감을 느끼고, 꿈이 너무 생생하게 기억난다. 발이 저리고 씰룩거리는 증상도 나타난다. 500mg을 넘겨서 먹지는 말 것.

주의대상 장기 저장, 통조림 제조, 식품 가공, 굽거나 끓인 고기, 냉동 과일·채소, 물, 알코올, 에스트로겐(소제목341 참고)

맞춤조언 피임약을 먹고 있다면 더 많은 양의 비타민B_6가 필요하다. 단백질을 많이 섭취하는 사람도 비타민B_6를 추가로 먹어야 한다. 비타민B_6와 엽산은 심장발작의 위험을 낮추는 데 도움이 된다. 비타민B_6는 당뇨병 환자의 인슐린 요구량을 줄일 수 있으므로, 저혈당 상태를 막으려면 섭취량을 조정해야 한다. 페니실라민을 복용하는 관절염 환자는 비타민B_6 제제도 먹어야 한다. 비타민B_6가 최상의 기능을 하려면 비타민 B_1, B_2, 판토텐산, 비타민C, 마그네슘 등이 필요하다. 레보도파 성분의 약물을 복용하는 파킨슨병 환자는 비타민B_6 제제를 절대로 먹어서는 안 된다!

약물 상호작용 테트라사이클린계 항생제: 모든 비타민B는 항생제 흡수를 저해하고 약효를 떨어뜨리므로 두 제제는 시간 간격을 두고 복용한다.

항우울제: 삼환계 항우울제 중에는 비타민B_6가 효과를 떨어뜨리는

약이 많다. 반대로 모노아민산화효소(MAO) 억제제는 비타민B_6의 혈중 농도를 떨어뜨릴 수 있다.

항암제: 항암제 효능에는 간섭하지 않으면서 부작용만 줄일 수 있다(먹기 전에 꼭 의사와 상담할 것).

EPO(적혈구 생성 촉진인자): 혈중 비타민B_6 농도를 떨어뜨리므로 비타민B_6를 추가로 먹어야 한다.

레보도파(L-dopa): 파킨스병 치료 약효가 감소한다.

페니토인(딜란틴): 항경련 약효가 감소한다.

32 채식주의자에게 필요한 비타민B_{12}(코발라민)

수용성 비타민. 극소량만 섭취해도 되므로 마이크로그램 단위로 계량한다. '붉은 비타민'으로 알려져 있다. 시아노코발라민이라고도 하는데, 비타민B_{12} 제제는 다 이 형태로 팔린다. 필수 미네랄 성분을 포함한 유일한 비타민이다. 위에서는 잘 흡수되지 않는다. 칼슘과 결합해야 적절하게 흡수되어 몸에 좋은 작용을 할 수 있다. 성인의 1일 권장섭취량은 2mcg. 임신부는 2.2mcg, 수유모는 2.6mcg을 권장한다. 채식주의자들처럼 비타민B_1은 부족하되 엽산이 풍부한 식사를 하면 비타민B_{12}가 결핍되어도 잘 모를 수 있다. 갑상선이 적절히 기능해야만 비타민B_{12}의 흡수가 원활하다. 몸에 축적된 비타민B_{12}가 모두 고갈되어도 결핍 증상이 나타나려면 5년 이상의 시간이 지나야 한다. 주로 동물성 식품을 섭취해서 얻을 수 있다. 식물성 식품은 일부 예외를 제외하곤 비타민B_{12}를 함유하지 않는다. 체내에 저장되는 특별한 수용성 비타민이어서 3년 동안 섭취하지 않아도 버틸 수 있다.

역할 적혈구를 생성하고 재생해 빈혈을 예방한다. 아미노산 대사 부산물인 아미노산 호모시스테인이 분해되도록 돕는다. 어린이의 성장을 촉진하고 식욕을 증가시킨다. 활력을 높인다. 노화에 따른 뇌 수축을 예방한다. 우울감을 떨어뜨리는 데 도움을 준다. 구강염을 예방하고 효과적으로 치료한다. 신경계 건강을 유지한다. 지방, 탄수화물, 단백질이 체내에서 적절하게 쓰일 수 있도록 한다. 짜증을 가라앉힌다. 집중력, 기억력, 균형감을 키워준다. 흡연으로 인한 암을 막아준다. 미량(80mcg)이라도 뼈를 튼튼히 하고 골다공증을 예방하는 데 도움이 된다.

결핍질환 악성 빈혈, 신경 장애(결핍증상에 관해서는 소제목217 참고)

최적식품 간, 쇠고기, 돼지고기, 달걀, 우유, 치즈, 생선

보조제 위에서 잘 흡수되지 않으므로 혀 밑 점막으로 흡수되는 설하정을 추천한다. 혹은 소르비톨이 들어간 시간지연 제제 형태로 섭취하면 작은창자에서 흡수될 수 있다. 50~2,000mcg에 이르는 다양한 함량의 제제가 팔리고 있다. 의사들은 대개 비타민B_{12}를 주사로 투약한다. 심각한 결핍증상을 보이거나 극심한 피로를 느낄 때 좋은 방식이다. 1일 복용량은 5~100mcg.

과도섭취·독성작용 독성에 관해서는 보고된 바 없다. 심지어 엄청난 양을 섭취했을 때도 말이다.

주의대상 산성 및 알칼리성 환경, 물, 햇빛, 알코올, 에스트로젠, 수면제(소제목341 참고)

맞춤조언 달걀과 유제품도 먹지 않는 채식주의자라면 비타민B_{12} 제제를 먹어야 한다. 술을 습관적으로 마시거나 평소 음주량이 많은 사람

에게 중요한 영양소이다. 엽산과 결합해 활력을 주는 효과가 뛰어나다. 단백질이 풍부한 식사를 하는 사람은 비타민B_{12}를 추가 섭취해야 한다. 다른 B군 비타민을 비롯해 비타민A, C, E 등과 함께 작용하면 좋은 상승효과를 일으킨다. 나이가 들수록 음식물에서 비타민B_{12}를 흡수하는 능력이 떨어진다. 50세 이상 성인이 비타민B_{12} 권장 섭취량을 채우려면 영양제나 위산 없이도 흡수되는 비타민B_{12} 강화 식품을 먹어야 한다. 생리를 앞두고 있거나, 생리 중인 여성이 다른 B군 비타민과 함께 비타민B_{12}를 먹으면 도움이 된다.

약물 상호작용 제산제(프릴로섹, 프리바시드, 잔탁): 비타민B_{12} 흡수를 저해한다.

테트라사이클린계 항생제: 모든 비타민B는 항생제 흡수를 방해하고 효과를 떨어뜨리므로 두 제제는 시간 간격을 두고 복용한다.

클로람페니콜(항생제): 비타민B_{12} 흡수를 상당히 저해한다.

33 아직 잘 모르는 비타민B_{13}(오로트산)

미국에서는 판매되지 않는다. 엽산과 비타민B_{12}의 대사에 필수적. 1일 권장섭취량이 지정되지 않았다. 송아지의 성장을 돕는 보충제로 쓰인다.

역할 특정 간질환과 조로를 예방할 수 있다. 다양한 경화 증상의 치료를 돕는다.

결핍질환 결핍 증상과 질환에 관해서는 아직 분명히 밝혀지지 않았다.

최적식품 뿌리채소, 유장, 발효 또는 응고된 우유의 액체

보조제 미국 밖에서는 칼슘 오로테이트 제제의 형태로 판매된다.

과도섭취·독성작용 비타민B_{13}에 관해서는 알려진 바가 너무 적어서 이 부분은 설명할 수 없다.

주의대상 물과 햇빛

맞춤조언 아직 연구가 충분하지 않아서 조언할 수 없다.

34 세포 수명을 늘리는 비타민B_{15} (판가민산, DMG, 디메틸글리신)

수용성 비타민. 밀리그램 단위로 계량한다. 소화 과정에 어떻게 꼭 필요한지에 관해서 증명된 바가 없으므로, 엄밀히 말하면 아직 비타민이라고 할 수 없다. 노화방지 성분으로서 비타민E와 흡사한 작용을 한다. 비타민A, E와 함께 섭취하면 효능이 향상된다. 비타민B_{15}을 처음 소개한 러시아인들은 그 놀라운 효능에 경탄을 금하지 못했다. 그러나 미국식품의약국은 현재까지 판매를 금하고 있다.

역할 세포 수명을 연장한다. 술을 마시고 싶은 욕구를 무디게 한다. 피로 회복에 효과가 빠르다. 혈중 콜레스테롤 수치를 낮춘다. 공해 물질로부터 몸을 보호해준다. 후두염과 천식의 증상을 완화한다. 간경변을 막아준다. 면역 반응을 촉진한다. 단백질 합성을 돕는다.

결핍질환 비타민B_{15}에 관한 연구는 아직 걸음마 단계이다. 지금까지 드러난 바로는 선(腺)과 신경 관련 장애, 심장병 등에 효과가 있는 것 같다. 살아 있는 조직에 대한 산소 공급을 줄인다.

최적식품 양조효모, 현미, 통곡식, 호박씨, 참깨

보조제 50mg 제제가 보편적이다. 1일 복용량은 50~150mg.

과도섭취·독성작용 독성에 관해서는 보고된 바 없다. 처음 먹었을 때 메스꺼웠다는 사람도 있다. 하지만 이 증상은 보통 며칠 이내에 사라지며, 식후 배가 부를 때 먹으면 줄어든다.

주의대상 물과 햇빛

맞춤조언 반대 의견도 있지만, 내가 밝혀낸 바에 따르면 비타민B_{15}은 효과가 있다. 대부분 사람에게 유용하다고 믿는다. 육상선수, 체력 소모가 많은 일을 하는 사람은 하루 50mg 먹을 것을 권장한다. 아침이나 저녁에 식사와 함께 1알씩 먹을 것. 임신·수유 기간이거나 신장 질환이 있다면 먹지 않는다.

약물 상호작용 티아지드계 이뇨제: 칼슘이 든 비타민B_{15} 제제와 함께 먹으면 체내 칼슘양이 심각한 수준까지 증가할 수 있다.

칼슘통로 차단제: 칼슘이 든 비타민B_{15} 제제와 함께 먹으면 칼슘통로 차단제 효능이 떨어질 수 있다.

디곡신: 칼슘이 든 비타민B_{15} 제제와 함께 먹으면 디곡신의 부작용이 더 커질 수 있다.

35 미국에서 판매 금지된 비타민B_{17} (레이트릴, 아미그달린, 니트릴로사이드)

벤즈알데하이드와 시안화물이라는 2개의 당분 분자로 이루어진, 이 논란의 여지가 많은 화합물은 오랜 세월 동안 '비타민B_{17}'이라고 잘못 알려졌다. 오해의 소지가 충분한 용어였다. 이 물질은 살구씨에 제일 많이 들어 있으며, 암을 억제하고 예방하는 특성이 있다고 전해진다. 하지만 시안화물(청산가리) 때문에, 특히 항암 치료와 관련해서는 논란이 많다. 미국에서는 여전히 불법이다. 살구씨 외에 쓴편도(bitter almond), 수수, 밀 싹, 리마콩에 들어 있다. 비타민B_{17}에 관해 짧게 언급하는 까닭은 이것이 비타민이 아니라는 점을 분명히 하기 위해서이다.

36 대머리 치료엔 비오틴(코엔자임R, 비타민H)

비타민B 복합체의 일원으로 수용성이다. 유황에 들어 있다. 마이크로그램 단위로 계량한다. 아스코르브산 합성에 필요하다. 지방과 단백질 대사에 필수적이다. 장내 박테리아가 합성할 수 있다. 비타민A, B_2, B_6, 니아신과 함께 섭취하면 상승효과를 발휘한다. 건강한 피부를 유지하는 데 유용하다. 성인 1일 권장섭취량은 100~300mcg이다.

역할 흰머리가 생기지 않게 한다. 대머리를 예방, 치료하는 효과가 있다. 근육통을 풀어준다. 습진과 피부염을 개선한다. 손발톱이 깨어지고 갈라지는 증상을 예방 및 치료한다.

결핍질환 얼굴과 온몸의 습진, 극도의 피로감, 지방 대사 악화, 식욕 감퇴, 탈모증, 우울증(결핍증상에 관해서는 소제목217 참고)

최적식품 소의 간, 달걀노른자, 콩가루, 콜리플라워, 치즈, 양조효모, 우유, 땅콩버터, 연어, 시금치, 현미

보조제 대부분의 비타민B 복합체와 종합비타민 제제에 들었다. 1일 복용량은 25~300mcg.

과도섭취·독성작용 비오틴의 독성에 관해서는 알려진 바 없다.

주의대상 날달걀 흰자에는 아비딘이라는 단백질이 있는데, 이것이 비오틴의 흡수를 막는다. 물, 설파제, 에스트로젠, 식품 조리 및 가공, 알코올(소제목341 참고)

맞춤조언 날달걀로 만든 고단백질 밀크셰이크를 자주 먹는 사람은 비오틴을 추가로 섭취해야 한다. 항생제와 설파제를 먹는 중에는 매일 최소 25mcg의 비오틴을 섭취하라. 대머리 아저씨는 머리카락을 지켜주므로 꼭 먹어야 한다. 비타민A, B_2, B_6, 니아신 등과 함께 먹으면 상승효과를 발휘하므로 더욱 효과적이 된다. 임신 중에는 비오틴 수치가 점차 떨어질 수 있다. 그렇다고 미숙아가 태어나는 것은 아니지만, 의사와 상담하고 적절한 영양제를 처방받는 편이 더 안심이 될 테다. 비오틴은 가격이 비싸서 생산 비용을 줄이려고 1일 권장섭취량의 10%만 넣은 제품도 많다. 종합비타민을 살 때 비오틴이 1일 권장섭취량의 100% 가까이 든 것을 고르자. 손발톱이 깨어지고 벗겨지는 증상에는 3개월 동안 매일 300mcg씩 먹는다. 상태가 호전되면 양을 줄인다. 차도가 없으면 복용을 중단하고 피부과 병원을 찾아라.

약물 상호작용 경련 억제제: 혈중 비오틴 농도를 떨어뜨릴 수 있다.

광범위 항생제: 비오틴 결핍을 일으킬 수 있다.

지질저하제: 약효가 강해질 수 있다.

37 콜레스테롤을 녹이는 콜린

비타민B 복합체의 일원이며 향지방성, 즉 지방유화제이다. 비타민B 복합체 일원인 이노시톨과 함께 작용하여 지방과 콜레스테롤을 대사한다.

이 과정에서 콜레스테롤을 유화해 동맥과 쓸개에 쌓이지 않게 한다. 이른바 '혈액뇌 장벽'이라는 것을 통과할 수 있는 몇 안 되는 성분 중 하나. 혈액뇌 장벽은 매일 섭취하는 다양한 영양소들로부터 뇌를 보호한다. 콜린은 뇌세포로 바로 들어가 기억력에 관여하는 화학물질을 생산한다. 우리 몸이 콜린을 쓰려면 비타민B_{12}, 엽산, 아미노산 L-카르니틴 등이 있어야만 한다. 공식적인 1일 권장섭취량은 아직 정해지지 않았지만 성인 평균 하루 500~900mg이 필요한 것으로 추산된다.

역할 신경 신호의 전송을 돕는다. 특히 뇌가 기억을 형성하는 과정에서 필요하다. 노년의 기억력 감퇴 문제에 대처하는 데 필요한 영양소이다(하루에 1~5g 먹을 것). 간을 도와 체내 독소와 약물을 해독한다. 신경 진정 작용을 한다. 알츠하이머병의 치료에 쓰인다.

결핍질환 콜린이 부족하면 간에 지방변성이 일어나거나 간경변을 초래하기도 한다. 동맥경화, 알츠하이머병에 걸릴 수도 있다(결핍증상에 관해서는 소제목217 참고).

최적식품 달걀노른자, 소의 뇌와 심장, 녹색 잎채소, 효모, 간, 밀눈, 레시틴(소량)

보조제 포스파티딜콜린 또는 포스파티딜이노시톨이라는 이름으로 팔리고 있다. 콩으로 만든 레시틴 6캡슐은 이노시톨과 콜린을 각각 244mg씩 함유한다. 보통의 비타민B 복합제제라면 약 50mg의 콜린과 이노시톨이 들어 있다. 일반적인 1일 복용량은 500~1,000mg이다.

과도섭취·독성작용 알려진 바 없다.

주의대상 물, 설파제, 에스트로젠, 식품 조리·가공, 알코올(소제목341 참고)

맞춤조언 다른 비타민B들과 함께 먹도록 한다. 신경이 예민해지거나 초조감을 느끼는 일이 잦으면 콜린 섭취량을 늘려라. 콜린을 섭취하면 몸의 인 수치가 높아진다. 따라서 레시틴을 먹고 있다면 체내의 인과 칼슘의 균형을 맞추기 위해 킬레이트화된 칼슘 제제를 먹어야 한다. 콜린 섭취를 늘림으로써 기억력을 향상시킬 수 있다. 콜린을 장기간 다량 복용하면 비타민B_6가 결핍된다. 음주량이 많다면 콜린 섭취가 충분한지 확인한다.

38 기형아 출산을 막아주는 엽산(폴라신, 폴레이트)

비타민B 복합체의 일원이며 수용성이다. 비타민Bc 또는 비타민M으로 알려졌다. 마이크로그램 단위로 계량한다. 적혈구 형성에 꼭 필요하다. 단백질 대사를 돕는다. 핵산(RNA, DNA) 생산에 중요하다. 우리 몸이 세포 분할을 하는 데 필수적이다. 당분과 아미노산 대사에 필요하다. 상온에 장기 보관 시 파괴된다. 성인 1일 권장섭취량은 180~200mcg. 임신부는 이보다 두 배 많은 양을 권한다. 수유 여성은 280mcg(첫 6개월)과 260mcg(그다음 6개월)을 권장한다. 여성이 수태 당시와 임신 초기에 1일 권장량의 두 배를 먹으면 이분척추 같은 신경관 결손증을 가진 아기가 태어날 확률이 상당히 줄어든다.

역할 아미노산 대사 부산물인 호모시스테인 수치를 낮추고 심장병 위험을 줄인다. 기형아 출산을 방지한다. 젖 분비량을 늘린다. 장내 기생충 및 식중독 발생을 막고, 피부 건강을 지켜준다. 진통제 역할을 한다. 판토텐산, PABA와 함께 먹으면 흰머리가 늦게 생긴다. 허약한 사람의 식욕을 돋운다. 구내염을 예방한다. 빈혈을 막아준다.

결핍질환 영양성 및 거대 적혈구성 빈혈(결핍증상에 관해서는 소제목 217 참고)

최적식품 진녹색 잎채소, 당근, 토르툴라(tortula) 효모, 간, 달걀노른자, 멜론, 아티초크, 살구, 호박, 아보카도, 콩, 진한 색 통호밀 가루

보조제 400mcg과 800mcg 단위가 보편적이다. 미국에서 1mg(1,000mcg) 제제는 의사의 처방이 있어야 살 수 있다. 비타민B군 복합 제제에 400mcg이 함유되어 있기도 하지만, 100mcg 정도만 든 제품도 있다. 1일 복용량은 400mcg에서 5mg까지. 되도록이면 엽산과 비타민도 함께 든 제제를 구입하는 편이 좋다.

과도섭취·독성작용 알려진 독성 작용은 없다. 그러나 피부에 알레르기 반응이 일어났다는 소수 보고도 있다. 엽산을 과도 섭취하면 비타민B_{12} 결핍으로 인해 생긴 빈혈 증상이 가려질 수 있다.

주의대상 물, 설파제, 햇빛, 에스트로젠, 식품 조리·가공(특히 끓일 때), 열(소제목341 참고)

맞춤조언 여성은 엽산과 비타민B_6를 적절히 섭취하고 있는지 확인해야 한다. 엽산 400mcg과 비타민B_6 2~10mg만으로도 심장발작의 위험을 42%나 줄일 수 있다. 임신을 계획하고 있다면 매일 엽산 400mcg을 섭취하자. 여성의 생식 능력이 향상되고 남성의 정자 수도 증가한다(소제목249 참고). 음주량이 많다면 엽산 섭취량을 늘려야 한다. 비타민C를 많이 섭취하면 엽산의 배설량은 반대로 늘어난다. 따라서 비타민C를 2g 이상 복용할 때는 엽산 섭취량도 늘려야 한다. 개인적으로 확인한 바에 따르면 몇몇 종류의 피부 변색은 엽산을 하루 1~5mg씩 단기

간만 섭취해도 되돌릴 수 있었다. 영양학 분야에 해박한 의사와 상담할 것. 투병 스트레스를 줄이려면 엽산을 충분히 섭취해야 한다. 엽산이 결핍되면 몸속 항체도 준다.

약물 상호작용 경련 억제제: 엽산과 함께 먹으면 약의 효과가 감소하거나 증가할 수 있으므로 반드시 의사와 상담해서 먹어야 한다.

항암제: 엽산과 함께 먹으면 많은 경우에 흡수율 및 생체이용률이 떨어지므로 약효가 감소한다.

아스피린: 엽산을 고갈하거나 엽산 흡수를 저해할 수 있다.

경구 피임약: 엽산을 고갈하거나 엽산 흡수를 방해할 수 있다. 엽산이 피임약 부작용의 발생 확률과 정도를 줄일 수 있다.

설폰아미드 항생제: 2주 이상 먹으면 엽산이 고갈되거나 엽산 흡수가 줄어들 수 있다.

39 커피를 많이 마신다면 이노시톨

비타민B 복합체의 일원으로 수용성이다. 향지방성이다. 밀리그램 단위로 계량한다. 콜린과 결합해 레시틴을 형성한다. 지방과 콜레스테롤을 대사한다. 콜린처럼 뇌세포 영양 공급 과정에서 중요한 역할을 한다. 1일 권장섭취량은 아직 정해지지 않았으나, 건강한 성인이라면 하루 평균 1g 정도가 적당하다.

역할 콜레스테롤 수치를 낮춘다. 모발을 건강하게 유지한다. 탈모를 막아준다. 습진을 예방한다. 체지방 재분배를 돕는다. 진정 효과를 낸다.

결핍질환 습진(결핍증상에 관해서는 소제목217 참고)

최적식품 간, 양조효모, 건조 리마콩, 소의 뇌와 심장, 멜론, 자몽, 건포도, 밀눈, 비정제 당밀, 땅콩, 양배추

보조제 콩으로 만든 레시틴 6캡슐에는 이노시톨과 콜린이 각각 244mg씩 함유되어 있다. 레시틴은 물과 음료에 타 먹을 수 있는 분말 형태로도 판매된다. 대부분의 비타민B군 복합제제는 약 100mg의 이노시톨과 콜린을 함유한다. 일반적인 1일 복용량은 250~500mg.

과도섭취·독성작용 알려진 독성은 없다.

주의대상 물, 설파제, 에스트로젠, 식품 조리·가공, 알코올, 커피(소제목341 참고)

맞춤조언 콜린을 비롯한 다른 비타민B들과 함께 먹는다. 커피를 많이 마신다면 이노시톨을 더 먹는다. 레시틴을 먹고 있다면 몸속 인과 칼슘 균형을 맞추기 위해 킬레이트화된 칼슘 제제를 먹는 편이 좋다. 이노시톨과 콜린은 체내 인 수치를 높인다. 비타민E의 효능을 극대화하는 좋은 방법은 이노시톨과 콜린을 충분히 섭취하는 것이다.

약물 상호작용 카바마제핀(카바트롤, 에피톨, 에퀘트로, 테그레톨): 약효가 감소하고 두뇌의 이노시톨 수치도 낮춘다.

리튬: 약효가 감소하고 두뇌의 이노시톨 수치도 낮춘다.

밸프로산: 약효가 감소하고 두뇌의 이노시톨 수치도 낮춘다.

40 화상의 고통을 덜어주는 PABA(파라아미노벤조산)

비타민B 복합체의 새로운 일원으로 수용성이다. 밀리그램 단위로 계량한다. 체내에서 합성할 수 있다. 엽산 형성을 돕는다. 단백질 대사에 중

요한 역할을 한다. 판토텐산의 흡수를 도우며, 따라서 효율을 높인다. 1일 권장섭취량은 아직 정해지지 않았다.

역할 화상 통증을 덜어준다. 피부를 건강하고 부드럽게 유지한다. 잔주름 발생을 늦춘다. 흰머리가 다시 검어지게 한다.

결핍질환 습진(결핍증상에 관해서는 소제목217 참고)

최적식품 간, 양조효모, 신장, 통곡물, 쌀, 곡식의 겉껍질, 밀눈, 당밀

보조제 우수한 비타민B 복합제제와 고효능 종합비타민이라면 PABA를 30~100mg 정도 함유한다. 시중에 팔리는 PABA 제제의 함량은 30mg에서 1,000mg까지 다양하며, 제형도 일반 제제는 물론 시간지연 제제도 있다. 하루 복용량은 30~100mg으로, 하루 세 번 먹는다.

과도섭취·독성작용 알려진 독성은 없다. 하지만 장기 다량 복용은 피한다. 과다 복용 증상으로 메스꺼움과 구토 등이 나타난다.

주의대상 물, 설파제, 식품 조리·가공, 알코올, 에스트로겐(소제목341 참고)

맞춤조언 혹자는 엽산과 PABA를 같이 먹었더니 흰머리가 검어졌다고 주장한다. 동물실험에서도 마찬가지 결과가 나왔다. 따라서 머리 염색이 필요한 사람이라면 한 번쯤 시도해 볼 만하다. 이러한 목적이라면 일주일에 6일간 1,000mg씩 먹어보라. 페니실린 투약 중에는 PABA 섭취량을 식품과 영양제를 통해 늘려야 한다. 주의할 점은 사람에 따라 PABA를 다량 섭취하면 간, 신장, 심장 등에 부담을 줄 수 있다는 것이다.

약물 상호작용 항생제: 설폰아미드(간타놀, 아줄피딘, 간트리신, 박트림, 셉트라)의 약효를 줄일 수 있다. 감염을 치료하는 댑손도 효능이 줄 수 있다.

코르티손: 코르티손 주사 시 효과 및 부작용 모두 증가할 수 있다.

41 강력한 항산화 작용을 하는 비타민C (아스코르브산, 시비타민산)

수용성이며 강력한 산화(노화)방지 성분이다. 밀리그램 단위로 계량한다. 동물은 대부분 체내에서 비타민C를 합성한다. 하지만 인간, 유인원, 기니피그 등은 100% 외부 섭취에 의존해야 한다. 콜라겐 형성에 핵심 역할을 한다. 콜라겐은 우리 몸의 조직 세포, 잇몸, 혈관, 뼈, 치아 등의 성장과 재생에 있어 중요한 성분이다. 철분 흡수를 돕는다. 스트레스가 많은 환경에서는 소모가 더욱 빠르다. 해로운 LDL콜레스테롤에 산소가 공급되는 것을 막아준다. 성인의 1일 권장섭취량은 60mg. 임신 및 수유 기간에는 70~95mg을 권한다. 흡연자와 노인은 비타민C가 더욱 많이 필요하다(담배 한 개비가 비타민C 25~100mg을 파괴한다).

역할 상처와 화상, 피 나는 잇몸을 치유한다. 요도감염 치료제의 효과를 높인다. 수술 후 회복을 돕는다. 혈중 콜레스테롤 수치를 낮춘다. 바이러스와 박테리아에 의한 여러 종류의 전염을 예방하고, 면역계를 강화한다. 다양한 암에 대한 저항력을 높인다. 발암물질인 니트로사민의 형성을 막는다. 자연 변비약이다. 정맥에 혈액이 응고되는 빈도를 낮춘다. 감기를 예방 및 치료한다. 단백질 세포가 서로 붙어 있게 함으로써 생명을 연장한다. 무기 철분의 체내 흡수를 돕는다. 알레르기 유발물질의 영향력을 줄인다. 수축기 혈압과 확장기 혈압을 낮춘다. (특히 노인의) 뼈 손실을 줄인다. 괴혈병을 예방한다.

결핍질환 괴혈병(결핍증상에 관해서는 소제목217 참고)

최적식품 감귤류, 베리류, 녹색 잎채소, 토마토, 멜론, 콜리플라워, 감자, 피망

보조제 평소에 가장 흔히 복용하는 영양 보조제 성분이 바로 비타민C일 것이다. 정제, 캡슐, 분말, 시간지연 제제, 드링크제, 사탕 같은 로젠지, 구미 젤리 같은 츄어블정에 이르기까지 온갖 제형으로 팔린다. 순수 비타민C는 옥수수 포도당에서 추출한다(하지만 옥수수도 포도당도 남지 않는다). '천연'이나 '유기'라는 말이 붙은 비타민C와 일반 아스코르브산의 차이는 주로 사람이 그것을 얼마나 잘 소화할 수 있느냐에 있다. 가장 좋은 비타민C 제제는 바이오플라보노이드, 헤스페리딘, 루틴 등 완전한 비타민C 복합제제를 함유한 제품이다(라벨에 '시트러스 솔트'라는 명칭으로 표기되기도 한다).

정제와 캡슐에 든 함량은 보통 1,000mg까지. 그러나 분말 제제는 1큰술에 5,000mg을 포함하는 경우도 가끔 있다. 1일 복용량은 500mg부터 4g(4,000mg)까지. 로즈힙은 비타민C를 만드는 아주 훌륭한 자연 원료이다. 여기에는 비타민C의 체내 흡수를 돕는 바이오플라보노이드와 기타 효소가 들어 있다. 아세로라C는 아세로라 열매로 만든다.

—— 비타민C 정제는 씹어먹지 않는다. 아스코르브산 잔여물이 치아에 남으면 이빨이 상할 수 있다.

과도섭취·독성작용 너무 많이 먹으면 옥살산과 요산으로 인해 결석이 생길 수 있다. 이를 막으려면 매일 마그네슘과 비타민B_6, 충분한 양의 물을 섭취해야 한다. 비타민C를 매일 10g 이상 먹으면 오줌이 너무 많이 나오거나 피부에 뾰루지가 나고 설사를 하는 등의 부작용이 생기기도 한다. 이 중 하나의 증상이라도 보이면 먹는 양을 줄인다. 방사능 치료와 화학 치료를 받는 암 환자는 비타민C를 섭취하지 않는다. 검사 결과가 달라질 수 있기 때문이다.

주의대상 물, 조리과정, 열, 빛, 산소, 흡연(소제목341 참고)

맞춤조언 공복 상태이냐 아니냐에 따라서 다르긴 하지만 비타민C는 섭취 후 2~3시간 내 소변으로 배출된다. 그러므로 계속해서 섭취해주는 게 중요하다. 아침과 저녁에 각각 한 번씩 먹으면 무난하다.

비타민C를 다량 섭취하면 자궁경부 도말세포 검사를 비롯한 여러 가지 의학적 검사의 결과를 바꿀 수 있다. 따라서 혈액과 소변 검사를 앞두고 있을 땐 먹지 말며, 만약 그러지 못했다면 의사에게 그 사실을 분명히 알려야 오진을 피할 수 있다(비타민C 때문에 변에 피가 섞여 나온 것—결장암의 대표 증상—을 보지 못할 수 있다). 당뇨병 환자 역시 비타민C를 다량 섭취하면 자가 소변 검사의 결과가 달라질 수 있음을 꼭 인지해야 한다(하지만 비타민C에 영향을 받지 않는 검사 키트도 판매되고 있으니 약사나 의사에게 물어볼 것).

제2형 당뇨병 환자(나 고혈압 환자)가 비타민C를 매일 단지 500mg만 복용해도 수축기와 이완기 혈압을 상당히 낮출 수 있다. 지중해 빈혈, 혈액색 침착증처럼 철분 과다를 초래하는 유전 질환을 앓는 사람은 비타민C의 다량 섭취를 피해야 한다.

비타민C를 분말 형태로 먹는다면 복용 후 이를 닦을 것. 그래야만 아스코르브산으로 인한 치아 에나멜 부식을 막을 수 있다.

비타민C를 매일 750mg 이상 복용한다면 마그네슘 제제도 함께 먹을 것을 조언한다. 신장결석이 생길 위험을 효과적으로 줄인다.

일산화탄소는 비타민C를 파괴한다. 따라서 도시에 산다면 비타민C 제제를 하나쯤 먹는 게 좋다.

피임약을 먹는 중에는 비타민C를 추가로 먹어야 한다.

비타민C의 효과를 극대화하려면 바이오플라보노이드, 칼슘, 마그네슘 등도 충분히 섭취해야 한다.

아스피린을 먹고 있다면 비타민C 배출률이 세 배나 높아지므로 비타민C 복용량을 늘릴 것.

인삼을 먹는다면 그 2시간 전후로 비타민C 제제나 비타민C가 풍부한 식품을 같이 먹어주면 좋다.

감기에 걸렸을 땐 비타민C를 하루 두 번 1,000mg씩 먹는다. 혈중 히스타민 농도를 40%나 줄여준다는 연구 보고가 있다(히스타민은 눈물 콧물 훌쩍이게 하는 물질이다.).

—— 화학요법 시작 전에 비타민C를 먹으면 치료 효과를 떨어뜨릴 수 있다.

약물 상호작용 항정신병약: 약효가 감소할 수 있다.

아스피린과 비스테로이드성 진통소염제(NSAIDs): 약 성분이 체내에 머무는 시간이 길어지면서 몸 안에 계속 쌓이는데, 이때 필요한 비타민C를 고갈한다.

아세트아미노펜: 비타민C를 다량 섭취하면 약의 혈중 농도를 높일 수 있다.

알루미늄 코팅된 제산제: 알루미늄이 몸에 더 많이 흡수되어 부작용이 심해질 수 있다.

바르비투르산염: 비타민C의 효과를 떨어뜨릴 수 있다.

화학요법제: 일부 약의 효능이 떨어질 수 있다.

당뇨병 치료제(클로르프로파마이드): 비타민C와 함께 먹으면 약효가 감소할 수 있다.

질산염 계통 심장병 약: 비타민C가 약효를 떨어뜨릴 수 있다.

경구용 피임약 및 호르몬대체요법(HRT): 비타민C는 에스트로젠 수치를 높이고, 경구용 에스트로젠은 비타민C의 효과를 떨어뜨릴 수 있다.

프로테아 억제제: 인디나비르(HIV, AIDS 치료제) 수치를 떨어뜨릴 수 있다.

설파제: 고함량 비타민C 제제를 함께 복용하면 신장결석이 생길 수 있다.

테트라사이클린(과 유사 항생제): 이 약이 비타민C의 효과를 떨어뜨리는 한편, 비타민C는 이 약의 혈중 농도를 높인다.

42 햇빛이 만드는 비타민D

(칼시페롤, 비오스테롤, 에르고스테롤, '햇빛 비타민')

지용성 비타민. 햇빛의 자외선이 피부의 지방 성분과 반응해 비타민D를 만들어내며, 곧장 체내로 흡수된다. 물론 식품과 영양제를 먹어서도 섭취할 수 있는데, 이때는 창자 내벽을 통해 기름과 함께 흡수된다.

국제단위(IU)로 계량한다. 콜레칼시페롤은 마이크로그램 단위를 사용한다. 성인의 1일 권장섭취량은 200~400IU 혹은 5~10mcg이다. 미국소아과학회는 모유 수유를 하는 젖먹이 아기에게 비타민D를 매일 400IU 먹이라고 권장한다. 젖을 뗀 상태라면 비타민D가 강화된 분유나 우유를 하루 1,000ml 이상 먹인다. 스모그는 비타민D를 만드는 햇빛을 차단한다. 선탠이 완전히 되고 나면 피부를 통한 비타민D 생성은 멈춘다.

역할 뼈와 이를 튼튼하고 건강하게 유지하는 칼슘과 인이 몸 안에서 잘 쓰이게 돕는다. 면역계를 강화한다. 두뇌에서 감정을 조절하는 세로토닌 분비를 활성화해 계절성 우울증(SAD)을 예방한다. 65세 이상 노인의 인지 기능을 향상한다. 당뇨병 치료에 도움이 된다. 유방암, 대장암, 전립선암, 난소암 위험을 현저히 낮춘다. 혈중 비타민D 농도가 높으면 인슐린 저항성 위험을 낮춘다. 알츠하이머병의 예방과 치료를 돕는다. 비타민A, C와 함께 먹으면 감기와 신종플루를 예방할 수 있다. 결막염 치료에 효험이 있다. 비타민A 흡수를 돕는다.

결핍질환 구루병, 심한 충치, 골연화증, 노인 골다공증(결핍증상에 관해서는 소제목217 참고)

- 비타민D가 부족하면 제1형 당뇨병, 다발성 경화증, 류마티스 관절염, 심장병, 뇌졸중, 치매 및 암 등 자가면역 질환에 걸릴 위험이 커진다. 비타민D 결핍이 파킨슨병과 관련은 있지만, 비타민D 섭취를 늘리면 파킨슨병 증상 완화에 도움이 되는지는 아직 모른다. 비타민D가 부족하면 골수, 유방, 대장, 소장, 신장, 폐, 전립선, 망막, 피부, 위, 자궁 등의 장기 조직에 부정적 영향을 미칠 수 있다.

최적식품 생선 간유, 정어리, 청어, 연어, 참치, 우유 및 유제품

보조제 400IU 캡슐이 일반적이다. 생선 간유에서 추출한다. 일반적인 1일 복용량은 400~1,000IU.

과도섭취·독성작용 성인이 하루 20,000IU 이상 장기 복용하면 독성이 나타난다. 어린이는 하루에 1,800IU를 넘겨 섭취하면 비타민D 과잉증을 보인다. 그 증상은 갈증, 안구 통증, 피부 가려움, 구토, 설사, 절박뇨 등이다. 그리고 혈관 벽, 간, 폐, 신장, 위장 등에 칼슘이 비정상으로 축적된다.

주의대상 광유(鑛油), 스모그(소제목341 참고)

맞춤조언 나이가 들면 피부에서 비타민D를 잘 합성할 수 없다. 60세 이상은 비타민D를 매일 800~1,000IU씩 추가로 섭취한다. 전반적인 몸 상태가 궁금한 사람은 반드시 혈중 비타민D 농도를 확인한다(의사에게 '혈청 25[OH]D' 검사를 문의할 것). 크론병, 낭포성섬유증, 셀리악병(만성소화장애증)이 있다면 비타민D가 결핍될 위험이 있으므로 혈중 비타민D 농도를 꼭 확인해야 한다. 혈중 비타민D 농도가 낮으면 배부를 때 두뇌가 보내는 신호 체계가 망가져서 식욕 조절 호르몬이 급격히 감소한다. 살찔 위험이 있다는 뜻이다. 야간근무자들처럼 햇볕을 많이 쬐기 힘든 사람도 비타민D가 풍부한 식품과 영양제를 챙겨 먹는다. 어린이와 청소년은 비타민D 강화 우유를 매일 500ml 이상 마신다. 그렇지 않다면 비타민D가 풍부한 다른 식품을 먹어서 보충해야 한다. 그것도 힘들면 비타민D가 최소 200IU 이상 들어간 종합비타민제를 챙겨 먹는다. 비타민D의 수치가 낮은 임신부는 제왕절개를 할 가능성이 크다.

햇볕을 쬐어서 비타민D를 만들려면 자외선 차단 크림을 바르지 말고 제한된 시간 동안만 피부를 태양 광선에 노출한다(15분 정도만 쬐어도 피부가 붉어지기 시작한다). 자외선 차단제는 비타민D 생성에 필요한 UBV(중파장 자외선)를 차단한다. 아이들에게 자외선 차단제를 발라 주기 전에 10분 동안 햇볕을 쬐게 해주자. 비타민D도 생성되고 피부에도 안전하다(10분 동안 햇빛에 노출되어 생성되는 비타민D의 양을 음식으로 섭취하려면 강화 오렌지 주스 30잔, 또는 생연어 1.7kg을 먹어야 한다.).

북쪽 기후에서 살고 있는 어두운 피부색 인종은 비타민D가 더욱 많이 필요하다. 체중 과다인 사람은 비타민D가 결핍될 위험이 있다. 여분의 지방이 비타민D를 흡수해서 몸이 그것을 사용할 수 없기 때문이다.

올리스타트(알리), 올레스트라 등의 체중 감량제에는 지방 흡수를 방지하는 성분이 들어 있으므로 지용성 비타민(비타민D, A, E, K)의 흡수율도 따라서 감소한다. 수의사의 특별한 지시 없이 개와 고양이의 밥에 비타민D를 섞어주어서는 절대로 안 된다. 비타민D는 비타민A, C, 콜린, 칼슘, 인 등과 함께 할 때 최상의 기능을 발휘한다.

약물 상호작용 제산제: 비타민D의 농도와 이용률을 낮출 수 있다.

경련억제제: 비타민D를 비활성화하는 간 효소를 유도해 비타민D 결핍이 생길 수 있다.

칼슘통로 차단제: 몸에서 만드는 비타민D의 양이 줄 수 있다.

콜레스티라민: 비타민D 흡수를 방해한다.

디곡신: 약효가 증폭되고, 심박동은 불규칙하게 뛸 수 있다.

에스트로젠: 혈중 비타민D 농도가 증가할 수 있다.

티아지드계 이뇨제: 비타민D 활동이 항진되어 혈중 칼슘 농도와의 적정 비율이 깨지므로 고칼슘증이 생길 수 있다.

43 노화를 늦추는 비타민E(토코페롤, 토코트리에놀)

지용성 비타민. 간, 지방 조직, 심장, 근육, 고환, 자궁, 혈액, 부신, 뇌하수체 등에 저장된다. 과거에는 무게 단위로 계량했으나, 현재는 생리활성 역가 표시 단위인 국제단위(IU)로 계량한다. 비타민E의 경우 1IU는 1mg과 같다.

비타민E는 4개 토코페롤과 4개 토코트리에놀이라는 자연 성분으로 나뉜다. 각각의 이름 앞에 알파, 베타, 감마, 델타를 붙여 구분한다. 이

8개 물질 가운데 알파-토코페롤이 생리적으로 가장 활발히 활동한다. 감마-토코페롤은 노화방지에 효과적인 활성산소제거효소(SOD) 증가에 강력한 힘을 발휘한다(소제목112 참고). 암, 알츠하이머병, 심장질환, 만성염증 등의 질병에도 효능이 있다. 비타민E 영양제에 표시된 IU 수치는 모두 알파-토코페롤의 것이다. 다른 토코페롤과 토코트리에놀의 IU 가치는 전혀 없다고 간주한다. 따라서 약병에 표시된 IU 수치만을 봐서는 단순히 알파-토코페롤만을 담았는지, 혹은 다른 토코페롤과 토코트리에놀도 함유되었는지 알 수 없다.

활성 산화방지물질인 비타민E는 지방 화합물의 산화작용을 막는다. 비타민A, 셀레늄, 제2설파아미노산, 일부 비타민C도 같은 작용을 한다. 비타민A의 작용을 향상한다. 혈관확장과 혈액응고 방지에 중요한 역할을 한다. 다른 지용성 비타민들과 달리 체내에 짧은 시간 동안만 저장된다는 점에서 비타민B, C와 닮았다. 간에는 저장되지 않는다. 비타민E 200IU당 셀레늄 25mcg을 같이 먹으면 더욱 효과가 크다. 성인의 1일 권장섭취량은 8~10IU. 1일 섭취량의 60~70%가 배설물을 통해 배출된다.

역할 체내 산화작용으로 인한 세포의 노화를 지연해 젊어 보이게 한다. 나쁜 콜레스테롤의 산화작용을 막는다. 몸에 산소를 공급해서 지구력을 높인다. 비타민A와 함께 작용해 나쁜 공기로부터 폐를 지켜준다. 다양한 종류의 암 예방에 도움이 된다. 질병과 싸우는 T세포의 힘을 강화한다. 유방암 세포의 성장을 저지한다. 혈액 응집을 방지하며, 뭉쳤을 때는 풀어준다. 피로를 덜어준다. 백내장 위험을 줄인다. 상처 치료 후 몸의 외부(상처 부위에 바르면 피부를 통해 흡수)와 내부에 두꺼운 흉터가 남지 않게 해준다. 화상을 입은 피부의 회복을 촉진한다. 이뇨제로 작용하며 혈압을 낮출 수 있다. 임신 여성의 유산을 방지한다. 다리경련과 근육경직을 완화하는 데 유용하다. 허혈성 심장질환 및 뇌졸중 위험을 낮춘다. 알츠하이머병 발병률을 낮추고 병 진행을 늦춘다.

결핍질환 적혈구 파괴, 근육 변성, 빈혈, 성기능 장애(결핍증상에 관해서는 소제목217 참고)

최적식품 밀눈, 대두, 식물성 기름, 견과류(호두, 피칸, 땅콩은 특히 감마-토코페롤이 풍부함), 꼬마양배추, 녹색 잎채소, 시금치, 강화 밀가루, 통밀, 통곡물 시리얼, 달걀

보조제 기름이 든 캡슐 제제, 물에 녹는 건조 정제로 판매된다. 천연 알파-토코페롤 제제는 같은 성분의 합성 제제보다 두 배나 강력한 생리활성 효과를 발휘한다. 100IU부터 1,500IU 함량 제제까지 다양하다. 기름을 섭취하는 게 싫거나, 피부가 기름에 민감하게 반응하는 사람, 마흔을 넘긴 사람에겐 건조 제제를 추천한다. 1일 복용량은 200~1,200IU.

과도섭취·독성작용 기본적으로 독성이 없다.

주의대상 열, 산소, 빙하의 온도, 식품 조리·가공, 철분, 염소, 광유(소제목341 참고)

맞춤조언 고도불포화지방 성분이 많은 식사를 하는 사람은 추가로 섭취해야 한다. 수술을 앞두고 있다면 적절한 혈액 응고 작용을 방해하지 않기 위해 수술 전과 후 2주 동안 비타민E 섭취를 잠시 중단하는 편이 좋다. 물론, 의사의 지시가 무엇보다 앞선다.

천연 비타민E 제제는 합성 제제에 비해서 신체 흡수력이 두 배나

좋다(천연 비타민E는 라벨에 'd-알파-토코페롤', 합성은 'dl'이라고 쓰여 있다.) 토코트리에놀 제제를 복용한다면 기름과 지방이 함유된 음식과 함께 먹는 것이 특히 중요하다.

알파-토코페롤을 다량 복용하면 혈장(血漿)에 포함된 감마-토코페롤의 수치가 내려간다. 감마-토코페롤은 질소 유래의 유리기로부터 우리 몸을 보호한다(질소 유리기는 암, 알츠하이머병, 심장질환 등의 질병과 관련 있다).

감마-토코페롤을 섭취하면 알파-토코페롤과 감마-토코페롤 수치를 모두 높일 수 있다. 감마-토코페롤은 암세포 성장을 막는 가장 효과적인 물질로 판명되었다.

황산 제1철과 같은 무기 철분은 비타민E를 파괴하므로 두 성분을 함께 먹지 않는 편이 좋다. 황산 제1철이 함유된 영양제를 먹고 있다면 복용 전후 8시간 동안은 비타민E를 먹지 않는다. 제1철 글루콘산염, 제1철 펩토산염, 제1철 구연산염, 제1철 푸마르산염 등 유기 철분 복합체는 비타민E를 파괴하지 않는다.

올리스타트(알리), 올레스트라 등의 체중 감량제에는 지방 흡수를 막는 성분이 들어 있으므로 지용성 비타민(비타민E, A, D, K) 흡수율도 감소한다. 염소 소독한 수돗물을 마시고 있다면 더 많은 비타민E가 필요하다.

임신부와 수유모, 그리고 피임약 등 호르몬 제제를 먹는 여성은 비타민E를 추가 섭취해야 한다. 특히 폐경기 여성은 섭취량을 늘린다(40세 이하 여성은 400IU로도 충분하다. 하지만 마흔이 넘었다면 하루 800IU를 권한다.).

약물 상호작용 항혈액응고제(아스피린 및 비스테로이드성 진통소염제 포함): 비타민E를 다량 섭취하면 항혈액응고제의 약효는 상승하고, 혈액 응고를 돕는 비타민K의 흡수는 저해할 수 있다.

삼환계 항우울제: 흡수가 안 될 수 있다.

항정신병약(페노티아진): 흡수가 안 될 수 있다.

AZT(아지도티미딘): 비타민E가 약물의 독성과 부작용을 막아줄 수 있다.

베타 차단제: 프로프라놀롤 흡수를 저해할 수 있다.

콜레스테롤 저하제: 비타민E 흡수를 줄일 수 있다.

44 지방을 태워 살을 빼는 비타민F (불포화지방산들: 리놀레산, 리놀렌산, 아라키돈산)

지용성 비타민. 음식물에서 섭취한 불포화지방산들로 이루어진다. 밀리그램 단위로 계량한다. 1일 권장섭취량은 정해지지 않았다. 그러나 미국연구협회 권고에 따르면, 전체 섭취 열량의 최소 1%는 꼭 필수 불포화지방산을 포함해야 한다. 불포화지방과 포화지방을 2:1의 비율로 섭취하면 불포화지방이 포화지방의 연소를 돕는다. 해바라기씨 12작은술이나 피칸 18쪽을 먹으면 하루에 필요한 비타민F를 모두 섭취할 수 있다. 리놀레산만 충분하면 다른 2개 지방산은 체내에서 합성할 수 있다. 탄수화물을 많이 먹는 사람은 비타민F 섭취를 늘린다.

역할 동맥에 콜레스테롤이 축적되지 않게 예방한다. 피부와 모발을 건강하게 유지한다. 엑스선의 유해 작용을 일부 막아준다. 선(腺)의 작용에 영향을 미치고 세포들이 칼슘을 이용할 수 있게 함으로써 성장을 촉진하고 건강한 생활을 돕는다. 심장병에 효능이 있다. 포화지방을 태워서 체중 감량을 돕는다.

결핍질환 습진, 여드름(결핍증상에 관해서는 소제목217 참고)

최적식품 식물성 기름(밀눈, 아마씨, 해바라기씨, 홍화씨, 대두, 땅콩 등의 기름), 땅콩, 해바라기씨, 피칸, 아몬드, 아보카도

보조제 100~150mg 단위 캡슐로 판매된다.

과도섭취·독성작용 알려진 독성은 없다. 하지만 너무 많이 먹으면 체중이 늘어난다.

주의대상 포화지방, 열, 산소(소제목341 참고)

맞춤조언 비타민F가 잘 흡수되게 하려면 식사 때 비타민E를 먹어라. 탄수화물을 많이 먹는 사람은 비타민F를 추가 섭취해야 한다. 콜레스테롤 수치가 걱정된다면 비타민F를 챙겨 먹는다. 견과류에는 대부분 불포화지방산이 풍부하지만, 브라질너트와 캐슈너트는 그렇지 않다. 포화지방 섭취가 많은 엉터리 다이어트 비법에 속지 않는다.

약물 상호작용 항혈액응고제(와파린, 쿠마딘): 해당 약물의 필요 복용량이 줄 수 있다.

45 혈액을 응고시키는 비타민K(메나디온)

지용성 비타민. 마이크로그램 단위로 계량한다. 이른바 '비타민K 삼형제'가 있다. 비타민K_1(phylloquinone)은 녹색 잎채소에 많다. 비타민K_2(menaquinone)는 소화관에 사는 자연 프로바이오틱 박테리아가 만들 수 있다. 비타민K_3(dihydrophylloquinone)는 합성 비타민이다. 비타민K_1과 K_2는 각기 다른 역할을 하지만 건강에 필수적이다. 천연 비타민K_2는

보충제로 복용할 때 가장 효과적이다. 비타민K_3는 유리기를 만들어내며, 체내에서 진짜 비타민K처럼 활동하지 않는다. 그 자체로는 좋은 비타민이 아니다. 비타민K는 혈액 응고 화학 성분인 프로트롬빈을 형성하는 데 꼭 필요하다. 성인의 1일 권장섭취량은 65~80mcg.

역할 출혈과 내출혈을 예방한다. 과도한 생리혈 양을 줄여준다. 적절한 혈액 응고 작용을 촉진한다. 인슐린 저항을 낮춰 당뇨병을 예방한다. 뼈의 무기질 함량과 질량을 늘린다. 폐경기 이후 골밀도 소실을 예방한다. 심혈관계 질환을 예방한다.

결핍질환 셀리악병, 스프루병, 대장염(결핍증상은 소제목217 참고)

최적식품 녹색 잎채소, 요구르트, 알팔파, 달걀노른자, 홍화유, 콩기름, 생선 간유, 낫토, 다시마 등의 해조류

보조제 100mcg 함량 정제로 주로 판매된다(하지만 비타민K는 음식물에 많이 들어 있으므로 보통은 영양제를 따로 먹지 않아도 된다). 종합비타민 제제에도 보통 들어 있지 않다.

과도섭취·독성작용 다른 지용성 영양소와 달리 체내에서 합성되지 않지만, 그렇다고 해서 합성 비타민K를 500mcg 이상 먹는 것은 좋지 않다.

주의대상 엑스선과 방사선, 냉동식품, 아스피린, 공기 오염, 광유(소제목341 참고)

맞춤조언 담석증, 간질환, 위장병 등이 있는 사람은 비타민K가 결핍되기 쉽다. 비타민E를 많이 섭취하면 비타민K 흡수가 잘 안 될 수 있다. 과도한 설사는 비타민K 결핍 증상일 수 있다. 하지만 의사 지시 없이 비타민K 제제를 마음대로 먹지 않는다. 비타민K 결핍을 예방하는 가장 좋은 식품은 녹색 잎채소이다.

코피를 자주 흘린다면 식품을 통해 비타민K 섭취량을 늘린다. 알팔파 캡슐을 먹는 것도 좋은 방법이다.

비타민K를 함유한 자연 식품도 항혈액응고제 효과를 감소시킬 수 있다. 콜레스테롤 수치를 낮추는 약물을 복용하면 비타민K 결핍이 오기 쉽다. 광범위 항생제를 꾸준히 복용한다면 비타민K가 결핍될 위험이 아주 높으므로 비타민K가 풍부한 식품을 많이 먹는다.

약물 상호작용 항생제(특히 세팔로스포린계): 비타민K 흡수를 방해한다.

항혈액응고제: 응고 방지 효과가 약해질 수 있다.

경련억제제(페니토인): 비타민K의 체내 이용률을 감소시킨다.

담즙산 제거제: 비타민K 흡수를 방해한다.

올리스타트(제니칼, 알리)와 올레스트라: 이 약품에는 지방 흡수를 막는 성분이 있다. 따라서 비타민K(와 기타 지용성 비타민) 섭취를 늘려야 한다. 항혈액응고제의 응고 방지 작용이 제대로 이루어지지 못하게 할 수 있다.

46 비타민C를 돕는 비타민P (비타민C 복합제제, 시트러스 바이오플라보노이드, 루틴, 헤스페리딘)

수용성 비타민. 시트린, 루틴, 헤스페리딘, 그리고 플라본과 플라보날 등으로 구성된다. 밀리그램 단위로 계량한다. 비타민C의 흡수와 기능을 돕는다. 감귤류가 노란색과 주홍색을 띠는 이유는 플라보노이드 성분 때문이다(소제목91 참고).

비타민P는 모세혈관 투과 성분이다(P는 '투과성(permeability)'을 뜻함). 바이오플라보노이드의 주요 역할은 모세혈관의 기능을 강화하고 흡수가 규칙적으로 되도록 돕는 것이다. 비타민C와 상승작용을 하며, 비타민C를 도와서 결합조직을 건강하게 유지한다. 1일 권장섭취량은 정해지지 않았으나, 영양학자들은 비타민C 500mg을 먹으면 바이오플라보노이드 역시 적어도 100mg은 섭취해야 한다고 말한다.

역할 비타민C의 효과를 극대화한다. 비타민C가 산화작용으로 파괴되는 것을 막는다. 모세혈관의 혈관벽을 강화하며 멍이 드는 것을 예방한다. 감염에 대한 저항력을 키운다. 잇몸 출혈을 예방하고 치료한다. 귓속 질병 때문에 생긴 부종과 어지럼증의 치료에 도움이 된다.

결핍질환 모세혈관 약화(결핍증상은 소제목217 참고)

최적식품 레몬, 오렌지, 자몽 등 감귤류의 겉껍질 안쪽 하얀 부분과 투명한 속껍질, 살구, 메밀, 블랙베리, 체리, 로즈힙(장미 열매)

보조제 비타민C 복합제제에 포함된 경우가 많다. 비타민P 단일 제제도 있다. 바이오플라보노이드 500mg에 루틴, 헤스페리딘 50mg 함량이 일반적이다(루틴과 헤스페리딘 함량이 만약 같지 않다면 루틴의 양이 두 배 더 많아야만 한다). 모든 비타민C 제제는 바이오플라보노이드가 함께 있으면 효과가 더 크다. 루틴과 헤스페리딘의 일반적인 복용량은 100mg이다. 하루 세 번 먹는다.

과도섭취·독성작용 알려진 독성은 없다.

주의대상 물, 요리, 열, 빛, 산소, 흡연(소제목341 참고)

맞춤조언 폐경기 여성이 열감을 경험할 때 비타민D와 함께 바이오플라보노이드를 먹으면 증상 완화에 꽤 도움이 된다. 이를 닦을 때 잇몸에서 자주 피가 나면 루틴과 헤스페리딘을 충분히 섭취하고 있는지 확인해보라. 멍이 쉽게 드는 사람은 바이오플라보노이드, 루틴, 헤스페리딘 등이 포함된 비타민C 복합제제를 먹으면 효과를 볼 것이다.

47 빈혈에 좋은 비타민T

비타민T에 관해 알려진 사실은 거의 없다. 혈액 응고 작용과 혈소판 생성을 돕는다는 정도이다. 이러한 특성 때문에 일부 빈혈과 혈우병을 물리치는 데 중요한 성분으로 평가받는다. 1일 권장섭취량은 정해지지 않았다. 일반인에게 판매되는 영양제도 없다. 참깨와 달걀노른자 등에 풍부하다. 알려진 독성은 없다.

48 궤양을 치료하는 비타민U

알려진 사실이 비타민T보다도 없다. 궤양을 치료하는 데 중요한 기능을 하는 것으로 보이나, 학계 내 의견은 분분하다. 생양배추에 풍부하다. 알려진 독성은 없다.

[영양소에 관한 깜짝 놀랄 진실]

- ✓ 비타민B_6, 엽산, 비타민B_{12}로 자신의 생명을 구할 수 있다.
- ✓ 아스피린은 비타민C 배출량을 세 배 늘린다.
- ✓ 쉰 살부터는 비타민D 복용량을 늘려야 한다.
- ✓ 선탠한 피부에서는 비타민D가 더 이상 만들어지지 않는다.

[질문과 답변]

비타민D_3랑 비타민D_2는 뭐가 다르죠?

비타민D_3(콜레칼시페롤)는 피부가 자외선B(UVB)에 노출되면 만들어집니다. 햇볕을 쬐면 생기는, 비타민D 가운데 가장 좋은 형태랍니다. 비타민D_2(에르고칼시페롤)는 식물이 자외선에 노출되었을 때 합성됩니다. 비활성 형태인 비타민D_3와 비타민D_2는 모두 체내에서 간과 신장을 거쳐 활성화되지만, 음식물만으로는 비타민D 권장량을 채우기 어렵기 때문에 꼭 비타민D 보조제를 챙겨 먹어야 합니다.

연세가 70세인 저의 어머니는 무척 건강하시나, 감기를 달고 사십니다. 또 모기와 벌레에 물리면 부기가 오래가고요. 혹시 어떤 비타민이 모자라서 그런가요?

그럴 수 있습니다. 인체의 면역기능은 나이를 먹으면 감퇴합니다. 최근의 연구에 따르면 혈중 비타민E 수치가 낮은 사람은 전염성 질환에 취약해지기 쉽다고 합니다. 그리고 60세 이상의 건강한 노인들에게 고함량 비타민E를 단기간 복용시켰더니 면역 반응이 괄목할 만큼 좋아지더라는 연구 결과가 《미국임상영양학회지》에 발표되었습니다.
고효능 종합비타민 제제와 킬레이트화된 아미노산 제제를 함께 드시게 하십시오. 어머님의 면역 체계가 다시 건강해질 겁니다. 비타민E(최소 400~500IU 함량, 건조 형태)와 토코트리에놀 복합제제도 매일 드시면 더욱 효과가 좋고요.

알츠하이머 환자에게 도움이 되는 새로운 비타민이나 영양소는 없나요?

《알츠하이머 저널》에 실린 최신 연구에 따르면, 비타민D_2와 커큐민(소제목42, 116 참고)을 같이 먹으면 좋다고 합니다.

브로콜리, 꼬마양배추, 당근을 많이 먹으면 암 발병을 줄일 수 있다고 하더라고요. 그런데 저는 채소를 지독히 싫어합니다. 대신 어떤 비타민 영양제를 먹어야 할까요?

영양제 말고도 방법은 있습니다. 양배추, 브로콜리, 꼬마양배추, 콜리플라워 등의 농축액을 마시면 됩니다. 또 시금치와 당근 등 카로틴이 풍부한 채소를 알약으로 만든 제품도 있습니다. 잘만 찾아보면 구할 수 있을 겁니다.
되도록 매일 빼놓지 말고 드세요. 이러한 제품은 채소가 잘 익었을 때 따서, 정성껏 세척하고 빠르게 건조한 것입니다. 열을 가하지 않았으니 영양소 파괴도 거의 없지요. 또한 비타민A, 비타민C, 비타민E, 베타카로틴, 셀레늄 등을 첨가하기도 하고요. 채소를 드시기 싫다면 이게 가장 좋은 방법이죠.

알츠하이머병 치료에 콜린이 얼마나 도움이 됩니까?

정신적 능력을 서서히 잃어가는 알츠하이머병은 중추신경계의 신경전달물질인 아세틸콜린이 감소하여 발병하는 것으로 보입니다. 그런데 알츠하이머병 환자들은 아세틸콜린뿐만 아니라, 이것의 생성에 촉매 작용을 하는 효소도 결핍되어 있습니다. 바로 콜린아세틸전이효소입니다. 콜린을 많이 섭취하면 이미 있는 아세틸콜린이 분해되는 것을 막아줍니다. 새로운 형태의 더 강력한 콜린인 포스파티딜콜린의 복용을 권합니다.

베타카로틴이란 어떤 종류의 비타민입니까? 베타카로틴의 1일 권장섭취량이 없는 까닭은 무엇인가요?

두 번째 질문부터 답변드리지요. 1일 권장섭취량이 없는 이유는 그 자체로는 비타민이 아니기 때문입니다. 베타카로틴은 체내에 들어간 다음에야 비타민A로 바뀝니다. 당근, 호박, 고구마, 멜론 등 노란색과 주홍색 채소에 풍부합니다. 또한 심장질환과 여러 종류의 암을 예방하는 데 상당한 도움이 되는 것으로 밝혀졌습니다. 베타카로틴 수치는 나이가 들면 점점 떨어집니다. 체중감량, 흡연, 음주 등으로 베타카로틴이 무익하게 소모될 수 있습니다(소제목90 참고).

'1일 권장섭취량'에 관해 자세히 알려주세요.

미국에서는 RDA, US RDA, RDI, DV 등의 기준으로 영양소들에 대한 하루 권장 섭취량을 명시합니다. 다 다른 표준입니다.

RDA(*Recommended Dietary Allowances*) 1941년 미국과학아카데미 산하 연구협회가 공공건강을 위한 정부 차원의 기준을 확립하기 위해 제정했습니다. RDA는 환자 기준 권장 섭취량이 아닙니다. 건강한 사람이 대상입니다. 가공 및 제조 과정에서 발생하는 영양 손실도 고려하지 않습니다. 아이들이 정상적으로 성장하는 데 필요하고, 어른들이 영양 결핍을 예방하기에 충분한 만큼의 영양학적 필요치를 (꼭 맞춘 수치가 아니라) 대략 추산한 것입니다.

미국RDA(*U. S. Recommended Dietary Allowances*) 미국 FDA가 제정한 것으로, 식품 영양 성분표기의 법적 기준으로 사용됩니다. RDA를 토대로 해서 만들어졌습니다.

RDI(*Reference Daily Intakes*) FDA가 RDA와 US RDA를 대체하기 위해 만든 기준입니다. 비타민과 미네랄에 대한 기준인 DV(Daily Values)와 단백질, 지방, 탄수화물에 대한 기준인 DRV(Daily Reference Values)로 세분됩니다.

DRI(*Dietary Reference Intake*) 현재 RDA와 RDI를 대체해 사용됩니다. DRIs는 미국의학회 식품영양위원회가 만든 가장 최신의 표준입니다.

Chapter 04

소량으로 꼭 필요한 미네랄

49 뼈 건강을 지키는 칼슘

칼슘은 우리 몸에 가장 많은 미네랄이다. 몸속 칼슘 무게를 모두 더하면 0.9~1.3kg이나 된다. 대부분 뼈와 치아를 형성한다. 성인은 뼈 속 칼슘의 20%가 매년 새로 흡수되어 대체된다(오래된 뼈세포가 파괴되면서 나온 칼슘으로 새로운 뼈세포를 만든다). 인과 함께 작용해 뼈와 치아를 건강하게 하는데, 칼슘과 인은 2:1의 비율이 되어야만 몸에 남을 수 있다(칼슘 둘에 인 하나가 결합한다). 마그네슘과 함께 작용해 심혈관계를 건강하게 한다. 칼슘이 체내에 흡수되려면 비타민D가 충분해야 한다.

성인 1일 권장섭취량은 과거 800mg에서 현재 1,200mg으로 증가하였다. 미국국립건강연구소는 임신부와 수유모에게 1,200~1,500mg을, 50세 이상 여성과 65세 이상 남성에게는 1,500mg을 권장한다.

미국 여성의 식단에서 가장 부족한 미네랄이 바로 칼슘과 철분이다.

역할 뼈와 치아를 건강하고 튼튼하게 유지한다. 골손실 및 골절 위험을 줄인다. 결장암 위험을 낮춘다. 심장박동을 규칙적으로 유지한다. 불면증을 개선한다. 철분 대사를 돕는다. 신경계, 특히 신경 신호 전달을 돕는다. 체중 조절에 효과가 있다.

결핍질환 구루병, 골연화증, 골다공증(결핍증상은 소제목217 참고)

최적식품 우유와 유제품, 모든 종류의 치즈, 대두, 두부, 정어리, 연어, 땅콩, 호두, 해바라기씨, 마른 콩, 케일과 콜라드, 브로콜리

보조제 250~500mg 함량의 정제로 주로 팔린다. 산호 칼슘 정제면 최상이다(구연산염 칼슘 형태일 때 효율이 가장 좋다). 씹어 먹는 구연산염 칼슘 영양제도 판매되고 있다. 물에 녹여 음료수처럼 먹는 발포성 구연산염 칼슘 정제도 있다.

과거에는 칼슘 섭취의 한 방편으로 골분(뼛가루)을 먹기도 했다. 그러나 더 이상 이러한 방식을 권장하지 않는다. 특히 어린이에게 먹일 때 주의해야 하는데, 납 성분이 들었을 수도 있기 때문이다(칼슘 제제를 구입하기 전에 원료로 골분을 썼는지 살핀다). 식물성 원료로 만든 글루콘산 칼슘과 유당에서 추출한 유산 칼슘은 납이 없고 흡수도 잘된다(글루콘산이 유산보다 더 강력하다).

라벨에 USP라고 쓰여 있다면 제품의 칼슘이 30분 안에 용해된다는 품질 표시이다(USP는 《미국약전》의 약자).

종합영양제에는 대부분 칼슘이 들어 있다. 하지만 RDA 권장량(하루 1,000~1,200mg)을 채우는 제품은 없다. 따라서 칼슘 보충제를 별도로 먹는 편이 좋다.

과도섭취·독성작용 칼슘을 너무 많이 먹으면 변비가 생기며 신장결석과 요로감염의 위험도 높아진다. 특히 하루에 2,500mg 이상을 넘기면 칼슘과잉혈증을 유발할 수 있다.

주의대상 지방, 옥살산, 피틴산 등을 다량 섭취하면 칼슘이 적절히 흡수되지 않는다(소제목341 참고). 옥살산은 초콜릿, 시금치, 근대, 파슬리, 대황 등에 풍부하다. 피틴산은 곡물에 들었다.

맞춤조언 만성적인 허리통증으로 고생하고 있다면 킬레이트화된 칼슘 제제가 도움이 된다. 생리통으로 고생할 땐 칼슘 섭취를 늘린다. 닭다리, 칠면조 다리를 질겅질겅 씹어 보자. 가금류의 다리뼈 끝에는 칼슘이 많이 들었다. 칼슘을 매일 1,500mg씩 먹는데도 요로감염 증상이 나타난다면 크랜베리 주스를 함께 마셔라. 크랜베리 주스에는 요로에 붙어살며 병을 유발하는 박테리아를 무력화하는 성분이 들어 있다.

소위 '성장통'으로 고생하는 청소년은 칼슘 섭취를 늘리면 증상이 사라진다.

유제품을 통해 다량의 칼슘을 꾸준히 섭취하면 체내의 식이 지방 연소 비율이 높아진다.

저혈당증 환자는 더 많은 칼슘이 필요하다(가장 흡수율이 좋은 구연산염 칼슘으로 매일 1,000~1,500mg을 먹을 것).

탄산음료에는 인이 많다. 따라서 탄산음료를 많이 마시면 몸속 칼슘이 고갈되며, 골다공증에 걸릴 위험도 커진다.

칼슘이 제대로 역할을 하려면 비타민A, C, D, 철분, 마그네슘, 인 등이 필요하다(인을 너무 많이 섭취하면 위에서 언급했듯이 칼슘 결핍이 올 수 있다).

칼슘 제제는 식사와 함께 먹을 때 흡수가 가장 잘된다. 빈속에 먹어야 한다거나, 나이가 60세 이상이라면 구연산염 칼슘으로 먹는 게 최선이다.

동화력이 형편없는 칼슘 제제를 복용하면 득보다 해가 많다. 관절염과 동맥경화를 일으킨다.

우리 몸은 칼슘을 한 번에 500mg 이상은 효과적으로 흡수하지 못한다. 따라서 칼슘 제제는 한 번에 다 먹지 말고 적당히 나눠 먹는 편이 더 좋다. 적은 양을 여러 번에 걸쳐서 먹으면 흡수가 잘 된다. 일주일 이상 침대에 누워 있어야 한다면 칼슘을 추가 섭취한다(장기간 침대에서 쉬면 골밀도가 낮아진다).

자기 전에 칼슘과 마그네슘을 먹으면 숙면을 취할 수 있다.

약물 상호작용 알루미늄이 든 제산제: 혈중 알루미늄 농도가 증가할 수 있다. 신장병 환자에게 위험하다.

항생제: 칼슘 제제가 항생제 흡수를 저해한다. 따라서 칼슘은 항생제 복용 2~4시간 전이나 후에 먹는다.

경련억제제: 체내 칼슘 수치를 낮출 수 있으므로 비타민D를 함께 먹는 게 좋다. 약물과 영양제는 최소 2시간 간격을 두고 따로 복용해야만 둘 다 효과적으로 흡수된다.

고혈압 치료제: 베타차단제의 혈중 수치에 영향을 줄 수 있다. 부수적으로 베타차단제는 혈중 칼슘 수치에 영향을 준다. 칼슘통로 차단제와도 마찬가지의 상호작용이 일어날 것이다.

콜레스테롤 저하제: 칼슘 흡수를 방해하고, 칼슘 소변 배출을 늘릴 수 있다. 칼슘 및 비타민D 영양제를 먹는 것이 좋다.

코르티코스테로이드: 칼슘 제제를 먹어야 할 것이다.

이뇨제: 티아지드계 이뇨제는 혈중 칼슘 농도를 높인다. 고리(루프) 이뇨제는 칼슘의 소변 배출량을 늘린다. 칼륨 보전 이뇨제는 칼슘의 소변 배출량을 줄여서 혈중 칼슘의 농도를 높일 수 있다.

겐타마이신: 신장에 영향을 주는 독성 작용을 칼슘 제제가 증폭시킬 수 있다.

경구 피임약, 에스트로젠: 혈중 칼슘 농도를 높인다.

50 비타민E를 파괴하는 염소

혈액의 알칼리성-산성 균형을 맞춘다. 나트륨, 칼륨과 함께 혼합물을 이루어서 작용한다. 적절한 간 기능을 도와서 신체 노폐물을 제거한다. 1일 권장섭취량은 정해지지 않았다. 하지만 소금을 평균치만큼 먹고 있다면 염소 역시 충분히 섭취하는 셈이다.

역할 소화를 돕는다. 신체 유연성을 유지한다.

결핍질환 이빨과 머리카락이 빠진다.

최적식품 소금, 다시마 등 해조류, 올리브

보조제 좋은 종합미네랄 제제에는 염소도 들어 있다.

과도섭취·독성작용 15g 이상 섭취하면 불쾌한 부작용이 나타날 수 있다.

맞춤조언 염소로 소독한 수돗물은 비타민E를 파괴한다. 장내 박테리아도 죽인다. 따라서 수돗물을 늘 마신다면 비타민E가 풍부한 식품, 영양제와 더불어 요구르트를 자주 먹으라고 조언한다.

51 당뇨병을 억제하는 크롬

인슐린과 함께 작용해 당분을 대사한다. 단백질이 체내 필요한 곳에 적절히 공급되게 한다. 나이가 들수록 체내에 보유한 크롬은 준다. 공식적으로 정해진 1일 권장섭취량은 없지만, 어른은 50~200mcg 정도면 적절하다.

역할 성장을 돕는다. 고혈압을 낮추고 예방한다. 당뇨병을 억제한다. 단것이 몹시 당기거나 갑자기 '당 떨어지는' 느낌이 들지 않게 한다.

결핍질환 동맥경화와 당뇨병의 발병 요인으로 추측된다.

최적식품 송아지 간, 밀눈, 양조효모, 닭고기, 옥수수기름, 대합조개

보조제 고급 종합미네랄 영양제에는 크롬이 들어 있다(제2니코틴산 글리신산 크롬의 형태가 좋다).

과도섭취·독성작용 알려진 독성은 없다.

맞춤조언 성인의 90%가 크롬을 충분히 섭취하지 않고 있다. 체내 크롬 수치가 낮다면 아연 영양제를 먹는 것도 방편이다. 킬레이트화된 아연은 크롬의 훌륭한 대체물이 된다. 크롬을 충분히 섭취하는 가장 좋은 방법은 다양한 음식물을 골고루 먹는 것이다. 그렇게 하면 크롬뿐만 아니라 다른 필수 영양소도 충분히 섭취하게 된다.

약물 상호작용 인슐린: 혈당을 지나치게 떨어뜨릴 수 있다.

레보타이록신(신트로이드): 흡수량이 줄어들어 약효가 떨어질 수 있다.

비스테로이드성 소염제: 동시에 먹으면 약물 역효과가 증가할 수 있다.

52 적혈구를 만드는 코발트

비타민B_{12}의 일부인 미네랄이다. 마이크로그램 단위로 계량한다. 적혈구 생성에 필수적이다. 반드시 식품으로 섭취해야 한다. 1일 권장섭취량은 없다. 음식물을 통해 극소량만 섭취해도 충분하다(보통 8mcg 이하).

역할 빈혈을 없애준다.

결핍질환 빈혈

최적식품 붉은색 고기, 신장, 간, 우유, 굴, 대합조개

보조제 코발트 영양제는 거의 볼 수 없다.

과도섭취·독성작용 알려진 독성은 없다.

주의대상 비타민B_{12}의 경우와 같다.

맞춤조언 철저한 채식주의자는 고기와 조개를 먹는 사람에 비해서 코발트 결핍이 일어나기 쉽다.

53 철분 흡수를 돕는 구리

몸속 철분을 헤모글로빈으로 바꾸는 데 필요하다. 섭취 후 약 15분이면 혈류에 도달한다. 아미노산인 티로신을 사용하는 과정에서 필요하다. 티로신은 머리카락과 피부에 색깔을 내는 물질이다. 우리 몸이 비타민C를 이용하는 데 필수적이다. 공식적인 1일 권장섭취량은 없으나, 성인이라면 하루 1.5~3mg이 적절하다.

역할 철분의 효율적인 흡수를 도와 신체에 활력을 준다.

결핍질환 빈혈, 부종, 뼈의 약화. 류마티스 관절염의 가능성도 있다.

최적식품 말린 콩, 완두, 통밀, 프룬(말린 자두), 내장육, 새우, 해산물

대부분

보조제 종합비타민과 종합미네랄 제제에 보통 2mg 정도 함유되어 있다.

과도섭취·독성작용 독성은 드물게 나타난다.

주의대상 쉽게 파괴되지 않는다.

맞춤조언 구리는 필수 미네랄이지만 음식물을 통해 충분히 섭취하는 사람은 드물다. 적어도 미국인은 그렇다. 그렇다고 해서 구리 제제를 따로 먹으라고 권하지도 않는다. 구리를 과잉 섭취하면 체내 아연 수치가 낮아지며 불면증, 탈모, 월경 불순, 우울증이 올 수도 있다. 반대로 아연을 장기간 과잉 섭취하면 구리가 결핍된다.

통곡물과 푸른색 잎채소만 충분히 먹어도 구리 섭취량은 걱정할 필요가 없다. 더불어, (곱창, 심장 같은) 내장육에도 구리가 많다. 산성 음식을 구리 냄비에 끓이거나 보관해도 구리를 섭취할 수 있다.

약물 상호작용 비스테로이드성 소염제: 소염 효과가 좋아진다.

페니실아민: 체내 구리 수치를 낮춘다.

알로푸리놀: 체내 구리 수치를 낮출 수 있다.

시메티딘(타가메트): 구리의 수치를 높여서 간과 다른 장기에 손상을 입힐 수 있다.

54 충치를 예방하는 불소

불소화나트륨(수돗물에 첨가하는 합성 화합물)과 플루오린화칼슘(자연 물질)을 구성하는 성분이다. 충치 예방에 효과가 있지만, 섭취량이 너무 많으면 치아 탈색이 일어난다. 1일 권장섭취량은 없다. 불소 처리한 수돗물을 통해 매일 1mg 정도 섭취하면 대개는 적절하다(미국과학원-미국연구협회는 1.5~4mg을 권장한다).

역할 충치를 줄인다. 뼈를 튼튼하게 한다.

결핍질환 충치

최적식품 불소 처리한 수돗물, 해산물, 홍차

보조제 시중의 종합미네랄 제제에는 거의 들어 있지 않다. 수돗물에 불소를 넣지 않는 지역에서는 의사가 어린이에게 불소가 포함된 종합비타민제를 처방해주기도 한다.

과도섭취·독성작용 하루 20~80mg

주의대상 알루미늄 조리기구

맞춤조언 의사 처방이 없는 한 불소를 일부러 더 먹지는 말 것. 음식물에 불소 함량을 높이려면 불소 처리한 수돗물과 코팅 프라이팬 같이 표면이 코팅된 조리기구를 사용해 요리한다.

55 갑상선 기능을 돕는 아이오딘

우리 몸에 있는 아이오딘의 3분의 2가 갑상선에 몰려 있다. 갑상선은 신진대사를 통제하고 조정한다. 따라서 아이오딘 공급이 부족하면 정신적 반응이 느려지고, 체중은 증가하며, 신체 활력도 떨어진다. 미국연구협회가 정한 성인 1일 권장섭취량은 150mcg(몸무게 1kg당 1mcg). 하지만 임신부는 175mcg, 수유모는 200mcg이 필요하다.

역할 불필요한 지방을 태워 체중 감량을 돕는다. 적절한 성장을 촉진한다. 신체 활력을 높인다. 정신적 순발력을 향상한다. 머리카락, 손발톱, 피부, 치아 등을 건강하게 유지한다.

결핍질환 갑상선종, 갑상선기능저하증

최적식품 해조류, 아이오딘이 풍부한 토양에서 자란 채소, 양파, 모든 종류 해산물

보조제 종합미네랄과 고함량 비타민 제제에 보통 0.15mg 들어 있다. 다시마 등 해조류를 먹는 게 아이오딘을 섭취하는 좋은 방법이다.

과도섭취·독성작용 천연 아이오딘은 알려진 독성은 없다. 그러나 2mg 이상은 섭취하지 말 것. 약품으로 먹는 아이오딘은 처방이 바르지 않다면 몸에 해로울 수 있다.

주의대상 식품 조리·가공, 비옥하지 않은 토양

맞춤조언 아이오딘은 해조류에는 물론, 종합미네랄과 비타민 제제에도 들어 있다. 따라서 의사의 권고가 없는데 아이오딘 단일 제제를 추가로 먹는 건 바람직하지 않다. 요오드 소금을 통해 아이오딘을 섭취하는 방법도 있다. 생양배추를 너무 많이 먹으면 아이오딘 결핍이 일어나기 쉽다. 양배추에는 아이오딘이 몸에서 적절하게 쓰이는 것을 방해하는 성분이 있기 때문이다. 이럴 때는 다시마 등 해조류를 먹는다.

대부분의 아이오딘 제제에는 칼륨이 들어 있다는 점을 명심하자. 아래 약물 상호작용을 참고한다.

약물 상호작용 항갑상선제: 아이오딘이 갑상선 호르몬을 지나치게 억제할 수 있다.

아미오다론: 아이오딘이 들어 있으므로 아이오딘 제제를 추가 복용하면 갑상선에 영향을 주는 부작용이 나타날 수 있다.

리튬: 갑상선에 대한 아이오딘의 작용은 증폭하고, 갑상선 기능은 저하할 수 있다.

ACE 억제제: 이들 고혈압 약을 아이오딘과 함께 복용하면 칼륨 배출 속도를 늦추므로 체내에 남은 칼륨양이 지나치게 많아질 수 있다.

이뇨제: 아이오딘과 함께 먹으면 체내 칼륨양이 지나치게 많아질 수 있다.

56 혈색 좋아지는 철분

생명 유지에 꼭 필요한 필수 미네랄. (적혈구의) 헤모글로빈과 (근육세포의 적색소) 미오글로빈, 그리고 특정 효소를 만드는 데 핵심 역할을 한다. 전체 섭취량의 8%만 흡수되어 혈류로 들어간다. 몸무게 70kg인 성인이라면 체내에 철분을 4g 정도 가지고 있다. 철분이 핵심 성분인 헤모글로빈은 약 120일 간격으로 교체된다. 버려진 헤모글로빈은 혈액세포로 재활용된다. 단백질과 묶인 철분, 즉 페리틴은 미오글로빈 형태의 세포조직 철분으로 극소량이 몸에 저장된다.

철분이 체내에 동화되려면 구리, 코발트, 망간, 비타민C가 필요하다. 철분은 비타민B의 적절한 대사를 위해서도 필요하다. 과도한 양의 아연과 비타민E는 철분 흡수를 방해한다. 혈액 속에 철분이 너무 많으면 유리기의 형성을 촉진할 수 있고, 심장병 위험을 높인다. 특히 남성의 경우에 그렇다. 미국연구협회가 정한 성인의 1일 권장섭취량은 10~15mg. 임신부는 30mg, 수유모는 일반 여성과 같은 15mg을 먹는다.

역할 성장을 돕는다. 질병 저항력을 키운다. 피로를 막아 준다. 철분 결핍으로 생기는 빈혈을 예방하고 치료한다. 피부색을 보기 좋은 상태로 되돌린다.

결핍질환 철분 결핍 빈혈(결핍증상에 관해서는 소제목217 참고)

최적식품 돼지고기, 소고기, 간, 붉은색 고기, 대합조개, 말린 복숭아, 미숫가루, 달걀노른자, 굴, 견과류, 콩, 아스파라거스, 당밀, 오트밀

보조제 가장 빠르고 효과적으로 우리 몸에 흡수, 동화되는 철분 형태는 아미노산 킬레이트화가 완료된 철분, 즉 유기철분이다. 변비를 일으키지 않으며, 민감한 신체 기관에도 무리 없이 작용한다.

시중의 많은 비타민과 미네랄 제제에는 비타민E를 파괴하는 무기철분인 황산 제1철이 들어 있다. 따라서 이들 영양제와 비타민E는 최소한 8시간 간격을 두고 먹어야 한다. 라벨을 보고 성분을 확인한다. 제1철 글루콘산염, 푸마르산염, 제1철 구연산염, 제1철 펩토산염 등 유기철분을 함유한 보조제는 비타민E를 파괴하지 않는다. 다양한 함량의 제제가 있으나, 보통은 320mg까지 담는다.

과도섭취·독성작용 건강한 사람에게 독성이 나타나는 일은 드물다. 그렇지만 성인 복용량을 어린이가 먹으면 위험할 수 있다. 두 살 아기는 3g만 먹어도 생명에 치명적이다. 철분이 든 맛있는 츄어블 영양제는 아이들 손이 닿지 않는 곳에 보관한다. 그것이 사탕이 아니라고 가르쳐야 한다. 특발성(원인 불명) 혈색소증을 앓는 사람은 유전적으로 철분 과다가 될 위험성이 있다.

주의대상 달걀에 든 인단백질과 통밀(효모를 넣지 않은 통밀 빵)에 많은 피틴산염은 인체의 가용 철분을 줄인다.

맞춤조언 다음 사람들은 철분이 함유된 영양제를 챙겨 먹어야 한다.

생리 때면 하혈이 심한 여성, 엄격한 채식주의자, 체중감량 때문에 극단적으로 적은 칼로리만을 섭취하는 사람 등. 이미 종합비타민과 미네랄 제제를 먹고 있다면 철분이 함유되어 있는지 라벨을 보아 확인하며, 이에 따라 적절한 양을 조절한다. 반대로 너무 많은 철분을 섭취하고 있는지 확인하려면 병원을 찾아 혈중 철분농도 검사를 받아보면 된다.

아이도신이라는 상표의 소염제를 복용 중이거나 아스피린을 매일 먹고 있다면 철분이 결핍되기 쉽다. 커피와 홍차를 많이 마시면 철분 흡수도가 떨어진다. 임신 중에는 철분 또는 철분이 강화된 비타민 제제를 먹기 전에 의사와 상담한다(임신기간에 너무 많이 섭취하면 철분에 중독된 신생아가 태어날 수 있다.). 병균에 감염되었다면 철분제제를 먹지 않는다. 박테리아 성장엔 철분이 필요하다. 남는 철분은 박테리아 증식으로 이어진다. 폐경 전 여성은 적어도 철분이 18mg 들어 있는 종합비타민 제제를 먹는 게 좋다. 남성과 폐경기가 지난 여성은 기본적으로 철분이 없는 영양제를 먹어야 한다.

약물 상호작용 항갑상선제: 약효가 좋아져 갑상선 기능이 과도하게 저하될 수 있다.

아미오다론(코다론): 혈중 아이오딘 농도를 심각하게 높일 수 있다.

리튬: 철분과 함께 먹으면 갑상선 기능이 심각하게 저하될 수 있다.

57 스트레스를 없애는 마그네슘

칼슘, 비타민C, 인, 나트륨, 칼륨 등의 대사에 필요하다. '스트레스를 죽이는 미네랄' 이라는 별명이 붙어 있다. 밀리그램 단위로 계량한다. 신경과 근육이 효과적으로 기능하는 데 필수적이다. 혈중 당분을 에너지로 바꾸는 데 중요한 역할을 한다. 알코올 의존증을 가진 사람은 보통 마그네슘 결핍이다.

성인은 매일 250~500mg이 필요하다. 그러나 미국연구협회는 임신부와 수유여성에게 300~355mg을 권장한다. 우리 몸에는 약 21g의 마그네슘이 들어 있다.

역할 지방을 태워 에너지를 만드는 일을 돕는다. 우울증 극복에 효과가 있다. 심장혈관계의 건강을 지켜주며 심장발작을 예방한다. 콜레스테롤 수치를 적절하게 조절해준다. 근육경련을 예방한다. 협심증의 고통을 덜어준다. 조기출산을 예방한다. 치아의 건강을 지켜준다. 칼슘의 축적을 막아 신장결석과 담석증을 예방한다. 소화불량을 완화한다. 칼슘과 결합해 자연적 안정제 역할을 한다. 월경전증후군을 완화한다.

결핍질환 결핍증상에 관해서는 소제목217 참고

최적식품 가루로 빻지 않은 곡물, 무화과, 아몬드, 견과류, 씨앗, 진녹색 채소, 바나나

보조제 종합비타민과 종합미네랄 제제 안에 포함되어 있다. 마그네슘과 칼슘의 함량이 1:2로 균형을 이룬 제품이 좋다. 산화마그네슘 형태로 판매되기도 한다. 산화마그네슘 250mg은 정제당 마그네슘 150mg과 효능이 같다. 133.3mg 함량이 일반적이다. 하루 네 번 먹는다. 하지만 마그네슘이 위산을 중화하므로 식후에는 먹지 말아야 한다.

과도섭취·독성작용 칼슘과 인 복용량이 많거나 신장 기능에 문제가 있는 사람이 다량의 마그네슘을 장기간 복용하면 독성이 나타날 수 있다.

주의대상 이뇨제, 알코올(소제목341 참고)

맞춤조언 술을 많이 마시거나 보통의 운동으로 심한 피로를 느끼는 사람은 추가로 먹어라. 피임약, 에스트로젠을 복용하는 여성은 마그네슘이 풍부한 식품을 가까이하면 좋다. 그러나 고기, 생선, 유제품 등에는 마그네슘의 양이 적다. 견과류, 씨앗, 녹색 채소 등을 많이 먹는 사람은 걱정하지 않아도 된다. 경수를 마시는 사람들도 마찬가지이다.

인슐린저항성 당뇨병 환자는 마그네슘이 풍부한 식품을 많이 먹으면 혈압을 낮출 수 있다(영양제로 먹을 때는 의사와 상담할 것). 마그네슘이 제대로 기능을 하려면 비타민A, 칼슘, 인 등이 있어야 한다. 마그네슘만 먹으면 설사하기 쉬우므로 칼슘과 함께 먹는다. 두 성분이 모두 들어간 종합미네랄제제를 먹으면 좋다. 혹은 글리신산염 마그네슘, 글루콘산염 마그네슘, 구연산염 마그네슘의 형태로 먹는다. 비타민B_1, B_2, B_6 사용 효소를 마그네슘이 활성화한다. 따라서 마그네슘이 부족하면 비타민B 결핍증상이 나타난다. 경련이 일반적이다.

—— 마그네슘과 칼륨이 부족한 상황에서 심장질환 치료에 쓰이는 디기탈리스 제제를 먹으면 몸이 상할 수 있다. 많은 약물이 마그네슘을 고갈한다는 사실을 알아야 한다(소제목341 참고). 특히 아미노글리코사이드, 시스플라틴, 코르티코스테로이드, 사이클로스포린, 이뇨제, 포스카르네트, 젠타마이신, 펜타미딘 등을 주의해야 한다.

약물 상호작용 항생제: 약의 흡수 및 효능이 줄어들 수 있으므로 두 제제를 1시간 간격을 두고 먹어야 한다.

고혈압 치료제, 칼슘통로 차단제: 약의 부작용이 늘어날 수 있다.

당뇨병 치료제: 약이 더 잘 흡수되므로 복용량을 줄여야 한다.

디곡신: 마그네슘이 부족하면 약의 역반응이 증가할 수 있다. 또 디곡신 때문에 마그네슘 결핍이 일어날 수 있으므로 마그네슘 제제를 먹어야 한다.

이뇨제: 마그네슘을 고갈시키므로 마그네슘 제제를 먹어야 한다.

레보타이록신(신트로이드): 마그네슘을 함유한 제산제와 지사제 때문에 약효가 떨어질 수 있다

페니실아민: 약의 부작용이 줄어들 수 있다.

틸루드로네이트, 알렌드로네이트(골다공증 치료제): 약의 흡수를 저해할 수 있으므로 이 약과 마그네슘은 1시간 간격을 두고 복용해야 한다.

58 중추신경계에 중요한 망간

우리 몸이 비오틴, 비타민, 비타민C 등을 적절히 사용하는 데 필요한 효소들을 활성화한다. 밀리그램 단위로 계량한다. 신체의 골격구조를 형성하고 건강하게 유지하는 데 필요하다. 중요한 갑상선 호르몬인 티록신을 만드는 데 중요한 역할을 한다. 음식을 소화하고, 흡수한 영양소를 적절히 사용하는 데 필요하다. 성기능과 중추신경계의 일반적 기능에 중요한 일을 한다.

공식적인 1일 권장섭취량은 정해지지 않았다. 그러나 미국연구협회는 평균적인 성인이라면 2~5mg을 섭취해야 한다고 권장한다.

역할 피로회복에 도움이 된다. 근육을 풀어준다. 골다공증을 예방한다. 기억력을 향상한다. 신경과민을 줄여준다.

결핍질환 운동실조(運動失調)

최적식품 통곡물 시리얼, 견과류, 녹색 잎채소, 완두, 비트

보조제 종합비타민과 미네랄 제제에 1~9mg이 들어 있다.

과도섭취·독성작용 식품과 영양제에 함유된 망간을 많이 먹어 문제

가 생기는 일은 거의 없다. 그러나 산업공해와 환경오염이 원인일 때는 예외이다.

주의대상 다량의 칼슘과 인은 망간의 흡수를 방해한다. 콩과 곡식의 겉껍질에 든 섬유질과 피틴산도 같은 작용을 한다(소제목341 참고).

맞춤조언 습관적인 어지럼증으로 고통받고 있다면 섭취량을 늘려라. 멍해질 때가 많거나 기억력에 문제가 있는 사람들도 충분히 섭취하고 있는지 확인한다. 우유를 많이 마시거나 고기를 즐겨 먹는 사람은 망간 결핍이 오지 않게 주의해야 한다.

59 철분의 활용을 돕는 몰리브데넘

탄수화물과 지방의 대사를 돕는다. 우리 몸이 철분을 쓸 때 필요한 효소를 이루는 핵심 성분이다. 공식적으로 정해진 1일 권장섭취량은 없지만 매일 75~250mcg을 섭취하면 적절하다.

역할 빈혈을 예방한다. 일반적인 건강 유지에 필요하다.

결핍질환 알려진 것이 없다.

최적식품 진녹색 잎채소, 통곡물, 콩류

보조제 일반적으로 판매되지 않는다.

과도섭취·독성작용 독성이 드물다. 그러나 하루에 5~10mg을 섭취하면 유독한 것으로 간주한다.

맞춤조언 몰리브데넘은 중요한 미네랄이지만 보조제를 따로 먹을 필요는 없다. 섭취하는 식품이 모두 영양소가 결핍된 토양에서 온 경우에만 보조제를 먹는다.

60 칼슘 결핍을 일으키는 인

신체의 모든 세포에 포함되어 있다. 인이 적절히 기능하려면 비타민D와 칼슘이 필요하다. 칼슘과 인이 올바르게 작용하려면 2:1 비율의 균형이 맞아야 한다. 사실상 거의 모든 생리적 화학 작용에 관계한다. 뼈와 치아를 만들고 건강하게 유지하는 데 필요하다. 인이 없으면 니아신은 우리 몸에 동화될 수 없다. 심장이 규칙적으로 뛰는 데 중요한 역할을 한다. 인이 부족하면 신장은 일반적인 기능을 할 수 없다. 신경신호를 전달하는 데 필요하다. 성인의 1일 권장섭취량은 800~1,200mg이다. 그러나 임신부와 수유모는 이보다 더 많이 섭취해야 한다.

역할 전반적인 성장과 세포, 신체 기관의 재생을 돕는다. 지방과 녹말의 대사를 도움으로써 신체에 에너지를 공급하며 활력을 준다. 관절염의 통증을 완화한다. 잇몸과 치아를 건강하게 만들어준다.

결핍질환 골연화증, 농루(膿漏)

최적식품 생선, 닭·오리 등의 가금류, 붉은색 고기, 통곡물, 달걀, 견과류, 씨앗

보조제 골분을 먹는 게 가장 좋은 방법이다(동화가 잘되게 비타민D를 첨가한다. 주의! 납 성분이 없는 것으로 확인된 골분을 구입할 것).

과도섭취·독성작용 알려진 독성은 없다.

주의대상 철분, 알루미늄, 마그네슘 등을 다량 섭취하면 인의 효과가 감소한다(소제목341 참고).

맞춤조언 인을 너무 많이 섭취하면 미네랄의 균형이 깨어지며, 칼슘이 부족해진다. 우리가 먹는 음식물에는 인이 많이 들어 있다. 거의 모든 자연 식품에 들어 있다고 보아도 무방하다. 따라서 알게 모르게 칼슘

결핍이 잦아진다. 이러한 점을 잘 인식하고 식생활을 적절히 조절한다. 알코올은 뼈에서 인을 빼앗아가고 체내에서 인을 고갈시킬 수 있다.

40세 이상의 나이가 되면 육류는 적게 먹되, 잎채소 섭취는 늘려야 한다. 40세가 넘으면 신장은 과도하게 쌓인 인을 잘 배출하지 못하며, 따라서 칼슘이 다시 결핍되기 때문이다. 인이 풍부한 식품이 무엇인지 항상 염두하고, 이를 잘 계산해가며 먹어야 한다.

—— 인과 칼륨 제제를 병용하면 혈중 칼륨 농도가 높아지는 고칼륨혈증이 일어나서 심각한 부정맥이 생길 수 있다.

약물 상호작용 제산제: 인의 흡수를 저해할 수 있다.

경련억제제: 인은 감소시키고, 체내에서 인의 배출을 돕는 효소는 증가시킬 수 있다.

담즙산 제거제: 음식물과 영양제에서 흡수하는 인의 양을 감소시킬 수 있다. 인 제제는 이 약을 먹기 최소 1시간 전이나 4시간 후에 먹도록 한다.

코르티코스테로이드: 인의 소변 배출량을 늘릴 수 있다.

이뇨제: 인의 소변 배출량을 늘려서 인의 결핍을 초래할 수 있다.

인슐린: 다량의 인슐린은 인의 혈중 농도를 감소시킬 수 있다.

61 나트륨과 균형을 이루는 칼륨

나트륨과 함께 작용해 신체의 수분 균형을 조절하고 심장의 박동이 항상 규칙적으로 뛰도록 돕는다(칼륨은 세포 안에서, 나트륨은 세포 밖에서만 작용한다.). 나트륨-칼륨 균형이 깨지면 신경과 근육은 적절한 기능을 하지 못한다. 저혈당증은 오랜 금식과 마찬가지로 칼륨 결핍을 초래한다. 심각한 설사 증상을 겪을 수 있다. 정신적·육체적 스트레스는 칼륨 결핍의 원인이 된다. 공식적으로 정해진 1일 권장섭취량은 없다. 그러나 건강한 성인은 1,600~2,000mg 정도면 충분하다.

역할 뇌에 산소를 공급해 머리를 맑게 한다. 뇌졸중과 심혈관 질환의 위험을 줄인다. 몸속 노폐물의 배출을 돕는다. 혈압을 낮추는 역할을 한다. 알레르기 치료에 효험이 있다.

결핍질환 부종, 저혈당증(결핍증상은 소제목217 참고)

최적식품 감귤류 과일, 멜론, 토마토, 물냉이, 모든 녹색 잎채소, 민트잎, 해바라기 씨앗, 바나나, 고구마, 흰콩, 리마콩, 조리한 넙치, 무지방 플레인 요구르트, 겨울호박

보조제 대부분의 고효능 종합비타민과 종합미네랄 제제에 함유되어 있다. 무기칼륨염으로는 황산염(명반), 염화칼륨, 산화칼륨, 탄산칼륨 등이 있다. 유기칼륨으로는 글루콘산염 칼륨, 구연산염 칼륨, 푸마르산염 칼륨 등이 있다. 칼륨, 구연산염 칼륨, 글루콘산염 칼륨, 염화칼륨 등은 각각 따로 구입할 수 있다. 1알에 보통 600mg까지 담고 있다. 칼륨 원소로는 99mg이다. 가장 좋은 형태로는 글리신산화된 구연산염 칼륨을 추천한다.

과도섭취·독성작용 18g 이상 섭취하면 독성이 나타날 수 있다.

주의대상 알코올, 커피, 설탕, 이뇨제(소제목341 참고)

맞춤조언 커피를 많이 마시면 칼륨이 결핍되어 피로가 심해진다. 칼륨 섭취를 늘리고, 나트륨 섭취를 줄이면 심혈관계 질환이 예방된다.

하루에 바나나 10개를 먹으면 1일 권장량 4.7g 모두 섭취된다. 술을 많이 마시거나 단것을 좋아하는 사람은 칼륨이 결핍되기 쉽다. 저혈당인 사람은 물을 많이 마시고 소변을 자주 누므로 칼륨이 부족해진다. 게

다가 이뇨제까지 먹으면 더욱 많은 칼륨을 잃게 된다! 채소를 많이 먹고 마그네슘을 충분히 섭취하여 몸의 미네랄 균형을 되찾는다.

저탄수화물 다이어트 중이라면 잃는 것은 단지 몸무게뿐이 아니다. 칼륨 수치도 함께 낮아진다. 몸이 허약해지고 생리작용이 둔해지는 증상에 주의할 것. 칼륨 함량이 높은 음식이 많으므로 음식물을 통해서도 칼륨을 상당량 섭취할 수 있다(앞의 최적식품 참고). 칼륨을 과도하게 섭취하면 신장은 이를 소변으로 배출한다. 그러나 신장 기능이 좋지 않은 사람은 칼륨이 함유된 식품과 영양제를 먹을 때 조심해야 한다.

약물 상호작용 비스테로이드성 진통소염제: 칼륨 수치를 높일 수 있다.

ACE 억제제: 칼륨의 수치를 증가시킬 수 있다. 비스테로이드성 진통소염제와 함께 먹으면 고칼륨혈증이 일어나서 심각한 부정맥이 일어날 수 있다.

헤파린, 사이클로스포린, 박트림, 셉트라, 베타차단제: 칼륨의 수치를 높일 수 있다.

이뇨제, 코르티코스테로이드, 제산제, 인슐린, 플루코나졸, 테오필린, 지사제: 칼륨의 수치를 낮출 수 있다.

디곡신: 칼륨이 부족하면 약의 독성 작용이 증가할 수 있다.

62 남성에게 필요한 셀레늄

비타민E와 셀레늄은 함께 작용하면 상승효과를 일으킨다. 서로가 서로의 효능을 높인다는 의미이다. 이 두 영양소는 산화방지물질이어서, 산화

작용으로 인한 신체 조직의 노화와 경화를 막아주거나 적어도 늦춰준다.

셀레늄은 글루타티온 페록시다아제를 만드는 데 중요한 역할을 한다. 이것은 우리 몸의 주된 산화방지물질로서 모든 세포 안에 있다. 남성에게 더욱 많이 필요하다. 몸에 공급되는 셀레늄의 거의 절반이 고환, 그리고 전립선과 가까운 정관 일부에 집중된다. 사정을 통해 배출되는 정액에도 들어 있다. 1일 권장섭취량은 여성 50mcg, 남성 70mcg, 임신부 65mcg, 수유모 75mcg이다.

역할 다양한 종류의 암으로부터 우리 몸을 보호한다. 뇌졸중 위험을 낮춰준다. 심장질환을 예방한다. 신체 조직을 젊고 탄력 있게 유지한다. 폐경기의 열감과 불쾌감을 완화한다. 비듬의 예방과 치료에 도움이 된다. 남성의 정자 숫자를 늘리고 성 기능을 강화한다.

결핍질환 조기 정력 감퇴, 케샨병

최적식품 해산물, 신장, 간, 밀눈, 곡식 겉껍질, 참치, 양파, 토마토, 브로콜리, 마늘, 현미

보조제 마이크로그램 단위의 작은 용량으로 판매한다. 보통 25mcg, 50mcg, 100mcg, 200mcg 단위이다. 비타민E 등 다른 산화방지물질과 혼합된 형태로도 구입할 수 있다. 셀레노메티오닌 형태를 추천한다.

과도섭취·독성작용 다량 섭취하면 위장 장애 등 독성효과가 나타날 수 있다. 역한 냄새의 구취를 내뿜고, 손발톱이 깨어지며, 입안에서 쇠맛이 나고, 피부가 노래지기도 한다. 하루에 300mcg 이상은 먹지 말라(독성이 나타나는 복용량은 하루에 2,400mcg 정도라는 것이 지금까지의 연구 결과이다. 그러나 안전한 섭취량이 확실하게 공인될 때까지는 조심할 것).

주의대상 식품 조리·가공(소제목341 참고)

맞춤조언 셀레늄이 풍부하다고 알려진 채소와 곡식일지라도 셀레늄이 부족한 토양에서 자란 것을 먹으면 아무런 소용이 없다. 임신을 계획 중이라면 부부가 함께 셀레늄이 풍부한 식품을 먹고, 매일 셀레늄 제제 50~100mcg을 복용하는 것이 좋다. 셀레늄이 풍부한 식품을 먹는 것과 함께 질병을 예방하기 위해 제제도 매일 100~200mcg 복용하는 편이 좋다. 미국 식품의약국도 몇몇 종류의 암에 셀레늄이 예방효과가 있다고 인정했다. 방광암, 전립선암, 갑상선암이다. 이처럼 효능을 인정하지만 권장하는 섭취 필요량은 여전히 무척 낮은 수준이다.

셀레늄이 항암 화학요법 약물의 부작용을 줄일 수 있다고 하지만, 만약 암 투병 시 셀레늄 제제를 복용한다면 반드시 의사와 먼저 상의해야 한다.

약물 상호작용 항혈액응고제: 출혈 위험을 높일 수 있다.

바르비투르산염: 약의 진정 효과를 오래 지속시킬 수 있다.

콜레스테롤 저하제: 약효가 감소할 수 있다.

63 일사병을 예방하는 나트륨

나트륨과 칼륨은 함께 발견되었다. 둘 다 일반적인 성장에 중요한 역할을 한다. 나트륨(소금)을 많이 먹으면 칼륨이 결핍된다. 또 고혈압의 여러 가지 증상이 나타난다. 칼슘을 비롯한 다른 미네랄이 혈액 속에 계속 용해되는 데 필요하다. 공식적인 권장섭취량은 없다. 그러나 미국연구협회는 건강한 성인이 매일 500mg의 염화나트륨을 먹으면 적정하다고 말한다. 미국질병통제예방센터(CDC)는 성인의 1일 나트륨 섭취량을

1,500mg으로 제한해야 한다고 최근 발표했다.

역할 더위로 인한 탈진과 일사병을 예방한다. 신경과 근육이 적절히 기능하도록 돕는다.

결핍질환 탄수화물 소화력이 감퇴한다. 신경통이 올 수도 있다.

최적식품 소금, 조개와 갑각류, 당근, 비트, 아티초크, 쇠고기 육포, 뇌, 신장, 베이컨

보조제 나트륨을 추가로 섭취해야 할 일은 거의 없다. 그러나 필요할 때는 다시마 등의 해조류를 먹어 섭취하는 것이 가장 안전하고 효과도 좋은 방법이다.

과도섭취·독성작용 염화나트륨을 매일 14g 이상 섭취하면 독성효과가 나타날 수 있다.

맞춤조언 소금을 너무 많이 먹고 있는 것 같다면 소제목378~379를 참고하여 스스로 판단해 본다. 고혈압 환자는 나트륨 섭취를 줄여야 한다. 가공식품을 먹을 때는 포장지에 표기된 나트륨 함량을 참고한다. 나트륨의 화학기호는 Na이다. 물론 '소금' 또는 '나트륨'이라고도 쓰여 있다. 나트륨이 풍부한 식사를 하는 방법은 정말 간단하다. 그저 소금을 더 치면 된다. 그러나 몸속으로 들어간 나트륨을 빼내기란 결코 쉬운 일이 아니다. 염도가 높은 스팸, 소시지, 햄, 베이컨, 콘비프 등은 피한다. 잘 느끼지는 못 하지만 케첩, 칠리소스, 겨자 등에도 소금이 많이 들어 있다. 간장은 말할 것도 없다. 요리할 때 베이킹파우더와 베이킹소다를 쓰지 않는다.

약물 상호작용 고혈압 치료제: 약효가 달라지게 하고(하거나) 약효를 낮출 수 있다.

64 피부 문제에 효험 있는 황

머리카락, 피부, 손발톱 등을 건강하게 만드는 데 필수적이다. 산소 균형을 유지시켜 두뇌가 적절히 기능을 하도록 한다. 비타민B 복합체들과 함께 작용해 우리 몸의 기본적인 신진대사를 돕는다. 신체 조직을 만드는 아미노산의 일부이다. 간을 도와 담즙 분비가 적절히 이뤄지게 한다. 1일 권장섭취량은 공식적으로 지정되지 않았다. 그러나 단백질이 충분한 식사를 하면 황도 부족하지 않게 섭취할 수 있다.

역할 피부의 색깔이 짙어지고 머릿결이 더욱 윤나게 한다. 세균 감염에 효험이 있다.

결핍질환 알려진 것이 없다.

최적식품 쇠고기 살코기, 마른 콩, 생선, 달걀, 양배추, 케일, 마늘, 꼬마양배추

보조제 유기 유황인 메틸설포닐메탄, 즉 MSM 제제를 비타민C 복합제제와 함께 1,000mg을 먹는다. 로션 제형의 MSM 제품도 있다(피부 트러블에 바른다).

과도섭취·독성작용 유기 유황의 알려진 독성은 없다. 그러나 무기 유황을 다량 섭취하면 좋지 않은 효과가 일어날 수도 있다.

맞춤조언 유기 유황인, 즉 MSM은 알레르기를 일으키지 않는다. 그러나 유황 성분을 바탕으로 인공으로 합성해서 만든 약품인 설파제는 알레르기 반응을 일으킨다. 유황 화합물인 글루코사민을 MSM과 함께 먹으면 관절염의 통증과 뻣뻣함을 큰 폭으로 완화한다. MSM을 비타민C 복합제제와 함께 먹으면 알레르기, 기생충 감염, 운동 후 빠른 피로회복 등에 효과가 탁월하다(알레르기 증상이 재발하거나 꽃가루가 많이 날릴

때는 하루에 2~3차례 음식과 함께 1,000~3,000mg씩 먹을 것).

유황 크림, 유황 연고는 다양한 피부 문제를 치료하는 효능이 놀랍다. 천연 성분을 담은 훌륭한 약품이다. 건강식품 가게 등에서 구입할 수 있다. DMSO(다이메틸설폭시화물)는 다른 약물과 상호작용할 수 있으므로 사용 전 의사와 상의하라.

65 인슐린과 비슷한 바나듐

혈관 내 콜레스테롤 축적을 막아준다. 뼈와 이를 만드는 데 중요한 활동을 한다. 호르몬인 인슐린의 작용을 흉내 낸다. 1일 권장섭취량은 정해지지 않았다.

역할 심장발작을 예방한다. 제2형 당뇨병, 즉 인슐린 저항형 당뇨병을 다스리는 데 유용하다. 세포에 필요한 영양소가 공급되게 작용하며, 활력을 높인다.

결핍질환 알려진 것이 없다.

최적식품 생선, 올리브, 통곡물

보조제 킬레이트화된 바나듐 아미노산의 형태를 추천한다. 생물학적 활성을 가진 바나딜황산염도 판매되고 있다. 바나듐 원소의 하루 섭취량은 50mcg이다. 당뇨병 환자들은 의사의 진단을 받고 복용량을 결정해야 한다.

과도섭취·독성작용 인공적으로 합성한 형태로 섭취하면 쉽사리 독성이 나타난다.

맞춤조언 바나듐은 따로 신경 써서 영양제를 먹지 않아도 되는 미네랄이다. 그저 생선 요리를 한 끼 잘 먹으면 필요한 양을 모두 섭취할 수 있다.

바나딜황산염은 생물학적 활성을 가진 형태의 바나듐이다. 미량 미네랄로, 호르몬인 인슐린과 비슷한 작용을 한다. 따라서 당뇨병을 치료하는 데 대체 물질로 쓰이기도 한다(절대로 당뇨병 환자가 스스로 판단해서 투약하지는 말라. 바나딜은 혈당치를 매우 빠르게 낮추며, 이것이 문제를 일으킬 수 있다.). 바나딜황산염은 영양제로도 판매된다. 보디빌더들은 이것이 근육을 만드는 데 도움을 주며, 힘과 정확성을 높인다고 주장한다. 그들을 위한 1일 권장섭취량은 10mg이다. 운동 시작 30분 전에 복용한다.

약물 상호작용 항혈액응고제: 약효가 증가하여 출혈 위험이 높아질 수 있다.

당뇨병 치료제: 저혈당증을 일으킬 정도로 혈당 수치를 낮출 수 있다.

66 전립선질환에 효험 있는 아연

우리 몸의 교통경찰 같은 역할을 한다. 신체의 모든 기능이 물 흐르듯 원활할 수 있도록 조정하고, 효소 체계와 세포를 정상적으로 유지한다. 단백질 합성과 콜라겐 형성에 핵심 역할을 한다. 근육의 수축을 관장한다. 인슐린 생성을 돕는다. 노화방지물질인 활성산소제거효소를 포함해 많은 중요한 효소를 구성하는 성분이다.

비타민E의 혈중 농도를 유지하는 등 혈액의 안정성에 중요한 역할을 한다. 우리 몸의 산성-알칼리성 균형을 맞춰준다. 전립선이 정상적으로 기능하도록 한다. 모든 생식기관의 발달에 중요하다. 뇌 기능 및 정신분열증 치료에 중요한 기능을 한다는 연구가 있다. DNA 합성에 필요하다는 뚜렷한 증거가 있다.

미국연구협회가 정한 성인의 1일 권장섭취량은 12~15mg이다. 수유모는 이보다 약간만 더 먹으면 된다. 땀을 너무 많이 흘리면 하루에 아연을 3mg이나 빼앗긴다. 식품 속에 든 아연은 대부분 조리와 가공 과정에서 없어진다. 영양이 빈약한 땅에서 자란 채소와 곡식에는 아연이 아예 유의미한 양만큼 들어 있지도 않다.

역할 내상과 외상이 치료되는 시간을 단축한다. 손톱의 하얀 반점을 제거한다. 잃어버린 입맛을 되찾아준다. 불임 치료를 돕는다. 전립선 문제를 피할 수 있게 한다. 성장을 촉진하고 주의력을 높인다. 콜레스테롤 축적을 줄여준다. 정신적 장애의 치료에 효능이 있다. 감기 증상을 완화하고 회복을 빠르게 한다.

결핍질환 비암성(非癌性)으로 전립선이 붓는 전립선비대증에 걸릴 수 있다. 동맥경화증, 생식선기능저하증이 생길 수도 있다.

최적식품 고기, 간, 해산물(특히 굴), 밀눈, 양조효모, 호박씨, 달걀, 탈지분유, 분쇄 겨자

보조제 대부분의 믿을 만한 종합비타민과 종합미네랄 제제에 함유되어 있다. 황산염 아연, 글루콘산염 아연, 피콜린산염 아연 등의 형태로도 구입할 수 있다. 1회 복용량당 아연 원소의 함량은 보통 15~50mg이다. 황산염 아연과 글루콘산염 아연의 효과는 거의 같지만 우리 몸이 받아들이기엔 글루콘산염 아연이 더 무리 없는 것으로 보인다.

글리신산화된 구연산염 아연이 들어간 영양제를 추천한다. 비타

민C, 마그네슘, 비타민B 복합체 등이 함께 들어간 아연 제제도 있다. 감기에 걸렸을 때 먹는 아연 정제는 꼭 입안에서 다 녹여서 삼켜야 한다. 그렇지 않으면 효과가 없다.

과도섭취·독성작용 과도 섭취하면 위장 장애, 면역기능 저하, 구리 결핍 등이 일어난다. 일반적으로 1,000mg 이상 복용 시 독성이 나타난다.

주의대상 곡물과 콩류에 든 피틴산과 결합한 아연은 체내에 흡수되지 못한다(소제목341 참고).

맞춤조언 비타민B_6를 다량 섭취하면 더욱 많은 아연이 필요해진다. 술을 많이 마시거나 당뇨병이 있는 사람도 그렇다. 남성, 특히 전립선에 문제가 있는 남성은 체내 아연의 수치를 높여야 한다. 비타민B_6와 아연을 함께 복용하면 발기부전 치료에 효험이 있다. 생리불순으로 고민이라면 호르몬 치료를 받기 전에 아연의 섭취부터 늘려본다.

설사를 하거나 다량의 섬유질을 먹으면 체내의 아연 수치가 낮아진다. 아연의 섭취를 늘리면 비타민A가 더 많이 필요해진다(아연은 비타민A, 칼슘, 인 등과 함께 할 때 가장 효과적으로 작용한다.). 철분 제제와 아연 제제를 같이 먹을 때는 시간을 달리해서 복용해야 서로의 작용을 방해하지 않는다.

—— 아연은 면역계를 활성화한다. 그러나 매일 150mg 이상 먹으면 거꾸로 면역반응을 억제할 수 있다.

약물 상호작용 아밀로라이드: 혈중 아연 수치를 높일 수 있다(아밀로라이드를 먹고 있다면 의사의 지시 없이는 아연 제제를 먹지 말 것).

고혈압 치료제/ACE 억제제: 혈중 아연 농도를 감소시킬 수 있다.

항생제: 퀴놀론계와 테트라사이클린계 항생제는 체내 흡수가 잘 안 될 수 있다(자신에게 어떤 종류의 항생제가 처방되었는지 약사에게 물어볼 것).

그러나 독시사이클린계 항생제는 아연과 아무런 상호작용을 하지 않는다.

시스플라틴(항암 화학요법 약물): 아연의 소변 배출량이 증가할 수 있다. 아연은 물론 다른 제제도 먹기 전에는 반드시 담당 의사와 상담해야 한다.

면역억제제: 아연은 면역계를 강화한다. 따라서 면역을 억제하는 어떤 약도 먹으면 안 된다.

비스테로이드성 진통소염제: 약효가 감소할 수 있다.

페니실아민: 혈중 아연 농도를 낮춘다.

티아지드계 이뇨제: 혈중 아연 양을 줄인다.

67 소화작용의 기본 영양소, 물

물이야말로 가장 중요한 영양소라는 단순한 진리를 잊으면 안 된다. 몸무게의 절반에서 5분의 4 정도가 수분이다. 인간은 음식을 먹지 않고도 여러 주일을 살 수 있다. 그러나 물 없이는 단 며칠밖에 버티지 못한다. 물은 모든 소화작용에 필요한 가장 기본적인 용제이다. 체온을 조절해주고, 몸속 노폐물을 내보내는 데 필수적이다. 노인들은 몸에 수분이 모자라도 젊은이들처럼 갈증을 잘 느끼지 못한다. 진한 노란색 오줌은 물을 더 많이 마셔야 한다는 신호이다.

권장섭취량은 특별히 정해지지 않았다. 왜냐하면 온도와 상황, 개인의 체질에 따라 수분을 빼앗기는 정도가 크게 다르기 때문이다. 일반적인 상황에서라면 하루에 6~8잔을 마시는 게 건강을 유지하는 데 적당하다. 그러나 나는 정수된 물을 매일 8~10잔 마시라고 조언한다. 수유 여성은 물을 좀 더 많이 마셔야 한다. 모유로 상당량의 수분이 빠져나가기 때문이다.

역할 신체의 모든 기능이 원활히 작용하도록 한다. 식사 전에 물을 마시면 식욕을 억누르므로 다이어트에도 도움이 된다. 변비를 예방한다. 신장 결석을 예방한다.

결핍질환 탈수

최적식품 물, 주스, 과일, 채소

보조제 마실 수 있는 대부분 액체로 하루에 필요한 수분량을 충당할 수 있다.

과도섭취·독성작용 알려진 독성은 없다. 그러나 1시간에 약 5.5L(16~24잔)의 물을 마시면 성인이라 할지라도 위험하다. 아기라면 생명을 잃을 수도 있다.

맞춤조언 체중감량을 하고 있다면 식사 30분 전에 물을 마셔라. 식욕을 억제할 수 있다. 병에 걸려 열이 날 때는 물을 많이 마셔야 탈수를 예방하고 노폐물을 몸 밖으로 내보낼 수 있다. 오줌 색깔이 평소보다 진하면 언제라도 물을 마신다.

항생제, 아스피린, 이부프로펜 등 위장에 무리를 주는 약을 먹을 때는 물을 많이 마셔야 속이 쓰리거나 구역질이 나지 않는다. 커피와 알코올은 탈수를 유발하므로 이들 음료를 마시는 것은 수분 섭취가 아니다. 우유는 식품이지 물 대신 마시는 음료가 아니다.

수도관의 납은 찬물보다 더운물에 더 잘 용해되므로 수도꼭지에서 나오는 더운물은 마시지 않는다. 아침에 일어나서 수돗물을 마시기 전에는 꼭 몇 분 동안 물을 흘려 버린다. 물이 밤새도록 수도관에 괴어있는 동안 납이 녹아들었을 수 있다. 센물(경수)을 마시고 있다면 스스로 생각하는 것보다 훨씬 많은 칼슘과 마그네슘을 섭취하고 있을 것이다.

물을 정수해서 마시는 가장 저렴한 방법은 냉장고용 정수 물통을 사는 것이다. 뚜껑을 열고 수돗물을 부어주기만 하면 걸러진 물이 물통으로 떨어진다. 물론 중금속을 비롯한 다른 발암물질 제거에는 커다랗고 복잡한 정수기가 더 좋기는 하다. 그러나 정수 물통처럼 쉽게 구입할 수 있는 가격도 아닐뿐더러 한번 장만하려면 여러모로 큰맘을 먹어야 한다. 어쨌든 정수 물통을 사용하는 편이 수돗물을 그냥 마시는 것보다는 백번 낫다.

—— 하루에 필요한 물의 양

몸무게 1kg당 하루 약 33mL의 물이 필요하다. 예를 들어 70kg의 남성은 매일 2.3L(약 11컵), 50kg의 여성은 매일 1.6L(약 8컵)의 물을 마시면 좋다.(음식과 음료에 포함된 수분도 계산에 넣어야 함.)

—— 물에 관한 주의사항

플라스틱 물통에 물을 담아 얼리지 말라. 플라스틱에 있는 독성 발암물질인 다이옥신이 물에 녹아들 수 있다. 오래전에 지어진 집에서 살고 있다면 수돗물을 한번 검사해보라. 예전에는 납이 섞여 있는 수도관을 사용해서 건축했기 때문이다. pH농도에 따라 납이 물에 녹아들어 아이들이 납중독에 걸릴 수 있다. 그러나 동파이프라고 해서 100% 안심해서는 안 된다. 납이 들어간 용접 물질로 접합부를 이었을 수도 있기 때문이다.

수돗물에서 염소 처리된 용제와 살충제 성분이 검출되었다면 문제는 심각하다. 이 성분들은 휘발성으로 피부를 통해 흡수된다. 이 오염된 물로 15분 동안 샤워를 하면 같은 물을 8잔 마시는 것과 마찬가지의 유독한 결과가 나타난다.

가정용 정수기는 그 종류를 막론하고 다 결점이 있다. 주기적인 청소와 관리가 필수적이다. 그렇지 않으면 오히려 건강에 해가 되는 일도 많다. 되도록 유명 회사 제품을 구매한다.

다음 사항을 유념한다.

탄소필터는 계속 사용하다 보면 유해한 오염물질로 더렵혀질 수 있으므로 필터는 정기적으로 교환해준다.

역삼투압 방식의 정수기는 꼭 정기적으로 검사를 받아야 한다. 아무런 징후도 나타나지 않고 필터에서 박테리아가 서식할 수 있기 때문이다. 역삼투압 정수기는 화학물질을 제거하지만, 무기질 오염물질은 잘 빼내지 못한다.
증류기는 무기질과 유기질의 오염물질을 제거하는 데 더 효과적인 기구이다. 그러나 증류기도 바닥에 쌓인 침전물의 때를 정기적으로 벗겨내야 한다. 그렇지 않으면 물이 좋아지기는커녕 더욱 나빠진다.

[영양소에 관한 깜짝 놀랄 진실]

- ✓ 연수기를 사용하면 나트륨 섭취량이 건강에 안 좋을 만큼 증가할 수 있다.
- ✓ 우유는 식품이지 물 대신 마시는 음료가 아니다.
- ✓ 하루에 물을 4잔 이상 마시는 남성은 대장암 발병 위험률을 32% 낮출 수 있다.
- ✓ 아파서 일주일 이상을 자리에 누워 있으면 골밀도가 감소하므로 칼슘을 더 섭취해야 한다.

[질문과 답변]

일반적인 물과 전해수는 실제로 차이가 있나요? 어떤 것이 더 좋은가요?

차이는 있지만 무엇이 좋은지는 필요에 따라 다릅니다. 《자연환경의학(*Wilderness & Environmental Medicine*)》에 실린 연구 논문에서는 수분 섭취를 더 빠르고 효과적으로 해야 할 때는 전해수를 마셔야 한다고 밝히고 있습니다. 극한 상황에서 일반적인 물을 선택하는 건 좋지 않습니다. 75%를 더 마셔야 전해수로 흡수한 수분량과 같아지기 때문입니다.

저는 40세의 여성으로 매일 우유를 3잔씩 마시고 있습니다. 설마 칼슘이 부족하지는 않겠지요?

우유를 먹어서만 칼슘을 섭취하고 있다면 부족할 수도 있습니다. 우유를 1잔, 그러니까 약 200mL를 마셔봐야 약 656mg의 칼슘을 섭취할 수 있을 뿐입니다. 그러나 동시에 304mg의 나트륨, 28mg의 콜레스테롤, 12.7g의 포화지방, 488kcal의 열량도 얻게 됩니다. 별로 남는 장사가 아니죠. 무지방 우유, 저지방 우유 등을 마시면 지방과 칼로리 섭취는 대폭 줄일 수가 있지만, 포함된 칼슘의 양에는 변함이 없습니다(칼슘에 관해서는 소제목49 참고).

염소 처리된 수돗물을 마시면 암을 유발할 수도 있다는 말을 들었습니다. 사실인가요? 그렇다면 도대체 왜 염소로 소독을 하는 겁니까?

안타깝게도 사실입니다. 염소로 소독을 하면 트리할로메테인이라는 일련의 화학적 부산물이 생기는데, 이것이 암을 유발합니다. 그러나 미국환경보호국 발표에 따르면, 염소 소독을 했을 때 피해보다는 이득이 압도적으로 크다고 합니다. 장티푸스 같은 수인성 전염병의 발생과 확산을 막는 것이 주요 역할입니다. 가정용 정수기를 사용하면 수돗물 속의 염소를 제거할 수 있습니다. 물론 박테리아들은 염소로 인해 모두 죽은 다음입니다. 소제목67에서 설명한 정수기 사용 시의 주의사항을 유념하세요.

강과 개천의 오염 문제가 심각합니다. 수돗물이 마시기 안전한지 어떻게 알 수 있습니까?

물론 색깔과 냄새가 이상하다면 오염된 물이겠죠. 그러나 이처럼 징후가 뚜렷하지 않다면 전문 기관에 검사를 의뢰하지 않고서 알아낼 방법은 사실상 없습니다. 지역 수도사업소에 연락하면 됩니다. 또 병원의 검사실에서 검사를 해주기도 합니다.

그러나 상황이 여의찮다면 다음 방법으로 수돗물을 깨끗이 만들어서 마셔보세요.

—— 아침에 일어난 다음, 혹은 장시간 수돗물을 틀지 않았다면 물을 마시기 전에 3~4분 동안 물을 흘려 버립니다. 수도관에서 녹아든 납, 카드뮴, 코발트 등을 함께 마시지 않도록 말입니다.

—— 최소한 20분 동안 주전자의 뚜껑을 열고 물을 끓입니다. 박테리아를 죽이고 일부 유기 화학 성분을 제거할 수 있습니다.

—— 염소로 소독한 수돗물에서 발견되는 발암물질인 트리할로메테인이 걱정이라면 믹서에 물을 넣고 뚜껑을 열어둔 채 15분간 돌립니다.

—— 정수기를 구입합니다.

슈퍼마켓에서 물을 사려면 매우 혼란스러워요. 광천수(미네랄워터)가 용천수(스프링워터)보다 좋은 건가요?

더 좋을까요? 꼭 그렇지만은 않습니다. 시중에서 판매되는 일부 미네랄워터에 실제로 녹아 있는 미네랄의 양은 수돗물보다도 적습니다. 사실 미네랄워터라는 말도 이제는 원래 의미인 '광천수'보다 그저 '병에 담아 파는 식수'를 가리키게 되었습니다.

물론 정말 광천수가 있기는 하지요.

미국에서 병에 '용천수'라고 표기하려면 법적으로 꼭 샘물이어야 합니다. 샘물에도 물론 미네랄은 있습니다. 그러나 더 주의해서 살펴볼 것은 라벨에 '천연(natural)'이라는 글자가 있느냐는 거죠. 만일 없다면 미네랄을 더하거나 뺐다는 뜻입니다. 어쨌거나 광천수를 통해 미네랄을 충분히 섭취하려는 생각은 하지 마세요.

제가 칼슘 결핍이라는 사실을 알았습니다. 그러나 유제품에 알레르기가 있습니다. 칼슘을 섭취할 다른 방법이 없을까요?

많고도 많습니다. 칼슘이 강화된 오렌지 주스 180mL를 마시면 약 200mg의 칼슘을 얻을 수 있습니다. 황산염 칼슘을 사용해 만든 두부를 100g 먹으면 약 150mg의 칼슘을 섭취하게 됩니다. 이 밖에도 뼈까지 다 들어 있는 생선 통조림(고등어, 꽁치, 정어리 등), 김 같은 해조류, 아몬드, 헤이즐넛, 브라질너트 등도 칼슘이 풍부한 식품입니다.

칼슘이 체중감량에 도움이 된다는 말을 들었습니다. 사실인가요?

엄밀하게 말하면 사실은 아닙니다. 그러나 지방을 없애는 데는 도움이 됩니다. 같은 말이 아니냐고요? 경우에 따라서 다릅니다. 설명해 드리지요.

칼슘의 섭취가 늘어나면 반대로 지방세포 안의 칼슘 농도는 낮아집니다. 이로 인해 지방의 신진대사는 느려지지요. 그러면 합성되는 지방은 적어지지만, 분해되는 지방은 많아집니다. 지방의 저장량이 줄면 몸무게도 따라서 감소합니다. 비만인 성인이 칼로리를 줄이는 방법으로 다이어트를 하면서 칼슘을 많이 먹으면 그렇지 않은 경우보다 더 많은 지방과 체중을 줄일 수 있습니다. 흥미로운 사실이 있습니다. 칼슘 제제보다 저지방 유제품을 먹어서 칼슘을 섭취하면 체중감량에 더욱 효과가 좋다는 겁니다(칼슘에 관해서는 소제목49 참고).

Chapter 05

단백질과 놀라운 아미노산들

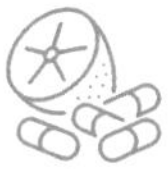

68 수천 가지 단백질을 만드는 아미노산

단백질은 인간은 물론, 모든 종류의 동물이 생명을 영위하는 데 꼭 필요한 영양소이다. 그러나 실제로 육체가 요구하는 것은 단백질 그 자체가 아니다. 바로 단백질을 구성하는 아미노산이라는 성분이다. 아미노산은 질소와 결합해 수천 종류의 단백질을 만들어낸다. 아미노산은 단지 단백질을 구성하는 단위일 뿐만 아니라, 단백질을 소화했을 때 최종적으로 얻는 성분이기도 하다.

잘 알려진 아미노산은 모두 23종. 우리 몸 안에서 만들어낼 수 있는 아미노산은 없기 때문에 식품과 영양제를 통해 섭취해야 한다. 이들 가운데 8개가 '필수 아미노산'이다. 오직 아기와 어린이에게만 필수적인 히스티딘은 9번째 필수 아미노산으로 간주한다.

인체는 다른 영양소와 달리 단백질을 저장해서 나중에 쓸 수 없다. 따라서 음식이나 영양제로 매일 단백질을 섭취해야 한다. 신체가 단백질을 효과적으로 사용하고 합성하기 위해서는 모든 필수 아미노산이 적정한 비율로 존재해야 한다. 단 하나의 필수 아미노산이 일시적으로 모자라거나 완전히 결핍되어도 단백질 전체의 합성과 작용에 부정적인 영향을 미친다.

아미노산 명칭(이름 앞 별표는 필수 아미노산을 의미함.)

알라닌	아르지닌	아스파라긴	아스파르트산
시스테인	시스틴	글루탐산	글루타민
글리신	*히스티딘(아기와 어린이에게만 필수)		*이소류신
*류신	*리신	*메티오닌	오르니틴
*페닐알라닌	프롤린	세린	타우린
*트레오닌	*트립토판	티로신	*발린

비록 23가지의 아미노산을 조합해 만들었다는 점에서는 같아도 모든 단백질은 같지 않다. 각기 기능이 다르며 몸의 여러 부분에서 작용한다.

단백질은 기본적으로 두 종류로 나뉜다. 완전 단백질과 불완전 단백질이다. 완전 단백질은 우리 몸의 조직을 만드는 데 중요한 작용을 하는 8가지 필수 아미노산이 적절한 균형을 이루고 있다. 쇠고기, 돼지고기, 닭고기, 해산물, 달걀, 우유, 치즈 등 동물성 식품을 통해 섭취한다. 그러나 불완전 단백질은 일부 필수 아미노산이 결핍되어 있다. 불완전 단백질만 섭취하면 체내에서 효과적으로 쓰이지 못한다. 그러나 소량의 동물성 단백질과 결합하면 완전해진다. 콩, 완두, 씨앗, 곡물, 견과류 등의 식물성 식품에 풍부하다. 따라서 완전 단백질과 불완전 단백질을 함께 먹어라. 한쪽만을 섭취했을 때보다 영양학적으로 훨씬 좋은 결과를 낸다. 예를 들어 밥과 콩, 치즈를 함께 먹으면 스테이크를 한 접시 먹는 것만큼 영양가 좋은 한 끼이면서도 지방 섭취를 줄일 수 있고, 식비도 적게 든다.

69 단백질이 얼마나 필요한가?

사람마다 단백질 필요량이 다르다. 건강 상태, 나이, 체중 등 다양한 요소와 관련이 있다. 젊고 몸집이 큰 사람일수록 단백질이 더 많이 필요하다. 아래의 표를 참고해서 각자 자신에게 필요한 1일 권장섭취량을 알아보자.

나이(세)	1~3	4~6	7~10	11~14	15~18	19 이상
P값	0.82	0.68	0.55	0.45	0.40	0.36

① 자신의 나이에 맞는 P값을 찾는다.

② 자신의 몸무게에 2.2를 곱한 다음, 다시 P값을 곱한다.

③ 이렇게 해서 나온 값이 각자의 1일 단백질 필요량이다. 단위는 그램이다.

예 : 33세에 몸무게 45kg이라면 P값은 0.36이다.

45×2.2×0.36 = 하루 단백질 필요량은 약 36g

단백질의 평균적인 1일 최소 요구량은 45g 정도이다. 그러니까 한 끼에 약 15g이면 된다는 의미이다. 따라서 고기를 많이 먹지 않아도 된다. 닭고기 가슴살 100g에는 약 30~35g의 단백질이 들어 있다. 떠먹는 요구르트 1개를 먹어도 12g, 저지방(2%) 우유 1컵과 비스킷 2개를 먹어도 14g의 단백질을 얻을 수 있다.

단백질은 많이 먹어도 살이 찌지 않는다고 생각하는 사람이 종종 있다. 그래서 체중감량을 하기 위해 빵과 기름에는 손도 안 대면서 큼지막한 스테이크는 통째로 먹는다. 다이어트는 당연히 실패한다. 그리고는 '이 살들이 다 어디서 온 거지?'라며 의아해한다. 실상은 이렇다.

단백질 1g = 4kcal

탄수화물 1g = 4kcal

지방 1g = 9kcal

단백질과 탄수화물의 그램당 칼로리 수치는 같다.

또 다른 오해는 단백질이 지방을 태워버릴 수 있다고 생각하는 것이다. 많은 사람이 지방 섭취를 줄이고 단백질을 많이 먹으면 날씬한 몸매를 갖게 되리라고 기대하지만, 결국에는 체중계에 올라서서 고개만 갸우뚱할 뿐이다. 그리고 믿거나 말거나, 집에서 만든 쇠고기 타코 1개나 치즈피자 1조각에는 달걀 2개나 베이컨 4쪽, 혹은 심지어 우유 1잔보다 더 많은 단백질이 들어 있다(시중에서 파는 식품첨가물 범벅의 피자와 타코 제품을 사 먹을 바에는 단백질을 덜 섭취하고 달걀을 먹는 편이 더 좋다.).

70 단백질·아미노산 영양제 고르는 법

식사만으로 단백질을 충분히 섭취할 수 없는 사람에게는 단백질 영양제가 도움이 된다. 대두, 달갈흰자, 유장(乳漿), 무지방 우유 등을 원료로 사용했으며, 필수 아미노산을 모두 함유한 영양제가 가장 좋다. 크게 액상 제제와 분말 제제로 나뉜다. 물론 탄수화물과 지방 성분은 들어 있지 않다. 일반적으로 2큰술은 단백질 약 26g을 포함한다. 85g짜리 티본스테이크 하나를 먹어서 섭취할 수 있는 단백질과 거의 같은 양이다. 또한 단백질 보조제는 음료와 식품에 쉽게 첨가해 먹을 수 있다. 햄버거를 만들 때 으깬 고기의 양을 줄이고 대신 식물성 조직단백질(TVP)을 넣어보자. 재료비도 적게 들뿐더러 포화지방을 줄여 건강에도 좋다.

유리 아미노산은 다른 영양소와 균형을 이룬 복합제제나 개별적인 단일 제제로 판매되고 있다. 아미노산은 무척이나 많은 측면에서 건강에 도움을 주는 것으로 밝혀졌다. 면역체계 강화에서부터 약물에 대한 의존도 감소까지 다양하다(자세한 내용은 소제목71~79 참고). 아미노산 영양제를 먹을 때는 주요 비타민도 함께 복용하는 것이 좋다. 그래야만 아미노산 대사가 제대로 이루어진다. 대표적으로 비타민B_6, B_{12}, 니아신 등을 들 수 있다.

아미노산 제제를 구입할 때는 성분 간 균형이 잘 맞는지 살펴보는 일도 중요하다. 우리 몸이 단백질을 합성하려면 '필수'와 '비필수' 아미노산이 필요하다. 필수 아미노산은 또한 적절한 비율을 이루어야 한다. 예를 들어 리신과 메티오닌은 2:1 비율, 리신과 트립토판은 3:1 비율이어야 한다. 잘 모르겠으면 약사나 의사에게 물어보라. 가장 좋은 제제는 천연 단백질을 본떠서 만든 것이다.

71 자연수면제, 트립토판과 5-HTP

필수 아미노산인 트립토판은 두뇌에서 사용된다. 비타민B_6, 니아신(혹은 니아신아미드), 마그네슘 등과 함께 작용해 뇌신경 전달물질인 세로토닌을 만들어낸다. 세로토닌은 수면 조절 기능이 있는 생화학 물질이다.

역할 자연적인 수면을 유도한다. 통증 민감성을 줄인다. 우울증에 효과를 발휘한다. 두통을 없애준다. 긴장과 걱정을 줄여준다. 알코올과 관계되어 나타나는 체내의 화학적 장애 증상을 줄여주며 알코올 의존증을 막아준다.

최적식품 코티지 치즈, 우유, 고기, 생선, 칠면조, 바나나, 건조 대추야자, 땅콩, 단백질이 풍부한 모든 식품

보조제 미국에서 L-트립토판을 구입하려면 의사 처방이 필요하다(1988년부터 미국 식품의약국은 약국에서 L-트립토판의 임의 판매를 금지했다. 일본에서 생산된 일부 오염된 불량품을 먹은 사람들이 목숨을 잃었기 때문이다. 문제는 트립토판 자체가 아니라 생산 과정에서 중대한 결함이 있었다는 것이다.).

5-하이드록시트립토판(5-HTP)은 트립토판과 매우 흡사한 작용을 한다. 항우울제인 프로작을 대신할 수 있는 자연 물질로 인기가 높다. 프로작과 마찬가지로 세로토닌의 활동을 증가시켜주는 선택적 세로토닌 재흡수억제 물질이다. 그러나 일반적인 항울제, 수면제와는 달리 입안이 건조해지고 성욕이 감퇴하는 등의 부작용은 없다. 또 식욕도 줄여주는 것으로 밝혀졌다(다이어터들의 기분까지 좋게 해줄 희소식.). 50mg 단위 정제를 빈속에 하루 1~2알 먹을 것을 권한다.

맞춤조언 5-HTP(혹은 L-트립토판)의 효능을 극대화하려면 균형이 잘 맞춰진 비타민B 복합제제를 아침과 저녁에 식사와 함께 먹어야 한다.

비타민B_1, B_2, B_6가 각각 50~100mg씩 포함되어야 한다.

72 우울증에 효과 있는 페닐알라닌

필수 아미노산인 페닐알라닌은 두뇌와 신경세포 사이의 신호를 전달하는 신경전달물질이다. 몸 안으로 들어오면 흥분성 전달물질인 노르에피네프린과 도파민으로 변화해 주의력을 높이고 삶에 활력을 준다(DL-페닐알라닌과 혼동하지 말 것. 소제목73 참고). 아스파르트산과 함께 인공감미료인 아스파탐의 절반을 구성하는 성분이다. 따라서 대부분의 다이어트용 식품과 약품에는 물론 닥터페퍼를 제외한 사실상 모든 제로칼로리 탄산음료에도 들어 있다.

역할 허기를 줄여준다. 성적으로 더 예민해진다. 기억력과 주의력을 향상한다. 우울증 극복에 도움이 된다.

최적식품 단백질이 풍부한 모든 식품, 브레드스터핑(빵 조각으로 만드는 미국 명절 음식), 대두 식품, 코티지 치즈, 탈지분유, 아몬드, 땅콩, 리마콩, 호박씨, 참깨

보조제 250~500mg 단위 정제로 판매된다. 체중감량이 목적이라면 밥을 먹기 1시간 전에 (단백질이 없는) 주스나 물과 함께 섭취한다. 단백질 음료인 우유 등은 피한다. 주의력과 활력을 높이기 위해서라면 식간에 먹는다. 역시 단백질이 없는 주스나 물과 함께 먹는다.

—— 임신부 혹은 피부암 환자, 페닐케톤뇨증 환자는 페닐알라닌을 절대로 먹지 말 것.

맞춤조언 우울증으로 힘들다면 이상한 약물에 손대지 말고 먼저 천연의 기분전환 성분인 페닐알라닌을 먹어본다(비타민C가 결핍되면 페닐알

라닌 대사가 이뤄지지 않는다는 점에 유의.). 그래도 차도가 없으면 의사를 찾는다. 페닐알라닌은 중독성은 없지만, 혈압을 높일 수는 있다! 고혈압과 심장질환이 있다면 먼저 의사와 상담한다(고혈압이 있더라도 식후에 페닐알라닌을 먹으면 보통은 문제가 없으나, 의사의 확인을 받는 게 좋다.).

73 진통 효과가 뛰어난 DL-페닐알라닌

DL-페닐알라닌(DLPA)은 필수 아미노산인 페닐알라닌의 한 형태로 D(합성)와 L(천연)의 페닐알라닌이 1:1로 결합되어 만들어진 것이다. 모르핀과 비슷한 호르몬인 엔도르핀을 만들고 활성화하여 상처와 질병 등에 대한 우리 몸의 자연적인 진통(鎭痛)반응을 강화하고 연장한다. 우리 몸의 일부 효소 체계는 지속적으로 엔도르핀을 파괴한다. DL-페닐알라닌은 이러한 효소의 작용을 효과적으로 억제하며, 통증을 진정시키는 엔도르핀이 제 역할을 다할 수 있도록 해준다. 혈액과 중추신경 내 엔도르핀 수치가 낮으면 만성적인 통증으로 고통받게 된다. DLPA는 우리 몸이 정상적인 엔도르핀 수치를 되찾도록 도와주며, 약물을 사용하지 않는 자연적인 방법으로 통증을 줄여준다.

더 나아가 DLPA는 통증을 선택적으로 차단할 수 있다. 다시 말해 화상, 상처 등을 입었을 때 짧은 시간 격렬한 통증을 느끼게 함으로써 우리 몸을 보호하는 자연적 방어체계는 건드리지 않으면서 오랜 시간 지속되는 만성 통증은 효과적으로 줄여주게 된다.

DLPA의 진통 효과는 모르핀과 같은 아편 성분의 진통제와 같거나, 더 나을 때도 있다. 그러나 DLPA는 위험한 약물이나 일반적인 진통제와는 다음 면에서 다르다.

—— 중독되지 않는다.

—— 시간이 지날수록 진통 효과가 더욱 좋아진다(잘 참게 된다는 뜻이 아니다.).

—— 훌륭한 항우울제 역할을 한다.

—— 다른 약물을 따로 먹지 않아도 한 달까지 지속적인 진통 효과를 발휘한다.

—— 독성이 없다.

—— 더 좋은 결과를 얻기 위해 다른 투약과 치료를 병행해도 상호 역작용이 나타나지 않는다.

역할 경추염좌, 골관절염, 류마티스 관절염, 아래 허리 통증, 두통, 다리 및 근육 경련, 수술 후 통증, 신경통 등에 자연 진통제 역할을 한다.

보조제 DL-페닐알라닌 제제는 375mg 단위가 일반적이다. 통증을 느끼는 정도에 따라 복용량을 달리한다. 하루 6알 복용으로 시작하면 가장 좋다. 식사 15분 전에 2알씩 먹는다. 보통 사흘쯤 지나면 효과가 나타나기 시작한다. 그러나 3~4주씩 걸릴 때도 있다. 처음 3주 안에 효과를 보지 못하면 먹는 양을 두 배로 늘려서 2~3주 더 먹어본다. 그래도 효과가 없으면 먹기를 중단하라. DLPA의 진통 특성에 무반응하는 사람이 5~15%이다.

—— 임신부, 페닐케톤뇨증 환자는 절대로 먹지 말 것. 또한 DLPA는 혈압을 높이기 때문에 심장질환과 고혈압이 있는 사람은 먼저 의사와 상담하고 먹는 게 좋다. 그러나 보통 식후에 먹으면 별다른 지장은 없다.

맞춤조언 보통 DLPA를 먹으면 첫 주에 통증이 사라진다. 그러면 먹는 양을 최소한으로 필요한 정도까지 점차 줄인다. 복용량이 얼마가 되든 하루에 몇 차례로 나눠서 먹는 것이 좋다. 어떤 사람은 일주일만 먹어도 효과가 한 달간 이어진다. 그러나 보통은 계속해서 먹어야 할 것이다(엠피린이나 발륨 같은 일반적인 진통제가 듣지 않는 사람도 DLPA로 효과를 보는 일이 많다.).

74 포진을 치료하는 리신

필수 아미노산으로 우리 몸에 중요한 단백질을 만드는 데 핵심적인 역할을 한다. 신체의 성장과 조직의 재생은 물론, 항체, 호르몬, 효소 등을 만드는 데도 필요하다.

역할 헤르페스 감염(열병포진, 구순포진)의 발병 빈도를 낮추고 예방한다. 집중력을 높인다. 지방산을 적절하게 사용해서 에너지를 생산한다. 칼슘 흡수를 돕는다. 골다공증 예방 및 치료에 효과적이다. 불임과 관련한 일부 문제를 해결해준다.

최적식품 생선, 우유, 리마콩, 고기, 치즈, 효모, 달걀, 대두, 단백질이 풍부한 모든 식품

보조제 L-리신 제제는 500mg 단위 알약이 일반적이다. 보통 하루 1~2번, 식전 30분에 먹는다.

맞춤조언 쉽게 피로해지거나, 집중력 장애, 눈의 충혈, 메스꺼움, 어지럼증, 탈모, 빈혈 등의 증상이 자주 일어나면 리신 결핍일 수 있다. 노인이 되면 젊었을 때보다 더 많이 필요해진다. 특히 남성이 그렇다. 밀에 든 글리아딘, 옥수수에 든 제인 같은 일부 곡물 단백질에는 리신이 부족하다. 따라서 해당 곡물을 가공해 식품을 만들 때는 리신을 따로 첨가하는 편이 바람직하다(완전 단백질과 불완전 단백질에 관해서는 소제목68 참고).

열 살 미만의 아이에게 의사 처방 없이 리신 제제를 먹이지 말아야 한다(알레르기 반응으로 부작용이 생길 수 있다.). 포진이 생겼을 때는 매일 3~6g의 리신 제제에 더해 리신이 풍부한 식품을 많이 먹어라. 열병포진, 구순포진을 예방하려면 매일 500~1,000mg의 리신 제제를 식간에 먹는다.

75 남성 불임을 치료하는 아르지닌

아르지닌은 뇌하수체가 정상으로 기능하는 데 핵심 역할을 하는 아미노산이다. 오르니틴과 페닐알라닌을 비롯한 다른 신경화학물질과 함께 뇌하수체가 성장호르몬을 합성하고 분비하는 데 필요하다(소제목77 참고). 대체의학에서 아르지닌은 발기부전 문제로 고생하는 남성을 위한 자연 치료제로 자주 사용되어왔다. 음경으로 유입되는 피의 양을 증가시켜 발기 시간을 늘려주고 남근을 단단하게 한다. 그러나 안타깝게도 효과가 모두에게 똑같이 나타나진 않으며, 오래 지속되지도 않는다. 따라서 침대에서 최고의 성적 능력을 발휘하려면 성행위 약 45분 전에 먹어야 한다. 또한 아르지닌은 남성의 불임을 치료하는 데 도움이 되며, 정자 숫자도 늘려준다(정액은 이 단백질 구성 성분을 무려 80%나 포함한다.).

아르지닌은 흉선(胸線)을 자극함으로써 면역 기능을 강화한다. 흉선에는 질병과 싸우는 T세포가 활동에 들어가기 전까지 저장된다. 연구에 따르면 아르지닌은 직접적으로 T세포 숫자를 늘릴 수도 있다고 한다. 심지어는 암세포를 죽이는 자연살상세포의 생성을 촉발하기도 한다.

역할 성장호르몬 분비를 촉진한다(소제목77 참고). 정자의 숫자를 늘리며 남성의 성적 능력을 향상한다. 면역 반응을 좋게 하며 상처 치료를 돕는다. 축적된 체지방을 대사하고 근육조직을 강화한다. 신체적, 정신적 기민성을 높인다. 나쁜 LDL콜레스테롤 수치를 낮춘다.

최적식품 견과류, 팝콘, 캐러브(carob) 열매, 젤라틴 디저트, 초콜릿, 현미, 오트밀, 건포도, 해바라기 씨앗, 참깨, 통밀빵, 고기, 단백질이 풍부한 모든 식품

보조제 L-아르지닌은 정제와 분말로 판매되는데, 단백질이 없는 주

스나 물과 함께 공복에 먹는다. 시간지연 제제로 1,500mg씩 하루 두 번 먹으면 좋다. 면역력을 강화하고 육체적, 정신적 기민성을 높이려면 침대에 들기 직전 2g(2,000mg) 복용한다. 근육 강화가 목적이면 강도 높은 운동을 시작하기 1시간 전에 2g 복용한다. 성적인 능력을 높이려고 한다면 3~6g을 성행위 45분 전에 먹는다.

—— 자라나는 아이에게 아르지닌을 먹이면 거인증을 유발할 수 있다. 정신분열증 환자, 포진 환자, ACE억제제(고혈압 치료제)를 먹고 있는 사람도 아르지닌 제제, 혹은 아르지닌이 풍부한 식품을 먹지 말아야 한다. 아르지닌이 일시적으로 혈관을 확장하며 고혈압 치료제의 약효에 좋지 않은 영향을 미친다. 또한 니트로글리세린, 이소소르비드 모노니트레이트, 이소소르비드 디니트레이트, 아밀 니트레이트 등과 같은 질산염 성분의 약물 효과에 지장을 준다. 그리고 아르지닌을 하루에 20~30g 넘게 섭취하지 말 것(관절이 비대해지고 뼈가 뒤틀릴 수 있다.).

맞춤조언 성인은 아르지닌 제제를 따로 챙겨 먹어야 한다. 서른을 넘기면 뇌하수체가 아르지닌 분비를 거의 중단하기 때문이다. 몇 주간 극단적으로 많은 양을 먹으면 피부가 두꺼워지고 거칠어지는 부작용이 생기지만, 먹는 양을 줄이면 다시 정상으로 되돌아간다. 육체의 상처를 치료해야 한다면 섭취량을 늘린다.

아르지닌과 리신은 세포에 흡수되는 과정이 같다. 따라서 둘 중 하나를 너무 많이 먹으면 다른 하나의 체내 농도가 낮아진다. 해당 영양제를 적절히 복용해서 해결한다. L-아르지닌을 L-오르니틴과 함께 먹으면 체중이 줄 수 있다(소제목78 참고).

76 심장 기능을 강화하는 타우린

필수 아미노산은 아니지만 다른 아미노산을 구성하는 성분이다. 체내에서 합성할 수 있다. 심장 조직, 골격 근육, 중추신경계 등에 풍부하다.

지방을 소화하고, 지용성 비타민을 흡수하며, 혈청 콜레스테롤 수치를 조절한다. 두뇌를 보호하는 효과도 있다.

역할 심장 기능을 강화한다. 시력 감퇴를 막아주고 황반변성을 예방한다. 간질과 불안증을 치료한다.

최적식품 달걀, 생선, 고기, 우유

보조제 보통 500mg 단위 알약으로 판매된다. 500mg 캡슐을 하루 최대 3알까지, 식전 30분에 단백질 성분이 없는 주스나 물과 함께 먹는다.

맞춤조언 타우린은 식물성 단백질에는 들어 있지 않다. 그러나 비타민B_6만 충분하면 몸에서 효과적으로 합성해낼 수 있다. 알코올을 지나치게 섭취하면 우리 몸은 타우린을 적절히 쓸 수 있는 능력을 잃게 된다. 당뇨병 환자는 더 많이 섭취해야 하는데, 타우린을 시스틴과 함께 먹으면 인슐린 필요량이 줄어든다.

77 성장호르몬을 만드는 성장호르몬 유도물질

성장호르몬(GH) 유도물질이란 우리 몸의 성장호르몬 생성을 촉진하는 영양소를 일컫는 말이다. 성장호르몬은 뇌하수체에 저장되어 있다가 잠을 자거나 운동을 하면, 혹은 제한적 식품 섭취를 하면 분비된다.

역할 지방을 태워 에너지와 근육을 만든다. 질병에 대한 저항력을 키워준다. 상처를 빨리 아물게 한다. 생체조직 재생을 돕는다. 연결조직을 강화해 건강한 힘줄과 인대를 만든다. 근육 성장에 필요한 단백질 합성 능력을 높인다. 혈액과 소변의 요소(尿素) 수치를 낮춘다.

아미노산인 오르니틴, 아르지닌, 트립토판, 글루타민, 글리신, 티로신 등은 모두 중요한 성장호르몬 유도물질이다. 이것들은 비타민B_6, 니아신아미드, 아연, 칼슘, 마그네슘, 칼륨, 비타민C 등과 함께 할 때 상승효과를 일으켜 더 효과적으로 작용하며, 야간에 성장호르몬을 방출한다. 잠이 들고 약 90분 후에 가장 왕성하게 분비된다.

우리가 나이를 먹어감에 따라 자연적으로 분비되는 성장호르몬의 양은 줄어든다. 그러다가 50세를 전후해 성장호르몬 생성은 사실상 완전히 멈춰버린다. 그러나 아미노산과 비타민을 적절히 섭취하면 성장호르몬 생성과 분비를 젊은 시절 수준으로 되돌릴 수 있다.

78 다이나믹 듀오 아미노산: 오르니틴과 아르지닌

인체의 성장호르몬 분비에 관계하는 아미노산인 오르니틴과 아르지닌은 역동적인 짝으로서, 오늘날 특히 관심의 초점이 되고 있다. 주된 이유는 자는 동안 성장호르몬이 분비되면 몸매를 날씬하고 보기 좋게 가꿔주기 때문이다. 일부 호르몬은 지방이 신체에 저장되도록 작용한다. 그러나 성장호르몬은 지방을 대사시켜 몸을 더 날씬하게 할 뿐만 아니라, 더욱 많은 에너지를 만들어낸다.

오르니틴은 인슐린 분비를 촉진하며 인슐린이 근육을 강화하는 동화호르몬(anabolic hormone)으로서 역할 하게 하므로, 보디빌더들 사이에서도 인기가 높다. 오르니틴을 충분히 섭취하면 아르지닌 수치도 함께 올라간다(아르지닌은 오르니틴으로 만들어지며, 다시 오르니틴은 아르지닌에서 분비되는 지속적인 순환 과정을 보여준다.).

이 두 아미노산은 특성과 주의사항이 거의 동일할 정도로 서로 가깝게 연관되어 있다(아르지닌에 관한 내용은 소제목75 참고). 오르니틴 제제를 복용하는 시간과 방법 역시 아르지닌 제제의 경우와 같다(공복에 단백질이 없는 주스나 물과 함께 먹을 것).

79 기타 아미노산들의 놀라운 효능

□ 글루타민과 글루탐산

글루탐산은 주로 '두뇌 연료' 역할을 한다. 두뇌 기능을 억제하는 불필요한 암모니아를 뽑아내서 이를 완충 글루타민으로 변환한다. 글루타민은 글루탐산 수치를 현저하게 높인다. 따라서 글루타민을 충분히 섭취하지 못하면 두뇌에 글루탐산도 부족해진다. 또한 글루타민은 우리 몸의 주요 산화방지물질인 글루타티온을 구성한다. 글루타티온은 모든 세포에 포함되어 있는데, 글루타민이 결핍되면 글루타티온도 부족해질 수 있다. 그리고 글루타민은 신체의 성장호르몬 수치를 높인다.

이 밖에도 글루타민은 다음 작용을 한다. ▲머리를 좋게 한다(심지어 지적 장애가 있는 아동의 IQ도 높인다.). ▲알코올 의존증 극복에 도움이 된다. ▲궤양의 치료 기간을 줄여준다. ▲피로를 덜어준다. ▲우울증을 완화한다. ▲발기부전 치료를 돕는다. ▲ 화상 환자의 회복을 돕는다. ▲만성질환 환자의 근손실을 예방한다. ▲정신분열증과 치매의 치료에 효과가 있다. ▲골수를 이식한 암 환자의 회복을 돕고, 퇴원을 빠르게 해주며, 감염 위험을 줄인다. ▲건강한 사람이 운동하면 근육량을 늘려준다.

천연 글루타민인 L-글루타민은 주로 500mg 단위 알약으로 판매된다. 이것을 하루 세 번 식전 30분 또는 식사 2시간 후에 먹는다(처음 몇 주

동안은 500~1,000mg 정도로 시작해서 한 달쯤 뒤에 1,500mg으로 양을 늘린다.).

—— 글루타민과 글루탐산은 화학조미료인 글루탐산모노나트륨(MSG)과 다르다. 그러나 MSG에 민감한 사람은 이 두 아미노산에도 알레르기 반응을 보일 수 있다. 따라서 복용 전 의사와 상담한다.

□ 아스파르트산

아스파르트산은 우리 몸에 유해한 암모니아를 제거한다(암모니아는 인체의 순환계로 들어가면 독성이 강한 물질이 된다.). 그럼으로써 중추신경계를 보호하는 역할도 자연히 한다. 최근의 연구에 따르면 아스파르트산은 피로에 대한 저항력을 길러준다고 한다. 운동선수들이 먹으면 체력과 지구력이 크게 향상된다.

천연 아스파르트산인 L-아스파르트산은 주로 250mg과 500mg 단위 정제로 판매된다. 500mg 정제를 하루에 1~3번 먹는 것이 일반적인 복용량이다. 단백질이 들어 있지 않은 주스나 물과 함께 삼킨다.

□ 시스틴과 시스테인

유황이 들어 있는 아미노산으로, 중요한 노화방지 영양소인 시스테인의 안정된 형태가 바로 시스틴이다. 몸은 필요에 따라 하나를 다른 하나의 형태로 바꿀 수 있으며, 신진대사 과정에서 이 두 개 형태는 하나의 아미노산으로 간주된다. 시스틴은 신진대사 과정에서 황산을 만들어 내는데, 이것은 다른 성분과 함께 작용해 체내의 독성을 없앤다.

유황에 들어 있는 아미노산, 특히 시스틴과 메티오닌은 구리 중독을 효과적으로 막아주는 성분임이 밝혀졌다(신체에 구리가 과도하게 축적되면 윌슨병에 걸린다.). 또 시스틴과 시스테인은 흡연과 음주로 인해 생기는 파괴적인 유리기로부터는 물론, 다른 해로운 금속으로부터도 몸을 보호해준다. 최근의 연구에 따르면 시스테인을 치료 용량으로 먹으면 엑스선과 핵방사선으로부터 상당한 수준까지 몸을 보호한다고 한다. 흡연과 음주를 심하게 하는 사람은 매일 시스테인 제제(L-시스테인)를 비타민C(시스테인의 세 배 분량)와 함께 먹는다(꼭 빈속에 먹지 않아도 됨.).

—— 당뇨병이 있는 사람은 시스테인, 시스틴을 비타민C, 비타민B_1과 함께 다량 섭취하지 말 것. 이들 영양소는 함께 먹으면 인슐린의 작용을 방해한다.

□ 카르니틴

수명을 연장하는 효과가 강력한 필수 아미노산이다. 리신(소제목74 참고)과 메티오닌(아래 항목 참고)이 결합해 합성된 것이다. 심장과 골격 세포에 에너지를 공급하는 것이 주요 역할. 심장질환 치료를 돕고, 협심증 발작 위험을 낮추며, 저혈당증을 조절한다. 당뇨병, 간질환, 신장 질환을 앓는 환자에게도 유용하다. 알츠하이머병의 진행을 늦추는 효과도 있다.

몸에 저장된 체지방을 에너지로 전환할 때 중요한 기능을 한다. 그래서 운동선수들이 먹으면 격렬한 운동을 더욱 오랫동안 할 수 있다. 정액 내 카르니틴 성분이 정자 수 및 정자의 운동 능력과 직접적으로 관련되어 있고, 초기 연구에서 이 두 측면이 모두 개선된 것으로 볼 때 카르니틴은 남성 불임 치료에도 효과적일 것으로 추측된다.

임신부는 빠르면 12주차부터 카르니틴 수치가 줄어들 가능성이 있는데, 철분 결핍이 원인인 경우가 많다. 따라서 임신성 당뇨병을 예방하려면 저용량 카르니틴 제제를 먹어야 할 수도 있다(어떤 영양제든 먹기 전에 꼭 의사와 상담할 것).

L-카르니틴은 고기, 생선, 가금류, 유제품에 풍부하다. 1일 권장섭취량은 정해지지 않았지만, 평균적인 미국인은 하루 100~300mg 섭취한다. 영양제로는 500mg짜리 캡슐을 하루 2알씩 먹으라고 권한다. 드물긴 해도, 하루에 1,000mg 이상 섭취하면 몸에서 생선 비린내가 날 수도 있다. 장내 세균이 카르니틴을 분해하면서 생기는 악취로, 먹는 양을 줄이면 냄새도 사라진다.

—— 카르니틴은 L-카르니틴과 D-카르니틴 두 종류가 있다. D-카르니틴은 독성 가능성이 있다는 연구가 있으므로 L-카르니틴만 든 제품을 구입하라. 심장질환 환자는 의사 지시 없이 카르니틴은 물론, 다른 어떤 영양제도 먹지 말라. 장기간 항생제를 먹으면 카르니틴 결핍이 일어날 수 있다.

□ 메티오닌

지방 분해를 돕는 필수 아미노산인 메티오닌은 강력한 산화방지물질이다. 시스틴과 마찬가지로 유황이 포함된 아미노산이다. 파괴적인 유리기와 독성물질로부터 몸을 보호한다. 두뇌에 잘못된 메시지를 전달할 수 있는 히스타민의 혈중 농도를 낮춤으로써 정신분열증 치료에 도움을 준다. 콜린, 엽산과 결합해 특정 종양을 막아주는 것으로 밝혀졌다. 에스트로젠 분비를 촉진하므로 피임약을 먹는 여성에게도 도움이 된다.

메티오닌이 결핍되면 오줌을 통한 노폐물 배설 과정에 이상이 발생하며, 그 결과 조직 안에 고인 체액이 부어올라 부종(浮腫)이 생긴다. 병균에도 쉽게 감염된다. 메티오닌 결핍에 관한 동물 실험에서는 콜레스테롤 축적, 죽상 동맥경화증, 탈모 등의 증상도 나타났다.

메티오닌은 체내에서 합성할 수 없다. 따라서 음식물과 영양제를 통해 섭취해야 한다. 콩, 생선, 달걀, 마늘, 대두, 고기, 양파, 씨앗, 요구르트 등에 많다.

□ 글리신

글리신은 가장 간단한 형태의 아미노산이지만 몸에 상당히 이롭다. 뇌하수체 기능장애 치료에 도움이 된다. 근육 기능에 필수적인 크레아틴을 구성하는 성분이므로 진행성 무력증 치료에도 효과적이다. 흥미로운 사실은 글리신을 너무 많이 먹으면 피로감이 생길 수 있으나, 적정량을 섭취하면 몸에 활력을 준다는 것이다.

글리신은 중추신경계가 적절히 기능하는 데 필수적인 성분으로, 조울증과 과잉행동장애의 치료에 사용되어왔으며 간질발작을 예방한다. 현재 많은 의사들은 글리신을 저혈당증 치료에 사용하고 있다(글리신은 글리코젠을 유동시키는 글루카곤의 분비를 촉진한다. 이때 글리코젠은 포도당의 형태로 혈액에 분비된다.).

글리신은 위산과다를 치료하는 데도 효과적이어서 많은 제산제에 들어간다. 그리고 혈중 산도(pH)가 낮아지는 병인 산혈증의 치료에도 사용된다. 특히 류신의 불균형으로 인한 산혈증에 효과가 있다. 류신의 균형이 맞지 않으면 몸 냄새와 입 냄새가 고약해진다(과거에는 류신의 섭취를 제한하는 방법으로만 치료했다.).

□ 티로신

필수 아미노산은 아니지만, 중요한 신경전달물질이며 두뇌의 활동을 촉진하고 조정하는 데 핵심적인 역할을 한다. 예를 들어 페닐알라닌은 기분을 고양시키고 식욕을 떨어뜨리는 등의 작용(소제목72 참고)을 하는데, 그러려면 먼저 티로신으로 변환되어야 한다. 특정 효소가 결핍되어, 혹은 몸의 다른 부분에서 페닐알라닌을 다량으로 소비해서 이러한 변화가 일어나지 않으면 두뇌는 노르에피네프린을 충분히 만들어낼 수 없고, 따라서 우울증이 생기게 된다.

티로신은 부신, 갑상선, 뇌하수체 등이 건강하게 기능을 하도록 돕는다. 성장호르몬 분비를 촉진하며, 식욕을 억누르는 노르에피네프린을 생산한다. 임상 연구 결과 티로신 제제가 약물저항성 우울증과 불안증을 통제하게 도우며, 암페타민(기분 개선이나 다이어트 용도로 먹는 약물)을 먹는 환자에게 티로신 제제를 주면 암페타민 복용량을 불과 몇 주 만에 최소한의 수준으로 떨어뜨릴 수 있다는 사실도 밝혀졌다.

티로신은 코카인 중독자의 갱생을 돕는 데도 쓰인다. 코카인 금단현상에 따른 피로, 우울증, 극도의 초조감 등을 줄여준다. 이러한 효과를 제대로 보려면 티로신 제제를 오렌지 주스에 녹여서 비타민C, 비타민B_1, B_2, 니아신, 그리고 몸이 티로신을 사용할 수 있게 해주는 티로신 수산화효소와 함께 복용해야 한다.

L-티로신 제제는 꼭 탄수화물이 풍부한 식사를 하면서, 혹은 잘 시간에 먹어야 한다. 그래야만 몸에 흡수되려고 다른 아미노산과 경쟁하지 않는다. 티로신이 풍부한 식품은 유제품, 바나나, 아보카도, 리마콩, 아몬드, 호박씨, 참깨 등이다.

[영양소에 관한 깜짝 놀랄 진실]

- ✓ 인체는 다른 영양소와는 달리 단백질을 저장해서 나중에 쓸 수 없다. 따라서 음식이나 영양제로 매일 단백질을 섭취해야 한다.
- ✓ 하루에 양파를 반쪽씩 먹으면 위암 발병률을 낮춘다.
- ✓ 아르지닌 제제는 발기가 잘되게 하고 정자 수도 늘린다.
- ✓ 카르니틴은 알츠하이머병의 진행을 늦춘다.

[질문과 답변]

저는 오로지 채식만 하고 있습니다. 그런데 단백질을 충분히 섭취하고 있는지 의심스러워요. 고기와 우유를 먹지 않고도 모든 단백질을 완벽하게 섭취할 수 있는 식품이 있나요?

그런 식품이 있습니다. 게다가 맛도 좋지요. 퀴노아라는 안데스산맥 원산의 '슈퍼 곡물'입니다. 맛도, 모양도, 조리법도 일반적인 곡물하고 같습니다. 그러나 엄밀하게 말하면 곡식이 아니라 허브의 마른 열매입니다. 남아메리카 원주민은 수 세기 전부터 퀴노아를 즐겨 먹어왔습니다. 잉카인들은 이를 높이 평가해 '어머니의 곡식'이라고 불렀지요.

8가지 필수 아미노산이 풍부하게 함유되었다는 점에서 정말 놀랍고도 특별한 식품입니다. 이른바 '완벽한 단백질'을 이루고 있지요. 더욱 좋은 점은 열량과 지방은 적으면서 섬유질은 풍부하다는 사실입니다. 1컵 분량, 즉 한 끼 먹을 분량의 퀴노아는 129kcal에 지방 2g,

섬유질 4.6g을 담고 있습니다. 칼륨, 철분, 아연, 비타민B도 풍부하답니다.

맛은 부드럽습니다. 약 10~15분 조리하면 됩니다. 올리브오일을 끼얹어서 허브와 함께 내면 좋습니다. 참깨와 해바라기 씨앗을 고명으로 올리거나 간장을 곁들여도 그만이죠. 참기름에 볶은 채소를 얹는 것도 좋은 생각입니다. 다양한 요리법을 창조적으로 개발해보세요. 맛도 좋고 건강에도 좋은 식품입니다.

저는 경련이 자주 일어납니다. 1년 전쯤에 의사가 처방해준 페니토인 성분의 약을 지금까지 먹고 있습니다. 그런데 최근에 한 친구가 타우린에 관해 이야기해주면서 비필수 아미노산으로 천연 성분이고, 경련에 효과가 있다고 하더군요. 말 그대로 '필수적이지 않은' 아미노산 같은데 먹어야 할까요? 정확하게 어떤 작용을 하나요?

먼저 중대한 오해를 바로잡는 것으로 설명을 시작하죠. 아미노산에서 비(非)필수라는 말은 '필수적이지 않다'라는 의미가 아닙니다. 모든 아미노산은 필수입니다. 그렇다면 왜 일부 아미노산에만 '필수'라는 말을 붙였을까요?

우리 몸은 적절한 단백질을 합성하기에 충분한 양만큼 아미노산을 만들어내지 못합니다. 따라서 '필수적으로' 외부에서 공급해줘야 한다는 뜻입니다. 식품과 영양제를 통해 필수 아미노산을 제대로 섭취하지 않으면, 그래서 단 하나의 필수 아미노산이 모자라도 다른 아미노산이 같은 비율로 감소하게 됩니다.

경련 방지 약품 대신 타우린을 복용하면 어떻겠냐는 질문에 대해서는, 이 문제에 대한 결정은 오직 해당 환자를 진찰한 의사만이 내릴 수 있습니다. 그럼에도 말하자면, 타우린의 경련 방지 효과는 아주 탁월한 것으로 밝혀졌습니다. 그러나 글루탐산과 아스파르트산을 함께 먹어야 합니다.

운동이 성장호르몬 분비를 촉진한다는 사실을 알았습니다. 저는 매일 최소 20분 동안 춤을 추는 운동을 합니다. 성장호르몬제를 따로 먹지 않아도 되겠지요?

어쩌면 반대로 먹어야 할지도 모릅니다. 강도 높은 근력 운동을 할 때만 성장호르몬이 현저하게 분비됩니다. 아령, 역기를 드는 운동은 단시간으로도 되지만, 다른 운동은 오래 계속해도 성장호르몬은 거의 분비되지 않습니다. 사실 땀을 흘리면 성장호르몬 분비를 촉진하는 아미노산도 함께 잃게 되기 때문에 아미노산을 더 많이 섭취해야 하지요.

노화를 방지하는 아미노산도 있습니까?

L-글루타티온(GSH)의 별명은 '삼위일체 노화방지 아미노산'이랍니다. L-시스테인, L-글루탐산, 글리신 이렇게 3개의 아미노산이 합성되어 만들어진 트리펩티드입니다. 산화방지물질 역할을 하며, 노화를 촉진하는 유리기를 없애줍니다. 항암물질이기도 하고요. 두뇌에 산소 공급도 늘려 줍니다. 알레르기, 백내장, 당뇨병, 저혈당증, 관절염 등의 치료를 돕습니다. 화학요법과 엑스선 치료과정에서 발생하는 다량의 방사능으로부터 몸을 보호해줍니다. 흡연과 음주의 유해한 효과도 덜어주지요. 글루타티온은 과일과 채소에 많습니다. 그러나 조리 과정에서 많이 파괴되므로 50mg 제제를 하루에 1~2번

먹으라고 권장합니다(글루타티온 수치가 들쭉날쭉하면 산화[노화] 피해에 취약할 수 있습니다. 그걸 막으려면 매일 먹어야 합니다.).

암, AIDS 같은 질병을 예방할 수 있도록 면역체계를 획기적으로 강화하는 방법은 없을까요?

많이 있습니다. 소제목405를 참고하세요. 그렇다면 면역체계를 강화하는 아미노산도 있을까요? 물론입니다. 특히 성장호르몬 유도물질을 엄지손가락으로 꼽습니다.

면역체계란 준비된 백혈구 군대라고 할 수 있습니다. 백혈구는 T세포라고도 합니다. 갑상선은 이 T세포에게 언제, 어디서, 어떤 대상을 공격해야 하는지를 지시합니다. 또한 보조역할을 하는 B세포가 적절한 항체를 만들어 항원을 파괴할 수 있도록 T세포를 통해 명령합니다. 나이를 먹으면 우리 몸의 면역체계는 무너지기 시작합니다. 갑상선의 힘이 약해지고 크기도 줄어들기 때문이지요. 그러면 몸의 방어기능만 저하되느냐 하면, 그게 아닙니다. 착오를 일으킨 백혈구가 아군을 적으로 간주해 공격하는 일도 종종 일어납니다. 이를 가리켜 자가면역 장애라고 합니다. 다양한 경화 증상, 중증의 근육무력증, 관절염 등이 이로 인해 생길 수 있지요.

최근의 연구 결과에 따르면 자가면역 장애가 생기는 주된 이유는 성장호르몬 수치가 감소하기 때문이라고 합니다. 뇌하수체에서 만들어지는 성장호르몬은 갑상선이 제 기능을 하는 데 필요하며, 면역계에도 중요한 성분입니다. 노화(산화)방지물질, 비타민C, 알파카로틴, 베타카로틴, 루테인, 리코펜, 셀레늄, 포도씨 추출물, 녹차 추출물, 알파리포산, 콩 이소플라보노이드(제니스테인과 다이드제인), 아연, 파파인 등의 같은 효소는 퇴행성 증후군을 되돌리는 데 탁월한 효과를 발휘합니다.

저는 프로 보디빌더입니다. 스테로이드를 대신할 수 있는 합법적이고 자연적인 영양 성분이 있는지 알고 싶습니다.

예, 분지아미노산(BCAA)이 있습니다. 류신, 발린, 이소류신으로 구성된 자연적인 근육 강화 성분입니다. 단백질 사용을 조절하고, 근육의 단백질 신진대사에 특별한 역할을 합니다. 다른 아미노산은 간에서 분해되지만, 분지아미노산은 말초 근육에서 산화됩니다. 사실 근육의 주요 칼로리 공급원입니다.

강도 높은 운동을 하면 질소가 빠르게 분비되면서 근육의 단백질 합성을 줄이는데 분지아미노산이 이것을 막아줍니다. 아령, 역기를 드는 것과 같이 정력적인 운동을 하면 근육은 스트레스를 받아 허물어집니다. 전문용어로 '분해 대사'라는 거지요. 이때 분지아미노산이 이를 억제할 뿐만 아니라, 분해 과정을 거꾸로 되돌려줍니다. 말하자면 근육을 만드는 동화작용을 하는 거지요. 영양제는 운동하기 30분 전에 드십시오.

다음은 운동을 돕는 분지아미노산에 관한 설명입니다.

- 식욕을 억제한다. 그러나 기본 단백질의 체내 저장을 돕는다.
- 몸무게의 절반은 근육이며, 근육의 15~20%는 분지아미노산으로 이루어져 있다.
- 분지아미노산을 섭취하면 1시간 내로 근육에 50%가 공급된다. 2시간이 지나면 100%가 된다.
- 균형 잡힌 인슐린 분비를 돕는 글리코젠을 생성한다.

- 근육과 몸무게 변화에 직접 영향을 미친다. 순근육 비율을 높인다.

N-아세틸시스테인(NAC)에 관해서 들었습니다. 어떤 기능이 있나요? 먹을 만한 아미노산입니까?

물론이죠. N-아세틸시스테인은 글루타티온의 전구물질인 아미노산입니다. 전구물질이란 활성화되기 이전의 상태를 말합니다. N-아세틸시스테인은 우리 몸에 가장 풍부한 산화방지물질입니다. 연구에 따르면 기관지염, 기관지 천식, 기종(氣腫), 만성 부비강염 등 호흡기 질환을 막아준다고 합니다. 심지어 담배 연기 안의 발암물질이 폐를 손상하는 걸 막아주기도 합니다. 중증 내이염 환자를 치료하는 효능도 탁월합니다. 아령, 역기를 드는 등의 심한 운동을 한 다음에 먹으면 근육 피로가 빨리 풀립니다. 식사와 함께 500mg 단위의 캡슐을 하루에 1~3알 드세요.

—— 소화궤양이 있거나 소화 장애 유발 약품을 먹고 있다면 N-아세틸시스테인을 먹지 마십시오.

Chapter 06

좋은 지방, 나쁜 지방
구별하기

80 향지방성 성분은 무엇인가?

메티오닌, 콜린, 이노시톨, 베타인 등은 모두 향지방성 성분이다. 간에 지방이 과도하고 비정상적으로 축적되는 것을 막아준다는 뜻이다. 이런 주요 기능 외에 향지방성 성분은 간의 레시틴 생산을 돕는다. 레시틴은 혈관 내 콜레스테롤 용해도를 높여주고, 간을 해독하며, 흉선이 정상 기능을 하도록 해서 질병 저항력을 높인다.

모든 사람에게 향지방성 성분은 필요하다. 단지 정도의 차이만 있을 뿐이다. 단백질을 많이 섭취하면 향지방성 성분도 더 많이 필요해진다. 예를 들어 메티오닌과 콜린은 단백질 대사 과정의 부산물인 아민을 해독하는 데 필수적이다. 하지만 대부분 사람은 지방을 너무 많이 섭취한다. 현재 평균적인 미국인은 전체 칼로리의 약 36~42%를 지방으로 섭취한다. 게다가 상당 부분이 포화지방이기에 향지방성 성분은 더욱 필수불가결하다. 향지방성 성분은 간에서 레시틴이 만들어지도록 돕는데, 그럼으로써 콜레스테롤이 혈관에 위험하게 침착되는 것을 막고, 심장발작 가능성을 줄이며, 담석 형성 역시 억제하는 셈이다.

향지방성 성분은 면역력 유지를 위해서도 필요하다. 이것은 흉선을 도와 항체 생산은 물론, 백혈구와 같은 식세포의 성장과 활동을 촉진한다. 식세포는 우리 몸에 침입한 바이러스와 병원균을 둘러싸서 죽이며, 이질적이거나 비정상적인 조직을 파괴한다.

81 좋은 콜레스테롤, 나쁜 콜레스테롤

세상 만물이 그렇듯이 지방에도 좋은 점과 나쁜 점이 있다. 제일 흔한 오해는, 지방은 무조건 몸에 해롭다는 것이다. 특히 콜레스테롤은 조금만 먹어도 큰일 나는 듯 호들갑 떤다. 또 대부분 사람은 콜레스테롤은 동맥경화와 심장발작을 비롯한 많은 병의 원인이라고 알고 있다. 하지만 콜레스테롤이 건강에 필수적이라는 사실을 아는 이는 드물다.

우리 몸에 있는 콜레스테롤의 최소 3분의 2는 간과 창자에서 만들어진다. 또 두뇌, 부신, 신경섬유말이집 등에서도 콜레스테롤이 발견된다. 콜레스테롤은 다음과 같은 좋은 작용을 한다.

- 피부의 콜레스테롤은 태양의 자외선을 받으면 우리 몸에 필수적인 비타민D로 바뀐다.
- 콜레스테롤은 탄수화물 대사를 돕는다(탄수화물을 많이 섭취할수록 더 많은 콜레스테롤이 만들어진다.).

- 콜레스테롤은 코르티손과 같이 생명에 필수적인 부신 스테로이드 호르몬을 공급하는 주요 성분이다.
- 콜레스테롤은 세포막을 구성하는 성분이며, 남성과 여성의 성호르몬 생성에도 필요하다.

'좋은 콜레스테롤'이 되느냐 '나쁜 콜레스테롤'이 되느냐는 순전히 어느 단백질과 묶여지는가에 따라 판가름난다. 리포단백질은 혈액에서 콜레스테롤을 운반하는 성분이다.

저밀도 리포단백질(LDL) 혈중 콜레스테롤의 약 65%를 운반한다. 다른 성분들과 함께 작용하여 동맥에 콜레스테롤을 축적해 혈관을 막는다(참고: 하루에 피스타치오를 28g 정도 먹으면 LDL 수치를 상당히 낮출 수 있다.).

초저밀도 리포단백질(VLDL) 혈중 콜레스테롤의 약 15%를 운반한다. 간이 LDL을 만드는 데 필요한 성분이다. VLDL이 많을수록 간은 더욱 많은 LDL을 내보내고, 따라서 심장질환이 생길 수 있다.

고밀도 리포단백질(HDL) 혈중 콜레스테롤의 약 20%를 운반하는데 동맥을 막지 않는다. 혈관에 축적된 콜레스테롤을 용해하는 레시틴이 주요 성분이다(최근의 연구에 따르면, 엉덩이가 크고 허리가 가는 사람들은 뚱뚱한 사람들보다 HDL의 수치가 높다고 한다. 이것으로 여성이 남성보다 평균 8년을 더 사는 이유를 설명할 수도 있겠다.).

정리 HDL 수치가 높을수록 심장질환의 위험은 줄어든다.

다음 사실도 짚고 넘어가야 한다. 오늘날 미국인의 달걀 소비량은 1945년 수준의 절반에 불과하다. 그러나 심장질환의 발병 빈도는 이에 비례해서 내려가지 않았다. 미국심장협회는 달걀을 위험한 식품으로 간주하고 있지만, 달걀을 먹지 않는 것도 마찬가지로 위험하다. 달걀은 타의 추종을 불허하는 '완벽한 단백질 식품'이다. 지방을 동화하는 레시틴도 들어 있다. 가장 중요한 것은 달걀이 HDL 수치를 높인다는 사실이다.

82 적절한 콜레스테롤 수치는?

자신의 콜레스테롤 수치에 관해 이야기하는 사람이 많다. 주로 혈액 속의 콜레스테롤(혈청 콜레스테롤)의 전체 수치를 기준으로 삼는다. 데시리터당 밀리그램 단위로 계량한다. 보편적으로 받아들여지는 기준은 200mg/dL를 넘지 않아야 한다는 것이다.

좋은 콜레스테롤인 HDL과 나쁜 콜레스테롤인 LDL의 비율은 전체 수치에 대한 HDL의 비율만큼이나 중요하다. HDL이 많을수록 동맥은 덜 막힌다. 혈중 콜레스테롤 검사를 받으면 중성지방 수치도 알 수 있다. 중성지방은 콜레스테롤과는 다르지만, 관계가 있다. 콜레스테롤 수치가 낮아도 중성지방 수치는 높을 수 있다. 반대의 경우도 마찬가지이다. 그러나 중성지방 수치를 낮추면 콜레스테롤 수치도 낮아지는 것으로 보인다.

지방의 섭취는 전체 소모 열량의 30%를 넘지 않게 주의해야 한다. 20% 수준으로 맞추면 더욱 좋다. 포화지방이 10%를 넘으면 절대로 안 된다. 콜레스테롤 수치를 낮추려는 사람은 꼭 명심해야 한다. 포화지방은 대부분의 동물성 식품에 들어 있다. 그러나 코코넛과 야자 기름, 경화된 식물성 기름 등 일부 예외가 있다. 모든 동물성 지방에는 콜레스테롤이 함유되어 있다. 포화지방은 상온에서 굳는다. 불포화지방은 식물성 식품에 들어 있는데, 상온에서 굳지 않는다. 단일불포화지방과 고도불포화지방으로 나뉜다. 채소와 과일에는 콜레스테롤이 없다.

—— 콜레스테롤이 없는 식품이라고 해서 지방까지 없다는 소리는 아니다. 예를 들어 아보카도에는 콜레스테롤이 없지만 지방은 가득하다.

—— 주의해야 할 표기법: '저지방'이라고 쓰여 있다고 해서 1회 제공량에 든 지방 함량이 3g 미만이라는 말은 아니다. 식품에서 지방을 빼면 다른 것으로 대체해야 원래 맛이 유지된다는 사실을 명심하자. 이때 '대체물'은 주로 설탕이나 정제 녹말이다. 다이어트를 하는 사람은 다음 사실을 기억하라. "지방 함량이 적은 식품이라고 해서 열량도 낮다는 말은 아니다."

83 정말로 주의할 대상, 트랜스지방산

소비자들 사이에서 '포화지방이 들어간 식품은 건강에 나쁘다'라는 인식이 퍼지자 식품제조업체들은 발 빠르게 포화지방을 전이지방 즉 트랜스지방으로 대체하기 시작했다. 전이지방산이란 수소를 첨가한 불포화 기름으로, 이것을 이용하면 빵, 과자를 굽거나 마가린을 만들 때 적절하게 걸쭉해진다. 또 전이지방은 가공식품의 유통기한을 늘려준다. 과거에는 식품을 더욱 안전하게 만들어준다고 생각했다.

현행법상 전이지방은 성분표기를 할 때 '지방'으로 쓰지 않아도 된다. 식품 포장지에 적힌 '식물성 경화유'라는 문구를 많이들 보았을 것이다. 별로 나쁜 성분처럼 들리지 않아서 소비자들도 걱정하지 않는다. 그러나 전이지방산은 아주 적은 양으로도 나쁜 LDL콜레스테롤 수치는 높이면서, 좋은 HDL콜레스테롤 수치는 낮춘다. 또한 당뇨병의 위험을 심각한 수준으로 높인다. 그러나 미국에서는 여전히 오래된 성분표기 법령에 따라 전이지방산이 들어간 과자, 패스트푸드 등에 합법적으로 '무지방'이라는 표기를 할 수 있다. 물론 소비자들은 이를 곧이곧대로 받아들인다.

전이지방산은 오늘날 비만이 유행병처럼 번지게 만든 주범이다. 소송 가능성도 많이 열려 있다. 마침내 미국 식품의약국은 전이지방도 반드시 포화지방 항목에 표시하도록 규정했다. 가끔 전이지방은 예상하지 못한 식품에 들어 있는데, 크래커가 한 예이다. 따라서 성분표시를 꼼꼼히 살펴봐야 한다. 포화지방과 전이지방을 합해 하루에 20g 이상은 절대로 섭취하지 않는다. 심장질환의 위험이 있는 사람은 섭취량을 꼭 15g이나 그 아래로 낮춰야 한다.

—— 건강에 대해 관심이 높아지면서 많은 식품회사가 전이지방이 없는 다양한 마가린을 개발해 판매한다. 몸에 좋은 올리브오일을 사용하기도 한다. 마가린을 고를 때에는 영양 성분표를 보고 전이지방은 0g, 1큰술당 포화지방은 2g 이하, 주성분은 식물성 액체 기름인 것을 선택한다.

—— 주의해야 할 표기법: 라벨에 전이지방 0g이라고 되어 있어도 여전히 전이지방이 있을 수 있다. 전이지방 0g은 1회 제공량에 든 지방이 1g 미만이라는 말이다.

84 좋은 지방, 복합리놀렌산(CLA)

강력한 산화방지 및 항암 성분이다. 소와 양 등 초식 동물에게서 얻은 고기와 전유(지방을 빼지 않은 우유), 버터 등에 풍부하다. 곡물 비육한 가축보다 풀을 먹여 키운 가축에 3~5배 더 많이 들었다. 고기나 유제품을 살 때 목초 사육한 것을 고르기만 해도 복합리놀렌산 섭취량을 크게 늘릴 수 있다. 복합리놀렌산은 우리 몸에서 다음 작용을 한다.

- 암 3단계(초기, 진행, 전이)에 모두 효험을 보인다.
- 다양한 종양의 진행을 늦춤

- 심혈관계 질환의 발병 위험을 낮춤
- 소염 효과
- 콜레스테롤, 중성지방 감소
- 식욕 감퇴
- 체지방(특히 복부지방) 감소
- 근력 증가

곡물 비육보다 목초 사육한 젖소의 우유가 몸에 더 좋다. 오메가-3 지방산, 베타카로틴, 비타민E(알파-토코페롤)는 물론 복합리놀렌산 같은 여타 필수 성분이 더 많이 들었다.

—— 복합리놀렌산이 든 식품을 조리하거나 열을 가하면 성분이 파괴되지 않고 반대로 그 양이 증가한다.

—— 과체중인 사람이 복용하곤 하는 합성 복합리놀렌산 제제는 인슐린 저항을 높인다. 당뇨 위험이 증가한다는 뜻이다.

85 콜레스테롤을 낮추는 식품과 영양소

다시 강조하건대 영양제를 먹기 전에는 꼭 의사와 상담하라. 다른 약물을 복용하고 있는데 함부로 영양제를 먹으면 위험할 수 있다. 그리고 '마법의 지팡이' 같은 식품과 영양소는 없다는 사실을 명심하라. 높은 콜레스테롤 수치를 낮추고 싶다면 저지방 식습관을 몸에 익히고 규칙적인 운동을 병행하라.

다음은 자연적인 방법으로 콜레스테롤 수치를 낮춰주는 식품과 영양소의 목록이다.

▲보리 ▲비타민C(하루 세 번 1,000mg씩 복용. 설사가 생기면 증상이 사라질 때까지 먹는 양을 줄일 것) ▲고춧가루(음식에 자유롭게 첨가) ▲콜레스타틴(제품상표명, 쌀과 대두 등의 식품에 든 화합물인 피토스테롤 함유. 주로 시토스테롤. 하루 6~8캡슐을 식전에 복용) ▲피콜린산크롬(가장 흡수가 잘되는 크롬이다. 특히 얼굴에 홍조를 일으키지 않는 니아신과 함께 먹으면 효과가 좋다. 200mcg 정제를 매일 세 번까지 먹을 것) ▲옥수수 기울 ▲십자화과 채소(브로콜리, 콜리플라워 등) ▲가지 ▲달맞이꽃 기름(감마-리놀렌산이 함유. 250mg씩 하루 1~3번 먹을 것.) ▲이볼브(제품상표명, 쌀겨에서 추출한 토코트리에놀 함유. 25mg짜리 캡슐을 매일 1~2알 먹을 것. 비타민E 제제랑 같이 먹으면 콜레스테롤 저하 효과가 줄 수 있다.) ▲호로파 씨앗(주의! 임산부는 먹지 말 것) ▲식이섬유(매일 25~30g을 먹을 것) ▲생선 기름: EPA와 DHA(오메가-3 지방산 캡슐 1,000mg짜리를 매일 6번까지 먹는다. 주의! 혈액 응고를 방해할 수 있다. 헤파린과 같은 혈액 응고 방지 성분을 먹는 중에는 의사 지시 없이 생선 기름을 먹지 말 것) ▲마늘 ▲인삼 ▲녹차 ▲구아검(구아guar라는 식물의 씨앗 추출물. 정제로 먹을 때는 완전히 씹어서 천천히 삼킨다. 물을 함께 많이 먹는다. 주의! 소화기를 수술했거나 삼키기 힘든 사람은 절대로 먹지 말 것) ▲구구리피드(인도 원산의 무쿨미르mukul myrrh 나무 추출물. 25mg 캡슐을 하루 세 번 식사 때 먹는다. 주의! 민감한 사람은 뾰루지나 두드러기가 날 수 있다.) ▲레몬그라스 기름 ▲렌즈콩(얼룩콩, 리마콩, 흰강낭콩, 강낭콩) ▲리포가드(제품상표명, 생선 기름과 마늘이 함께 들어 있다. 캡슐을 매일 4~10알 먹을 것. 주의! 출혈 관련 질병이 있거나 항혈액응고제를 복용 중인 사람은 의사 지시 없이는 절대로 먹지 말 것) ▲단일 불포화 기름(올리브유, 땅콩기름, 카놀라유) ▲N-아세틸시스테인(500mg씩 하루 세 번) ▲니아신(이노시톨 헥사니코틴에이트와 같이 얼굴이 홍조가 나타나지

않는 니아신 제제를 복용한다. 500mg 캡슐을 하루 세 번까지 먹을 것. 주의! 사람에 따라서 통풍이 올 수 있다. 다량 섭취하면 간 기능에 이상이 생기기도 한다.) ▲귀리 기울 ▲양파 ▲펙틴(사과와 자몽에 풍부) ▲피토퀘스트(제품상표명, 하루 총 6~8캡슐을 식사 전에 먹을 것. 피토스테롤을 함유한다. 콜레스테롤이 소장에서 흡수되는 것을 막는 시토스테롤이 주를 이룬다.) ▲피토스테롤(식물성 스테롤): 베타시토스테롤, 스티그마스테롤, 캄페스테롤(쌀, 대두 등 식물성 식품에 함유된 자연 화합물) ▲고도불포화지방 기름(해바라기 기름, 콩기름, 홍화 기름) ▲프룬(말린 서양자두) ▲차전자피(물에 녹는 식이섬유. 3작은술 정도면 약 10g) ▲생당근 ▲붉은색 피망 ▲쌀겨 ▲대두와 대두 식품(소제목125 참고) ▲비타민E ▲통곡물 ▲요구르트

—— 콜레스테롤 수치가 너무 낮으면(150mg/dL 이하) 뇌졸중 위험이 있다.

한편, 칠면조 고기에는 콜레스테롤이 상대적으로 적다. 칠면조 살코기 85g에는 콜레스테롤이 67mg 들었는데, 같은 양의 붉은색 고기에는 75mg이 들었다. 그러나 다진 칠면조 간 1컵에는 무려 830mg의 콜레스테롤이 들어 있다!

그렇다면 반대로 콜레스테롤 수치를 높이는 요인에는 어떤 것들이 있을까? 미처 알아채지도 못하는 사이에 많은 원인이 콜레스테롤 수치를 높이거나, 혹은 이를 낮추려는 노력을 허사로 만들 수 있다. 다음을 주의한다.

▲흡연 ▲카페인 ▲스트레스 ▲피임약 ▲정제 설탕 ▲식품첨가물 ▲환경오염

86 오메가-3 지방산이 하는 일

오메가-3 지방산에 속한다고 모두 똑같지는 않다. EPA(에이코사펜타엔산)와 DHA(도코사헥사엔산)는 생선과 생선 기름에만 들어 있는 독특한 성분이다. ALA(알파-리놀렌산)는 녹색 잎채소, 호두, 아마씨, 대두유, 카놀라유 등의 식물에 들어 있는데, EPA와 DHA로 전환되는 과정을 거쳐야 우리 몸에서 사용되기 때문에 작용이 느리다.

오메가-3 지방산을 함유한 또 다른 원료로는 크릴 오일이 있다. 비교적 최근에 등장한 것으로, 식물성 플랑크톤(조류)을 주식으로 하는 크릴새우에서 추출한다. EPA와 DHA도 풍부하고 강력한 항산화 성분인 아스타잔틴도 들어 있다. 아스타잔틴은 혈액뇌 장벽을 통과할 수 있는 몇 안 되는 물질이다. 뇌와 중추신경계까지 들어가서 활성산소로부터 우리 몸을 지킨다. 크릴 오일은 일반적인 생선 기름보다 빠르고 효과적으로 체내에 흡수된다. 트림해도 비린내가 나지 않는다. 그러면서도 생선 기름의 장점을 모두 갖고 있다. 단, 해산물 알레르기가 있는 사람이 크릴 오일을 먹으면 안 된다.

오메가-3 지방산은 다양한 질병에 놀라운 예방·치료 효과를 발휘한다. 무엇보다도 염증 억제 작용을 해서 더 큰 병으로 이어지지 않도록 막는다. 관상동맥 심장질환(CHD)의 위험을 현저히 줄인다고 알려져 있다. 알츠하이머병, 간질, 류마티스 관절염 등 심각한 질병 치료에도 크게 도움이 될 것으로 기대된다. 그 외에도 오메가-3는 다음과 같은 일을 할 수 있다.

- 유해 콜레스테롤과 중성지방을 줄이고, 심장발작과 뇌졸중의 위험을 낮춘다.

- 세포를 안정화하고 부정맥을 예방한다.
- 혈액 속의 C-반응성 단백질(CRP) 수치를 낮춘다. 이 단백질은 몸에 염증이 생기면 증가하는 것으로, 심혈관계 질환을 일으키는 위험 요소이기도 하다.
- 심부전 증상이 있는 사람에게는 스타틴보다 더 도움이 된다.
- 알츠하이머병의 원인물질인 뇌 속의 아밀로이드 단백질 수치를 낮춘다.
- 조산아를 둔 엄마가 DHA 제제를 먹은 후에 모유를 먹이면 아기의 두뇌 발달이 지체되는 것을 막는다.
- 스웨덴 연구팀의 연구에 따르면 일주일에 한 번 이상 생선을 먹은 남자 아이들은 지능이 11% 향상하였다.
- 혈액 내부의 혈소판 세포가 끈적거려지는 현상을 방지하고, 혈중 섬유소 양을 적절히 유지한다. 피가 응어리지지 않게 한다.
- 유방암 발병률을 낮추며, 발병 시에는 치료에 도움을 준다.
- 건선 환자의 가려움증 및 박피 증상을 개선한다.
- 조직을 이식할 때 신체의 거부 반응을 줄여준다.
- 편두통의 빈도와 강도를 낮춘다.
- 프로스타글란딘의 유해 작용을 막아준다. 프로스타글란딘은 면역력을 약화하고 종양의 성장을 촉진한다.
- 동맥경화를 예방한다.
- 피부, 손발톱, 머리카락을 건강하게 유지한다.
- 류마티스 관절염을 막아준다.

생선을 좋아하지 않거나 생선을 자주 먹을 수 없는 사람은 생선 기름 제제를 먹는 게 대안이 될 수 있다. 생선 지방 농축 캡슐 10정에는 EPA가 보통 1.8g 들어 있다(연어 110g에 든 EPA는 1g이다.). 알파-리놀렌산이 풍부한 아마씨, 호박씨, 호두 등을 먹으면 체내에서 사용되는 형태인 EPA와 DHA로 전환된다.

—— 제품에 지방산 종류가 명시되어 있지 않으면 알파-리놀렌산일 가능성이 크다. 따라서 DHA나 EPA를 더 섭취해야 한다.

미국 식품의약국에서는 '로바자'(DHA와 EPA 함유)라는 오메가-3 지방산 제제를 처방약으로 승인하여 1일 권장섭취량을 4g 이상으로 규정하였다. 하지만 오메가-3 지방산을 최대한 많이 섭취하려면 EPA와 DHA가 500~1,100mg 함유된 제제를 매일 먹으면 된다. 이게 제일 쉬운 방법이다.

—— 일부 사람들은 오메가-3 제제를 다량 복용하면 작은 상처에도 멍이 심하게 들거나 피를 많이 흘릴 수 있다. 평소에 멍이 쉽게 들고 피가 나는 사람은 오메가-3 제제를 일절 먹지 말 것. 비타민E의 다량 섭취도 마찬가지여서 내출혈을 일으킬 수 있다. 모트린, 알리브, 애드빌 등의 비스테로이드성 진통소염제를 복용하는 경우에는 의사 지시 없이 오메가-3 지방산 제제를 먹어선 안 된다.

87 오메가-3와 경쟁하는 오메가-6

오메가-6는 올리브, 해바라기 및 기타 종자 기름에 함유되어 있다. 오메가-3와 오메가-6는 체내에서 경쟁적으로 작용한다. 그래서 오메가-3의 효능을 극대화하려면 오메가-6 섭취를 줄여야 한다.

오메가-3와 오메가-6의 섭취 비율은 대략 4:1이 적절하다. 하지만 미국인들은 보통 1:10이라는 말도 안 되는 비율로 섭취한다. 오메가-3

의 효과가 떨어질 수밖에 없다.

맞춤조언 영양제를 구입할 땐 오직 오메가-3만 든 제품을 고를 것! 오메가-6도 함께 들었다고 광고하는 제품을 사는 건 돈 낭비에 가깝다. 게다가 오메가-6는 중성지방을 증가시키고, 설사와 비타민E 결핍을 일으킬 수 있다.

—— 오메가-6 제제는 항혈액응고제와 상호작용해 출혈 위험을 높일 수 있다. 또 페노티아진(정신분열 및 기타 정신질환 치료제)과도 역반응을 일으켜서 발작 위험을 높일 수 있다.

88 생선이라고 다 좋은 게 아니다

오메가-3 지방산이 풍부한 생선이라고 해서 무턱대고 많이 먹어서는 곤란하다. 작은 생선을 잡아먹고 사는 커다란 물고기의 몸속에는 폴리염화바이페닐은 물론, 수은도 많이 축적되어 있다. 수은의 독성은 기억력 감퇴, 우울증, 신경 손상, 기형아 출산, 심장질환 등의 원인이 된다. 이러한 이유로 미국 식품의약국과 미국 환경보호국은 임신부와 아이들이 먹지 말아야 할 생선의 목록을 발표했다. 그러나 아직 '안전한' 생선 수은 함량을 규정하고 있지는 않다. 비단 임신부와 아이들뿐만 아니라 건강을 지키고 싶은 사람이라면 누구나 귀를 기울여봄 직하다.

□ 위험한 생선

상어, 참치류, 새치류, 왕고등어, 왕가자미, 도미류, 농어, 농성어, 방어, 그루퍼 등 대형 어종

□ 주의할 생선

정어리, 연어, 새우, 틸라피아, 메기, 대합, 굴 등

조개류와 갑각류의 수은 수치는 일반적으로 낮은 편이다. 가리비 역시 좋은 해산물이다. 그러나 일부 부정직한 상인은 수은이 많이 든 상어고기를 가리비살이라고 속여 팔기도 하므로 주의할 것. 진짜 가리비는 한쪽 끝에 관자가 달렸다. 보통은 양식한 것이 자연산보다 수은 수치가 낮다.

□ 안전한 생선

도다리, 만새기, 빨간통돔, 송어 등 소형 어종은 비교적 안전하다. 수은 수치는 중간 정도. 남성을 비롯해 출산 예정이 없는 여성은 일주일에 한 번 정도 먹어도 된다. 그러나 출산 적령기 여성과 아이들은 한 달에 한 번 정도로 제한한다.

[영양소에 관한 깜짝 놀랄 진실]

- ✓ 포도주를 적당량만 마시면 심장 건강에 좋은 오메가-3 지방산이 늘어난다.
- ✓ 제품 포장지에 '트랜스지방 0g'이라고 쓰여 있어도 트랜스지방이 있을 수 있다.
- ✓ 오메가-3 지방산은 행복감을 느끼게 해준다.
- ✓ 콜레스테롤 수치가 지나치게 낮으면 뇌졸중 위험이 커진다.

[질문과 답변]

고지혈증과 고콜레스테롤혈증은 어떻게 다릅니까?

엄밀하게 말해 다르긴 하지만, 심장질환의 주범이라는 점에서는 사실상 같다고 이해해도 무리가 없습니다. 고지혈증은 혈중 지방 수치가 높은 것입니다. 고콜레스테롤혈증은 말 그대로 콜레스테롤 수치만 높은 것입니다.

오메가-9 지방산은 무엇인가요? 제가 충분한 양을 섭취하는지 알 방법이 있나요?

충분히 섭취하실 거라고 장담합니다. 동물성 지방에도 들어 있고 식물성 지방에도 들어 있어서 자연계에서 제일 많은 지방산인데다 음식에도 풍부하게 들어 있거든요. 오메가-9 지방산은 체내 불포화지방에서부터 생성되기 때문에 필수 지방산은 아닙니다. 필수 지방산인 오메가-3나 오메가-6가 부족해지면 몸이 알아서 오메가-9을 대체물질로 사용합니다. 하지만 오메가-9이 최적의 대체물은 아니지요. 또 이렇게 대체되면 결국 건강도 나빠지게 됩니다.

'저지방'과 '저콜레스테롤'이라고 광고하는 식품은 서로 어떻게 다른 거죠?

커다란 차이가 있습니다. 사실 '콜레스테롤 없음'이라고 표기된 식품도 기름 범벅이기 일쑤죠. 지방과 콜레스테롤은 같지 않습니다. 콜레스테롤은 지방과 달리 에너지를 만드는 데 사용되지 않습니다. 주로 온몸의 세포로 지방을 운반하는 역할을 하지요.

콜레스테롤 수치를 낮추려고 노력 중입니다. 고도불포화지방과 단일불포화지방은 어떤 차이가 있습니까?

해바라기, 옥수수, 홍화, 대두 등에 풍부한 고도불포화지방은 나쁜 LDL콜레스테롤과 좋은 HDL콜레스테롤 수치를 모두 낮춰줍니다. 반면 올리브, 땅콩, 카놀라(채종, 유채) 등에 많은 단일불포화지방은 나쁜 콜레스테롤은 줄이면서 좋은 콜레스테롤 수치는 높여주지요.

영양제로 향지방성 성분을 섭취할 수 있나요? 그렇다면 1일 권장량은 얼마이며, 주의할 점은 뭔가요?

정제 형태로 판매되고 있습니다. 보통 3정에 1,000mg 함량입니다. 식사와 함께 하루 세 번 1~2알씩 먹으면 무리 없습니다.

적포도주를 마시면 혈중 오메가-3 지방산의 농도를 높일 수 있다는 게 사실입니까? 저는 특히나 생선을 싫어하는데요.

적포도주를 매일 1잔씩 마시는 26~65세 여성들이 실제로 혈중 오메가-3 농도가 높다는 연구가 있습니다. 하지만 만일 유방암 가족력이 있다면 하루에 1잔만 마셔도 유방암 발병률이 높아질 수 있으니 주의해야 합니다.

필수 지방산에 대한 섭취 권장량이 있나요?

'좋은 지방'의 적정 섭취량, 특히 영양제 복용량에 대해선 의견이 분분합니다. 2008년, 미국 워싱턴DC에서 영양학 학회를 열어 EPA와 DHA의 1일 권장량을 200~500mg이라고 정했답니다. 이 정도 양이 관상동맥 심장질환을 예방하는 데 적절하다고 판단한 거지요. 그렇지만 솔직히 저는 이보다 더 많이 먹는 편이 좋다고 생각합니다. 그래서 일주일에 생선을 5~7마리를 먹거나 매일 EPA·DHA 제제를 650~900mg 섭취하라고 권합니다. 건강을 생각한다면 많이 드시라고 하고 싶네요.

남들보다 향지방성 성분이 더욱 필요한 사람이 있습니까?

그럼요. 단백질을 많이 섭취할수록 향지방성 성분도 더욱 많이 필요하지요. 특히 고기를 즐기는 사람들이 그렇습니다. 향지방성 성분은 지방을 용해하거나 균질하게 만듭니다. 단백질 대사 과정에서 나오는 해로운 부산물인 아민을 해독하지요. 담석증 예방에도 효과적입니다.

며느리가 대마 기름이라는 것을 먹고 있는데, 조금 걱정이 되네요. 대마라면 마리화나 아닌가요? 혹시 환각 작용이 있는 건 아니겠지요?

염려 놓으십시오. 대마초의 일종이기는 하지만, 추출물로 만든 제품은 환각 작용이 없습니다.

대마 기름에는 오메가-3 지방산과 오메가-6 지방산이라는 두 가지 필수 지방산이 풍부한데, 특히 오메가-3 지방산이 많습니다. 이것은 유익한 지방 성분입니다. 사실 대마는 필수 지방산이 제일 풍부한 식물이랍니다. 또 보기 드물게 감마-리놀렌산(GLA)도 함유하고 있지요. 대마 기름에는 오메가-3와 오메가-6가 최적의 비율로 들어 있어서 식물성 기름 중에서 생선 기름과 제일 가까운 필수 지방산이라고 볼 수 있어요.

대마유를 샐러드 드레싱으로 사용해도 됩니다. 다른 요리에도 잘 맞습니다. 하지만 꼭 조리가 끝난 다음에 뿌리세요(오메가-3는 열에 파괴되니까요.). 캡슐 형태로도 판매되는데, 대마 기름이 주는 건강의 이득을 챙길 수 있는 가장 간편한 방법입니다.

저는 채식주의자입니다. 생선도 먹지 않아요. 채소를 먹어서 오메가-3 지방산을 섭취할 수 있을까요?

호두나 아마씨를 요구르트, 샐러드, 시리얼에 조금만 넣어도 오메가-3 섭취가 늘어납니다. 시금치(반찬으로 곁들이는 정도)와 겨울호박을 먹어도 마찬가지지요. 대두유, 카놀라유, 아마유, 대마유 등의 식물성 기름에도 포함되어 있지만, EPA와 DHA로 전환되는 과정은 훨씬 느립니다. 생선은 조류(말무리)를 먹어서 오메가-3를 섭취하는데, 이렇게 조류를 원료로 만든 영양제도 좋습니다.

콜레스테롤을 낮춘다는 점에서 오메가-3와 오메가-6의 다른 점이 무엇입니까?

일반적으로 오메가-3 지방산은 염증 반응을 줄이지만, 오메가-6 지방산은 염증 반응을 늘립니다. 또 오메가-3는 혈전 생성을 방지하지만, 오메가-6는 촉진하지요. 콜레스테롤과 관련해서는 오직 오메가-3만 콜레스테롤뿐 아니라 중성지방의 수치도 낮출 수 있습니다.

참치에 수은이 많다는 사실을 알았습니다. 참치 통조림도 먹지 말아야 하나요?

미국 식품의약국의 현행 기준에 따르면, 임신부와 아이들은 참치 통조림을 일주일에 2개(340g)까지는 먹어도 안전합니다. 그러나 미국 환경보호국은 이보다 적게 먹을 것을 권하죠. 아이들은 일주일에 통조림 하나의 3분의 1 이상은 먹지 말라고 합니다.

저는 젤라틴 캡슐에 든 생선 기름 제제를 먹고 있습니다. 먹기는 쉽지만, 트림하면 입에서 비린내가 납니다. 냄새를 없앨 방법이 있을까요?

젤라틴 캡슐을 얼린 후 자기 전에 먹으면 됩니다. 아니면 크릴 오일 캡슐로 바꾸는 것도 괜찮은 방법입니다. 크릴 기름은 체내 흡수 속도가 더 빠른데다, 강력한 항산화 성분인 아스타잔틴도 들어있거든요.

프로스타글란딘이라는 성분에 관해 설명해주세요. 심장발작을 일으킨다는 말도 있는 반면에 모든 세포에 필요하다는 글도 읽었습니다. 뭐가 뭔지 혼란스럽군요.

혼란스러운 것이 당연합니다. 분명하게 설명해드리지요. 프로스타글란딘은 호르몬과 비슷한 성분으로, 세포 사이에서 이뤄지는 복잡한 상호작용을 통제하고 조정합니다. '좋은' 것과 '나쁜' 것, 두 가지가 있습니다. 일부 프로스타글란딘은 체내에서 너무 많이 만들어지면 심장질환, 염증, 통증 등을 일으키지요. 이때 아스피린을 먹으면 문제가 복잡해지는데, 아스피린은 프로스타글란딘의 생성을 막습니다. 안타깝게도 나쁜 프로스타글란딘은 물론이고, 좋은 프로스타글란딘의 생성까지 막아 이에 따라 면역기능이 약화합니다.

나쁜 프로스타글란딘은 혈액을 응집시키며, 뇌졸중이나 심장발작을 유발합니다. 좋은 프로스타글란딘은 혈압을 낮추고, 혈액의 응집과 콜레스테롤의 생성을 막고, 염증의 반작용을 줄입니다. 다시 말해 좋은 프로스타글란딘은 아스피린처럼 심장질환의 위험을 덜어주면서도 위장 장애 같은 역반응은 없습니다. 좋은 프로스타글란딘은 대부분 오메가-3 기름에서 만들어집니다.

지방 대용으로 쓰이는 '가짜 지방'이 있다는 소리를 들었는데요. 구체적으로 어떤 것이 있는지요? 이것의 단점은 무엇인가요?

모든 가짜 지방에는 영양소가 상당히 부족합니다. 먼저 '올레스트라'라는 합성지방에 관해 설명드리죠. 자당(蔗糖)과 지방산을 사용해 제조했다고 해서 자당폴리에스테르라고도 하지요. 우리 몸의 효소에 분해되지 않게, 따라서 신체에서 흡수되지 않게 만든 거랍니다. 이론적으로는 그럴듯합니다. 그러나 감자칩과 같은 스낵류를 만드는 데 주로 사용되는 이 가짜 지방은 간과할 수 없는 부작용을 낳습니다. 가장 널리 알려졌으며, 또한 많은 사람이 경험한 부작용은 이른바 '갈색 얼룩'이라는 것입니다. 갑자기 참지 못할 정도로 화장실이 급해져 결국 팬티에 갈색 얼룩을 묻히고 말기 때문에 이런 이름이 붙었습니다.

올레스트라는 비타민A, D, E, K, 카로티노이드 등의 지용성 비타민을 고갈시킵니다. 현재, 올레스트라는 비타민을 강화해서 출시합니다만, 그저 결핍만 막는 최소한의 수준에 그칠 뿐이지요. 연구에 따르면 하루에 감자칩을 6개만 먹어도 베타카로틴 수치가 50%나 떨어진다네요. 올레스트라가 전체적인 지방 섭취량을 줄인 건 사실입니다. 감자칩 1회 제공분의 열량은 150칼로리에서 70칼로리로 줄었지만, 대신 영양 측면에서 위험한 대가를 치르고 있는 셈입니다.

'알리'는 미국 식품의약국의 승인을 받은 유일한 체중감량 제품입니다. 섭취 열량도 줄이고, 장에서 지방이 흡수되는 것도 감소시켜서 체중을 감량하지요(단, 지용성 비타민의 흡수도 같이 막는다는 것을 명심하세요.). 알리는 하루에 1~3번, 지방을 함유한 음식과 섭취합니다. 하지만 끼니때마다 섭취하는 지방은 15g 이하여야 합니다. 그보다 많이 먹으면 올레스트라를 먹을 때처럼 갑자기 화장실이 급해지거나, 설사 증세가 생기거나, 방귀를 뀌면서 팬티에 기름 얼룩이 묻는 불상사가 나타나지요. 이 정도 역반응쯤이야 살을 뺄 수만 있다면 별거 아니라고 생각하시나요? 그렇다면 현재 미국 식품의약국에서는 알리 복용으로 생기는 간 손상에 관한 조사에 착수했다는 것을 알려드리고 싶네요.

—— 인터넷에서 판매되는 알리 중에는 규제 약물인 시부트라민이 함유된 가짜 제품도 있습니다. 시부트라민은 여러분이 현재 먹는 다른 약물과 아주 심각한 반응을 일으킬 수 있어요. 미국 식품의약국은 가짜 알리라고 의심되는 제품이 있으면 즉시 미국 식품의약국의 범죄수사부(OCI)로 전화하거나 웹사이트 www.fda.gov/OCI로 연락하라고 권하고 있습니다.

'Z트림'이라는 제품이 있습니다. 미국농무부에서 개발한 것인데, 귀리껍질이 주재료라서 칼로리는 낮으면서 섬유질은 풍부하지요. 일반적인 요리에도 사용할 수 있죠. 현재까지는 어떠한 부작용도 보고되지 않았습니다. 그러나 장기적으로 안전하다고 확인될 때까지는 그저 전통적인 방법으로 지방의 섭취량을 줄이라고 권장합니다. 지방이 많은 음식을 덜 먹는 방법 말이지요.

우유와 달걀흰자가 원료인 지방 대용품 '심플리스'는 주로 저칼로리 아이스크림과 같은 다이어트용 냉동 디저트를 만드는 데 사용됩니다. 열에 불안정하므로 현재까지는 음식을 조리하는데 쓸 수 없습니다. 그런데 우리가 섭취하는 지방의 대부분은 불에 익힌 음식을 통해 얻는 것입니다. 이러한 사실을 생각해볼 때 심플리스 덕택에 줄일 수 있는 지방의 양이란 극히 적죠. 하지만 이것을 보면서 사람들은 안심합니다. 평소 같으면 먹지 않았을 아이스크림도 '뭐 저지방인데……?' 하면서 손을 댑니다. 지방을 많이 섭취하는 기본 식습관을 바꾸기 어렵다는 게 제일 큰 문제입니다.

식품 포장지에 적힌 '무콜레스테롤'과 '저콜레스테롤'의 차이점은 무엇 입니까?

(2023년 현재 대한민국 식품의약품안전처 기준으로) 무콜레스테롤은 식품 100g당 콜레스테롤 5mg, 포화지방 1.5g 미만을 뜻합니다. 액체 형태 식품이라면 100mL당 각각 5mg과 0.75g 미만입니다. 저콜레스테롤은 식품 100g당 콜레스테롤 20mg, 포화지방 1.5g 미만을 의미합니다. 100mL의 경우에는 각각 10mg과 0.75g입니다. 단, 이러한 기준은 포화지방이 열량의 10% 미만인 경우에 한합니다. 포화지방은 콜레스테롤 생성을 촉진합니다.

Chapter 07

젊음을 되찾아주는 산화방지 물질

89 산화방지 성분을 꼭 먹어야 할까?

이 질문에 대한 답은 무조건 "그렇다."이다. 숨을 쉴 때마다 유리기라는 해로운 분자가 만들어지는데, 이는 우리 몸이 통제할 수 없는 산화 물질이다. 유리기는 세포를 파괴한다. 유리기를 없애려고 우리 몸은 산화방지 물질을 만드는데, 나이를 먹을수록 그 양은 적어진다. 유리기가 축적되면 건강이 나빠지며 빨리 늙는다. 단순한 주름에서 심각한 퇴행성 질환에 이르는 모든 노화 과정에 무력해진다.

우리는 음식물을 통해 산화방지 물질을 섭취하고 있다. 하지만 현대인에겐 더 많은 양의 산화방지 물질이 필요하며, 식품만으로는 그 요구량을 충족할 수 없다. 예를 들어 담배를 피우면 그렇지 않을 때보다 두 세 배나 더 많은 비타민C가 필요해진다.

유리기 수치를 높이는 또 다른 요소로는 ▲공기오염 ▲만성질환 ▲간접흡연 ▲음식으로 섭취하는 발암물질들(높은 온도에서 튀긴 음식, 직화로 구운 음식, 아질산염이 들어간 가공육 등) ▲질병에 대한 선천적 민감성 ▲병균 감염 ▲심한 운동 ▲폐경기 ▲정신적 스트레스 ▲햇빛 노출 ▲엑스선 등이 있다.

항산화 성분을 잘 섭취하려면 식품의 선택은 물론, 조리법도 중요하다. 예를 들어 당근은 익히면 베타카로틴의 생체 이용률이 더욱 높아진다. 유리기에 대항해 건강을 지키는 가장 좋은 방법은 산화방지 물질에 관해 잘 알고, 그 효과를 극대화하는 것이다.

—— 항암 화학요법이나 방사선 치료를 받는 환자는 항산화 성분이 든 영양제를 먹어서는 안 된다. 이러한 치료법은 암세포를 죽이기 위해 활성산소를 만들어내는데, 산화방지 제제는 활성산소를 없애는 작용을 하기 때문이다. 영양제와 치료법의 작용이 정반대이다.

다음은 산화방지 물질의 주요 역할이다.

- 노화 과정을 늦춘다.
- 콜레스테롤 수치를 낮춘다.
- 죽상동맥경화증의 위험을 줄인다.
- 심장질환과 뇌졸중을 예방한다.
- 모든 암의 발병률을 낮춘다.
- 알츠하이머병의 진행을 늦춘다.
- 종양의 성장을 억누른다.
- 발암물질 해독을 돕는다.
- 시력 손실의 원인이 되는 황반변성을 예방한다.
- 담배 연기의 폐해에서 몸을 지켜준다.

- 천식, 기관지염, 기종 등과 같은 만성 폐쇄성 폐질환의 예방과 치료에 효험이 있다.
- 환경공해로부터 몸을 보호한다.

90 밝은색 과일과 채소에 많은 카로티노이드

식물성 화학물질(피토케미컬)이란 식물에서 발견되는 자연 화학 성분이다. 건강을 촉진하는 영양소이기에 식물성 영양 성분이라고 불리기도 한다. 과일, 채소, 곡식, 콩류 등에 색깔과 향기를 부여하고, 질병에 대한 저항력을 키워준다. 식물의 면역체계를 형성하는 강력한 산화방지 물질이다. 암, 심장병, 당뇨병, 고혈압, 폐질환, 골다공증 등 많은 질병으로부터 우리 몸을 보호하는 효능이 입증되었다.

그중 카로티노이드는 강력한 식물성 화학 성분으로 산화방지 물질인 동시에, 항암효과가 탁월하다. 노란색, 붉은색, 초록색, 오렌지색을 띤 과일과 채소에 풍부한 지용성 색소이다. 지속적인 자외선 노출과 환경적 암 발생 요인들로부터 몸을 보호하며, 위험한 유리기의 생성을 막는다. 현재까지 알려진 카로티노이드는 무려 600여 종이나 된다. 이 가운데 약 50종은 먹을 수 있는 과일과 채소에 들어있다. 이른바 '21세기 노화방지 성분의 총아'라고 불리는 6개 카로티노이드의 이름은 알파카로틴, 베타카로틴, 크립토잔틴, 리코펜, 루테인, 제아잔틴이다.

다음은 6개 카로티노이드의 주요 기능과 함유된 식품 및 영양제에 대한 설명이다.

알파카로틴 신체의 필요에 따라 비타민A로 바뀐다. 동물실험 결과 종양의 발생과 성장을 큰 폭으로 줄여주는 것으로 밝혀졌다. 피부, 눈, 간, 폐 등의 조직을 파괴적인 유리기로부터 보호하는 면에서 베타카로틴보다 열 배나 효과가 강력하다.

식품과 영양제 가장 좋은 식품은 조리한 당근과 호박이다. 영양제는 알파카로틴만을 단독으로 담기도 하나, 보통은 카로티노이드 및 항산화 성분을 종합적으로 담은 복합 보조제에 포함된다. 복합 카로틴 제제를 매일 3~6mg 복용하면 좋다.

베타카로틴 신체의 필요량만큼만 비타민A로 바뀌고, 나머지는 산화방지물질로서 작용한다. 유리기 형성을 억제하여 암 예방에 크게 기여한다. 면역계를 강화하며 동맥경화, 심장발작, 뇌졸중, 백내장의 위험을 줄여준다.

식품과 영양제 밝은 색깔의 과일과 채소에 풍부하다. 살구, 고구마, 브로콜리(찌면 더욱 좋다), 멜론, 호박, 당근, 망고, 복숭아, 시금치 등이다. 대부분의 혼합 카로티노이드와 복합비타민 제제에 포함되어 있으나, 단일 제제로도 판매된다. 베타카로틴은 두 가지 형태가 있다. 트랜스베타카로틴과 9-시스베타카로틴이다. 9-시스의 형태가 흡수력이 더 뛰어나다.

—— 갑상선부전증 환자는 알파카로틴과 베타카로틴을 비타민A로 잘 전환하지 못한다. 따라서 이들 성분이 있는 영양제는 피할 것

크립토잔틴 신체의 필요에 따라 비타민A로 바뀔 수 있다. 연구 결과, 자궁경부암 환자의 혈중 크립토잔틴 농도는 정상적인 여성에 비해

상당히 낮았다. 크립토잔틴이 자궁경부암에 대한 보호 효과가 있음을 암시하는 대목이다. 흡연하면 크립토잔틴이 고갈된다. 흡연 남성의 비타민E와 크립토잔틴 혈중 농도는 비흡연자에 비해 크게 낮은 것으로 밝혀졌다.

식품과 영양제 건강에 좋은 크립토잔틴을 맛 좋게 섭취하는 방법은 복숭아, 파파야, 밀감, 오렌지 등을 매일 먹는 것이다. 영양제로는 복합 카로티노이드 제제에 포함되어 있다. 1일 권장섭취량은 3~6mg.

리코펜 프로비타민A 활성이 전혀 없는 카로티노이드이다. 설령 몸에서 원해도 비타민A로 바뀌지 않는다는 뜻이다. 베타카로틴에 비해 노화방지 능력이 탁월하다. 토마토, 수박, 분홍색 자몽 등의 과일과 채소에 붉은색을 내는 성분이다. 많은 종류의 암세포 성장을 억제한다. 피자를 자주 먹는 남성은 전립선암 발병 확률이 낮은 것으로 밝혀졌는데, 이는 리코펜이 풍부한 토마토소스 덕분이다. 리코펜은 흡연과 자외선 노출로 인한 암 발생을 억제하며, 심장질환도 예방한다고 한다.

식품과 영양제 나이가 들수록 리코펜의 혈중 농도는 감소한다. 리코펜은 지용성 색소이기 때문에 올리브유처럼 열이 가해져 소량의 지방과 결합해야 몸에 잘 흡수된다. 그래서 토마토소스를 사용한 요리를 먹으면 토마토를 날로 먹었을 때보다 더욱 많은 리코펜을 섭취할 수 있다. 50세 이상의 나이에 토마토로 만든 식품을 규칙적으로 섭취하지 않는 사람은 매일 밥과 함께 6~10mg 단위의 리코펜 캡슐을 1알씩 먹는다.

루테인 몸에서 비타민A로 바뀌지 않는 또 하나의 카로티노이드로,

놀라운 노화방지 능력을 자랑한다. 특히 눈을 보호하는 데 도움이 되며, 유해한 자외선을 쬐어 생긴 유리기를 말끔히 제거한다. 또한 65세 이상의 노인이 실명하는 가장 흔한 원인인 황반변성(황반변성은 망막 안의 옴폭 들어간 작은 부분인 황반이 손상되어 시야가 흐려지다가 결국에는 시력을 잃는 병으로, 치료법이 없기에 예방이 무척 중요함.)의 발병을 억제한다.

식품과 영양제 시금치와 케일류 녹색 채소에 풍부하다. 이들 채소를 매일 충분히 먹으면 영양제를 따로 먹지 않아도 된다. 하지만 여건이 되지 못할 땐 루테인이 포함된 복합제제를 먹는다.(대부분 최소 6mg의 루테인을 함유한다.) 단일 제제를 선택한 사람은 6~20mg 단위의 정제를 매일 1알씩 먹는다. 키토산처럼 지방 흡수를 방해하는 성분과 함께 먹으면 루테인이 제대로 작용하지 못할 수 있다. 임신부는 루테인이 포함된 영양제를 먹기에 앞서 의사와 상담한다. 메리골드 꽃에 알레르기가 있는 사람도 루테인이 함유된 제제를 피한다.

제아잔틴 루테인과 마찬가지로 황반변성을 유발하는 유리기로부터 눈을 보호한다. 유리기를 청소하고 종양세포의 성장을 억제한다. 따라서 여러 종류의 암에 항암 효과가 있을 것으로 보인다.

식품과 영양제 물냉이, 스위스 근대(Swiss Chard), 치커리잎, 근대, 시금치, 오크라 등에 농축된 형태로 다량 포함되어 있다. 이 채소를 즐겨 먹지 않는 사람은 제아잔틴이 30~130mg 정도 함유된 혼합 카로티노이드 제제를 매일 밥과 함께 먹는다.

91 포도에 많은 플라보노이드

플라보노이드는 노화방지 효과가 큰 식물성 화학 성분이다. 채소, 과일, 곡식, 잎사귀, 나무껍질 등에 든 수용성 색소로, 종류가 많다(생물학적 활성을 지닌 산화방지 플라보노이드를 바이오플라보노이드라고 한다.). 다양한 식물이 다양한 플라보노이드를 농축하고 있다. 연구에 따르면 일부 플라보노이드는 비타민C, 비타민E보다 50배나 강력한 노화(산화)방지 효과가 있다고 한다. 특히 붉은 포도에 든 플라보노이드는 몸에 해로운 LDL 콜레스테롤에 대한 산화작용 억제 능력이 비타민E의 무려 1,000배에 달한다!

다음은 건강한 삶을 살기 위해 간략하게나마 알아두어야 하는 최소한의 플라보노이드이다.

카테킨 폴리페놀플라보노이드의 일원이며, 건강에 치명적이나 항생제로 죽이기 힘든 포도상구균의 성장을 억제하는 작용을 한다. 지방을 많이 섭취하는 사람의 혈중 콜레스테롤 수치를 적정 수준으로 유지해주며, 잇몸병 등 치과 관련 질환을 예방한다. 위암과 폐암의 발병 빈도를 낮추고 DNA 손상을 막으며 동맥경화 발병을 늦춘다.

식품과 영양제 녹차에 다량으로 농축되어 있으며 포도, 포도주, 포도주스 등에도 풍부하다. 그러나 너무 많이 먹으면 독성이 나타날 수 있다. 하루에 녹차 1~2잔이 안전하며 건강에도 좋다.

—— 임신부, 수유 여성, 심장부정맥 환자는 녹차를 하루에 2잔 이상 마시지 말 것 (카페인이 없는 녹차 추출물 제제가 판매되고 있다.)

레스베라트롤 역시 폴리페놀플라보노이드의 일원이다. 혈관 내 혈액의 응집과 나쁜 LDL콜레스테롤을 억제해 심장질환과 뇌졸중의 위험을 줄여준다. 암세포의 형성을 막고 해로운 세포를 정상으로 되돌리는 능력도 있다. 당뇨병신경병증(다리와 발에 종종 나타나는 신경통)을 줄인다. 기억력을 개선한다. 우리 몸의 시르투인(세포 노화를 느리게 하는 효소)을 활성화한다. 우리 몸에 엄청나게 유익한 기체인 산화질소 생산을 촉발한다(소제목387 참고).

식품과 영양제 레스베라트롤은 포도의 껍질과 씨앗에서 발견된다. 카테킨과 안토시아니딘과 더불어 붉은 포도에 짙은 자주색을 부여하는 산화방지 물질이다. '프렌치 패러독스(프랑스인들의 역설)'라는 말이 있다. 프랑스인들은 지방과 콜레스테롤이 극단적으로 높은 식사를 한다. 그러나 프랑스는 세계에서 심장질환 발병률이 가장 낮은 나라이다. 이 현상을 어떻게 설명할 것인가? 과학자들은 프랑스인이 항상 식사와 함께 마시는 적포도주와 그 안에 포함된 레스베라트롤에서 해답을 찾았다. (레스베라트롤은 공기에 노출되면 불안정해진다. 코르크 마개를 딴 지 하루가 채 지나기도 전에 와인의 효능이 떨어질 수 있다.) 하지만 술을 마시지 못하거나 취하고 싶지 않은 사람은 어떻게 해야 할까? 대안이 있다. 석류 주스, 카카오가 70% 이상 든 초콜릿(하루 한 입만), 블루베리, 녹차, 무가당 적포도주스 등이다. 레스베라트롤 제제도 있다. 하루에 1,000mcg 함량의 레스베라트롤 캡슐 1알이나 폴리페놀 정제(30mg)를 2알 먹는다.

프로안토시아니딘/안토시아니딘(PCOs) 저중합(低重合) 프로안토시아니딘(OPCs)이라고도 한다. 이들 플라보노이드는 엄밀히 말해 플라보놀류라고 하며, 강력한 혈관보호 물질이다. 유조직, 힘줄, 인대, 뼈 등에서 특히 콜라겐 단백질 성분을 연결하고 강화하는 능력이 뛰어나며, 그럼으로써 신체의 모든 분비선과 기관에 혈액이 원활히 공급되게 한다(질병 예방과 극복에 중요하다). 치질, 타박상, 하지정맥류, 골다공증 등의 예방과 치료에 핵심적인 역할을 한다. 운동선수에게도 좋은 성분이다. 수용성이므로 격렬한 운동 과정에서 생성된 조직액의 유리기를 중화할 수 있다.

식품과 영양제 주로 포도 씨앗과 소나무껍질 추출물에 들어 있다. 소나무껍질이 건강에 좋다는 사실이 알려지면서 피크노제놀이라는 산화(노화)방지 성분도 유명세를 타고 있다. 이것은 특허받은 방법으로 소나무껍질에서 플라보노이드와 다른 물질을 추출해서 만든 건강보조제의 상표명이기도 한데, 성분의 50~60%가 바로 프로안토시아니딘이다. 피크노제놀은 혈액뇌 장벽을 통과하는 소수 물질의 하나로, 두뇌와 신경조직을 산화작용으로부터 보호한다.

이들 플라보노이드는 다른 과일과 채소에도 들어 있다. 그러나 껍질이나 줄기, 잎 같이 사람들이 먹지 않는 부분에 주로 함유되어 있어 보통 버려지게 마련이다. 다행히도 영양제로 나와 있으므로 30~100mg 함량의 프로안토시아니딘 정제를 식간의 공복에 하루 3알까지 먹는다. 포도 씨앗, 포도 껍질 추출물 정제가 좋다. 65세 이상이거나 면역기능이 좋지 않은 사람은 먹는 양을 줄인다.

92 여성 호르몬 효능이 있는 식물성 에스트로젠

식물에 든 주요한 화학물질군으로 체내에서 여성 호르몬인 에스트로젠과 유사한 기능을 한다. 특히 유방암 및 전립선암, 심혈관계 질환, 골다공증, 뇌기능 장애 등을 막아주는 건강 지킴이다. 음식물로 섭취하는 식물성 에스트로젠은 크게 세 가지로 나뉜다. 이소플라본, 리그난, 쿠메스탄이다.

이소플라본 소제목93 참고

리그난 항암, 항바이러스, 항균 작용을 한다. 아마씨유에 가장 풍부하게 들어 있다. 이 밖에 참깨, 양귀비, 해바라기씨, 섬유질이 많은 곡물의 기울과 콩, 밀과 호밀 가루로 만든 식품, 현미, 두부, 토마토 페이스트, 초콜릿에도 다량 함유되어 있다. 과일에도 많이 들었다. 딸기, 복숭아, 배, 건포도, 키위, 그레이프프루트, 자두, 오렌지, 살구(과일 중 가장 많이 함유) 등이다. 겨자과 채소류(소제목103 참고), 특히 케일에 리그난이 많이 들어 있다.

쿠메스탄 이소플라본만큼 강력한 에스트로젠 효과는 없지만, 이소플라본과 쿠메스탄을 함께 먹으면 상승효과가 일어난다고 여겨진다. 완두콩, 강낭콩, 리마콩 등 콩류에 들어 있다. 함유량이 가장 많은 건 자주개자리와 토끼풀 새싹이다(새싹에 가장 많이 든 까닭은 쿠메스탄이 발아기에 만들어지기 때문이다.).

93 콩에 풍부한 이소플라본

이소플라본은 콩류, 특히 대두에 풍부한 식물 영양 성분으로 플라보노이드와 관계가 있다. 체내에서 식물성 에스트로젠으로 바뀐다. 호르몬과 흡사한 화합물인 이것이 호르몬 유발 암과 기타 종양의 성장을 억제한다. 콜레스테롤 총량과 혈중 중성지방 수치를 낮추며, 심장질환을 예방한다. 폐경기 여성이 느끼는 열감도 막아준다. 잘 알려진 이소플라본은 제니스테인과 다이드제인이다.

제니스테인 암세포에 영양을 공급하는 새로운 혈관의 성장을 억제해 종양 확산을 막는다. 유방암과 전립선암 발병을 줄인다.

식품과 영양제 제니스테인은 콩과 콩으로 만든 식품에만 들어있다. 두유, 두부, 된장, 템페(콩을 쪄서 발효해 만든 인도네시아 음식) 등이 대표적. 콩을 좋아하지 않고 두부도 별로인 사람은 콩 단백질 셰이크(하루 1잔)나 농축 제제(하루 2알)를 먹으면 된다. 보통 제니스테인과 다이드제인이 각 10mg씩, 다른 이소플라본도 적정량 들어있다.

다이드제인 제니스테인과 함께 작용해 종양 성장을 촉진하는 효소를 막는다. 특히 강력한 에스트로젠의 효과를 통제해 유방암 세포 성장을 억제하므로 여성에게 도움이 된다. 혈중 알코올 수치를 낮추며 숙취를 풀어준다(소제목270 참고).

식품과 영양제 제니스테인과 마찬가지로 대두 식품에 풍부하다. 훌륭한 산화방지 물질이자 항암 성분이다. 콩 단백질 셰이크(하루 1잔)나 농축 제제(하루 2알)를 먹으면 된다. 다이드제인은 칡에도 많다. 숙취 회복을 돕고 술에 대한 갈증을 줄여주는 것으로 밝혀졌다. 칡 캡슐도 있다. 금주를 결심했거나 전날의 숙취 때문에 고생이라면 음주 전이나 후에, 혹은 매일 500mg 함량 칡 캡슐을 3알씩 먹는다.

94　노화방지 비타민

주요 노화방지 비타민은 비타민A, C, E 등이다.

비타민A 유리기를 청소하는 중요한 비타민. 특히 비타민A의 전구물질인 알파카로틴과 베타카로틴은 발암 물질을 파괴하고 다양한 종류의 암을 막아준다.

식품과 영양제 소제목25 참고

비타민C 이 놀라운 수용성 비타민은 '노화방지물질의 항산화 성분'이라고 일컬어진다. 왜냐하면 신체의 다른 노화(산화)방지 성분을 보호하기 때문이다. 비타민C는 ▲발암물질인 니트로사민의 생성을 억제하고 ▲다양한 암의 발병을 예방하며 ▲중요한 면역세포의 활동력을 높이고 ▲LDL콜레스테롤의 위험한 산화작용을 막고 ▲심장발작의 위험을 줄여준다.

식품과 영양제 소제목41 참고

비타민E 유리기에 대항하는 지용성 비타민. 세포막을 비롯하여 지질이 든 여타 조직을 보호한다. 비타민B는 ▲백내장을 예방하고 ▲신체 면역력을 높이며 ▲다양한 암을 막아주고 ▲치명적인 심장발작의 위험을 줄인다.

식품과 영양제 소제목43 참고

95 노화방지 미네랄

모든 미네랄은 항산화 성분이다. 하지만 비타민과는 달리, 단 한 종도 체내에서 만들어낼 수 없다. 미네랄은 반드시 먹어서 섭취해야 한다. 미네랄은 우리 몸에 딱 적당한 양만큼만 있어야 한다. 이점이 무척 중요하다. 미네랄의 도움이 없으면 비타민은 동화할 수도, 기능할 수도 없다. 유리기를 없애는 대표적인 미네랄은 셀레늄과 아연이다.

셀레늄 비타민E와 함께 작용하면 상승효과를 일으킨다. 두 성분이 개별적으로 있을 때보다 더욱 많은 일을 한다는 뜻이다. 셀레늄은 중요한 항암물질이다. 특히 방사선과 화학적 발암물질에 의한 암 발생을 막아준다. 병균 감염에 대항하는 항체 숫자를 늘린다. 뇌졸중이 일어나지 않도록 혈관의 혈액 응집을 막는다. 관절염 통증을 덜어준다. 남성의 성욕을 올린다.

식품과 영양제 소제목62 참고

아연 감기 환자에게 특효 성분이다. 면역계를 강화하고, 감염과 싸우는 T세포의 숫자를 늘린다. 특히 노인에게 유용하다. 황반변성에 의한 시력 감퇴를 늦춘다. 전립선비대증과 전립선암을 예방한다.

식품과 영양제 소제목66 참고

96 항암효과를 자랑하는 마늘과 양파

마늘의 항암효과는 두말할 필요도 없다(소제목118 참고). 이 밖에 파와 양파, 부추 등도 마늘에 뒤지지 않는 탁월한 항암효과를 자랑한다. 이들 채소에는 플라보노이드, 비타민C, 셀레늄, 황화합물 등이 들었는데, 모두 강력한 항암 효과를 지닌 성분이다. 특히 인체 세포가 발암 물질을 버리도록 작용한다. 콜레스테롤 수치와 혈압을 낮추고, 혈액이 혈관에서 응집되는 것을 막아 심장발작과 뇌졸중을 예방한다. 해독 효소 체계를 활성화해서 간의 활동을 돕는다. 알레르기와 천식 예방에도 효과가 있다.

식품과 영양제 마늘과 양파를 굳이 날것으로 먹지 않아도 된다. 요리를 해도 산화방지 효과는 유지된다. 속이 쓰리지도 않고 역한 냄새도 없는 마늘 분말 캡슐은 훌륭한 대안이다. 그래도 입 냄새가 걱정이라면 구취 제거에 탁월한 허브인 파슬리를 먹는다. 파슬리 씨앗 기름으로 만든 구취 제거제가 휴대에 간편할 것이다.

97 에너지 과일, 아사이 베리

남미의 아사이 야자수에서 열리는 검붉은색 베리류의 일종이다. 강력한 산화방지 효과가 있어서 흔히 '슈퍼푸드'로 분류된다.

체내에 흡수되어 항염증, 항바이러스 작용을 하며 면역계를 강화한다. 당분은 낮고 섬유질은 많다. 그뿐만 아니라 오메가 지방산, 비타민E, 테오브로민, 피토스테롤, 필수 아미노산을 완벽하게 함유한 영양소의 보고이다. 안토시아닌의 함유량이 적포도주보다 10~30배 정도 더 많은 놀라운 에너지 과일이다. 대장암, 심혈관계 질환 치료에 도움을 주고, 적정 콜레스테롤 수치를 유지시키며, 신체의 에너지와 지구력을 높이고 근육량도 늘린다. 이뿐만 아니라 안전하고도 효과적인 식욕 억제제이자 체중 감량제이기도 하다.

식품과 영양제 주스, 퓌레, 동결건조 분말, 캡슐 제형으로 판매된다. 구입할 때에는 미국농무부가 인증한 100% 유기농 마크를 확인하고, 당 첨가가 되어 있지 않은지도 살펴보아야 한다(첨가물질이 있는 제품은 역반응이 일어날 수 있다.). 아사이 베리는 브라질 열대우림에서 사람이 하나에서 열까지 수작업으로 재배해야 한다. 인건비가 많이 들 수밖에 없으니 가격이 너무 저렴한 제품은 사지 않는 편이 현명하다. 제품의 품질은 보통 가격에 비례하기 때문이다. 분말 제제는 주스나 요구르트에 섞어서 스무디처럼 만들어 먹는다. 하루에 4,000mg(퓌레는 113g) 이상은 섭취하지 않는 편이 좋다.

98 산화방지 허브, 빌베리(월귤)

'유럽 블루베리'라고 하는, 강력한 산화방지 효과가 있는 허브이다. 안토시아노사이드라는 성분을 함유하는데, 이것은 모세혈관을 튼튼하게 하고, 백내장과 야맹증 등과 같은 안과 관련 질환을 막아주며, 혈액순환을 원활하게 해준다. 박테리아 성장을 억제하고, 항염증제 역할을 할뿐더러, 발암물질에 대항하는 효과도 있다.

식품과 영양제 캡슐과 액상 추출물 등으로 판매된다. 500mg 함량의 캡슐을 하루 세 번까지 먹는다. 혹은 액상추출물 15~40방울을 물이나 주스에 타서 하루 세 번 마신다. 비타민C와 함께 먹으면 효과를 극대화할 수 있다(비타민C는 하루에 500mg까지 복용한다.).

—— 다량 복용하지 않게 주의할 것. 상업적으로 판매하는 제제가 안전하다고는 하지만 월귤잎은 장기간 복용 시 독성이 나타날 수 있다.

99 천연 우울증 치료제, 카무카무

아마존 열대우림에서 자라는 관목의 열매이다. 잘 여문 열매를 수확해서 급속 냉동한 후 분말로 가공한다. 강력한 식물성 화학 성분이 들어 있다. 천연 비타민C 함유량은 지구의 식물 중에서 제일 많다. 혈액순환을 돕고 혈압을 낮추는, 살균력 있는 면역 강화제이다. 감기에도 효과가 있다. 천연 우울증 치료제이다. 우울증 처방약 대부분을 포함해 여타 약과 함께 먹어도 안전하다.

식품과 영양제 분말 캡슐 형태로 나온다. 100mg 캡슐을 하루 1~3알 먹으면 된다.

—— 임신 중에는 절대로 먹어서는 안 된다.

100 커피를 대신하는 차데부그레

남미에서 자라는 식물로 유익한 식물성 화학 성분이 풍부하다. 그 붉은색 열매를 볶은 뒤 우려서 커피 대용 차로 마실 수 있다. 카페인, 알란토인, 알란토인산을 함유한다. 브라질에서는 이뇨 작용을 하는 활력제로 오래 애용되었다. 조금만 먹어도 포만감을 느끼게 하므로 식욕 감퇴제 역할도 한다. 전통적으로 상처 치료에 사용되었다. 간, 신장, 대장, 심장 기능을 향상한다. 셀룰라이트를 줄여준다. 바이러스를 죽인다. 해열 작용을 한다.

식품과 영양제 잎 추출물 분말을 차와 캡슐 형태로 판매한다. 식사 30분 전에 400mg짜리 캡슐을 1~3알 먹는다.

101 인디언 치료제, 레드/블랙 초크베리

아로니아 베리라고도 한다. 안토시안이 풍부하다. 항산화 지수(ORAC)가 아주 높다. 산화스트레스 조절에 중요한 기능을 한다. 북미 원주민들은 예로부터 다양한 치료제로 써왔다. 혈액순환을 원활히 하고, 혈관을 튼튼히 한다. 바이러스를 억제한다. 대장암, 심혈관계 질환, 위궤양, 결막염, 간부전 위험을 낮춘다.

식품과 영양제 과실 추출물 캡슐 형태로 나온다. 하루 한 번 캡슐 1알을 식사 중에 물과 함께 삼킨다.

102 몸에 활력을 주는 코엔자임Q10

코엔자임Q10은 모든 살아 있는 세포에서 발견되는 산화방지 영양소이다. 몸에 에너지를 공급해서 신체의 기능을 효과적으로 수행하는 데 필수적이다. 코엔자임Q10이 없다면 세포들은 그냥 멈춰버린다. 나이를 먹을수록 코엔자임Q10 수치는 내려간다. 아마도 노화가 원인인 수많은 질환과 직접적인 관련이 있을 것이다(소제목385 참고). 부적절한 식습관, 스트레스, 병균 감염 역시 충분한 코엔자임Q10 공급을 방해한다. 코엔자임Q10은 비타민과 같은 산화방지 기능을 하고, 몸에 활력과 에너지를 주고, 심장 기능을 강화하고, 잇몸병을 치료하며, 면역체계를 향상하는 것으로 밝혀졌다.

더 나아가 미국 신경장애-뇌졸중 연구소(NINDS)에 따르면 코엔자임Q10이 파킨슨병의 악화 정도를 늦춰주는 것 같다고 한다. 추가적인 연구가 필요하지만, 일단은 흥분되는 사실임에 틀림없다. 왜냐하면 파킨슨병 증상을 완화하는 레보도파 같은 약품이 있지만, 병의 진행 자체를 늦춰주는 성분은 최초 발견이기 때문이다. 연구자들은 코엔자임Q10이 세포의 '발전소'인 미토콘드리아의 기능을 향상시켜 파킨슨병 진행을 더디게 하는 것으로 추측한다. 실제로 파킨슨병 환자의 미토콘드리아 내 코엔자임Q10의 수치는 비정상이다.

심장이 좋지 못한 노인들은 "코엔자임Q10을 먹었더니 바로 활력이 생겼다."라고 말한다. 또한 협심증 환자들은 "통증을 줄이거나 없애는데 지금까지의 어떤 약물보다도 효과적이다."라고 이야기한다. 그런데 많은 사람이 심장질환의 주요 원인인 콜레스테롤 수치를 낮추려고 먹는 스타틴 성분의 약물은 몸에 저장된 코엔자임Q10을 빼앗아 간다. 다른 말로 해서, 심장질환의 위험을 줄이는 약을 먹음으로써 심장질환의 위험을 높이는 셈이다. 따라서 스타틴 성분의 약을 꼭 먹어야 할 때는 코엔자임Q10 제제도 같이 먹는 편이 현명하다.

식품과 영양제 고기, 곡식, 채소, 달걀, 유제품 등에 들어 있다. 하지만 저장 기간 및 가공법과 조리법에 따라 큰 폭으로 감소한다. 영양제로는 30mg 함량 캡슐을 1알씩 하루 세 번까지 먹는다. 콩기름에 녹여 연질캡슐에 담은 형태가 가장 흡수력이 좋을뿐더러 삼키기도 쉽다. 코엔자임Q10은 지용성 영양소이기 때문에 기름에 담겨 있으면 생체 이용률이 더 높고 효과적이다.

103 암을 예방하는 양배추와 브로콜리

항산화 성분이 풍부한 브로콜리, 양배추, 꼬마양배추, 콜리플라워, 케일, 청경채 등의 십자화과 채소에는 비타민C와 다른 플라보노이드들뿐 아니라, 인돌과 설포라판이라는 식물성 화학 성분이 들어 있다. 인돌은 암, 특히 유방암 성장을 촉진하는 에스트로젠의 활동을 저지한다. 설포라판은 세포를 자극해 항암 효소를 만들어낸다. 십자화과 채소에 함유된 이러한 강력한 항산화 성분들은 함께 작용하여 다양한 암의 발병을 막아준다.

식품과 영양제 식탁에서 십자화과 채소의 인기는 그다지 좋지 않다. 그러나 다행히도 이들 채소에 함유된 항산화 성분은 영양제로 먹을 수 있다. 물론 섬유소를 비롯해 건강에 좋은 다른 영양소까지 섭취하려면 채소 자체를 먹어야 한다. 브로콜리 추출물 등 다양한 제품이 판매되고 있는데, 식간의 공복에 먹으면 더욱 좋다.

104　자연의 비아그라, 은행잎 추출물

강력한 산화방지 효과를 자랑하는 은행잎 추출물은 혈액순환을 돕는 물질로 가장 많이 알려졌다. 심장과 두뇌를 비롯한 신체 여러 곳에 산소 공급량을 늘려줌으로써 정신적 기능과 집중력을 향상하고, 다리 경련과 같은 근육통의 고통을 덜어주며, 어지럼증과 귀울림 증상을 완화한다. 심지어 발기부전도 치료할 수 있다. 실제로 많은 남성이 이를 '천연 비아그라'라고 일컫는 걸 들었다. 또한 알츠하이머병 환자의 지각능력을 향상하여 그들이 조금이라도 더 사회적인 생활을 할 수 있도록 돕는다. 파괴적인 유리기로부터 세포를 보호해 노화를 늦추고 암을 예방한다. 최근 연구에 따르면 황반변성 예방과 치료에도 도움이 된다고 한다. 일반적인 항우울제가 듣지 않는 우울증 환자를 치료하는 데에도 효과가 탁월하다.

식품과 영양제 보통 40~60mg 단위로 판매된다. 60mg 함량의 정제 또는 캡슐을 하루 3알까지 먹으면 된다.

—— 출혈 관련 질병이 있는 사람은 은행잎 추출물을 먹지 말 것. 혈액 응고에 간섭함으로 아스피린, 이부프로펜 등의 비스테로이드성 진통소염제나 와파린(쿠마딘) 같은 처방 항혈액응고제를 먹는 사람이 먹으면 안 된다. 인슐린에 영향을 미쳐서 혈당 수치를 떨어뜨릴 수도 있다.

105 간암을 예방하는 글루타티온

간에서 시스테인, 글루탐산, 글리신이라는 세 아미노산을 합쳐서 만든 이른바 '삼위일체 노화방지 아미노산'이다. 전신의 장기 조직과 세포를 보호하며 암, 특히 간암을 예방한다. 면역체계를 강화하며 중금속과 약물을 해독한다. 방사선으로부터 신체를 보호하며 흡연과 음주로 인한 유해한 영향을 막아준다. 관절염과 알레르기를 치료하는 항염증제로도 사용된다.

식품과 영양제 과일과 채소에 풍부하나 요리 과정에서 파괴될 수 있다. 영양제는 50mg 함량의 캡슐을 하루 1~2번 먹으면 된다. 아미노산인 메티오닌이 글루타티온 고갈을 막아준다. 따라서 콩, 달걀, 생선, 마늘, 렌틸콩, 대두, 요구르트 등 메티오닌이 풍부한 식품을 섭취하면 도움이 된다. L-시스테인과 L-메티오닌이 함유된 아미노산 영양제를 먹으면 우리 몸의 글루타티온 생산력을 높일 수 있다.

106 성기능을 향상하는 구기자(고지베리)

중국, 티베트, 인도에서 수천 년간 쓰여온 한약재. 성 기능을 향상하고 정자 수를 늘린다. 시력 개선, 면역 강화, 혈액순환 향상에도 도움이 된다. 항산화물질뿐 아니라 카로티노이드, 피토스테롤, 아미노산, 비타민, 미네랄, 필수 지방산도 다량 함유한다. 노인 황반변성의 위험을 줄인다.

식품과 영양제 생식하거나 차로 우린다. 주스로 마셔도 좋다.

—— 항혈액응고제와 역반응을 일으켜서 출혈 위험을 키울 수도 있다.

107 지용성도 수용성도 되는 리포산

유리기를 막아주는 '특별하고 보편적인' 항산화 성분으로 불린다. 비타민과 특성이 흡사한데, 몸 안에서 자연적으로 만들어낼 수 있다. 체내에서 합성되는 다른 항산화 성분이 제한적으로 특정한 작용만 하는 것과는 달리, 리포산은 상황에 따라 지용성도 수용성도 될 수 있어서 다른 항산화 성분의 활동을 보조하며, 경우에 따라선 이들을 대체한다. 예를 들어 비타민C와 비타민E가 부족하면 리포산은 임시로 양쪽 모두를 대신할 수 있다. 리포산은 혈액뇌 장벽을 통과할 수 있어 뇌졸중으로 인한 뇌 손상을 회복시켜준다. 혈당 수치를 적절하게 조정하며, 당뇨병의 심각한 합병증을 막아준다.

식품과 영양제 나이가 들수록 몸은 충분한 양의 리포산을 만들어내지 못한다. 마흔이 넘으면 리포산 제제를 먹는 게 좋다. 정제로 판매된다. 50mg 캡슐을 하루에 1~2번 먹는다. 노화방지 영양제에도 들어 있다.

108　시차를 극복할 때는 멜라토닌

신체의 자연적 바이오리듬 유지를 돕는 산화방지 호르몬이다. 잠을 자는 동안 두뇌의 송과선에서 만들어진다. 체내 시계(수면·기상 주기)를 조절하므로 불면증은 물론, 장거리 비행에 따른 시차 극복에 유용하다.

나이를 먹으면 멜라토닌 수치가 감소한다. 그래서 멜라토닌 제제를 먹으면 노화를 늦추는 데에 도움이 될 수 있다. 특히 뇌세포가 산화되어 손상되는 것을 예방한다. 이것을 방치하면 알츠하이머병을 비롯한 다양한 두뇌질환이 발병한다. 멜라토닌은 군발성 두통의 발생 빈도를 낮추며, 악성 종양의 확산을 막아주는 항암 세포의 활동을 촉진하여 면역 기능을 강화한다.

식품과 영양제 토마토 등의 식품에 들어 있다. 그래서 멜라토닌은 호르몬이지만 약품이 아닌 영양제로 분류된다. 시차 극복을 위해서라면 목적지에 도착해 침대에 들기 30분 전에 혀 아래에서 녹여 먹는 설하정을 1~3mg 복용한다. 정제, 캡슐의 형태는 설하정보다 효능이 느리게 나타나므로 1시간 30분 전에 같은 양을 먹는다. 불면증에는 자기 전에 1~5mg을 복용한다(1mg에서부터 시작해 필요에 따라 양을 늘린다. 5mg은 넘지 말 것). 노화방지 목적으로 먹는다면 0.5~1mg이 적당하다. 역시 설하정을 자기 전에 먹는다(야식을 먹는 습관이 있다면 바나나가 좋은 선택이다. 바나나는 멜라토닌 생성을 촉진한다.).

일반의약품인 비스테로이드성 소염제 등 일부 약품은 두뇌의 멜라토닌 생산을 방해한다. 사실 아스피린을 1알만 먹어도 멜라토닌 수치가 75%까지 준다. 이러한 약은 저녁 식사 이후에는 먹지 않는다. 이 밖에 발륨, 자낙스 등 벤조디아제핀계 수면제, 카페인, 알코올, 감기약, 이뇨제, 베타차단제, 칼슘통로 차단제, 다이어트약, 프레드니손 등 코르티코스테로이드 제제도 멜라토닌 생성을 막는다.

빛에 조금만 노출되어도 두뇌의 멜라토닌 생성이 억제될 수 있다. 잠을 잘 때에는 가능한 한 어둡게 한다. 밤에 켜놓는 조명은 욕실에만 켜두어서 빛 노출을 최소화한다.

—— 멜라토닌을 먹으면 매우 졸리다. 따라서 멜라토닌을 먹고 운전하거나 위험한 기계를 다루어서는 절대로 안 된다. 잠자리에서만 먹어야 한다. 다음 경우에는 절대로 의사 상담 없이 멜라토닌을 임의로 먹지 않는다. ▲다른 약을 투약 중 ▲심각한 질병으로 투병 중 ▲임신부와 수유모 ▲당뇨병 환자 ▲다른 질병으로 인한 호르몬 불균형 상태 ▲폐경기 여성 ▲호르몬 대체요법 치료 중. 멜라토닌은 면역 기능을 지나치게 자극한다. 따라서 자가면역 질환 환자나 면역 기능을 억제하는 약물을 투약 중인 사람은 먹지 말 것!

109 항균작용을 하는 망고스틴

동남아시아에서 주로 자라는 열대 과일이다. 소위 말하는 '슈퍼푸드' 중 하나. 항염증(소염), 항미생물, 항곰팡이, 살균 작용을 한다. 아주 강력한 천연 항산화 식품이다. 크산톤, 카테킨, 타닌을 함유한다. 오래전부터 차로 음용하며 설사, 과민성 대장증후군, 피부 트러블 등 많은 질환을 다스리는 용도로 사용했다.

식품과 영양제 망고스틴 제품(캡슐, 주스)을 살 때는 가능한 한 '전초(whole plant)' 원료를 쓴 걸 고른다. 500mg 캡슐을 라벨에 적힌 용법에 따라 먹는다.

—— 망고스틴의 크산톤은 항혈액응고제와 역반응을 일으켜 출혈의 위험을 키울 수 있다. 다른 약초나 약과 함께 먹으면 졸음이 오거나 몸이 과도하게 늘어질 수 있다.

110 주름을 없애는 석류

항산화 성분이 풍부한 슈퍼과일로 인기가 높다. 비타민C, 비타민B, 칼륨, 폴리페놀(카테킨과 안토시아민 포함)을 다량 함유한다. 심장질환 위험을 낮추고, LDL콜레스테롤 수치를 떨어뜨린다. 피부 주름을 펴준다. 여러 종류의 암을 억제하는 것으로도 보인다.

식품과 영양제 석류와 석류 주스는 손쉽게 살 수 있다. 과일은 껍질을 버리고 씨를 빼서 주로 생식한다. 영양제는 불필요한 성분(주로 당분)을 제거한 농축액 형태로 나온다.

111 천연 소염제, 케르세틴

사과, 양파, 홍차, 적포도주에 들어 있는 식물성 플라바놀이다. 강력한 항산화제이자 천연 항히스타민제, 소염제이다. 심장마비, 뇌졸중을 예방한다. 전립선염 증상을 완화한다. 통풍, 습진, 알레르기, 두드러기, 천식 등의 치료에도 도움이 된다. 미토콘드리아(세포 내 에너지 기관) 생성을 도와 피로를 줄이고 지구력을 높인다.

식품과 영양제 색이 짙은 과일에 많이 들어 있다. 브로콜리, 잎류 채소, 감귤류 과일에도 다소 들어 있다. 다른 플라보노이드 성분인 헤스페리딘, 루틴을 섞어서 상승효과를 유도하는 제제가 많다. 환제와 정제 형태로 나온다. 200~400mg을 하루 세 번 먹는다.

112 피부를 소생하는 활성산소제거효소

활성산소제거효소(SOD)는 강력한 산화방지 효소이다. 세포를 소생하고, 세포 파괴율을 낮춘다. 특히 피부조직에 효과적이다. 활성산소제거효소를 주사하면 피부가 굳는 경피증을 치료할 수 있다. 우리 몸이 아연, 구리, 망간 등을 사용하려면 활성산소제거효소가 필요한데, 반대로 이들 미네랄이 공급되지 않으면 활성산소제거효소는 작용하지 못한다. 나이를 먹어감에 따라 체내 활성산소제거효소 생산량은 점점 줄어든다. 그래서 활성산소제거효소 제제를 먹어야 한다. 주름을 줄여주며, 다양한 측면에서 노화방지에 주요한 역할을 한다.

식품과 영양제 보리풀, 브로콜리, 꼬마양배추, 양배추, 밀풀 등에 풍부하다. 활성산소제거효소는 위장에서 파괴되므로 영양제는 꼭 위액에 녹지 않는 코팅이 되어 있어야 소장까지 무사히 도착해 흡수될 수 있다. 노화방지 목적이면 매일 125mcg씩 먹는다(소제목385 참고).

[영양소에 관한 깜짝 놀랄 진실]

- ✓ 블루베리, 블랙베리, 붉은색 양배추는 익혀서 먹는 편이 더 좋다.
- ✓ 양파, 마늘, 무, 파 등에는 천연 항생제가 들어 있는데 유익균은 그대로 두고, 유해균만 파괴한다.
- ✓ 토마토소스가 든 음식을 일주일에 두 번 이상 먹는 남성은 전립선암에 걸릴 확률이 낮아진다.

[질문과 답변]

제 몸에 있는 항산화 물질의 양이 너무 적지 않을까 걱정이에요. 알아볼 방법이 있을까요?

왜 없겠습니까? 있지요. '산화스트레스 검사'라고 하는데, 소변과 혈액 샘플을 채취해 신체의 유리기 수치와 글루타티온 함량을 측정합니다. 이 검사는 건강에 특별한 이상 징후가 없는 한 굳이 비싼 돈을 들여서까지 받지 않아도 됩니다. 그러나 심히 걱정된다면 전문 병원을 찾아 의사와 상담해보세요.

자연적인 방법으로 항산화 물질 수치를 높이려고 하는데 무엇을 먹어야 하나요?

일단 실리마린 제제를 권합니다. 밀크티슬이라는 식물에서 추출한 천연 항산화 성분입니다. 실리빈, 실리디아닌, 실리크리스틴이라는 세 가지 바이오플라보노이드를 포함합니다. 이것은 간 기능을 향상합니다. 실제로 밀크티슬은 오랜 세월 간질환을 치료하는 약초로 사용되어왔어요. 또 우리 몸에서 가장 중요한 양대 항산화 성분으로 꼽히는 글루타티온과 활성산소제거효소의 수치를 높여주지요. 500mg 함량의 실리마린 제제를 하루에 3알까지 드세요.
동충하초도 있습니다. 오래전부터 피로를 회복하고 활력을 높이는 한약재로 사용되어왔어요. 식사와 함께 525mg 함량의 캡슐을 하루에 2알 먹으면 적절합니다.

채소를 조리할 때 항산화 성분을 보존할 수 있는 제일 좋은 방법은 무엇입니까?

전자레인지와 번철(평평한 철판에 기름을 두르지 않고 조리) 방식이 제일 좋습니다. 끓이기, 튀기기, 가압, 굽기 같은 조리법을 쓰면 항산화 성분이 손실되지요.

개와 고양이도 항산화 성분을 먹어야 하나요?

사람보다 더 많이 먹어야 합니다. 온갖 유해한 화학물질에 사람보다 훨씬 심각하게 노출되어 있으니까요. 한번 생각해봅시다. 동물들은 낮은 높이에서 숨을 쉬기 때문에 바닥이나 잔디밭에 있는 화학물질을 다량 흡입하죠. 벼룩 없애는 목걸이에도 화학약품이 들어 있잖아요. 길거리에서 몸에 나쁜 것을 주워 먹는 일도 많고요. 게다가 자신의 털과 발을 입으로 자주 핥지요. 그러니 독성물질에 노출될 확률이 높죠.

개와 고양이도 체내에서 스스로 비타민C를 만들어냅니다. 하지만 질병을 예방하거나 건강에 도움을 줄 만큼 충분한 양은 아니에요. 반려동물의 밥에 비타민C를 섞어주면 암 발병을 줄이고, 면역체계를 강화합니다. 상처가 치료되는 속도도 빨라집니다. 또 녹내장 위험과 알레르기도 줄어들고, 방광염의 예방과 치료에도 도움이 되지요. 골격 형성에도 비타민C가 중요하답니다.

부작용으로 나타나는 복통을 예방하려면 아스코르브산나트륨이나 중성 비타민C를 먹이는 편이 좋습니다. 동물병원에선 개, 고양이용으로 특별히 제조된 영양제를 판매합니다.

—— 묽은 변이나 설사는 비타민C 과다복용이란 신호이므로 급여 양을 줄이세요.

▲개와 고양이를 위한 비타민C 복용량

• 성견: 매일 500~1,000mg

• 성묘: 매일 50~300mg

사람이나 개와 달리 고양이는 베타카로틴을 비타민A로 바꿀 수 없습니다. 따라서 레티놀(동물성 원료)을 통해 비타민A를 얻어야 합니다. 심각한 결핍이 의심되지 않는 한, 일주일에 3~4번만 반려동물의 밥에 간(肝)을 조금(전체 식사량의 25% 이내) 섞어주면 충분히 공급됩니다.

개들은 상대적으로 비타민A를 많이 섭취해도 견뎌낼 수 있습니다. 체내에서 비타민A를 처리하는 방식이 사람과 다르기 때문이죠. 그런데도 다량 섭취하면 나타나는 중독의 정도는 사람과 비슷하며(소제목25 참고), 다량 섭취하면 여러 가지 문제가 나타납니다. 수의사와 상담한 후 먹이세요.

비타민E는 공해와 스트레스로부터 동물을 보호합니다. 생선을 많이 먹는 고양이가 잘 걸리는 지방조직염도 예방합니다.

▲개와 고양이를 위한 비타민E 복용량

• 성견: 매일 100~400IU(몸집에 따라 양을 조절)

• 성묘: 매일 10~15IU(늙었거나 임신 중이거나 새끼에게 젖을 먹이는 고양이라면 복용량을 15~30IU로 높이세요. 하루 두 번으로 나눠 밥과 함께 먹일 것)

셀레늄은 비타민E와 함께 작용해 동물의 면역체계를 강화합니다. 생선, 붉은색 고기, 내장 고기, 달걀, 닭고기 등으로 적당량을 섭취하므로 따로 영양제를 주지 않아도 됩니다.

아연은 상처를 아물게 하고, 몸의 독을 제거하며, 면역력을 높입니다.

개와 고양이는 쇠고기, 양고기, 돼지고기, 간, 양조효모 등을 통해 보통은 아연을 충분히 섭취합니다(최적식품은 소제목66 참고).

초콜릿이 노화방지에 도움이 된다는 얘기를 들었는데, 혹시 사실인가요?

《영양학회지》에 발표된 연구에 따르면 우유를 첨가하지 않은 진한 초콜릿, 즉 다크초콜릿만 노화방지 효과가 있다고 합니다. 우리가 흔히 먹는 밀크초콜릿은 아니에요.

매일 다크초콜릿 6.7g을 먹으면 혈중 C-반응성 단백질 수치가 현저히 감소합니다. 염증 및 그에 뒤따르는 심장질환 예방에 딱 알맞은 양이죠. 그러니 건강을 생각해서 다크초콜릿을 드세요. 물론 적당히 먹어야겠죠!

홍차와 녹차에 들어 있는 항산화 성분의 양은 똑같나요? 백차와 적차(루이보스차)는 어떤가요?

홍차는 녹차를 발효— 즉, 가공— 한 것이라 항산화 성분이 약간 적게 들었습니다. 카페인은 녹차보다 좀 더 많고요. 그래도 관상혈관 기능을 향상시키고, LDL콜레스테롤을 줄이며, 혈압을 떨어뜨립니다. 항산화 성분은 백차에 가장 많습니다. 그러면서도 카페인은 녹차나 홍차보다 적습니다. 영미권에서 적차(붉은 차)라고 하는 루이보스차에는 독특하게 활성산소제거효소가 들어 있어 건강에 큰 도움이 됩니다(소제목112 참고). 아연, 마그네슘, 알파-히드록시산도 함유하고 있지요. 알레르기, 천식, 습진에 효과가 있답니다.

홍차든 녹차든 뜨거운 물에 5분만 담가두어도 전체 카테킨의 약 80%가 우러나옵니다. 카테킨은 찻잎에 들어 있는 산화방지 물질이지요. 반면에 물에 타서 먹는 인스턴트 아이스티에 포함된 카테킨의 양은 무시해도 좋을 정도의 미량이랍니다. 건강을 생각하신다면 차는 더운물에 우려 드세요.

레스베라트롤이 더 많이 든 레드와인이 있나요?

피노 누아르(Pinot Noir) 품종의 와인에 레스베라트롤이 더 많이 들어 있습니다. 피노 누아르처럼 온도가 낮고 습한 기후에서 자란 포도로 담근 포도주에 레스베라트롤이 많습니다. 그래야 포도알에 곰팡이가 피지 않기 때문이지요.

술에는 다 레스베라트롤이 들어 있습니까?

그렇다면 술도 나름 건강음료라고 할 수 있었겠지요. 증류주는 증류 과정을 거치기 때문에 레스베라트롤이나 다른 폴리페놀도 없습니다. 반대로 맥주는 홉과 보리로 만들기 때문에 놀라울 정도로 다양한 폴리페놀을 함유하고 있습니다. 하지만 이런 효과를 얻자고 주량을 늘릴 필요는 없겠지요. 무알코올 맥주와 적포도주에도 레스베라트롤이 들어 있답니다.

식료품비를 줄이고 싶은데요, 어떤 과일과 채소를 먹어야 제일 강력한 산화 방지 효과를 얻을 수 있을까요?

미국농무부에 따르면 블루베리, 블랙베리, 크랜베리, 딸기, 시금치, 산딸기, 꼬마양배추, 자두, 브로콜리, 비트, 아보카도, 오렌지, 적포도, 홍피망, 체리, 키위가 제일 좋다고 합니다.

제가 먹는 코엔자임Q10을 열 살 먹은 제 개에게 주어도 괜찮을까요? 하루 하루 눈에 띄게 늙어가는 모습이 걱정됩니다.

개에게 먹이셔도 괜찮습니다. 아니, 그러시라고 권합니다. 코엔자임 Q10은 안전한 무독성 영양소로 생명 활동에 필수적입니다. 코엔자임Q10이 없으면 세포는 적절한 기능을 할 수 없습니다. 사람도 개도, 나이가 들어감에 따라 몸 안에서 만들어내는 양이 차츰 줄어듭니다. 개가 열 살이 되었다면 이제 영양제로 코엔자임Q10을 공급해주어야 할 때가 되었군요. 개의 심장을 튼튼하게 하고, 면역체계를 향상시키며, 스트레스 대처 능력을 높여줍니다. 분말 캡슐이나 연질 캡슐로 판매됩니다. 작거나 중간 크기의 개는 하루에 10mg이면 충분합니다. 몸집이 큰 개는 하루에 30mg까지 개밥에 섞어줘도 됩니다.

Chapter 08

자연이 선사한 놀라운 식품과 영양소들

113 장을 청소하는 프로바이오틱스(아시도필루스)

프로바이오틱스란 장 건강에 이바지하는 미생물을 뜻한다. 질병을 막아주는 이로운 박테리아이다. 아시도필루스(정식 명칭 락토바실루스 아시도필루스) 유산균도 그중 하나. 캡슐이나 과립 형태로 복용하는 게 요구르트를 먹을 때보다 효과가 더 좋다. 아시도필루스 균주를 콩이나 우유에서, 혹은 효모를 토대로 배양한 제품을 판다.

많은 의사가 항생제를 처방하면서 아시도필루스를 함께 먹도록 한다. 항생제가 장에 있는 이로운 균까지 죽이기 때문이다. 그러면 설사를 하게 되고, 유해균인 칸디다 알비칸스 균이 지나치게 많아진다. 이 균은 장, 질, 폐, 입, 손가락, 손톱 밑에 사는데, 아시도필루스 제제를 충분히 먹으면 보통 며칠 후 사라진다.

아시도필루스를 꾸준히 섭취하면 장이 청결하게 유지된다. 장 내 부패 현상 때문에 생기는 구취도 사라진다. (양치질하고 구강청결제를 뿌려도 남는 입 냄새를 경험해 보았을 테다.) 또한 변비를 비롯해 방귀, 트림에서 역겨운 냄새가 나는 증상, 여드름 같은 피부질환의 치료를 돕는다. 나이를 먹을수록 약해지는 면역체계도 강화한다. 에스트로젠 수치 감소에 따른 질 내 건조증으로 질염에 걸리기 쉬운 폐경 여성에게도 유용하다.

장내세균총이 번성하게 하려면 유당, 복합 탄수화물, 펙틴, 비타민C와 함께 섬유질(소제목119 참고)을 섭취하면 좋다. 우리 몸에 유익한 박테리아는 젖산과 유당의 공급이 끊기면 닷새를 넘기지 못하고 죽을 수 있다.

역할 항생제와 함께 작용해서 항생제 때문에 설사를 하지 않도록 예방하며, 유익균이 유해균과 함께 죽는 걸 막는다. 감염을 막는 물질을 생성한다. 유익균의 힘과 효력을 증대시켜 질병과 감염을 일으키는 유해균(병원균)을 제압하게 한다. 창자를 건강하게 만든다. 변비, 복부팽만, 더부룩함 등 뱃속 문제를 풀어준다. 대장염, 과민성 대장증후군, 크론병 치료에 도움이 된다. 대장암을 예방한다. 우유와 유제품 소화에 필요한 효소를 생산한다. '뼈 튼튼' 칼슘의 작용을 돕는다. 유당불내증을 조절한다. 여드름과 습진을 일으키는 알레르기를 막는다. 창자에 쌓인 독소를 해독한다.

요구르트를 살 때는 되도록 프리바이오틱 성분인 이눌린이 함유된 제품을 구입한다. 이눌린은 비피더스균처럼 장내 유익균 활동은 늘리고 유해균 증식은 막는다(소제목114 참고). 이눌린은 수용성 천연 식이섬유로 아티초크, 아스파라거스, 양파, 건포도, 바나나 등의 과일과 채소에 들어 있다. 혈당과 혈중 인슐린 수치는 높이지 않으면서 칼슘의 흡수력을 증가시키므로 당뇨병 환자가 먹어도 무방하다. 또 대장균, 살모넬라균, 포도구균, 리스테리아균 등 식중독을 유발하는 세균도 막는다.

채식주의자용 캡슐에 유익균(페디오코쿠스 아시디락티시, 비피도박테리움 롱굼, 비피도박테리움 브레브와 더불어 락토바실러스 람노서스, 헬베티쿠스, 카제이, 플란타룸, 락티스 ssp, 락티스 등) 250억 마리가 든 아시도필루스 알약을 매일 하나씩 먹는다. 식사 중에는 위산이 분비되므로 가급적 식간에 먹는다.

—— 제품 라벨에 박테리아 종류가 표기된 제품이 그렇지 않은 제품보다 대체로 효과가 더 좋다.

114 유익한 박테리아를 돕는 프리바이오틱스

체내에서 소화되지 않는 식품 성분이다. 몸에 이로운 균(프로바이오틱스)이 소화관에서 증식하여 적절한 균형을 유지하도록 돕는다(프로바이오틱스를 위한 비타민과 같다). 주로 올리고당이라는 탄수화물 식이섬유에서 나온다. 올리고당은 소화가 안 되므로 소화관에 남아 유익균에 좋은 역할을 한다. 올리고당은 과일, 콩과 식물, 통밀에 풍부하게 들었다.

프로바이오틱스와 프리바이오틱스는 모두 영양제 형태로 구입할 수 있다. 이 두 종의 영양제를 함께 먹으면 유익균의 효과를 극대화할 수 있다.

115 파인애플에서 뽑은 브로멜라인

파인애플은 맛있는 디저트 이상의 가치가 있다. 파인애플 나무줄기에서 뽑아낸 브로멜라인 성분에는 소화를 돕는 단백질처리효소가 혼합되어 있다.

브로멜라인은 식품과 영양제를 통해 섭취한 영양소가 우리 몸에 잘 흡수되도록 도우며 관절염, 상처로 인한 통증과 부기를 완화한다. 아스피린, 이부프로펜, 넵로신 등 비스테로이드성 소염제와 비슷한 역할을 하지만, 이들 약품과는 달리 소화불량의 부작용은 없다. 비스테로이드성 소염제는 프로스타글란딘을 억제하는데, 이 성분은 한편으로 염증을 유발하지만 동시에 위벽을 보호한다. 브로멜라인은 피브리노젠의 수치가 비정상적으로 높아지는 것도 막는다. 피브리노젠은 혈관 내에서 혈액이 자연적으로 응집되도록 만들어 심장발작과 뇌졸중을 유발한다.

소화를 돕기 위한 목적이라면 식후에 500mg 함량 제제를 1~2알 먹는다. 염증 때문이라면 500mg 제제를 매일 1~3정 먹는다. 심혈관계 건강을 지키기 위함이면 500mg 제제를 매일 1알씩만 먹으면 충분하다.

—— 브로멜라인은 심박 조절 약물과 상호작용할 수 있다. 항혈액응고제와 함께 복용하면 출혈의 위험이 있다.

116 강황에서 뽑은 커큐민

풍미가 좋은 인도 요리는 건강에도 그만이다. 카레 가루가 노란색인 이유는 강황이라는 향신료 때문인데, 이것에서 추출한 커큐민(역시 카레 가루에 든 큐민과는 다르다)은 강력한 항산화 성분이다. 특히나 흡연으로 생긴 유리기의 해악(암 등)을 줄여준다. 또한 류마티스 관절염 염증을 치료한다. 일부 관절염 환자들은 커큐민의 효능이 병원에서 처방하는 비스테로이드성 소염제인 페닐부타존에 필적할 만하다고 말한다. 비스테로이드성 소염제를 먹었을 때 나타나는 불쾌한 부작용도 없다. 커큐민은 유방암을 촉발하는 일부 단백질 활동을 억제하는 것으로 밝혀졌으며,

혈중 콜레스테롤 수치도 낮춰준다.

강황은 인도의 아유르베다 의학에서 오래전부터 간 기능을 향상하는 약초로 사용해왔다. 현대의 많은 대체치료요법 치료자도 C형 간염 환자에게 커큐민을 처방한다. 또한 강황은 혈액이 혈관에서 응집되지 않도록 도와 심장발작을 예방한다.

영양제로 섭취한다면 500mg 함량의 커큐민 제제를 하루에 1~3알 음식과 함께 먹는다. 시중의 대부분 커큐민 제제에는 또 다른 소염 성분인 브로멜라인이 들어 있는데, 이것이 커큐민 흡수율을 높인다. 이 둘은 함께 작용할 때 최상의 효과를 낸다.

117 몸과 정신에 활력을 주는 인삼

인삼이 정신과 육체의 활력 모두를 높인다는 사실은 익히 알려져 있다. 동양인들은 인삼을 약 5천 년 전부터 보약으로 먹어왔는데, 지금도 만병통치약 비슷하게 생각한다. 인삼은 천연 변비약이며 체내 독소가 더욱 빨리 배출되게 돕는다. 나쁜 LDL콜레스테롤 수치를 낮추고 혈액 순환을 돕는다. 에스트로젠 수치를 높여— 식물성 에스트로젠이 풍부하다— 서 폐경기 여성의 불쾌감을 덜어준다. 암세포 성장을 억제하고 혈압을 정상으로 유지하며, 감기를 치료한다.

예로부터 인삼은 최음제로도 명성이 자자했다. 여성의 성적 욕구를 높인다. 남성도 성욕 촉진 효과 때문인지 정력이 세진다. 최근 《비뇨기학회지》에 흥미로운 연구 결과가 실렸다. 발기부전 남성에게 한국 홍삼 900mg을 하루 세 번씩 8주 동안 먹이고, 2주를 쉰 다음, 다시 같은 양을 8주 동안 더 복용시켰더니 대조군에 비해서 발기 능력이 크게 좋아졌다고 한다.

인삼은 내분비선 활동을 자극해 비타민과 미네랄이 몸에 잘 동화되도록 돕는다. 공복에, 특히 아침 식사 전에 먹는 것이 가장 좋다. 식사 전후로 최소 1시간 간격을 두고 먹는다. 비타민C는 인삼의 유익한 성분이 흡수되는 것을 방해하므로 인삼과 비타민C 영양제는 2시간 이내에 함께 먹지 않는다.

시중에서 판매되는 인삼은 대부분 아시아 인삼이다. 중국 인삼, 한국 인삼, 혹은 동양 인삼이라고도 한다. 이 밖에 미국삼과 시베리아삼이 있다. 시베리아삼은 엄밀히 말해 인삼은 아니지만, 인삼의 유익한 효능을 대부분 갖고 있다. 특히 정력을 강화하고 콜레스테롤 수치를 낮춰준다.

캡슐에 담은 인삼도 쉽게 구할 수 있다. 500~650mg 함량이 일반적이다. 하루에 500mg 캡슐 6알 이상은 먹지 말 것. 차, 분말, 농축액으로도 판매된다. 현재 인삼은 1등급 적응원(adaptogen)으로 평가받고 있다. 적응원이란 육체적, 화학적, 환경적 등 넓은 범위의 스트레스 요소에 대해 몸의 저항력을 높이는 무독성 물질을 말한다. 아시아삼, 미국삼 제품을 구입할 때는 진세노사이드라는 생물학적 활성 성분을 4~7% 포함하고 있는지 확인한다. 시베리아삼은 엘루테로사이드 성분이 최소한 전체 무게의 1%만큼은 들어가 있어야 한다.

— 드물기는 하나 폐경기 여성이 인삼을 먹으면 질 출혈이 발생할 수 있다. 위험하지는 않으나 간혹 자궁암의 증상으로 오해되기도 한다. 어떤 식으로든 출혈이 있으면 의사를 찾아야 하며, 인삼을 먹고 있다는 사실을 이야기한다. 일부 사람은 인삼을 먹으면 두통이 생기거나 혈압이 높아질 수 있으므로 먹기 전에 한의사와 먼저 상담한다.

118　'위대한 식물' 알팔파, 마늘, 엽록소, 유카

알팔파(자주개자리) 작가이자 생물학자인 프랭크 보이어는 알팔파를 '위대한 치유 식물'이라고 평했다. 그는 이 놀라운 콩과 식물의 이파리에 8가지 필수 효소가 들어 있다는 사실을 발견했다. 100g당 비타민A 8,000IU에 더해서, 혈액 응집을 도와 출혈을 막는 비타민K가 2~4만 단위(unit)나 있다. 비타민B_6, 비타민E, 칼슘, 마그네슘, 칼륨, 베타카로틴도 풍부하다. 비타민D, 인, 석회질도 성장기 어린이가 튼튼한 뼈와 이를 만들기에 충분할 만큼 포함한다.

알팔파는 훌륭한 천연 변비약, 이뇨제이다. 요로감염 치료에도 쓰인다. 류마티스 관절염 통증을 덜어준다. 식욕을 되찾아준다. 위장 장애와 배가 더부룩한 증상을 개선한다. 캡슐과 정제로 판매되는데, 하루에 3~6알 먹는다.

—— 알팔파는 낭창(浪瘡), 즉 피부결핵을 악화한다. 따라서 낭창 환자, 기타 자가면역 장애가 있는 사람은 먹으면 안 된다.

마늘 칼륨, 인, 다량의 비타민B와 C를 비롯해 칼슘, 단백질 등 건강에 좋은 성분이 많이 들었다. 옛날 의학계는 마늘의 효능에 반신반의했다. 그러나 이제는 마늘의 놀라운 의학적 가치를 의심하지 않는다. 마늘은 천연 항생제이다. 한때 소련 군대가 마늘에 많이 의존해서 '러시아 페니실린'이라는 별명도 붙었다. 콜레스테롤, 특히 나쁜 LDL콜레스테롤 수치를 낮춰주며, 혈액이 혈관에 응집되는 것을 막아 심장발작과 뇌졸중을 예방한다.

최근의 연구에 따르면 마늘 기름에 든 디아릴설파이드(DAS) 성분은 강력한 발암물질의 활동을 저지하고 암세포의 성장을 억누른다고 한다. 또한 마늘은 혈압을 낮추고, 혈액에 있는 필요 이상의 포도당을 청소해주며(콜레스테롤과 혈당의 수치가 높으면 동맥경화와 심장발작 위험이 커진다), 기관지 울혈(鬱血)과 인후염을 치료하고, 감기의 증상을 완화하는 데 효과가 있다.

생마늘이나 삭힌 마늘을 먹어도 좋지만, 마늘 냄새가 걱정스러우면 캡슐 형태로 먹는다. 파슬리 씨앗 기름으로 만든 구강청정제가 도움이 될 테다.

엽록소 항균 작용을 한다. 상처가 났을 때 새로운 조직이 자라도록 자극하는 동시에 환부의 세균 감염을 막는다. 또한, 자연 방취제로 몸 냄새와 입 냄새를 없애준다. 정제와 액상 제제로 판매된다. 시중에 파는 방향제에도 들었다.

유카(실난초) 유카 추출물은 백합과에 속한 나무와 관목에서 뽑아낸다. 여호수아 나무도 유카이다. 아메리카 원주민은 유카를 건강과 생명을 지켜주는 나무로 숭배하면서 다양한 목적에 사용해왔다. 식물 생화학자인 존 예일 박사는 유카에서 스테로이드 사포닌을 추출해 관절염을 치료했는데, 안전하고 효과적인 치료법으로 확인되었다.

유카 추출물은 정제, 액상 제제로 약국과 건강식품점에서 구입할 수 있다. 독성은 물론, 소화불량 부작용도 없다. 관절염, 류머티즘으로 인한 염증과 통증을 완화하려면 정제나 캡슐 한 알이나 액상 제제 10~30방울을 하루 세 번까지 먹는다.

—— 유카를 장복하면 비타민A, D, E, K 같은 지용성 비타민의 체내 흡수가 느려진다. 이들 비타민의 흡수를 돕기 위한 영양제를 따로 먹어야 하는지 의사와 상담한다.

119 섬유질에 관한 모든 것

"식이섬유가 풍부한 자연 그대로의 거친 식품을 많이 먹으면 더욱 건강하게 오래 살 수 있다."라는 내용이 《미국의학협회보》에 발표되면서 섬유질에 대한 사람들의 관심이 급증하는 추세이다. 하지만 사람들은 모든 섬유질이 같지 않으며, 각기 다른 작용을 한다는 사실을 대개는 모른다. 예를 들어 가용성 섬유질은 물에 녹는다. 장에서는 담즙과 결합하여 콜레스테롤을 몸 밖으로 배출한다. 위에서는 음식물이 천천히 소화되게 한다. 그래서 음식에서 더 많은 영양소를 얻게 하면서 포만감도 오래 느끼게 한다. 반면에 불용성 섬유질은 물에 녹지 않지만, 가용성 섬유질처럼 물을 흡수한다. 음식물이 소화관에서 원활히 이동하게 한다. 때문에, 변의 양이 증가하고 묽어져서 변비가 개선된다.

—— 섬유질 섭취는 서서히 늘려야 문제가 안 생긴다. 섬유질과 수분의 양을 같이 늘려야 한다는 점도 잊지 않는다.

□ 섬유질의 종류와 하는 일

셀룰로스 통밀가루, 곡식 겉껍질, 양배추, 그린피, 완두콩, 강낭콩, 브로콜리, 꼬마양배추, 오이 껍질, 피망, 사과, 당근 등에 풍부하다. 불용성 섬유질이다.

헤미셀룰로스 곡식 겉껍질, 곡류 식품, 통곡물, 꼬마양배추, 겨자 이파리, 비트 등에 많다. 가용성과 불용성 섬유질이다.

- 셀룰로스와 헤미셀룰로스는 물을 흡수하여 대장 기능을 원활하게 한다. 노폐물이 한데 엉켜 대변이 되는 데 필수적이며, 대장에서의 이동 속도를 빠르게 한다. 섬유질이 부족하면 변비가 생긴다. 대장 게실증, 결장경련, 치질, 결장암, 하지정맥류도 막아준다.

—— 특정 종류의 내장 관련 장애가 있는 사람에게는 섬유질은 오히려 해가 된다. 섬유질을 많이 섭취하는 식습관으로 바꿀 생각이라면 먼저 의사와 상담한다.

검 오트밀 같은 귀리 식품과 마른 콩에 풍부하다. 가용성 섬유질이다.

펙틴 사과, 오렌지, 감귤, 당근, 콜리플라워, 양배추, 그린피, 완두콩, 감자, 호박, 딸기 등에 많다. 가용성 섬유소이다.

- 검과 펙틴은 주로 위장과 소장의 영양소 흡수에 영향을 미친다. 담즙산과 함께 작용해 지방 흡수를 줄이고 콜레스테롤 수치를 낮춘다. 창자 내벽에 막을 형성하는데, 그럼으로써 공복감이 빨리 오지 않도록 시간을 지연하며, 식후의 당분 흡수를 늦춘다. 이는 한 번에 필요한 인슐린의 양을 줄여주기 때문에 당뇨병 환자에게도 도움이 된다.

—— 검과 펙틴은 그리세오풀빈 성분을 포함한 일부 항진균제의 효과를 억누르기도 한다.

리그닌 아침식사용 시리얼, 곡식 겉껍질, 충분히 자란 채소(채소는 밭에서 오래 익을수록 리그닌의 함량이 높아지며 소화율은 낮아진다.), 가지, 완두콩, 딸기, 배, 무 등에 풍부하다. 불용성 섬유질.

- 리그닌은 다른 섬유질의 소화력을 떨어뜨린다. 담즙산과 결합해 콜레스테롤 수치를 낮추며, 음식물이 장을 빨리 통과하게 한다.

—— 대부분 사람은 섬유질을 충분히 섭취하지 않는다. 그러나 섬유질을 너무 많이 먹어도 문제가 생긴다. 헛배가 부르고 장에 가스가 차며, 설사, 구토, 메스꺼움 등의 증상을 유발한다. 아연, 칼슘, 철분, 마그네슘, 비타민 B_{12} 등의 흡수를 방해하기도 한다. 해결책은 간단하다. 음식을 골고루 먹으면 된다.

역할 혈중 콜레스테롤 수치를 개선한다.(가용성 섬유질은 '나쁜' LDL콜레스테롤 수치를 낮춘다.) 출혈을 예방한다. 적정 체중을 유지하도록 한다. 게실질환의 위험을 줄인다. 혈당 수치를 조절하고 당뇨병 위험을 줄인다. 고혈압을 현저히 개선한다. 소장암 위험을 낮춘다. 과민성대장증후군 등 소화계 질병 위험을 낮춘다.

── 이미 과민성대장증후군이 있다면, 섬유질 때문에 가스가 더 많이 차고 경련이 심해질 수 있다.

□ 어느 정도 양이 충분한가?

성인의 섬유질 1일 권장섭취량은 20~38g이다.(남성의 경우 50세 이상은 30g, 50세 미만은 38g이다. 여성은 50세 이상은 21g, 50세 미만은 25g이다.) 섬유질 양을 늘리면 하루에 적어도 8컵의 음료를 섭취해야 한다. 다음 표는 섬유질이 풍부한 대표 식품이다. 이를 참고해 적절한 양의 섬유질을 섭취한다.

주요 식품별 섬유질 함량

통밀, 현미 등 통곡물로 만든 아침식사용 시리얼(올브랜 시리얼) 1컵 = 23g
쌀눈, 밀눈 등 곡식의 눈을 포함해 만든 아침식사용 시리얼(브랜버즈 시리얼) 4분의 3컵 = 18g
중간 크기 아보카도 1개 = 12g
단호박 1컵 = 9g
검은콩 반 컵 = 8g
나무딸기 1컵 = 8g
검은딸기 1컵 = 7.2g
리마콩 반 컵 = 7g
강낭콩 반 컵 = 6.9g

사과 큰 것 1개 = 6g

건포도 1컵 = 6g

조리된 파스닙 4분의 3컵 = 5.9g

조리된 통밀 스파게티 1컵 = 5.4g

말린 복숭아 2개 반 = 5.3g

저지방 팝콘(튀긴 것) 1컵 반 = 5g

중간 크기 무화과 3개 = 5g

커다란 배 1개 = 5g

중간 크기의 껍질을 벗기지 않은 감자 1개 = 5g

고구마 1컵 = 5g

옥수수 낟알 3분의 2컵 = 4.2g

완두콩 반 컵 = 4g

평균 크기의 통밀 머핀 1개 = 4g

중간 크기의 생당근 1개 = 3.7g

120 비타민B가 많은 다시마

다시마는 놀라운 해초이다. 다른 어떤 식품보다도 풍부한 비타민과 미네랄을 자랑한다. 특히 비타민B의 보고이다. 또 갑상선의 기능을 정상화하는 아이오딘 성분이 풍부하다. 다시 말해 갑상선에 문제가 있는 마른 사람이 다시마를 먹으면 체중이 불어나고, 비만인 사람은 반대로 체중이 준다. 그래서 여러 해 동안 레시틴, 식초, 비타민B_6와 함께 다시마를 먹는 이른바 '다시마 다이어트'가 유행했다(소제목352 참고).

동종요법 의사들은 비만, 소화불량, 헛배부름, 중증의 변비 등을 치료하는 데 다시마를 사용해왔다. 유해한 방사선으로부터 몸을 보호하며, 두뇌 조직, 두뇌 외피, 지각신경, 척수 등에 이로운 영향을 끼친다. 젖은 다시마를 날것으로 먹을 수도 있으나, 보통은 햇볕에 말리거나 가루로 빻아 사용하는데, 조미료나 소금 대용으로 각광받고 있다. 정제, 액상 제제로도 판매된다. 다시마 튀각도 좋다.

121 T세포의 활동을 돕는 버섯

동양에서 버섯은 오랜 세월 독특한 풍미와 특별한 효능으로 인해 귀한 대접을 받아왔다. 그러나 서양에서는 근래에 들어와서야 건강에 유용한 버섯의 가치를 조명하기 시작했을 뿐이다. 버섯은 면역체계를 강화하고, 암세포의 성장을 억제하며, 혈압과 콜레스테롤 수치를 낮추고, 심장 발작을 예방한다. 화학요법과 병행해서 버섯을 먹으면 항암치료에 효과적이다. 이 밖에도 버섯의 효능은 무궁무진하다.

버섯에는 수분이 많지만 지방과 탄수화물, 열량은 적다. 생버섯 450g이라고 해봐야 겨우 125kcal일 뿐이다. 그러나 건조하면 같은 무게의 쇠고기만큼이나 단백질이 풍부해진다. 요리해도 수분이 빠지면서 단백질이 농축된다. 버섯을 날것으로 많이 먹는 건 좋지 않다.

잎새버섯 크기가 야구공만 하다. 마이타케 버섯이라고도 하는데, 일본어로 '춤추는 버섯'이라는 뜻이다. 이 버섯을 발견한 사람들이 기뻐서 춤을 추었다는 전설에서 비롯됐다. 잎새버섯은 스트레스 요소에 대한 저항력을 높여 몸의 기능을 정상화하는 적응원으로서 작용한다. 종양의 발생과 성장을 억제하고, 항암 화학치료의 효과를 높여주며, 피로와 메스꺼움 등과 같은 화학요법 부작용을 완화하고, 혈압과 혈당의 수치를 낮추고, 에이즈를 일으키는 HIV(인체면역결핍 바이러스)가 T세포를 파괴하지 못하도록 막는다. 그러면서도 부작용은 전무하거나 거의 없다(다만 빈속에 많이 먹지는 말 것).

건강 보조제로도 판매된다. 비타민C와 함께 먹으면 흡수력과 효능이 더욱 높아진다. 먹는 양은 개인의 건강 상태와 필요에 따라 조정한다. 질병 예방이 목적이라면 100mg 함량 정제를 하루 1알 먹는다.

영지버섯 '불로장생의 영약'이라고 알려진 중요한 한약재이다. 태곳적부터 한의사들은 협심증, 가슴통증을 치료하는 데 사용해왔다. 적응원으로 작용하며, 스트레스에 대한 신체 저항력을 높이고, 건강을 증진한다. 탁월한 효능의 천연 진통제, 소염제, 수면제, 항암제이다. 또 대식세포와 T세포가 활발히 활동할 수 있도록 돕는데, 이들은 암세포를 포함해 모든 유해한 세포와 세균을 없애준다. 콜레스테롤 수치를 낮추며, 간 기능 장애, 만성 피로, 고산병 등을 치료한다.

생이나 말린 영지버섯은 음식 재료로 쓰이기도 한다. 말린 것은 사용하기 전에 30분가량 따뜻한 물에 불리거나 끓인다. 물론 캡슐, 정제, 추출액 등으로도 구입할 수 있다. 먹는 양은 개인의 건강 상태와 필요에 따라 조정한다. 알려진 독성은 없다. 병 치료 목적으로 먹는다면 먼저 한의사와 상담한다. 관절의 통증과 염증을 완화하거나 면역력을 키우기 위함이라면 추출물을 매일 100mg씩 먹는다.

표고버섯 렌티난이라는 다당류 성분이 들어 있는데, 이는 T세포의 기능을 향상시켜 면역체계를 강화한다. 일본국립암센터의 연구 결과에 따르면 표고버섯은 암세포의 성장을 억제한다. 또한 콜레스테롤 수치를 낮추며 심장질환을 예방한다. 처방약인 아만타딘과 항바이러스 특성이 같으면서도 심각한 부작용은 없다. 영지버섯과 마찬가지로 날것, 말린 것, 캡슐, 정제, 추출액 등으로 판매된다.

122 암세포 성장을 막는 상어연골

상어연골 제제는 상어의 뼈대를 이루는 질기고 유연한 연골을 정제해서 약품으로 만든 것이다. 이 약에는 암세포 근처에 새로운 혈관이 생겨나 암세포에 영양을 공급하는 것을 막아주는 성분이 포함되어 있다. 간단히 말해 암세포를 굶겨 죽이는 것이다.

상어연골은 면역 기능을 강화하며, 관절염 통증과 관절 염증을 완화한다. 건선(乾癬), 습진, 피부경화 등 다수의 피부질환을 치료한다. 베네핀이라는 상표로 더 잘 알려진 상어연골제제는 카포시 육종을 비롯한 다양한 형태의 암을 치료한다. 그 과정에서 안기스타틴, 엔도스타틴 등의 처방약품과 비슷한 작용을 하는 것으로 밝혀졌다. 캡슐, 분말로 판매된다. 그러나 모든 제품이 상어연골 100%는 아니기 때문에 구입하기 전에 라벨을 주의 깊게 읽어야 한다.

—— 상어연골은 우리 몸이 새로운 혈관을 만들어내지 못하게 한다. 따라서 어린이, 임신부, 보디빌더를 비롯해 임신하려는 여성, 최근 심장발작을 일으켰거나 큰 수술을 받은 사람은 먹지 말아야 한다.

123 꿀벌이 선사한 프로폴리스

꿀의 부산물인 프로폴리스는 꿀벌이 우리에게 선물해준 놀라운 물질이다. 바이오플라보노이드가 풍부하며, 바이러스로부터 우리 몸을 지켜준다. 특히 노인과 면역체계가 약한 사람들에게 유용하다. 상처를 치료하는 의학적 특성으로 인해 수천 년 전부터 높은 평가를 받아왔다. 천연 항생제이자 항바이러스제, 소염제이다. 결장암 세포의 성장도 억제하는 것으로 최근 밝혀졌다. 외용과 내용으로 쓸 수 있어서 발라도 되고, 먹어도 된다. 인후염과 잇몸병에 치료 효과가 탁월하다. 헤르페스 포진이 생긴 환부에 프로폴리스 연고를 바르면 통증이 준다. 목이 아플 때는 프로폴리스 로젠지를 천천히 녹여 먹는다. 캡슐로 먹으면 면역력을 높여준다. 200mg 함량 캡슐을 하루에 1알 먹는다. 노화방지 목적이면 500mg 캡슐을 하루에 3알까지 먹는다.

124 미네랄 광맥, 효모

'자연의 경이로운 식품'이라고 일컬어지는 효모는 실제로도 명성에 걸맞게 훌륭한 작용을 한다. 효모는 훌륭한 단백질 공급원인 동시에 천연 비타민B 복합체의 보고이기도 하다. 유기철분이 많은 철광이요, 많은 미네랄과 미량미네랄의 광맥이다. 레시틴과 결합해 콜레스테롤 수치를 낮추며, 통풍을 치료하고, 신경염 통증을 완화한다.

효모의 종류는 다음과 같다.

양조효모 홉으로 맥주를 양조하는 과정에서 나오는 부산물이다. 영양효모라고도 한다.

토룰라효모 종이의 원료가 되는 나무의 펄프에서 자란다. 당밀에서 뽑아내기도 한다.

유장(乳漿) 우유와 치즈의 부산물이다.

액상효모 스위스와 독일에서 생산된다. 허브, 꿀 맥아, 오렌지, 그레이프푸르트 등을 먹이로 자란다.

제빵효모는 생으로 먹으면 안 된다! 살아 있는 효모 세포는 장 속의 비타민B를 고갈하며, 몸 안의 비타민을 모두 빼앗는다. 살아있는 세포를 열처리해 죽인 영양효모를 먹어야 비타민 결핍이 일어나지 않는다.

효모에는 비타민B_{12}를 제외한 주요 비타민B가 모두 들어 있다. 특히 효모는 비타민B를 합성해낼 수 있다. 또한 16가지 아미노산, 14가지 이상의 미네랄, 17가지 비타민(비타민A, C, E 제외)을 포함한다. 그래서들 효모를 '완전식품'이라고 부른다. 다른 단백질 식품과 마찬가지로 효모에도 인이 풍부하다. 따라서 효모를 먹을 때는 칼슘 섭취도 늘려야 칼슘 결핍을 막을 수 있다. 인이 칼슘의 훌륭한 조력자이긴 하지만, 동시에 칼슘을 몸 밖으로 빼내기 때문이다. 유산염 칼슘이 체내 흡수력이 가장 좋다. 효모는 비타민B 복합체와 함께 작용해 '발전소' 역할을 하므로 같이 먹으면 효과가 아주 크다.

효모는 물이나 주스에 타서 마실 수 있다. 가능한 한 식간의 공복에 먹는다. 피로가 심할 때 물이나 주스에 1큰술 정도 섞어서 마시면 몇 분 지나지 않아 활력을 느낄 수 있다. 효과는 여러 시간 지속된다. 다이어트에도 효과 만점. 밥을 먹기 전에 물에 풀어서 마시면 식욕이 감퇴한다.

—— 시중에서 판매되는 사실상 모든 효모가 유전자 변형을 거쳐 생산된 제품이다.

125 고기를 대신하는 대두 콩

동양의 대두는 오랜 세월 사람들의 사랑을 받아온 곡물이다. 동양 밥상에서 두부, 된장처럼 콩으로 만든 식품이 빠진 그림은 상상하기 어려울 정도이다. 그래서 동양인이 미국인에 비해 장수하고 암과 심장병의 발병률도 낮다. 매일 두류 식품을 50g씩만 꾸준히 먹어도 온갖 질병을 물리치는 방어 무기를 손에 쥔 셈이다.

대두 콩에는 섬유질과 식물성 에스트로젠이 풍부하다. 특히 제니스테인, 다이드제인 등 중요한 이소플라본이 들어 있다(소제목93 참고). 완전 단백질은 물론 8가지 필수 아미노산(소제목68 참고)이 적절하게 균형을 맞추고 있는 극소수 식품 가운데 하나이다.

미국 정부는 '콩이 고기를 대신할 수 있는 단백질 식품'임을 공식 인정했으며, 《미국임상영양학회지》는 "조산아를 제외하면, 콩 하나만으로도 우리 몸에 필요한 모든 단백질을 섭취할 수 있다."라고 발표했다. 다른 식물성 단백질이 그렇듯이 콩도 밥, 파스타 등의 곡물과 함께 먹으면 영양학적 가치가 향상한다.

□ 대두 콩이 동물성 단백질보다 좋은 이유

- 지방이 적다.
- 콜레스테롤이 없다.
- 식물성 화학 성분이 많다.
- 섬유질을 섭취할 수 있다.
- 미네랄(칼슘, 철분, 마그네슘, 인 등)과 비타민B(티아민, 리보플라빈, 니아신 등)가 풍부하다.

—— 콩과 두류 식품에는 비타민B_{12}가 부족하다(인도네시아의 템페는 예외). 채식주의자는 비타민 영양제를 따로 먹는다.

□ 대두 콩의 간접 효능

- 콩과 두류 식품에 풍부한 노화방지 성분은 많은 종류의 암을 예방하며, 노화를 억제한다.

- 신장질환 환자의 신장 손상을 늦추거나 막아준다.
- 콜레스테롤 수치를 낮춘다.
- 골밀도를 유지하여 골다공증을 막아준다.
- 결장암과 직장암의 위험을 줄인다.
- 면역체계를 강화한다.
- 폐경기 여성의 혈압을 낮추고, 열감을 완화한다.
- 감기 예방을 돕는다.

□ 대두 콩으로 만든 식품과 영양제

콩으로 만든 식품은 공통적으로 단백질, 섬유질, 이소플라본 등이 풍부하다. 콩을 마른 프라이팬에 달달 볶아 견과류를 먹는 느낌으로 하루에 반 컵 정도 꾸준히 먹으면 고혈압을 낮추는 데 효과가 있다. 기호에 따라 소금과 양념을 살짝 뿌려도 좋다. 콩나물로 만든 요리는 특히 채식주의자들에게 사랑받고 있다. 콩을 쪄서 먹는 것도 한 가지 방법이다. 콩을 물과 함께 갈아 만든 두유에는 비타민B군과 미네랄이 풍부하다. 아쉽게도 우유에 많은 칼슘, 비타민D, 비타민B_{12}는 부족하다. 유당도 없다. 아마도 가장 즐겨 먹는 두류 식품은 두부일 것이다. 순두부보다는 단단한 두부에 단백질, 지방, 칼슘이 많다.

된장과 간장은 다양한 요리에 두루두루 사용된다. 간장에는 이소플라본은 없으나, 대신 다른 항암물질이 들어 있다. 된장과 간장은 짜기 때문에 고혈압 환자와 염분에 민감한 사람들은 먹을 때 주의해야 한다. 낫토는 천 년 이상 일본인의 밥상에서 주식(주로 아침식사)의 자리를 차지해온 전통 음식으로, 콩을 발효시킨 것이다. 심장마비, 암, 뇌졸중, 골다공증, 병균에 의한 장질환 등을 막는다. 만들기 쉽고 가격도 저렴하다. 하지만 끈적거리고 냄새가 고약해서 맛에 익숙해지기가 쉽지 않다. 어쨌든 몸에는 매우 좋다.

콩기름에도 이소플라본은 없지만, 다른 식물성 기름과 달리, 생선기름과 흡사하게 오메가-3와 오메가-6 지방산이 풍부하다(소제목86 참고). 또 리놀레산이 들어 있는데, 이는 건강에 필수적이지만, 체내에서 합성할 수 없는 성분이다. 하여튼 콩기름도 기름인 만큼 많이 먹지는 말라.

콩가루는 이소플라본을 섭취할 수 있는 최고의 식품이다. 단백질 함량이 50% 이상이다. 일반적인 콩가루에는 지방도 많을 수 있으므로, 가능하면 탈지 콩가루를 구입한다. 콩가루보다 단백질 함량이 더욱 높은 콩단백 추출물에는 단백질이 최소 90% 이상 들어 있다. 이것은 콜레스테롤 수치를 큰 폭으로 낮춰준다. 먹기 좋게 조미한 제품은 식사대용품, 이유식으로 인기가 좋다. 운동을 하는 사람이 먹으면 근육 강화에 큰 도움을 받으며, 햄버거를 만들 때 고기 간 것과 섞어 쓰면 지방 섭취를 줄일 수 있다. 아침식사용 시리얼에 뿌리거나 과일과 함께 갈아 셰이크를 만들어서 먹어도 좋다(겉 봉투에 '콩단백'이라고 쓰여 있으나 단순한 콩가루일 수 있으니 라벨을 꼼꼼히 읽어봐야 한다. 콩가루는 이보다 단백질은 적으면서 지방은 많다.). 제니스테인과 다이드제인이 풍부한 콩 영양제도 판매되고 있다. 10mg 함량의 정제를 하루에 남성은 2알, 여성은 4알 먹는다.

—— 두류식품을 지나치게 많이 먹으면 갑상선 기능이 저하되며, 갑상선이 붓는 갑상선종이 발병할 수도 있다.

126 건강한 피부에 좋은 최고의 음식과 보조제

1. 기름진 생선(대구, 고등어, 날개다랑어, 자연산 연어, 정어리, 멸치 등): 발적(피부나 점막이 빨갛게 부어오름)이나 여드름의 원인일 수 있는 염증을 가라앉히는 오메가-3가 풍부하다.
2. 아보카도: 탄력 있고 촉촉한 피부를 유지하는 데 꼭 필요하다.
3. 호두: 염증을 가라앉히는 필수 지방산이 풍부하다.
4. 해바라기 씨: 피부 건강을 지켜주는 노화방지 성분인 비타민E가 많이 들었다.
5. 홍고추/황고추: 비타민C와 베타카로틴이 풍부하다. 베타카로틴은 비타민A로 바뀌어서 유해한 태양 손상으로부터 피부를 지켜준다.
6. 고구마: 자연 선크림인 베타카로틴이 풍부하다.
7. 브로콜리: 비타민A와 C, 아연이 풍부하다. 모두 다 피부 건강에 중요한 영양소이다.
8. 토마토: 콜라겐 생성에 중요한 비타민C가 많이 들었다.
9. 콩: 피부 주름을 펴고 탱탱하게 하는 데 도움이 된다.
10. 다크초콜릿: 피부를 더 도톰하고 촉촉하게 해주는 산화방지 성분이 풍부하다.
11. 녹차: 유해한 산화스트레스를 상쇄하여 피부를 노화손상으로부터 보호한다.
12. 적포도주: 피부 노화를 늦추는 레스베라트롤을 함유한다. 건조하고 주름진 피부에 약이 된다.
13. 히알루론산: 피부가 햇빛에 노출되면 감소한다. 피부 구조가

약해지고 노화에 따른 건조증과 주름이 생긴다.

14. 콜라겐: 히알루론산과 동일

127 슈퍼 식품과 슈퍼 과일

1. 망고스틴: 면역력을 높인다. 혈압을 조절한다. 심장과 피부 건강에 좋다. 자연 소염제이다. 위장 장애 같은 소화 문제를 돕는다. 체중 감량에도 효과가 좋다.
2. 구기자: 시력을 보호한다. 특정 암 발병률을 낮춘다. 피부 건강에 좋다. 혈당 수치를 안정한다. 불안증과 우울증, 불면증에 효과가 있다. 간 손상을 막아준다.
3. 아사이 베리: 항산화 성분이 풍부하다. 두뇌 기능을 좋게 한다.
4. 블루베리(별칭 '브레인 베리'): 심장 건강에 좋다. 두뇌 기능을 원활히 한다. (정상 범위에 있는) 혈당 수치를 계속 안정되게 유지한다. 피부를 부드럽고 꿋꿋한 상태로 만든다. 몸 움직임을 좋게 한다.
5. 크랜베리: 섬유질이 풍부하다. 항산화 및 소염 작용을 하는 성분도 많다. 면역력을 높인다. 장과 요로의 건강을 지켜준다.
6. 아세로라 베리: 비타민C가 풍부한 강력한 항산화 식품이다.
7. 사과: 섬유질이 풍부하다. 심장 건강을 지켜준다. 당뇨병의 위험을 낮춘다. 장을 건강하게 한다. 천식 환자의 투병 과정에 도움이 될 수 있다.
8. 바나나: 비타민C와 칼륨이 풍부하다. 소화기 건강을 돕는다. 포만감을 준다. 인슐린 감수성을 높인다.

9. 호두: 면역력 향상에 좋은 항산화 식품이다. 오메가-3와 비타민E가 풍부하다. 장 건강에 좋다. 체중 조절을 돕는다. 2형 당뇨병 환자에게 좋은 식품이다. 혈압을 낮춘다.
10. 푸코이단(Fucoidan, 식용 해조류 영양소): 혈액 응고를 늦춘다. 면역 체계를 좋게 한다. 감염을 막는다. 염증을 가라앉힌다. 소화를 돕는다. 노화방지 항산화 식품이다. 대사를 촉진하는 방식으로 체중 감량을 돕는다.
11. 레스베라트롤: 노화를 방지하는 항산화 영양소이다. 혈압을 낮춘다. 동물 실험에선 수명 연장에 효과가 있었다. 두뇌를 보호한다. 관절 통증을 줄인다. 혈류량을 늘린다.
12. 소나무껍질 추출물: 다양한 노화방지 성분의 작용을 돕는다. 발기 부전을 개선한다. 혈당 균형을 맞춘다. 감기에 걸렸을 때 효과가 있다. 머리가 잘 돌아가게 한다. 염증을 가라앉힌다.
13. RNA: 기억력을 개선한다. 소화기 건강에 좋다. 노화를 막고 상처를 아물게 한다.
14. 석류: 염증을 차단한다. 암의 형성 및 성장, 전이의 위험을 낮춘다. 심장에 좋다.

128 두뇌와 기억력 보조제

1. 머위: 수축한 뇌혈관을 이완한다. 편두통을 없앤다. 불면증을 개선한다. 식욕을 촉진한다. 요로감염 통증을 줄인다. 위장 장애를 진정한다. 꽃가루 알레르기 증상을 완화한다.

2. 블루베리: 노화로 인한 전반적 인지 기능 저하를 억제할 수 있다.
3. 콜린: 기억력, 인지력을 개선한다. 대사를 활성화한다. 낭포성섬유증 증상을 개선한다. 심장 건강에 좋고, 임신 합병증을 줄이는 효과도 있다.
4. 도파민: 뇌동맥 확장을 억제함으로써 두뇌 혈행을 개선하고, 따라서 건강한 정신 활동에 도움을 준다.
5. 후페르진A: 아세틸콜린 수치를 적절히 유지한다. 기억력, 학습능력을 향상한다. 염증을 줄인다. 활력을 높인다.
6. 이노시톨: 불안 증상을 줄일 수 있다. 호르몬 수치를 정상화한다. 여성의 가임력을 높인다. 기분이 나아지게 한다. 심장에 좋으며, 생리 주기를 규칙적으로 만들어 주는 부수 효과도 있다.
7. 리튬: 두뇌 건강에 좋다. 우울증을 예방한다. 노화로 인한 인지능력 저하와 기억력 감퇴를 예방한다. TMI: 탄산음료 세븐업의 오리지널 레시피에는 리튬이 들어있었다.
8. 마그네슘: 혈관을 이완하고 확장함으로써 고혈압 치료를 돕는다. 두통을 예방한다. 혈관 내부에 피떡이 생기는 걸 막아준다. 알도스테론 분비를 조절하여 신장에서 나트륨과 수분이 너무 많이 빠져나가지 않도록 하는데, 이것도 혈압에 영향을 준다. 스트레스 요인 반응에 따라 분비되는 카테콜아민 수치를 줄인다. 그럼으로써 투쟁-도피 스트레스 반응을 완화하고 혈관 수축을 막아서 혈압이 올라가지 않게 한다. 동맥의 노화 및 경화를 방지한다. 혈관 내벽의 투과성을 낮춰서 혈관벽을 LDL콜레스테롤로부터 보호한다. 대사 증후군과 2형 당뇨병 환자에게 필요한 영양소이며, 따

라서 동맥경화증에도 효과가 있다. 기억력과 인지 능력을 젊고 건강하게 유지한다.

9. 포스파티딜세린: 뇌세포의 구조와 기능을 정상으로 유지한다. 두뇌 에너지원이 효과적으로 쓰이게끔 포도당 대사를 돕고, 필수 신경전달물질인 아세틸콜린 생산을 촉진한다.
10. 프레그네놀론: 활력과 지구력을 높인다. 스트레스를 줄인다. 면역력을 높이고 피부 건강을 지키는 부수 효과도 있다.
11. 세이지 잎 추출물: 집중력과 기억력을 높인다. 기분 상태와 인지 수행 능력을 개선한다. GABA, 도파민, 세로토닌 같은 신경전달물질을 건강하게 조절한다.
12. 빈포세틴: 인지 기능을 촉진한다. 두뇌에 산소와 영양소가 잘 전달되도록 돕는다. 멀미가 나지 않게 한다.

129　심장 건강 최신 정보

1. 산화질소: 혈관을 넓히고 유연하게 만든다. 소량만 있으면 되지만 꼭 필요하다. 부족하면 발기 부전이 일어날 수도 있다.
2. 비타민D_3: 심장발작, 뇌졸중, 인지 기능 저하 등의 원인인 동맥혈관 경직을 개선한다. 혈관 내피 기능의 핵심인 산화질소와 퍼옥시니트리트라는 두 개 화합물이 좋은 균형을 이루도록 하며, 그럼으로써 심장질환의 전반적인 위험을 줄인다. 혈관 내피 세포 비율을 적정하게 유지한다.
3. 마그네슘: 심장 발작을 예방한다. 협심증 통증의 고통을 줄인다.

콜레스테롤 수치를 통제하여 심혈관계 건강을 지킨다.

130 뼈 건강 최신 정보

1. 비타민K: 뼈와 관절 건강을 지킨다. 혈액 응고가 적절히 이루어지는 데 꼭 필요하다. 동맥 및 기타 혈관의 석회화를 막는다.
2. 붕소: 뼈를 단단하게 만든다. 골다공증 치료에 쓰인다. 근력 강화에 도움이 된다. 테스토스테론 수치를 높인다. 사고 기능과 근육 협응을 좋게 한다.
3. 아연: 효소 약 300종의 활동을 촉진한다. 면역체계를 강화한다. 시야를 좋게 유지한다. 보통의 감기 증상을 완화한다. 항우울 성분이다. 당뇨병 위험을 줄인다. 여드름에도 효과가 있다.
4. 실리콘: 약해진 뼈에 좋다. 뇌졸중을 막는다. 심장에 좋다. 머리카락, 피부, 손발톱 건강에도 좋다.
5. 뼈 국물: 뼈를 건강하게 한다.
6. 망간: 다른 영양소와 합을 이루어 뼈 건강을 지킨다. 강력한 산화 방지 성분인 활성산소제거효소(SOD)와 짝을 이루어 작용한다. 골다공증, 관절염, 월경전증후군, 당뇨병, 간질 등을 치료한다.
7. 트레오닌: 콜라겐 생성에 꼭 필요하다. 콜라겐 생성을 도와서 면역체계를 강화한다. 간과 뼈 건강을 지킨다. 결합 조직을 건강하게 한다.

131 장 건강에 좋은 소화효소

사람이 나이가 들수록 열량이 지나치게 많은 음식을 먹으면 소화관이 감당하지 못하게 된다. 식물성 경화유나 기타 포화 지방에 튀기는 즉석 조리 음식이 대표적이다.

1. 프로테이나아제: 단백질을 분해한다.
2. 락타아제: 유제품에 든 유당을 분해한다.
3. 리파아제: 지방을 분해한다.
4. 셀룰라아제: 식이섬유를 분해해 소화 가스 발생을 방지한다.
5. 아밀라아제: 탄수화물과 당분을 분해한다.
6. 브로멜라인(파인애플 효소): 소화 및 단백질과 지방 흡수를 돕는다.
7. 프로바이오틱: 장 균형을 되찾아 변비를 예방한다.

132 호르몬 균형 보조제

1. DHEA: 기분과 성 기능 개선, 웰빙에 도움이 된다. 순근육량 유지에 도움을 준다. 면역 기능을 촉진한다. 심장에 좋다.
2. 브로콜리: 간에 좋다. 에스트로겐 대사 등 건강한 호르몬 작용을 촉진한다.
3. 물냉이와 양배추: 에스트로겐 대사와 세포 분열을 돕는다.
4. 프레그네놀론: 호르몬 수치를 젊게 해준다. 집중력, 기억력 유지에 도움을 준다.

133 강력한 천연 항생제

1. 사과술 식초
2. 마늘
3. 생강
4. 양고추냉이 뿌리
5. 하바네로 고추
6. 오레가노 오일
7. 에키네시아
8. 커큐민
9. 천연꿀
10. 양파

134 전립선 건강 보조제

성생활 및 전립선 기능을 촉진한다. 전립선특이항원(PSA) 수치가 기존 상태를 유지하게 돕는다. 전립선 세포 분열이 정상적으로 일어나도록 한다. 배뇨 작용을 돕는다. 염증 반응을 통제한다. 전립선 호르몬 대사를 원활하게 한다.

1. 리코펜
2. 붕소
3. 톱야자 열매(소팔메토)
4. 보스웰리아 추출물

5. 꽃가루 추출물
6. 피지움
7. 호박씨
8. 인지질
9. 아마인(아마씨)
10. 쐐기풀 뿌리

135 혈액 응고를 막으려면

1. 올리브유는 염증 발생 및 혈전 생성 요인을 줄인다.
2. 녹차 추출물은 경화반(혈전) 형성을 줄인다.
3. 케르세틴은 콜라겐 유발 혈소판 응집을 방지한다.
4. 생선 기름은 혈소판 축적 및 응집을 줄인다.
5. 커큐민은 지방 과산화을 막고 혈장 피브리노겐을 줄임으로써 동맥경화를 늦춘다.
6. 소나무껍질 추출물에 있는 폴리페놀은 항염 작용을 하며 유리기를 청소한다.
7. 석류 주스를 2주 이상 마시면 혈소판 응집이 준다.

136 순환기 보조제

1. 낫토(나토키나아제 효소): 혈액 항응고 효과가 있다.
2. 소나무껍질 추출물: 혈관 기능 및 혈행을 좋게 한다. 인체가 자연

스러운 응고 과정을 되찾게 해주어 혈압을 건강하게 유지한다.

3. 고투 콜라: 동맥의 경화반(혈전) 안정화를 돕는다.
4. 올리브잎 추출물: 심장을 최적의 상태로 유지하게 돕는다. 염증을 억제하여 혈관계 건강을 지킨다.

137 활력 보조제

1. NAD는 인체의 연료로 쓰이는 복합물 ADP를 생성한다.
2. PQQ는 세포 에너지 생산을 강력 지원한다. 신생 세포 미토콘드리아의 성장을 촉진한다. 세포 에너지 상태를 젊게 유지한다. 강력한 항산화 보호를 제공한다. 심장 건강 및 인지 능력 유지에 좋다.

138 눈 건강 보조제

1. 루테인, 제아잔틴, 메소-제안틴은 색소 밀도를 건강한 상태로 유지한다. 전자 기기의 블루라이트로부터 눈을 보호한다. 빛이 뿌옇게 번져 보이는 증상을 줄인다.
2. 아스타잔틴은 눈 피로를 풀어준다.
3. 까막까치밥나무 열매는 노화된 눈도 야간에 더 잘 볼 수 있게 돕는다.
4. 마키베리(Maqui berry)는 건강한 눈물을 생산하고 눈 기능을 좋게 한다.

5. 소나무껍질 추출물은 혈액순환에 좋으므로 안압이 정상인 사람이 현상을 유지하게 돕는다.

139 혈당 관리

마키베리와 정향 추출물은 식후 혈당 수치가 정상인 사람이 이를 유지하게 돕는다. 간에서 일어나는 혈당 생산에 문제가 없게끔 한다. 인슐린 반응 및 헤모글로빈A1c 수치를 정상으로 한다.

140 폐 건강 및 호흡 개선에 좋은 식품, 영양소

1. 바나나, 아보카도, 오렌지에는 비타민C가 많다.
2. 고구마에는 비타민A와 칼륨이 많다.
3. 비타민 D_3
4. 오메가-3 지방산
5. 버섯(잎새버섯, 곰보버섯, 살구버섯, 표고버섯)에는 비타민D가 많다.
6. 타임은 기침을 멎게 한다.
7. 사과, 양파, 포도, 감귤류 과일, 체리, 케이퍼에는 케르세틴이 풍부하다.
8. 생강은 폐 건강에 중요하다.
9. 마늘은 해독 작용을 한다.
10. 양고추냉이는 부비강(머리뼈에 있는 공기 구멍)을 열어준다.

141 스포츠/액티비티 보조제

1. 타트체리 추출물(안토시아닌류): 강력한 항산화 성분이 들어있다. 빠른 근육 회복을 돕는다. 운동 후 생긴 사소한 육체적 불편이나 뻣뻣함을 빠르게 풀어준다. 건강한 혈행을 돕는다. 작은 근육들의 피로를 방지한다.
2. 분리 유청 단백질, l-글루타민, 크레아틴: 순근육 생성을 돕는다. 단백질 분해에 따른 손실을 막아준다. 면역체계 관리와 장수에 도움이 된다.
3. 분지아미노산(BCAA): 순근육량을 늘리고 면역 기능을 촉진한다.

142 2020년대 인기 보조제

1. 커큐민(강황): 항염 및 항울 작용을 한다. 심장과 피부에 좋다. 골다공증 증상을 줄인다. 2형 당뇨병과 알츠하이머 발병을 줄인다. 류마티스 관절염을 치료한다. 산화방지 및 노화방지 성분이다. 눈 변성을 예방한다.
2. 아스타잔틴: 항산화 성분이다. 심장과 눈에 좋다. 알츠하이머병과 파킨슨병을 예방한다. 항염 작용을 한다. 심장 동맥에 경화반(혈전)이 쌓이는 것을 막는다.
3. 비타민D_3: 폐 기능을 개선한다. 심장 건강에 좋다. 암과 2형 당뇨병 발병을 막아줄 수 있다. 비만, 탈모를 예방한다. 기도 감염과 자가면역 질환에 효과가 있다. 여성의 뱃살 지방을 빼준다. 남성의 경우는 간과 복부의 지방을 줄인다. 칼슘 흡수를 돕는다. 뼈와

이빨 건강에 좋다. 인슐린 수치를 조절한다.

4. AMPK: 체중 감량, 특히 뱃살을 빼는 데 도움을 준다. 인슐린 감수성을 높인다. 콜레스테롤을 줄인다. 만성 염증을 줄인다. 체내 에너지 사용과 항상성 유지에 도움이 된다. 노화 과정이 건강하게 이루어지도록 한다. 신체 행동 시 지구력을 높인다.
5. 식이유황(MSM): 모발, 피부, 손발톱 건강에 필요하다. 머리카락을 자라게 한다. 외모와 건강 상태를 좋게 한다. 잔주름과 주름살 개선 효과도 있다. 관절에 좋으니 움직임도 나아진다. 통증과 몸 뻣뻣함을 줄인다. 몸에 근육을 붙게 한다. 운동 피로 회복을 돕는다. 면역력을 강화한다. 항염 성분이다.
6. 계피: 항염 및 항산화 성분이 풍부하다. 심장병 위험을 줄인다. 인슐린 감수성을 개선한다. 혈당을 낮춘다. 항당뇨 작용을 한다.
7. 아스파라거스: 중증 난치병인 삼중음성유방암과 관련한 어떤 효과를 기대한다. 신체의 단백질, 효소, 근육 조직 생산에 있어 중요하다. 신경계 기능에 균형을 찾아준다.
8. 타우린: 신체 에너지 공급을 유지한다. 새로운 뇌세포 성장을 늘린다. 염증과 산화스트레스를 줄인다.
9. N-아세틸-L-시스테인: 우리 몸의 강력한 항산화 성분인 글루타티온을 만드는 데 꼭 필요하다. 해독 과정을 도움으로써 신장과 간 손상을 줄인다. 중요한 신경전달물질인 글루타민산염을 조절한다. 두뇌 건강을 개선하고 정신 상태와 기분을 좋게 한다. 호흡 관련 증상을 개선한다. 남성과 여성 모두의 가임 능력을 높일 수 있다. 지방 세포의 염증을 줄인다. 혈당 안정화에도 역할을 하는

것 같다. 산화 손상을 예방한다. 심장병에도 효과가 기대된다. 면역력을 높인다.

10. 크릴 기름: 오메가-3가 정말 많다. (나쁜) LDL콜레스테롤 수치를 낮춘다. (좋은) HDL 콜레스테롤 수치를 높인다. 고혈압과 골관절염, 우울증, 월경전증후군 치료에 쓰일 수 있다.
11. 뉴질랜드 초록입 홍합: 천식에 좋다. 운동 후 근육이 아린 증상을 낫게 한다. ADHD, 골관절염, 류마티스 관절염에 효과를 보인다.
12. 감마 토코페롤: 심장에 좋다. 암 위험을 줄인다. 항산화 및 항염성분이다. 모발과 피부 건강, 노화방지, 장 건강과 뇌 기능 개선에 좋다.
13. 델타 토코페롤: 활성 산소 분자로부터 두뇌를 보호한다. 암 위험을 낮춘다. 장 건강을 개선한다. 모발, 피부 건강에 도움이 된다.

[**영양소에 관한 깜짝 놀랄 진실**]

- ✓ 블랙커피를 마시지 않으면 식도암이 예방된다.
- ✓ 합성 비타민D가 첨가된 강화 우유는 몸에 있는 마그네슘을 빼앗아 간다.
- ✓ 일반적인 통념과는 달리, 탄산음료를 마시고 1시간 내 양치질하면 치아의 에나멜층이 손상된다.

[질문과 답변]

디스바이오시스란 무엇입니까?

장내 세균 균형이 깨어진 상태를 말합니다. 주로 항생제, 음식물 섭취 부족, 스트레스가 원인입니다. 그래서 유해균과 효모균이 증식하게 되지요. 질염, 과민성대장증후군, 류마티스 관절염 등의 질병과 관련이 있습니다. 식단에 프리바이오틱스와 프로바이오틱스를 첨가하면 치료에 도움이 됩니다. 사실 질병 예방에도 제일 좋은 방법이지요.

홍삼과 백삼의 차이는 무엇입니까?

일반적으로 홍삼의 효능이 더 뛰어납니다. 인삼은 원래 하얀색이죠. 이것을 잘 닦아 건조한 것이 백삼입니다. 반면에, 홍삼은 수삼을 쪄서 말린 것으로, 붉은색이 납니다. 시중에서 판매되는 인삼 제품 가운데는 다른 성분을 섞거나 농도를 묽게 한 것도 많습니다. 따라서 믿을 만한 회사의 제품으로, 규격과 품질을 인증받았는지 확인하세요.

요구르트 라벨을 보니 섬유질이 들어 있다고 되어 있습니다. 어떻게 그럴 수가 있죠? 제조회사가 처벌이라도 받아야 하는 것 아닌가요?

거짓 문구가 아닙니다. 사실이니 처벌받을 리 없겠지요? 요즈음에는 아무 제품에나 다 섬유질 함유라고 쓰여 있답니다(포도 주스에도 들어 있다면 믿으시겠어요?). 과학자들이 '기능성 섬유질'이라는 새로운 섬유질을 만들었기 때문입니다. 그래서 섬유질이 수많은 가공식품에 첨가될 수 있답니다. 눈에 안 보여도 실제로 들어 있고, 제 역할도 하지요.

저는 38세 여성이에요. 비타민제를 먹으면서 운동하는데 근육을 좀 더 키우고 싶어요. 크레아틴 성분이 좋다는 소리를 들었는데 생소해서 선뜻 내키지 않네요. 먹어도 괜찮을까요?

먹어도 괜찮을 겁니다. 운동선수와 보디빌더들이 즐겨 먹는 성분이기도 하지요. 크레아틴은 우리 몸에서, 특히 골격 근육에서 자연적으로 생기는 아미노산입니다.

크레아틴은 근육 수축 운동에 연료로 사용되는 아데노신3인산(ATP)을 만드는 데 필수적입니다. 몸에 아데노신3인산이 부족하면 더 빨리 피로해집니다. 그러다 크레아틴 수치를 높여주면 연료인 아데노신3인산의 생산량도 늘어나 강한 운동을 좀 더 오래 할 수 있습니다. 운동하면 지방은 타서 없어지죠. 그래도 체중이 줄지는 않을 겁니다. 잃는 지방의 무게보다 새로 만들어지는 근육의 무게가 더 많을 테니까요. 하여튼 지방은 사라집니다. 혈중 지질 수치도 낮아지고 심장질환을 예방하는 데도 도움이 됩니다.

크레아틴은 고기와 생선에 많습니다. 운동을 너무 열심히 하면 이를 새로 섭취하기도 전에 몸 안의 크레아틴을 모두 소진하게 됩니다. 그렇지만 마라톤, 장거리 수영처럼 지구력이 요구되는 운동을 할 때는 크레아틴을 섭취하는 것이 오히려 역효과를 낼 수 있습니다. 근육 무게가 늘면 그만큼 에너지가 많이 필요하니까요.

크레아틴은 분말 제제가 일반적입니다. 분말 1큰술(5,000mg)을 주스나 물에 타서 마시면 근육을 강화할 수 있습니다. 값싼 제품은 60% 함량도 있으니 주의하세요(일부 사람은 추가량의 크레아틴을 근육으로 흡수하지 못해서 먹으나 마나 한 것이 됩니다. 하지만 베타알라닌 보충제와 함께 먹으면 바로잡을 수 있어요. 그래도 2~3주 안에 효과가 나타나지 않으면 베타알라닌은 물론 크레아틴도 중단하는 것이 좋습니다. 체질에 맞지 않는다는 뜻이니까요).

—— 강한 운동을 하면서 크레아틴을 다량 복용하면 신장 기능에 장애가 올 수 있습니다. 이런 일이 생기면 크레아틴 농도를 낮추고 크레아틴이 배출되도록 물을 많이 드세요. 의사의 지시 없이 어린이에게 먹여서는 절대 안 됩니다.

대두 콩으로 만든 음식을 많이 먹어서 콜레스테롤 수치를 낮추려고 합니다. 매일 얼마나 많은 이소플라본을 섭취해야 하나요? 두부로 충분할까요?

매일 30~50mg의 이소플라본을 섭취하면 충분합니다. 그러면 건강한 삶을 사는 데 크게 도움이 되지요. 두부 한 모에는 70mg, 두유 한 잔에는 30mg, 볶은 콩 반 컵에는 120mg 정도의 이소플라본이 들어 있습니다. 콩 연구가인 앨라배마 대학교의 스티븐 반스 박사에 따르면 두류 식품을 많이 먹는 동양사람은 보통 하루에 100mg의 이소플라본을 섭취한다고 합니다. 이 정도면 충분합니다. 이보다 더 많이 장기간 섭취하면 어떻게 되는지에 관한 연구 결과는 아직 없습니다. 돌다리도 두드려보고 건너야겠죠?

요즘 스피룰리나가 건강에 좋다는 소리가 많이 들리던데, 대체 뭔가요?

스피룰리나는 몸에 쉽게 동화되는 자연의 완전 단백질입니다. 스피룰리나 플랑크톤 혹은 남조식물이라고도 합니다. 엽록소를 가장 많이 함유한 천연식품입니다. 철분, 칼슘, 아연, 칼륨, 마그네슘 등의 미네랄이 킬레이트화된 상태로 풍부하게 존재합니다. 비타민A와 B도 많습니다. 식욕을 조절하는 두뇌 중추에 작용해 배고픔의 고통을 덜어주는 페닐알라닌 성분이 들었으며, 혈당 수치를 적정 수준으로 유지해 줍니다.

체중감량을 하려면 밥 먹기 30분 전에 500mg 함량 정제를 3알씩 드세요. 약효가 나타나기 시작하면 식전 1~2알로 줄이세요.

클로렐라에 관한 이야기를 들었어요. 건강에 좋은 식품으로 치유효과가 놀랍다고 하더군요. 좀 더 자세히 알고 싶어요.

녹색의 해조류인 클로렐라는 완벽한 자연식품으로 평가받습니다. 완전 단백질과 비타민C, 비타민E, 모든 비타민B를 함유하고 있습니다. 주요 미네랄도 거의 포함합니다. 특히 아연과 철분은 영양제가 부럽지 않을 정도로 많습니다.

클로렐라의 효능은 다음과 같습니다. ▲소화력 강화 ▲면역력 강화 ▲체내 독소 제거 ▲치유력 향상 ▲방사선으로부터 보호 ▲퇴행성질환 예방 ▲칸디다균 치료 ▲관절염 통증 완화 ▲체중감량 효과(적은 양만 먹어도 많은 영양소를 섭취할 수 있기 때문)

클로렐라는 정제, 분말, 액상 제제 등으로 판매됩니다. 특히 물에 타서 먹는 액상 제제에는 클로렐라 성장인자(CGF)가 가장 많이 농축되어 있습니다. 클로렐라 제제는 손쉽게 구할 수 있지만 클로렐라의 종류에 따라서 서로 다르다는 점을 알아두세요.

하루에 3차례 5~8정을 먹는 것이 일반적인 양입니다. 처음에는 하루 세 번 1알씩만 드세요. 혹시 알레르기 반응이 나타나는지 확인해야 하니까요. 역반응으로 ▲배에 가스가 차고 ▲헛배가 부르고 ▲장운동이 불규칙해지고 ▲메스꺼움을 느끼고 ▲녹색 변이 나오고 ▲피부에 약간의 발진과 습진이 생길 수 있습니다. 이러한 역반응은 심하게 나타나지 않으며, 보통 며칠 안에 모두 사라집니다. 그렇지 않으면 먹기를 중단하고 의사와 상담하세요.

클로렐라 전문가인 데이비드 스틴블록 박사는 "몸속의 나쁜 독소를 제거할 요량이면 가능한 한 공복에 클로렐라를 먹는다. 그러나 클로렐라는 식품이기 때문에 다른 음식, 약물과 함께 먹을 수도 있다."라고 조언합니다.

곡식의 겉껍질이 몸에 좋다고 들었습니다. 어느 곡식의 겉껍질이 가장 좋은가요?

그것은 사람마다 필요한 영양소가 무엇인지에 따라 결정되겠지요. 다음을 참고하십시오.

보리 겉껍질 가용성 섬유소가 많으며 콜레스테롤 수치를 낮추어 준다.

옥수수 겉껍질 불용성 섬유소가 풍부하며 결장암을 예방한다.

귀리 겉껍질 가용성 섬유소가 많으며 콜레스테롤 수치를 낮춘다. (매일 55g씩만 먹어도 콜레스테롤 수치가 7~10%나 낮아진다고 함.)

쌀 겉껍질(왕겨) 가용성 섬유소가 많으며 콜레스테롤 수치를 낮춘다. (영양학적으로 귀리 겉껍질과 비슷하다. 그러나 더 적은 양으로 같은 결과를 낸다. 왕겨 2큰술과 귀리 껍질 1컵 반에 든 가용성 섬유소의 양은 같다.)

밀 겉껍질(밀기울) 불용성 섬유소가 풍부하며, 결장암을 예방한다 (섬유질이 풍부한 식품과 주의사항에 관해서는 소제목119 참고).

로열젤리에 관해 알고 싶습니다. 프로폴리스와는 어떻게 다른가요?

프로폴리스는 꿀의 부산물입니다. 반면 로열젤리는 일벌이 만들어 내는 하얀색의 분비물로 온갖 영양소를 농축하고 있는 꿀벌의 '우유'

입니다. 벌의 모든 유충은 태어나서 처음 3일간만 '슈퍼 식품'인 로열젤리를 먹습니다. 그러나 여왕벌로 선택받은 유충은 로열젤리를 계속해서 먹을 수 있죠. 그 결과 여왕벌은 다른 벌들보다 50% 더 크고, 수명은 40배나 길며, 높은 생식력을 갖게 됩니다.

로열젤리에는 모든 필수 아미노산과 비타민A, C, D, E, 그리고 B군 비타민이 B_{12}(시아노코발라민)을 포함해 9종 들어 있습니다. 칼슘, 구리, 철분, 인, 칼륨, 실리콘, 황 등 미네랄도 풍부합니다. 완전 단백질인 동시에, 탁월한 천연 항생제입니다. 신진대사, 기분, 식욕, 성욕 등에 영향을 미치는 부신의 기능을 향상하고 몸의 활력을 높여줍니다. 여성의 폐경기 증상을 다스리는 데 효과적이며, 남성의 정력을 높입니다. 피부 노화를 막고 잔주름을 없애주기 때문에 많은 여성이 미용 용도로도 사용합니다. 활력 증진을 위해서라면 500mg 함량 캡슐을 매일 1~2알 드세요.

대두 콩과 두류 식품에 풍부한 피틴산에 부정적인 측면은 없습니까? 영양소 흡수를 방해한다는 말도 있던데요?

피틴산이 궁극적으로 건강에 긍정적인지 부정적인지에 관해서는 상반된 의견이 존재합니다. 하여튼 소화기관에서 칼슘, 철분, 아연 등의 필수 미네랄과 결합해 이들의 흡수를 방해하는 것은 사실입니다. 된장, 간장, 낫토를 만들 때처럼 콩을 젖은 상태로 발효하면 피틴산의 함량을 큰 폭으로 낮출 수 있지요. 발효를 거치지 않은 두부, 두유는 여기에 해당하지 않아요. 그러나 피틴산 함량이 높다고 꼭 나쁜 것만은 아닙니다. 동물실험 결과 암세포 성장을 억제하는 것으로 밝혀졌습니다. 종양이 자라는 데 양분으로 쓰일 수 있는 미네랄이 피틴산과 함께 묶이기 때문이지요. 콩은 가공 과정을 많이 거칠수록 유용한 이소플라본이 적어진다는 사실을 염두하십시오. (또 간장과 콩기름에는 식물성 화학물질이 별로 없다는 점도 기억해두세요.)

Chapter 09

허브요법, 동종요법, 향기요법

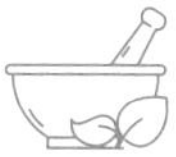

143 허브에 관한 주의사항

자연의 허브라고 해서 마구잡이로 사용해도 되는 것은 아니다. 치료 목적으로 허브를 이용하기 전에는 꼭 ▲해당 허브에 관한 정확한 정보 ▲올바른 준비와 사용법 ▲부작용과 주의사항에 관해 충분히 알아야 한다.

허브 치료로 인해 의학적인 문제가 일어나는 일은 아주 드물다. 그러나 알레르기와 독성반응이 일어날 가능성은 언제나 열려 있다는 사실을 잊지 말자.

—— 현재 어떠한 약이라도 투약 중이거나 의학적 문제가 있다면, 허브를 사용하기에 앞서 허브 전문가 또는 허브에 관한 지식이 있는 의사, 약사와 상담한다. 주의를 요하는 잠재적 부작용에 관해서도 알아둔다.

144 피부에 바르는 알로에베라

알로에베라에는 상처를 치료하는 '알로에베라 젤'이 풍부하다. 이것은 항생제, 수렴제, 응고제 등의 성분이 혼합된 것이다. 알로에베라 젤을 먹으면 변비 증상을 개선할 수 있다. 위궤양을 치료하려면 1큰술씩 일정한 간격을 두고 가능한 한 공복에 꾸준히 먹는다. 하루 섭취량은 총 0.5L이다.

그러나 알로에베라 젤은 주로 피부에 발라 사용한다. 주요 효능은 다음과 같다.

- 상처 치유에 빠르고 효과적이다. 화상을 입거나 벌레에 물리고 옻이 올랐을 때도 사용한다. 잎을 갈라 속살을 환부에 직접 대거나, 붕대에 알로에베라 젤을 발라 상처 부위에 감는다.
- 알로에베라 젤로 만든 연고, 크림, 로션은 피부가 햇볕에 타서 껍질이 벗겨지거나 따끔거리는 증상을 완화해준다.
- 발의 티눈을 없애주고 단단하게 굳은 살을 부드럽게 한다.
- 얼굴과 목에 바르면 피부가 부드러워지고 주름살이 늘지 않는다.
- 치질의 통증과 가려움증, 치핵에서 피가 나는 증상을 완화한다.
- 모발 영양제로 사용해도 효과적이다.

—— 피부가 민감한 사람이 알로에베라 연고를 바르면 두드러기, 뾰루지, 가려움증, 기타 알레르기 반응이 일어날 수 있다. 임신부가 먹으면 극도로 위험할 수 있다.

145 비타민C를 돕는 암라(인디언 구스베리)

비타민C의 효과를 높이고 싶다면? 정답은 '암라'이다. 폴리페놀, 플라보노이드도 풍부하다. 천식, 통풍, 변비, 대장염 등 호흡계 및 장질환에 좋다. 남성의 콜레스테롤 수치를 낮추고, 골다공증, 가슴 두근거림, 시력 약화 등 노인성 질환에 효과를 보였다는 연구도 있다.

보통 분말 형태로 판매된다. 약간 알싸한 맛이 난다. 수프, 샐러드, 그레이비소스, 파스타 등 여러 음식에 첨가할 수 있다. 하루에 2작은술 먹는다.

146 천연 소화제, 아니스

천연 이뇨제이자 소화제로 헛배부름 증상을 완화한다. 민간요법에서는 마른기침을 치료하는 데 사용해왔다. 수유모의 모유량을 늘려준다. 아니스 씨앗을 곱게 갈아 분말로 만든 제품이 판매되고 있다. 1큰술을 끓는 물 1컵에 풀어 하루 세 번 마신다.

147 염증을 치료하는 아르니카(산금차화)

'표범의 맹독'이라는 별명이 있다. 데이지꽃과 비슷한 두상화(頭狀花)로, 여름에 꽃이 핀다. 수백 년 동안 동종요법에서는 염증과 통증을 진정시키는 용도로 사용해왔다. 백혈구의 활동을 촉진하며, 손상된 조직에 고인 체액을 없애준다. 아르니카 연고는 멍들거나 접질린 데 바르면 효과가 좋다. 화상, 습진, 근육통, 여드름 등을 치료하며 통증을 완화한다. 탁월한 천연 항균제이며 소염제로 부기를 가라앉히고 상처가 빨리 아물도록 돕는다. 하지만 찢어진 피부와 피가 나는 상처에는 '절대로' 직접 바르면 안 된다.

주로 설하정 제형으로 판매된다. 동종요법 의사들은 수술 전후로 이를 처방해 좌상을 최소화한다. 수술 전날 밤, 당일 아침, 그리고 다음 날 아침에 설하정 4알을 혀 밑에서 녹여 먹는다.

—— 아르니카는 혈액순환을 촉진하는데, 이것이 고혈압으로 이어질 수도 있다.

148 최음제로 써온 아티초크

맛 좋은 채소인 아티초크는 사실 아티초크라는 식물의 꽃이다. 다른 채소와도 잘 어울리기 때문에 굽거나 쪄서 다양한 요리를 연출할 수 있다. 그러나 아티초크는 요리 재료 이상의 가치가 있다. 과학적으로 증명되지는 않았지만, 오랜 세월 동안 최음제로 자자한 명성을 쌓았다. 또한 식후의 콜레스테롤 수치를 낮춰준다. 항콜레스테롤 약품인 시나라(cynara)도 아티초크에서 추출한다. 간의 담즙 생산량을 늘린다. 탁월한 이뇨제로 작용한다.

149 인도 인삼 아슈와간다

북미대륙과 인도에서 서식하는 아슈와간다 풀의 뿌리로, 오랜 세월 동안 아유르베다 의학에서 소염제와 항암제로 사용해왔다. 스트레스를 줄여주고 노화를 방지하는 효과가 있다. 최근의 실험실 연구에 따르면 우울증과 기억력 감퇴에도 효능이 탁월하다고 한다. 뿌리 추출물은 보통 450mg 함량 캡슐로 판매된다. 스트레스를 줄이고 골절을 치료하기 위해서는 하루에 2~3차례 1알씩 먹는다.

—— 어린이, 임신부, 수유모를 비롯해 다른 약물을 복용하고 있는 사람은 의사의 지시 없이 아슈와간다를 먹으면 안 된다.

150 면역력을 키우는 자운영

피로 회복에 효과가 있다. 호흡기관의 힘을 키워 감기에 자주 걸리지 않도록 돕는다. 바이러스와 박테리아 전염에 대한 신체 저항력을 높여 면역 체계를 강화하며, 몸의 치유력을 높인다. 악성종양이 건강한 조직으로 확산하는 것을 막아준다. 아연, 비타민A, 비타민C와 함께 먹으면 효과가 커진다. 건강보조제로 먹을 때는 400mg짜리 캡슐을 하루에 1~3알 먹는다.

—— 화학요법 항암 치료를 받고 있다면 자운영은 물론, 다른 어떤 허브와 약물도 의사의 지시 없이 먹으면 안 된다.

151 피부의 독을 뽑는 바질

바질, 즉 스위트바질을 습포제로 사용해 찜질하면 피부에서 독소를 뽑아낼 수 있다. 벌에 쏘였을 때도 효과가 좋다. 피부 아래에 묻혀 있는 뾰루지를 나오게 하는 용도로 종종 사용된다.

152 시력에 좋은 빌베리(월귤)

민간요법에서 시력 감퇴와 야맹증을 다스리는 용도로 오래 쓰여왔다. 빌베리 즉 월귤은 시력을 좋게 유지해주는 물질인 레티놀, 즉 시홍소의 합성을 촉진하고 재생한다. 눈 손상을 막는 것으로 밝혀졌다. 일부의 경우 근시를 완화하기도 한다. 월귤은 정맥류, 치질, 하지의 정맥부전뿐만 아니라 전반적인 혈관 힘을 키우는 데도 사용되어왔다. 월귤 제제는 캡슐과 추출물로 판매된다. 1회 1캡슐씩 하루에 1~3번 먹거나, 추출물

15~40방울을 물이나 주스에 타서 하루 세 번 마신다.

—— 월귤 잎을 장복하면 독성이 나타날 수 있다. 처리 과정을 거쳐 추출물 형태로 판매되는 제품은 안전하긴 하지만 그렇다고 해도 권장량을 초과해서 먹지는 않는다.

153 폐경기 증상을 다스리는 총상승마

총상승마(Black Cohosh)는 호르몬대체요법(HRT)의 대안이 되는 천연 허브이다. 열감 같은 폐경기 증상을 덜어준다. 월경을 유도하고, 생리통을 완화하며, 아기가 쉽게 나오도록 분만을 촉진한다. 만성적인 기침, 종기, 류머티즘의 아린 통증에도 효능이 있다. 골무꽃, 송이풀, 시계꽃, 쥐오줌풀 등과 함께 먹으면 예민해진 신경을 안정한다. 캡슐과 추출액으로 구입할 수 있다. 하루 1~3회 1캡슐씩 먹는다. 추출액은 라벨에 표기된 권장량을 따른다.

—— 유방암을 앓는 여성은 먹지 말아야 한다. 항암 화학치료를 받는 여성도 마찬가지이다. 총상승마가 화학요법에서 사용하는 약품인 독소루비신과 도세탁셀의 독성을 높여주기 때문이다. 그러면 이들 약품의 효과는 더욱 강력해지는데, 이것이 결과적으로 치료에 좋을 수도 있고 나쁠 수도 있다. 하지만 결과를 장담할 수 없으므로 피하는 것이 상책이다. 임신부도 분만할 때까지는 먹지 말 것. 복용량과 시기는 의사의 지시에 따른다. 다량 복용하면 독성이 나타날 수 있다.

154 류머티즘 관절에 좋은 까막까치밥나무 열매 (블랙커런트, 카시스)

소염효과가 좋은 약재이다. 항산화 물질과 비타민을 다량 함유한다. 기름이 풍부한 씨에는 감마-리놀렌산 등 필수 지방산도 상당량 들어 있다. 기름은 혈액순환을 돕고, 류마티스 관절염 환자의 뭉친 근육을 풀어준다. 생리통과 유방 압통도 완화한다.

보통 종자유 캡슐 형태로 판매된다. 500mg짜리 캡슐을 하루 1~3알 먹는다.

155 울혈을 푸는 서양엉겅퀴

식욕부진과 소화불량에 효능이 있다. 열을 내리고 울혈을 풀어준다. 캡슐과 추출액으로 팔린다. 하루에 1~3캡슐 먹는다. 추출액은 하루 한 번 10~20방울을 물이나 주스에 타서 마신다.

—— 다량 복용하면 입과 식도가 화끈거리거나 설사가 날 수 있다. 또한 제산제의 효능을 감소시킬 수 있으므로 위궤양, 위산 역류, 식도열공탈장이 있으면 먹지 말 것.

156 오래 먹어도 되는 진통소염제, 보스웰리아

염증과 관절염에 효험이 있다. 인도의 아유르베다 약재이다. 인도 유향 수지에서 추출한다. 아스피린, 이부프로펜 같은 비스테로이드 진통소염제(NSAIDs)와 유사한 작용을 한다. 하지만 소화불량을 일으키지 않으니 장기간 먹어도 무방하다는 점에서 더 좋다. 300mg짜리 캡슐을 식사와 함께 하루 세 번 먹는다.

157 다리의 부기를 푸는 루스쿠스 (Butcher's Broom)

혈액순환을 좋게 하고 발과 다리의 부종을 풀어준다. 특히 종일 걷거나

서 있어서 밤이면 발이 붓는 사람에게 좋다. 루스쿠스는 정맥을 수축하고 염증을 완화하는 스테로이드 화합물을 함유하고 있는데, 이는 관절염과 류머티즘으로 인한 통증과 부기를 줄이는 데 효과가 좋다. 치질 환자가 루스쿠스를 먹거나 연고를 바르면 치료에 큰 효험이 있다. 캡슐과 추출액으로 구입할 수 있다. 하루에 1~3캡슐을 먹는다. 추출액은 하루 한 번 10~20방울을 물이나 주스에 타서 마신다.

158 흉터가 안 생기는 금잔화

국화과에 속하는 한해살이풀로 향이 좋다. 살균, 소염, 산화방지 효과가 있다. 상처가 빨리 아물게 돕고 흉터가 남지 않게 한다. 동종요법에서 찰과상, 상처, 근육 손상, 종기 및 기타 피부 궤양을 치료할 때 사용한다. 치주염과 치아염을 예방하는 구강 청결제로도 쓰인다. 달여서 차로 마시면 방광염 치료 효과가 있다.

—— 금잔화 연고나 크림을 진물이 나오는 상처에 바르면 안 된다(기름을 용매로 한 외용제는 모두 마찬가지다). 꿰맨 상처라면 실밥을 풀고 딱지가 앉은 뒤에 바르는 편이 좋다. 독성은 없지만, 임신 중에 굳이 먹을 이유는 없다.

159 기력 회복엔 장뇌

녹나무 및 녹나무과 상록수 잎에서 추출한다. 오랫동안 약재 및 음식 양념으로 사용되어왔다. 동종요법의 5대 약초 중 하나. 우리 몸의 에너지를 북돋운다. 냉증(특히 수족냉증)을 완화한다. 경련과 불안을 다스린다. 신체에 생긴 미약한 외상을 치료한다. 독감 증상 회복에도 쓰인다.

—— 천식이나 알레르기가 있는 사람은 먹지 않는다.

160 관절염에 좋은 고양이발톱

중남미에 서식하는 풀로, 여러 세기 동안 민간요법에서 면역력을 강화하는 용도로 쓰여왔다. 천연 소염제 작용을 한다. 관절염 치료에 좋다. 항암효과도 있는 것으로 밝혀졌다. 에이즈 환자에게 고양이발톱을 먹였더니 T세포 숫자가 크게 늘었다는 보고도 있다. 캡슐로 쉽게 복용할 수 있다. 하루 1~3캡슐을 먹는다.

—— 과잉 섭취하면 설사를 할 수 있다.

161 엔도르핀을 분비하는 고추

주로 양념으로 쓰이는 고추는 소화를 돕는 역할도 한다. 뱃속의 가스를 없애준다. 혈액의 중성지방과 나쁜 LDL콜레스테롤 수치를 낮춰준다(콜레스테롤에 관해서는 소제목81 참고). 캡시쿰은 고추의 매운맛을 내는 성분인데, 엔도르핀을 분비시키는 작용을 한다. 엔도르핀은 기분을 좋게 하고 고통을 덜어주는 두뇌 화학물질이다. 고추를 차로 달여 마시면 감기와 추위를 이기는 데 그만이다. 고추 연고는 류머티즘과 관절염에 효험이 있다. 캡슐 제제로는 하루에 1~3알 먹는다.

—— 고추를 너무 많이 먹으면 위장 염증과 신장 손상을 초래할 수 있다. 소화 기관에 문제가 있는 사람은 먹지 않는다. 고추 연고는 찢어진 피부나 치질 부위에 바르지 않는다.

162 경련을 다스리는 카밀러

경련을 진정시키는 효과가 있다. 위장을 자극해 소화를 돕는다. 두통, 위경련, 불안증에 효능이 있다. 바르는 약으로 사용하면 상처와 피부 궤양, 결막염을 치료한다. 캡슐과 추출액으로 구입할 수 있다. 하루에 1~3캡슐 먹는다. 추출액은 10~20방울을 물이나 주스에 타서 하루에 1~3번 마신다. 차로 달여 마시면 카밀러의 향기와 풍미도 느낄 수 있으므로 여유롭게 하루 한 잔을 즐긴다.

—— 꽃가루 알레르기가 있거나, 돼지풀과 애스터에 민감한 사람이 카밀러를 먹으면 생명을 위협하는 쇼크 증상을 비롯한 심각한 알레르기 반응이 일어날 수 있다.

163 폐경기 여성에게 권하는 체이스트베리

지중해에서 자라는 순비기나무의 열매이다. 열감, 헛배부름, 극단적인 기분 변화, 질 건조증 등과 같은 폐경기 증상을 다스리는 효능이 있어 유럽에서 높은 인기를 누리고 있다. 최근, 호르몬대체요법에서 쓰는 약품이 여러모로 위험하다고 알려지면서 이를 대신할 수 있는 훌륭한 천연의 대안으로 떠오르고 있다. 체내 호르몬의 균형을 맞춰주며 불임 치료에도 간접적으로 도움이 된다. 섬유성 종양의 치료에도 효과가 있다. 캡슐과 추출액으로 판매되는데 하루에 400mg까지 먹는다. 캡슐은 3알, 추출액은 10~30방울 정도이다.

164 세포 증식을 돕는 컴프리

우리 몸의 세포 대체 속도를 높여서 세포 증식을 돕는 알란토인이 함유되어 있다. 기관지질환에서 골절까지 다양한 병 치료에 사용되었다. 연골 재생, 관절 치료, 신경통 완화에 효과가 있다. 어린아이들의 치아 형성을 돕는 것으로 널리 알려져 있다. 차로 달여 마시면 기침, 설사, 위장병, 관절염 등을 완화하며 간과 쓸개 상태를 개선한다. 컴프리 연고는 피부의 염증과 가려움증을 가라앉히고 상처가 빨리 아물도록 돕는다.

—— 컴프리에는 피로리지딘알칼로이드라는 성분이 들었는데. 이를 장복하면 간이 나빠질 수 있다. 사실 컴프리의 안전성에 관해서는 의견이 나뉘므로 되도록 먹지 말 것. 효능이 비슷하면서 안전한 것으로 확인된 박하, 생강으로 대신한다. 또한 수유 여성은 컴프리 연고를 젖꼭지 부근에 바르지 말아야 한다. 아기에게 컴프리를 먹이고 싶지 않다면 말이다.

165 방광염을 예방하는 크랜베리

칠면조 고기에 크랜베리 소스를 곁들여 먹으면 맛이 그만이다. 그러나 크랜베리는 의학적 가치도 뛰어난 과일이다. 방광염과 요도염을 막아주는 강력한 천연 방패이다. 많은 의사가 실제로 약물 대신 크랜베리를 처방한다. 심지어 미국의 공식 약품 목록인 《미국약전》에도 이 질환에 대한 치료제로 올라가 있다. 오줌에 섞인 산성의 크랜베리 성분이 직접 감염을 일으키는 박테리아를 죽이는지, 혹은 방광 벽에 달라붙어 박테리아를 예방하는지에 관해서는 이견이 분분하다. 하지만 둘 중 어느 쪽이든 크랜베리의 효험이 뛰어나다는 사실에는 변함이 없다.

크랜베리는 캡슐로 먹을 수 있다. 1캡슐씩 하루 1~3회 먹는다. 슈퍼마켓에서 파는 크랜베리 주스는 설탕이 많고, 여러모로 가공 처리를 한 것이라 별로 권하고 싶지 않다. 직접 즙을 짜서 마시면 좋기는 한데, 너무 시다. 입에 대기조차 힘들 것이다. 이럴 때는 주스를 만들면서 당도가 높은 사과를 함께 섞는다. 무설탕이면서 맛도 좋고, 효과도 만점이다.

166 관절염 통증을 줄이는 악마의 발톱

천연 소염제로, 관절의 유연성을 높여주며 관절염과 류머티즘 통증을 덜어준다. 악마의 발톱의 염증 치료 효능은 코르티손, 페닐부타존 등과 같은 약품에 비견된다. 하루에 1~3번 1캡슐씩 먹는다.

―― 임신 중에는 절대로 먹으면 안 된다.

167 성호르몬을 만드는 당귀

열감, 우울증, 질 건조증 등 폐경기 증상을 극복하는 데 효과적이다. 호르몬대체요법을 대신할 수 있는 천연 한약재이다(폐경기 증상에 관해서는 소제목280 참고). 중국 여성들은 오래전부터 당귀를 먹어서 생리불순을 다스리고 자궁수축으로 인한 생리통을 풀었다. 월경전증후군 치료에도 유용하다. 여성이 피임약 복용을 중단한 다음에도 생리가 정상적으로 이루어질 수 있도록 돕는다.

당귀는 남성과 여성의 성호르몬 효과를 극대화한다. 성호르몬이 적절히 만들어져 쓰이도록 돕는다. 예를 들어 여성은 폐경기가 되면 에스트로젠이 만들어지는 장소가 난소에서 부신으로 바뀌는데, 당귀는 이러한 변화가 원활하게 이뤄지도록 한다. 하루에 1~3번 1캡슐씩 먹는다.

와파린(쿠마딘) 같은 항혈액응고제를 먹는 사람은 당귀가 출혈 위험을 높이므로 먹으면 안 된다. 사람에 따라서 당귀를 먹고 광과민성 반응이 나타나기도 하니 주의한다.

—— 임신부는 먹지 말 것. 또한 생리 중이거나 평소 하혈량이 많으면 의사의 지시에 따라 먹어야 한다.

168 바이러스 공격을 막는 에키네시아

면역체계를 강화함으로써, 특히 병원균과 독소를 파괴하는 T세포를 자극함으로써 바이러스와 박테리아의 공격에서 건강한 세포를 보호한다. 면역력 강화 효과가 나타나려면 몇 주가 걸릴 수도 있다. 감기 증상을 완화하고 빠른 회복을 돕는다. 다양한 형태로 판매된다. 라벨에 적힌 복용량을 따른다.

—— 낭창, AIDS 등과 같은 자가면역 질환이 있으면 반드시 의사 지시에 따라 복용한다.

169 건조한 피부에 좋은 엘더베리

딱총나무 열매를 가공한 것이다. 차로 마시면 기침과 감기 증상을 호전한다. 엘더베리 차는 건강식품 가게에서 쉽게 구할 수 있다. 엘더베리 연고는 피부가 건조해서 생기는 많은 문제를 없애준다.

—— 엘더베리 씨앗은 독성이 있으므로 절대 날것으로 먹지 않는다. 상점에서 파는 엘더베리 차와 연고는 안전하다.

170 호흡기질환을 치료하는 마황

천식, 감기 등의 호흡기질환을 치료하는 데 쓰인다. 마황(麻黃)에는 에페

드린과 위(僞)에페드린이라는 두 종류의 알칼로이드가 함유되어 있는데, 이것은 대부분 감기약과 알레르기 치료제에 들어 있는 성분이다. 마황을 섭취하면 신진대사 속도가 빨라지며, 체중감량 및 근육을 키우는 데도 유용하지만, 효능과 안전성에 관한 과학적인 연구는 시행되지 않았다.

—— 마황은 암페타민과 비슷한 효과를 내서 심박을 빠르게 하며 혈압을 위험한 정도까지 높인다. 이는 뇌졸중과 심장발작의 원인이 되며, 최악에는 죽음에 이를 수 있다. 사실 이 글을 쓰고 있는 현재까지 마황이 직간접적 원인이 된 사망자 수는 155명에 이른다. 미국식품의약국은 2003년 12월 마황 건강보조식품의 미국 내 판매를 금지했다.

171 팔방미인 달맞이꽃 종자 기름

주요 효능은 다음과 같다. ▲혈중 콜레스테롤 수치와 혈압을 낮추고 ▲체중감량에 도움이 되며 ▲월경전증후군을 다스리고 ▲습진을 낫게 하고 ▲류마티스 관절염 증상을 완화하며 ▲다발성 경화증 진행을 늦추고 ▲지나치게 활동적이거나 주의가 산만한 아이들을 진정시키며 ▲아연과 함께 복용하면 여드름 치료에 효과적이고 ▲손톱을 튼튼하게 만들어주고 ▲폐경기 열감을 줄여준다.

달맞이꽃 종자유에는 감마-리놀렌산이 들어 있는데, 이는 우리 몸이 프로스타글란딘을 만들어내는 데 핵심이 되는 성분이다. 호르몬과 특성이 비슷한 프로스타글란딘은 건강한 삶을 사는 데 꼭 필요하다. 다시 말해 전자가 부족하면 후자도 충분히 생산되지 못하며, 이는 건강에 부정적인 영향을 끼친다. 250mg짜리 캡슐을 하루 1~3회 먹는다. 월경전증후군 때문이라면 생리 예상일 2~3일 전부터 생리 시작일까지 쭉 먹는다.

—— 달맞이꽃 종자유는 발작 위험을 높이므로 항정신병약을 복용 중이라면 먹지 말아야 한다.

172 눈에 좋은 아이 브라이트

눈 건강을 지켜주는 허브이다. 눈의 피로를 덜어주고 눈 염증을 치료한다. 감기와 알레르기로 인해 눈물이 흐르고, 눈이 따끔거리는 증상을 완화한다. 캡슐은 1알씩 하루 1~3회 먹는다. 추출액은 15~40방울을 물이나 주스에 타서 3~4시간 간격으로 마신다. 아이 브라이트와 다른 허브를 섞어 만든 안약도 있는데, 하루에 3~4번 넣는다.

173 소화불량에 잘 듣는 회향

회향의 씨는 소화불량에 탁월한 효과가 있다. 가스 참, 경련, 위산과다 증세를 빠르고 효과적으로 가라앉힌다. 회향에 함유된 식물성 영양 성분이 창자 내에서 민무늬근의 경련을 막는다고 추측한다.

회향 씨는 맛이 감초와 비슷하다. 식사 후에 씹으면 입안이 상쾌해진다. 소량만 씹어도 효과가 오래간다. 식후에 1/4~1/2작은술만 씹어도 충분하다. (회향 씨는 황색과 녹색이 있다. 황색은 주로 요리에 사용한다. 녹색은 맛이 더 달콤해서 입에 넣고 씹기에 좋다. 소화를 촉진하고 입안을 상쾌하게 해준다.)

174 가래를 없애는 호로파

오랜 세월 동안 가래를 없애주는 거담제로 쓰여온 약용 식물이다. 호로파(葫蘆巴)로 양치질(가글)을 하면 아픈 목이 치료된다. 씨앗을 갈아 혈당을 낮추는 용도로도 사용하는데, 당뇨병에 도움이 된다. 씨앗의 분말을 습포제로 바르면 피부의 염증과 가려움증을 진정한다.

주로 캡슐과 분쇄 씨앗의 형태로 판매된다. 하루에 1~3번 1캡슐씩 먹는다. 부은 목을 가라앉히기 위해서는 더운물 1컵에 분쇄 씨앗 1큰술을 타서 성분이 스며 나올 때까지 10분 정도 기다린 뒤, 3~4시간 간격으로 양치질(가글)을 한다. 습포제로 사용하려면, 물 1컵에 분쇄 씨앗을 충분히 섞어 걸쭉하게 만든 다음 환부에 직접 붙인다.

175 편두통에 특효 작은쑥국화(화란국화, feverfew)

17세기 이후로 두통 치료에 쓰여왔다. 자연이 편두통 환자에게 준 선물이다. 다양한 두통은 물론, 이로 인한 구토와 메스꺼움도 덜어준다. 영국의 의학저널《란셋》은 작은쑥국화 추출물이 염증 유발 물질인 세로토닌과 프로스타글란딘의 분비를 억제한다고 발표했다. 편두통의 원인인 것으로 알려진 성분이다. 두통이 있다면 하루 1~3회 1캡슐씩 먹는다. 증상 호전까지는 여러 달이 걸린다.

—— 이미트렉스 및 다른 편두통약과 함께 복용하지 말 것. 혈압이 높아지고 심장 박동이 위험할 정도로 빨라질 수 있다. 작은쑥국화를 먹으면 구강 궤양이 생길 수 있다. 그럴 땐 즉각 먹기를 멈춘다.

176 천연 지사제, 아마씨유

필수 지방산이 풍부하다(알파-리놀렌산, 오메가-3, 오메가-6가 완벽한 비율로 들어 있다). 비타민, 미네랄, 섬유질(수용성 및 불용성), 리그난(항암, 항바이러스, 항균 효과가 있는 식물성 화학물질)도 풍부하다. 과민성 대장 증후군을 완화하는 천연 지사제. 혈당 수치를 잡아주고 심장 기능을 좋게 하는 레시틴도 들어 있다. 보조제는 캡슐 형태로 판매된다. 오전과 오후에 1알씩 먹는다.

—— 아마씨유는 유통기한이 짧다. 반드시 냉장 보관해야 한다(가열 불가). 음식에 아마씨를 넣을 때는 꼭 분쇄해서 사용한다. 그렇지 않으면 흡수가 안 된다.

—— 주의: 호르몬 의존성 암의 발병 위험성에 주의할 것.

177 정력 보강엔 하수오

활력과 정력을 보강하는 회춘 성분이 있는 한약재이다. 임신을 도와준다. 새치가 생기는 걸 막아 준다는 보고도 있다. 동물실험에선 항암 효과를 보였다. 인체에도 효과가 있을 것으로 생각된다. 혈액 응집을 막고 혈압을 낮춰 심장 건강을 증진한다. 1캡슐씩 하루 1~3회 먹는다.

178 식욕을 억제하는 가르시니아 캄보지아

가르시니아 캄보지아 나무의 열매이다. 혈중 지방 수치를 조절하고 신진대사를 활발하게 한다. 체중 감량에도 간접적으로 도움이 된다. 간과 소장의 글리코젠 생산량을 늘려 '위장이 만족했다'라는 신호를 두뇌에 보내는 방식으로 식욕을 억누른다. 보조제를 밥 먹기 30분 전에 500mg

씩 먹는다.

—— 가르시니아 캄보지아는 혈당을 낮추는 작용을 하므로 당뇨병, 저혈당증, 고지혈증 등의 치료제와 부정적인 상호작용을 일으킬 수 있다. 해당 약물을 먹는 사람은 의사와 먼저 상담한다.

179 혈액순환에 좋은 고투 콜라

인도 원산의 열대식물로 인도 아유르베다 의학에서 폭넓게 사용되고 있다. 크고 작은 혈관을 강화해 혈액순환을 좋게 하고, 정맥염으로 인한 통증과 부기를 완화하며, 다리의 경련과 저림에도 효능이 있다. 진정 효과가 있어서 우울증 치료와 기억력 향상에도 도움이 된다. 또 몸의 연결조직을 건강하게 유지한다. 케라틴 생성을 촉진해 쓰라린 피부와 상처의 치료를 돕고, 상처가 아물고 난 뒤 흉터가 남지 않게 한다. 임신 중 늘어난 복부의 피부가 출산 후 쭈글쭈글해지는 현상을 줄여준다. 한 프랑스 의학 전문지에 따르면 산후조리에도 꽤 도움이 된다고 한다. 콜라라는 이름이 붙여졌지만, 콜라 음료와는 아무런 관련이 없다. 카페인도 없다. 50mg 함량 보조제를 하루 1~3회 먹는다.

—— 임신부와 갑상선이 과민한 사람은 고투 콜라를 먹지 말아야 한다. 어떠한 허브라도 치료용으로 사용할 때는 의료 전문가와 상담한다. 그래야만 잠재적인 부작용의 위험을 줄일 수 있다.

180 심장이 건강해지는 포도씨 추출물

놀라운 산화방지 물질로, 유리기를 먹어 치우는 하이에나이다. 플라보노이드가 풍부해 비타민C, E보다도 효능이 강력하다. 세포막에 필요한 콜라겐이 파괴되지 않도록 해서 혈액순환을 촉진한다. 심장 건강을 지켜주고, 혈액 응집을 지연시키는 효과가 아스피린과 비슷하다. 포도씨에 풍부한 프로안토시아니딘은 눈을 보호해주는 성분이어서, 포도씨 추출물은 녹내장과 황반변성을 포함한 많은 시력 관련 장애의 예방과 치료에 유용하다. 유해한 방사선과 화학치료에 사용되는 약품들로부터 몸을 보호한다. 영양제를 하루 두 번 50mg씩 먹는다.

—— 포도씨는 혈액 응고를 지연한다. 따라서 수술 날짜가 잡힌 사람은 최소 2주일 전부터 먹기를 중단해야 한다. 혈액응고방지제나 항혈소판 약품을 투약 중인 사람, 혈우병 환자도 먹으면 안 된다.

181 강력한 항암제, 녹차 추출물

녹차에는 강력한 항암 성분인 폴리페놀이 풍부하다. 녹차의 폴리페놀은 주요 항산화 성분 및 해독 효소의 생성을 촉진하여 정상 세포가 암세포로 바뀌지 않도록 막는다. 녹차를 규칙적으로 마시면 위암, 폐암, 식도암, 췌장암, 결장암의 발병률이 크게 낮아진다.

요즘은 녹차 성분이 함유된 피부 크림도 많이 볼 수 있는데, 햇빛에 손상된 피부를 치유한다. 녹차는 혈액의 비정상적 응집을 막고, 고혈압을 치료하지만, 좋은 HDL콜레스테롤 수치는 높인다. 더 나아가 체중 감량에도 효과가 있다. 지방 산화는 늘리고, 탄수화물과 지방을 분해하는 효소는 억제하는 기전이다. 녹차를 음료로 상용하면 치아에 서식하는 세균을 없애주어 충치를 예방한다. 식사를 끝내고 녹차를 마시는 습관을 들이면 좋다.

녹차의 이로운 효능을 모두 누리려면 하루에 5~10잔을 마셔야 한다. 녹차의 카페인 함량이 커피보다 적긴 하지만(소제목336 참고) 대부분 사람은 5잔 이상을 마시면 카페인 과민 상태가 된다. 카페인을 제거한 녹차도 있지만 구하기 쉽지 않다. 다행히도 정제 형태의 녹차 추출물에는 카페인이 없다. 녹차 추출물 1알의 효능은 녹차 1잔 반과 같다.

182 좋은 콜레스테롤이 많아지는 구구리피드

무쿨미르 나무의 추출물로, 인도 아유르베다 의학에서는 예전부터 사용해왔다. 나쁜 LDL콜레스테롤과 중성지방의 수치는 낮춰주되, 좋은 HDL콜레스테롤의 수치는 높인다. 그러면서도 비슷한 작용을 하는 약품에서 나타나는 것 같은 부작용은 없다. 25mg 함량 캡슐을 1알씩 하루 세 번 식사 시간에 먹는다.

183 혈관을 강화하는 산사나무

바이오플라보노이드가 풍부하다. 비타민C의 작용에 필수적이며 혈관을 강화하는 성분이다. 산사나무는 심혈관계 건강을 지켜준다. 혈관확장제 역할을 한다. 혈액 흐름을 늘리고 심장에 산소를 공급한다. 혈압을 낮춘다. 심장이 온몸으로 피를 보내기 위해 무리한 수축 운동을 하지 않도록 해준다. 천연 이뇨제로, 체내의 불필요한 염분과 수분을 배출한다. 한편 산사나무 열매는 예전부터 소화불량과 불면증을 치료하는 약으로 민간요법에서 사용해왔다. 영양제를 하루 1~3회 1캡슐씩 먹는다.

—— 심부전 치료제인 라녹신(디곡신)과 함께 복용하면 절대 안 된다. 심박수가 지나치게 내려가 심부전이 생길 위험이 있다. 시중에서 파는 산사나무 보조제는 안전하다. 하지만 가끔 고농축 제제도 눈에 띄는데, 이것을 먹을 때는 꼭 의료 전문가의 상담을 받는다.

184 치질에 특효 마로니에(서양칠엽수) 열매

전통적으로 마로니에 열매는 고열을 내리고 감기 증상을 다스리는 데 사용해왔다. 씨앗에는 치질 치료에 특효인 성분이 있다. 하지정맥류 부종도 가라앉힌다. 로션으로 바르면 햇빛으로부터 피부를 보호한다. 독일 의사들은 정맥부전으로 인한 부종을 가라앉히기 위해 마로니에 씨앗 추출물로 만든 알약을 흔히 처방한다. 다리까지 내려간 피를 다시 심장으로 올려보내지 못해 생긴 하지정맥류와 그로 인한 통증, 다리가 붓는 증상을 개선한다. 약으로 먹을 때는 반드시 밥 먹기 30분 전이나 후에, 300mg씩 하루 두 번 먹는다. 2% 함량의 젤은 국소 환부에 하루 1~2번 바른다.

—— 마로니에 열매는 다른 음식과 약물이 소화관에서 흡수되는 정도에 영향을 미치므로 그것의 필요 섭취량과 복용량이 달라질 수 있다. 혈액의 응고에 간섭하기도 하므로 의사 지시 없이는 혈액응고방지제와 함께 먹으면 안 된다.

185 식욕을 돋우는 노간주나무 열매

위장 강장제(토닉) 형태로 마시면 식욕을 당기고 소화를 촉진한다. 이뇨 작용을 하며, 요도를 살균한다.

—— 열매 자체나 그것이 들어간 음료를 너무 많이 먹으면 환각 증상이 일어날 수 있다.

186 최면 효과가 있는 카바

폴리네시아와 남양 제도에서 자라는 식물로, 약간의 최면 효과를 낸다. 긴장을 풀어주고 성기 부근을 부드럽게 자극하며 적은 양만 먹어도 행복감을 느끼게 된다. 전통적으로 신경증과 불면증의 치료에 사용해온 약초다. 체내 수분 배출을 활발하게 하는 이뇨 작용을 한다. 근육경련을 줄여준다. 월경전증후군에 효험이 있다는 여성이 많다. 월경 시 우울증과 불안증을 줄여준다. 100mg 캡슐을 하루 세 번 먹는다. 불면증 치료용으로는 자기 전에 200mg을 먹는다. 차로 달여서 먹어도 좋다. 반 잔씩 하루 두 번 마신다.

—— 장복하면 간이 손상될 수 있으므로 간질환이 있는 사람은 절대로 먹으면 안 된다. 파킨슨병 환자도 복용을 피한다. 또한 졸음을 유발하며, 술에 더 잘 취하게 한다. SSRI계 항우울제의 효능을 높여서 진정 효과를 더 오래 지속시킨다. 그래서 수술을 앞두고는 2~3주 정도 먹지 못하게 하는 의사도 있다.

187 숙취 해소엔 칡

숙취 해소에 효과 만점이다. 다이드진과 다이드제인이라는 두 가지 중요한 식물성 화학 성분을 포함하는데, 혈중 알코올 수치를 낮추는 작용을 한다. 음주 전후로 먹으면 이튿날 두통과 메스꺼움으로 고생할 걱정이 준다. 500mg 함량의 캡슐을 음주 전후로 하루 1~3회 먹는다.

188 호르몬 균형을 잡아주는 감초

세포막과 신체 조직의 기능을 효과적으로 복원한다. 호르몬 불균형을 해소하고, 장내 분비를 촉진하며, 호흡 작용을 돕는다. 변비에도 효험이 있다.

—— 고혈압과 부정맥 등의 부작용이 나타날 수 있다. 체액 부종이 생길 수 있으니 월경전증후군으로 고생하는 여성은 먹지 말아야 한다. (미국에서 파는 감초맛 사탕에는 감초가 안 들었으니 부작용을 걱정할 필요가 없다. 인공착향료로 감초 맛을 낸 것이다.)

189 위염을 다스리는 메도스위트(조팝나무)

북미 원주민들이 사용한 허브이다. 살리실산이 다량 함유되어 있다. 위염에 효과가 있다. 손쉽게 차로 우려내어 마신다(뜨거운 물 1컵에 마른 약초 2작은술을 20분 동안 우린다. 하루 한 번 마신다). 하루나 이틀이면 속쓰림과 역류성식도염이 나아진다.

190 천연 제산제 파파야

천연 제산제이다. 역반응에 대한 걱정 없이 마음껏 먹어도 된다. 생과일이든 보조제든 마찬가지다. 파파야 과육을 얇게 저며서 말린 가공품 역시 좋은 선택. 마트에서 파는 과일 중에 오메가-6보다 오메가-3가 더 많이 든 사실상 유일한 과일이다(소제목87 참고).

191 입 냄새 제거엔 파슬리(씨와 잎)

천연 이뇨제이다. 소화를 돕는다. 기침, 천식, 결막염, 생리불순 등을 치료하는 데 사용된다. 파슬리 기름을 두피에 바르면 발모를 촉진한다. 그러나 파슬리의 최고 자랑거리는 구취 제거 효능이다. 마늘과 양파를 먹은 다음 직접 시험해보면 탁월한 효과에 놀랄 것이다. 파슬리는 날것으로 먹는 것이 좋다. 혹은 잎과 줄기를 잘게 다진 다음, 뜨거운 물에 우려 하루에 1컵 마신다.

—— 임신부는 파슬리 주스 또는 기름을 먹지 말 것.

192 불면증에 특효 시계꽃

자연적인 안정제 역할을 해서 극도의 불안증을 다스리는 것은 물론, 근육의 긴장과 경련을 풀어준다. 특히 침대에 누워 걱정하느라 뜬눈으로 밤을 새우는 신경성 불면증에 특효이다. 추출액 15~60방울을 물이나 주스에 섞어 마신다. 차로 마셔도 마음을 진정시키는 효과를 볼 수 있다. 마른 시계꽃잎 1큰술을 우린 차를 하루 두 번 정도, 특히 잠을 자기 전에 마신다. 캡슐로는 하루 두 번 100mg씩 먹는다.

—— 진정 작용을 한다는 것은 졸음을 유발하기 쉽다는 뜻이다. 따라서 운전을 앞두고 있거나 위험한 기계를 다뤄야 한다면 절대로 마시면 안 된다. 또한 신경안정제, 항우울제, 진통제 등의 효과를 증폭시키기 때문에 이러한 약물을 먹고 있을 때는 양을 줄인다. 시계꽃을 먹으면 술에도 쉽게 취한다.

193 애완동물의 해충을 없애는 페니로열

'폐로 들이마시는 박하'라고도 하는데, 이 허브의 향기를 맡으면 감기에 효능이 있기 때문이다. 차로 달여 마시면 두통을 없애고 생리통의 다양한 증상을 다스릴 수 있다. 페니로열 기름은 반려동물에 기생하는 벼룩과 같은 해충을 없애는 데 효과가 좋다. 개, 고양이의 털과 피부에 발라준다. 건조한 페니로열 1큰술을 달여 차로 마시거나 혹은 추출액

20~60방울을 물이나 주스에 타 마신다.

—— 임신부가 먹으면 유산할 위험이 있다. 임신 중에는 절대로 먹으면 안 된다.

194 두통에 좋은 박하

소화를 돕고 식욕을 촉진한다. 위장 근육을 풀어주고, 트림이 나오게 하며, 구역질을 진정시키고, 타는 듯한 속쓰림을 없애준다. 기침, 복통, 경련, 불면증, 신경쇠약, 어지럼증 등을 다스리는 데도 쓴다. 특히 두통에 특효. 차로 강하게 우려내어 1잔을 마시고 15~20분간 편히 누워 있으면 아스피린만큼이나 효과적이다. 그러면서도 부작용은 전혀 없다. 차로 달여서 하루에 1잔 마신다.

—— 민간요법에서는 어린아이가 복통을 일으키면 박하 기름을 적게는 몇 방울, 많게는 한 숟가락을 물에 타서 먹였다. 그러나 박하를 먹이기 전에 소아과 의사와 상담하는 편이 안전하다.

195 관절염 치료제 포크위드

뿌리 부분을 사용한다. 주로 관절염 치료제로 쓴다. 포크위드 성분이 들어간 진균 연고도 판매된다.

196 전립선 건강을 지키는 피지움

아프리카에서 자라는 동명의 상록수 껍질이다. 전립선 건강을 지켜준다. 톱야자(소팔메토) 열매(소제목200 참고)와 함께 먹으면 양성전립선비대증 치료와 예방에 효과적이다. 이는 전립선이 커지는 병으로, 요도를 압박해 소변이 나오는 것을 방해하는데, 심해지면 수술해야 한다. 500mg 캡슐을 하루에 3알까지 먹는데, 물 한 잔을 가득 채워서 함께 들이킨다.

197 면역력을 높이는 영지버섯

면역력을 높인다고 알려져 있다. 버섯갓과 버섯대를 모두 쓴다. 에이즈나 암 환자의 면역을 촉진한다. 화학치료에 따른 구토 증세를 완화한다. 신종플루, 조류독감 등 바이러스 감염을 막아준다. 폐, 심장, 신장질환에 효험이 있다. 혈압과 콜레스테롤 수치를 낮춘다. 과민성대장증후군과 만성피로증후군에도 도움이 된다. 흔한 역반응으로 코와 목 건조 증상과 배탈이 나타난다. 다양한 형태로 판매된다. 600mg짜리 캡슐 2알을 식사와 함께 하루 두 번 먹는다.

—— 고혈압약을 복용 중인 사람은 절대로 먹어서는 안 된다. 혈압을 지나치게 떨어뜨릴 수 있다. 항혈액응고제와도 상호작용하여 혈액 응고를 늦추고 출혈 위험을 높인다.

198 항암효과가 뛰어난 로즈메리

풍미 좋은 향신료일 뿐만 아니라 항암효과도 뛰어난 것으로 밝혀졌다. 발암물질이 DNA와 묶여지는 것을 막고, 간의 발암물질 해독 작용을 촉진한다. 또한 탁월한 산화방지 물질 겸 소염제로 쓸 수 있다. 로즈메리 잎으로 만든 연고는 류머티즘, 염좌, 상처, 타박상, 습진 등에 효과적이다. 적절한 용법에 따라 먹으면 속 부글거림, 복통, 소화불량 등을 완화한다.

—— 다량 복용하면 독성이 나타날 수 있다.

199 우울증을 치료하는 성요한풀

예로부터 상처 치료에 사용되어왔다. 기분이 좋아지는 하이페리신이라는 성분을 포함하는데, 살균 및 소염 효과도 있다. 또 다른 성분인 하이퍼포린은 세라토닌, 즉 기분을 상승시키는 신경전달 물질의 파괴를 막아준다. 멜라토닌(소제목108 참고)도 함유되어 있다. 성요한풀은 기능성 식품으로 분류된다. 근육을 이완해 생리통을 완화하며, 가래를 제거한다. 외용으로 바르면 살균제와 진통제 효과도 있다.

'천연 프로작'이라고 불릴 만큼 탁월한 우울증 치료제이다. 문제는 기분을 상승시키는 효과가 나타나려면 길게는 3주일 정도 시간이 걸린다는 것이다. 그러나 폴리페놀 추출물로 강화된 성요한풀 캡슐을 하루에 1알을 먹으면 그 기간을 불과 2~3일로 앞당길 수 있다. 폴리페놀 역시 성요한풀에서 뽑아낸 것이다.

이 밖에 팅크제, 추출액, 기름, 연고, 차 등으로 판매된다. 말린 이파리나 꽃도 살 수 있다. 장기적으로 사용할 생각이라면 먼저 허브 전문가의 조언을 구한다.

—— 성요한풀을 다량 복용하면 피부가 빛에 민감해진다. 햇볕에 타서 생긴 화상을 심각하게 악화시킬 수 있다. 5-HTP(소제목71 참고)를 복용하는 사람은 성요한풀을 먹을 때 주의를 기울여야 한다. 이 둘은 몸 안에서 비슷한 효과를 내기 때문이다. 이 밖에 다른 항우울제와도 병용하지 말라.(과거에는 성요한풀이 모노아민산화효소를 억제함으로써 항우울작용을 한다고 알려졌으나, 이것은 사실이 아니다. 다시 말해 성요한풀을 먹으면서 와인, 치즈, 초콜릿 등 티라민이 풍부한 식품을 즐겨도 안전하다는 뜻이다. 물론 적절한 한도 내에서 말이다. 티라민은 각성 작용을 하는 것으로 알려져 있다.)

200 방광염에 좋은 톱야자 열매(소팔메토)

만성 방광염으로 고통받는 환자에게 필요하다. 남성과 여성의 비뇨생식관 세균 감염을 예방한다. 남성은 과도한 배뇨 작용이 나타나는 양성 전립선비대증 치료에 매우 효과적인 것으로 밝혀졌다. 매일 추출액 30~60방울을 물이나 주스에 타서 마시거나, 160mg 함량 정제를 음식을 먹으면서 하루 두 번 먹는다.

—— 다음 사람은 꼭 의사의 진료를 받는다. ▲전립선이 붓거나 통증을 느끼는 남성 ▲소변을 보는 데 어려움을 느끼는 사람 ▲소변에 피가 섞여 나오는 사람

201 항바이러스 슈퍼과일 산자나무(비타민나무) 열매

주목할 만한 슈퍼과일. 오메가 지방산 전종이 든 유일한 식물. 생화학 성분 190가지 이상 함유. 시베리, 시베리아 파인애플, 알파인 샌드손으로도 불린다. 강력한 항바이러스 및 항균 작용을 하며 놀라운 치료력을 보여주는 약용식물. 기름은 주사(딸기코), 습진, 여드름 같은 피부질환에 효과적이다. 역류성식도염, 위궤양, 대장염, 게실염 등 위장 장애에도 도움이 된다.

기름과 분말로 판매된다. 기름은 식전 최소 30분 전 공복에 1/2~1작은술을 하루 2~3번 먹는다. 분말은 1/2작은술을 하루 두 번 먹는다.

202 이뇨 작용을 하는 쐐기풀

가시가 있는 쐐기풀의 뿌리는 우리 몸에서 독소를 제거하는 이뇨 작용을 한다. 전립선비대증 치료에도 유용한 것으로 밝혀졌다. 관절염, 통풍, 습진 등을 다스리는 데도 도움이 된다. 냉동건조된 쐐기풀의 이파리를 먹으면 꽃가루 알레르기(건초열) 증상을 완화할 수 있다. 쐐기풀 추출액 30~60방울을 물이나 주스에 타서 하루에 1~3번 마시거나 250mg짜리 쐐기풀 뿌리 캡슐을 매일 두 번 먹는다. 건조 잎은 600mg을 필요에 따라 하루 두 번 정도 먹는다.

203 항균 작용을 하는 티트리 오일

오스트레일리아에서 자라는 차나무의 잎을 짜낸 기름이다. 민간요법에서 상처와 화상 부위를 소독하는 데 사용해왔다. 항진균 작용을 한다. 이걸로 몸을 씻어도 좋다. 메티실린에 내성을 가진 황색포도알균(MRSA)을 죽인다. MRSA 감염증은 면역력이 약한 사람이 많은 병원이나 양로원에서 흔히 발생한다. 칸디다균(소제목306 참고) 감염, 일반 무좀, 손발톱 무좀을 예방, 치료한다. 일부 질 내 세균 감염을 치료한다. 추출물 5~10방울을 물 한 잔에 타서 입안을 헹구면 패혈성 인두염을 치료하는 데 도움이 된다. 연고는 필요에 따라 적정량을 환부에 바른다.

—— 티트리 오일을 함유한 피부 제품을 쓰면 피부가 건조해진다. 레틴-A, 과산화벤조일, 살리실산, 아큐테인 제제를 먹으면 건조증이 더 심해질 수 있다.

204 천연 살균제, 타임

천연 살균제이자 탈취제. 상처를 입었을 때 붕대 안에 타임을 넣어 환부에 덧대면 효과적이다. 설사와 소화불량, 후두염과 기관지염에 효과가 좋다.

205 장을 씻어주는 트리팔라

해독 작용을 하는 인도 아유르베다 약재로 '열매' 3종(아말라키, 비히타키, 하리타키)을 혼합한 것이다. 각 열매는 항산화 성분이 풍부하며 소염, 항암, 면역강화 작용을 한다. 소화계 전체를 치료하는 장 세척제로서 변비, 치질, 설사, 소화불량, 더부룩함 등을 완화한다. 피를 맑게 한다. 간 독소를 제거한다. 혈압 및 혈청 콜레스테롤 수치를 낮춘다. 지사제라기보다는 장 강장제이다. 건강 보조제로도 종종 사용한다. 매일 먹어도 안전하다. 500mg짜리 정제를 자기 직전에 2~4알 먹는다.

206 호흡기질환에 좋은 움카로아보

발음하기가 어렵지만 호흡기 감염 치료엔 특효약이다. 남아프리카에서 난다. 강력한 항바이러스, 항균 작용을 한다. 편도선염과 기관지염 치료에 주로 쓰인다. 시럽, 사탕(드롭스), 츄잉정(츄어블 제제), 스프레이(분무형 제제) 형태로 나온다. 증상이 나타나자마자 복용하면 하루나 이틀 안에 호전된다.

207 신경을 안정시키는 쥐오줌풀

진정, 안정 효과가 탁월하다. 긴장한 정신과 육체를 모두 이완한다. 불안증, 근육통, 불면증 등을 치료하는 데 사용된다. 그러나 약물과는 달리 중독성은 없으며 부작용도 사실상 없다. 헛배부름과 생리통을 완화한다. 200mg 함량의 캡슐을 하루 1~3회 먹는다. 팅크제는 10방울을 물에 타서 하루 1~3회 들이킨다.

—— 극단적으로 많은 양을 먹으면 심장박동이 약해지고 마비 증상이 올 수 있다. 쥐오줌풀은 진정제, 항우울제, 진통제 등의 효과를 증대하므로 만약에 이러한 약을 먹고 있다면 복용량을 조절한다.

208 아스피린보다 좋은 백버들 껍질

하얀 버드나무 껍질에서 추출한 살리큠 성분은 예로부터 관절염 통증을 없애고 부기를 빼주는 소염제 겸 진통제로 사용되어왔다. 살리큠을 연구하던 학자들은 아세틸살리실산이라는 물질을 실험실에서 합성하는 데 성공했는데, 이것이 바로 아스피린이다. 아스피린은 훌륭한 약물이다. 그러나 모든 사람의 위가 아스피린을 감당할 수 있는 것은 아니다. 백버들 껍질은 아스피린과 효능이 비슷하면서도 위장 장애를 일으키지 않는다. 오히려 소화계에 좋은 성분인 타닌을 포함한다. 필요에 따라 2~3시간 간격으로 2캡슐씩 먹는다. 단, 복용 전 아래 주의사항을 꼭 읽어볼 것.

—— 16세 이하는 절대 먹어서는 안 된다. 라이증후군(드물기는 하지만 아이들이 아스피린을 먹었을 때 나타날 수 있는 심각한 병)에 걸릴 위험이 있다. 임신 중에는 살리실산염을 먹으면 안 되기 때문에 임신부나 수유 여성도 백버들 껍질을 먹지 말라. 천식, 통풍, 당뇨, 혈우병, 위궤양이 있는 사람에게도 금물이다. 과다 복용 시 위와 신장에 염증이 생길 수 있다. 이유 없이 귀가 울리는 이명 현상도 일어날 수 있다.

209 여성 호르몬이 풍부한 야생 얌(야생 마)

마의 일종이다. 여성 호르몬인 프로게스테론이 풍부하다. 그래서 프로게스테론을 대체할 수 있는 천연 식물로 불리기도 한다. 그러나 이 분야의 전문가인 존 리 박사는 "야생 얌에 든 디오스게닌을 우리 몸이 호르몬으로 바꾼다는 어떠한 증거도 없다."라고 반박한다. 어쨌든 디오스게닌은 우리 몸에 유용한 성분으로 오랜 세월 적응원으로서 쓰여왔다.

야생 얌은 생리불순을 치료하고 유산의 위험을 줄여주며, 열감과 질 건조증 폐경기 증상을 완화한다. 사포닌을 함유하고 있는데, 이는 소염 효과가 있는 성분으로 류마티스 관절염의 고통을 덜어준다. 야생 얌에서 추출한 성분은 피임약을 만드는 데 이용된다. 아메리카 인디언들도 예로부터 피임 목적으로 야생 얌을 사용해왔다.(전문가의 직접적인 지도가 없는 한 야생 얌을 비롯한 어떤 허브도 임신을 피하기 위한 용도로는 사용하지 말 것)

—— 임신 중이거나 피임약을 먹고 있는 여성은 야생 얌 뿌리를 사용하지 말라. 또한, 보조제 중에는 멕시코 얌이나 야생 얌을 원료로 썼음에도 프로게스테론은 물론, 어떤 호르몬도 들지 않은 제품도 있다. 프로게스테론 '전구물질'을 포함하고 있다고 선전하지만, 사실이 아니다.

210 발기부전을 치료하는 요힘베 껍질

요힘베는 최음제로 사용되는 남아프리카 원산의 식물이다. 남성의 발기부전을 치유한다. 그러나 동시에 상당히 위험한 약재이기도 하다. 요힘빈이라는 성분을 함유하고 있기 때문이다. 요힘빈 약품을 구입하려면 처방전이 필요하며, 반드시 의사의 지시에 따라 복용해야 한다. 하지만 효능이 약한 요힘베 껍질은 처방전 없이도 살 수 있다. 일반적인 복용량은 하루에 1~3캡슐이다.

—— 요힘베는 혈압을 낮추는 작용을 하므로 저혈압 환자는 먹으면 안 된다. 또한 심각한 역반응이 나타날 수 있으므로 의학적 문제가 있는 사람은 의사의 지시 없이는 절대로 먹으면 안 된다.

211 약물과 상호작용하는 허브들

□ 항생제

당귀: 피부가 햇빛에 민감해질 수 있다.

성요한풀: 약의 효능을 감소시킬 수 있다.

□ 항혈액응고제

브로멜라인: 출혈 위험이 커진다.

당귀: 통제 불능의 출혈 위험이 커진다.

달맞이꽃 종자 기름: 상가효과가 나타날 수 있다. 엎친 데 덮친다는 뜻이다.

마늘 보충제: 자연적으로 과다 출혈이 일어날 수 있다.

은행잎 추출물: 통제 불능의 출혈 위험이 커진다.

마로니에(서양칠엽수): 출혈 위험이 커진다.

버드나무 껍질: 약효를 높이지만 출혈의 위험도 커진다.

□ 항우울제

은행잎 추출물: 약의 혈중 농도를 증가시킬 수 있다.

□ 항정신병약

카바: 간 손상과 혼수상태를 일으킬 수 있다.

□ 베타-차단제

버드나무껍질: 약효가 감소한다.

□ 피임약

성요한풀: 약효를 떨어뜨린다.

□ 칼슘통로 차단제

셀러리 씨앗: 과혈당증 부작용을 증폭할 수 있다.

□ 당뇨병 약

카바: 중독 효과를 낼 수 있다.

버드나무 껍질: 효과를 떨어뜨린다.

□ 심장병 약

성요한풀: 위험한 상호작용이 일어날 수 있다.

□ 면역억제제

에키네시아: 약효를 감소시킬 수 있다.

마늘 보충제: 약효를 감소시킬 수 있다.

□ 메토트렉세이트 및 페니토인(딜란틴)

버드나무 껍질: 몸에 유독할 정도까지 효력이 강해질 수 있다.

□ 비스테로이드성 진통소염제

마로니에(서양칠엽수): 출혈 위험이 커진다.

버드나무 껍질: 위장 출혈 위험이 커진다.

□ 진정제 및 수면제

카바: 간이 손상되고 혼수상태에 빠질 수 있다.

□ 신경안정제

브로멜라인: 졸음이 많이 올 수 있다.

카밀러: 졸음이 많이 올 수 있다.

에키네시아: 간이 손상될 수 있다.

212 위험한 허브들

다음 목록은 유해할 수도 있는 허브이니 참고할 것. 전문가 지시 없이 함부로 차로 달여 마시거나 하지 않는다.

—— 학명은 하나이지만 실생활에선 다양한 이름과 별명으로 불리는 허브가 많다.

아르니카(산금차화, *Arnica montana*) 타박상과 외상을 치료한다. 통증을 완화한다. 동종요법 설하정으로 용법을 정확히 지켜 먹으면 안전하다(작은 환에 극소량의 유효 성분을 함유한다). 외용 연고로도 판매된다.

아르니카에는 자극 성분이 들어 있다. 격렬한 중독성 위장염, 극심한 근력 약화, 신경 장애 등을 유발할 수 있다. 최악의 경우 사망에 이른다.

벨라도나(**전가초**, *Atropa belladonna*) 독이 있다. 독성 알칼로이드를 함유한다.

둘카마라(**구백영**, *Solanum dulcamara*) 독이 있다.

혈근초(*Sanguinaris canadensis*) 알칼로이드인 산귀나린 등 독성분이 들었다.

양골담초(**금작화**, *Cytisus scoparius*) 독성 스파르테인과 다른 유해 알칼로이드가 들어 있다.

마로니에(**서양칠엽수**, *Aesculus hippocastanum*) 독성 쿠마린 성분이 들어 있는 유독 식물.

창포(*Acorus calamus*) 창포 기름은 발암물질이다.

유럽향기풀(*Heliotropium europaeum*) 독이 있다. 간을 손상하는 알칼로이드를 함유한다. (정원에서 많이 키우는 안전한 쥐오줌풀*Valeriana officinalis*과 혼동하지 말 것.)

독당근(**나도독미나리**, *Conium maculatum*) 독성 알칼로이드를 함유한다. 물미나리(*Cicuta maculata*)는 안전하다.

사리풀(**낭탕엽, 천선자**, *Hyoscyamus niger*) 독초이다. 상당히 위험한 독성 알칼로이드가 들었다.

할라파(*Exagonium purga, Ipomoea jalapa, Ipomoea purga*) 다양한 별명을 가진 멕시코 원산의 덩굴식물. 아주 위험하다. 약제로 만들어 초강력 변비약으로 쓰기도 한다. 하지만 장운동을 극한 수준으로 몰아가기에 자칫하면 생명을 잃을 수도 있다.

독말풀(**흰독말풀**, *Datura stramonium*) 스트로핀, 히오시아민, 스코폴라민 등을 함유한 독초. 독말풀로 만든 약품을 구입하려면 의사 처방이 필요하다.

로벨리아(*Lobelia inflata*) 독초이다. 가끔 구토제로 사용하는 사람이 있는데, 이파리와 열매의 추출액을 과도하게 섭취하면 심한 구토, 발한, 마비 등의 증상이 생긴다. 맥박은 빨라지는 동시에 약해진다. 육체와 정신이 극도로 쇠약해진다. 혼수상태와 죽음에까지 이를 수 있다.

맨드레이크(*Mandragora officinarum*) 독초이다. 마취제로 쓰인다. 벨라도나(전가초)와 흡사하다.

메이애플(*Podophyllum pelatum*) 독 성분이 복합적으로 들어 있는 독초이다.

미국 겨우살이(*Phoradendron flavescens, Viscum flavescens*) 독성 아민이 들었다. 독성식물로 간주한다.

유럽 겨우살이(**백과곡기생**, *Viscum album*) 독성 아민이 확실히 들었다. 독성식물로 분류한다.

노간주나무 겨우살이(*Phoradendron juniperinum*) 독이 있을 수도 없을 수도 있다. 추가 연구가 필요하다. 크리스마스 장식용 외의 용도로는 사용하지 않는 편이 현명하다.

나팔꽃(*Ipomoea purpurea*) 일부 나팔꽃 씨앗에는 마약 성분인 리세르그산의 아미드가 포함되어 있지만, LSD의 그것보다 효과가 훨씬 약하다. 혹시라도 호기심에 시험해보았다가는 오히려 곤욕만 치를 것이다. 건강에 무척 해로운 배변 촉진 성분도 함께 함유하기 때문이다.

빈카, 페리윙클(*Vinca major, Vinca minor*) 아름다운 관상용 식물이나

절대로 먹으면 안 된다. 신경 활동을 방해하는 독성 알칼로이드가 포함되어 있다. 간장과 신장에 손상을 입힌다.

사사프라스 피를 맑게 해주는 동시에 간을 손상할 수 있다. 발암물질도 있다.

유럽회나무(*Euonymus europaeus*) 설사를 탈진할 정도까지 하게 된다.

통카 콩(*Dipteryx Odorata, Coumarouna odorata, Dipteryx oppositifolia, Coumarouna oppositifolia*) 미국 식품의약국이 식품 또는 식품첨가물로 판매를 금지한 쿠마린 성분이 들었다. 동물실험 결과 간장에 심각할 정도로 손상을 입히며 성장을 저해하고 고환을 위축시키는 것으로 밝혀졌다(비처방 약품을 먹고 있다면 라벨을 확인할 것!).

화살나무 껍질(*Euonymus atropurpureus*) 민간요법에서 종종 변비약으로 쓰인다. 하지만 그 독성에 관해선 아직 다 밝혀지지 않았다. 섭취를 피하는 편이 현명하다.

서양등골나물(*Eupatorium rugosum, E. ogeratoides, E. urticaefolium*) 독성 불포화 알코올이 든 독초. 가축이 이 풀을 먹으면 발작을 일으킨다. 그 가축의 우유, 버터, 고기를 먹은 사람도 구토하는 등 배탈 증상을 보인다.

쓴쑥(*Artemisia absinthium*) 쓴쑥 기름에는 활성의 마약성 독이 들었다. 과거 압생트라는 술의 향취를 내는 데 사용되었으나, 현재 미국에서는 불법이다. 신경에 손상을 입힐 수 있기 때문이다.

요힘베(*Corynanthe yohimbi, Pausinystalia yohimbe*) 절대 함부로 먹지 말아야 할 허브이다. 독성 알칼로이드 요힘빈이 들었다.

213 동종요법은 어떻게 치료하나?

동종요법의 핵심은 '유사성 법칙'과 '비슷한 것으로 비슷한 것을 치료한다'라는 말로 정리할 수 있다. 이러한 원리는 일반의학에서도 알레르기를 치료하는 데 종종 이용된다. 질병의 증상은 신체가 자연적 균형을 되찾으려고 노력하고 있다는 신호이다. 동종요법에서는 특정 증상을 유발한 것과 같은 자연 물질을 치료제로 사용한다. 건강한 사람이 A라는 물질을 다량 섭취했을 때 B라는 증상이 유발된다면, 반대로 B증상을 치료하려거든 A물질을 극소량 복용하면 된다는 것이다. 예를 들어 양파 껍질을 벗기면 눈이 따갑고 눈물과 콧물이 흐른다. 마치 감기에 걸렸을 때처럼 말이다. 따라서 동종요법에서는 감기에 걸렸을 때 묽게 희석한 붉은양파(*Allium cepa*) 즙을 소량 복용시켜 몸이 스스로를 치유하도록 돕는다.

동종요법 약은 자연의 식물, 광물, 동물 등에서 구한 성분을 그대로 사용한다. 의학적 작용을 하는 물질이지만, 워낙 극소량이어서 독성과 역반응은 나타나지 않는다. 감기, 타박상, 알레르기, 월경전증후군, 열감, 멀미 등 스스로 치료할 수 있는 가벼운 증상에 동종요법 약을 용법에 따라 먹는다면 어른과 어린이 모두에게 안전하다.

미국에서 동종요법 약품은 식품의약국(FDA) 규제를 받는다. 정제, 물약, 좌약, 연고 등으로 판매된다. 가장 보편적인 형태는 작은 구슬 모양의 환약이다. 대부분의 동종요법 약품은 혀 아래에서 녹여 먹는 설하정 제형인데, 입 속 수많은 모세혈관을 통해 혈류로 빠르게 흡수된다.

□ 동종요법 약품의 복용법 및 취급법

- 뚜껑을 잘 닫아 건냉암소(빛이 들지 않는 건조한 장소)에 보관한다.
- 향수, 장뇌, 멘톨처럼 냄새가 강한 물질에 노출되면 약효가 중화된다.
- 입에 어떠한 맛도 냄새도 남아 있지 않음을 확인하고 약을 먹는다. 특히 커피와 박하를 조심한다. 동종요법 약품의 효과가 떨어진다(동종요법 치료 기간에는 박하향 치약을 사용하지 말 것).
- 환약을 손으로 잡지 않는다. 병뚜껑에 따라서 입에 털어 넣거나 물에 타서 마신다.
- 약을 먹은 다음에는 최소 30분 동안 이를 닦지 않으며, 어떠한 것도 먹거나 마시지 않는다.

□ 증상에 따른 동종요법 치료법

- 불안증 - 질산은, 캄포라(*Camphora officinarum*)
- 타박상 - 마운틴데이지
- 화상 - 황산칼슘
- 감기(콧물이 흐르고 눈이 촉촉해지는 증상) - 붉은양파
- 결막염 – 아이 브라이트
- 변비 - 흑연
- 기침(기관지염) - 토주석(吐酒石)
- 마른기침-인
- 상처, 찰과상 - 카렌둘라
- 우울증 - 성요한풀

- 설사(경련 동반)- 유럽흰여로
- 열(감기와 독감) - 벨라도나(전가초), 캄포라(*Camphora officinarum*)
- 유행성 감기(몸이 욱신거리는 증상) - 향등골나물(boneset)
- 숙취 - 마전자(馬錢子)
- 치질 - 하마메리스(Witch hazel)
- 열감 - 부시마스터 뱀(라케시스)
- 곤충 물린 데 - 야생 로즈메리
- 불면증(스트레스성) - 볶지 않은 커피
- 관절 통증 - 플루오르화 칼슘, 컴프리(*Symphytum officinale*)
- 생리통- 북미람승마(blue Cohosh)
- 멀미 - 인디언호밀풀
- 입안이 헐었을 때 - 붕산염나트륨
- 코막힘 - 아네모네
- 메스꺼움- 토근(吐根)
- 월경전증후근 - 오징어 먹물
- 옻이 오른 데 - 덩굴옻나무
- 정맥두염·부비강염 - 중크롬산칼륨
- 피부종기(가려움증 동반) - 유황
- 배뇨(타는 듯한 통증, 가려움증) - 가뢰(곤충의 한 종류)
- 하지정맥류 - 플루오린화 칼슘
- 사마귀 - 미국측백나무(에메랄드그린)

214 향기요법과 팅크제

향기요법(아로마세러피)에서 사용하는 에센스오일(아로마오일)은 주로 식물에서 추출하지만, 일부 동물성 성분이 원료가 되기도 한다. 향기요법은 정신적·육체적 건강을 위한 것으로 몸, 마음, 치유, 즐거움이 혼연일체가 되는 총체적인 치료 방법이다. 예로부터 세계 곳곳에서 가벼운 육체적 불편에서 치명적 질환에 이르기까지 다양한 치료에 사용되어왔다.

에센스오일은 이파리, 꽃잎, 껍질, 뿌리 등 식물의 여러 부분에서 뽑아낸 추출액을 고도로 농축한 것으로, 많은 종류의 비타민과 효소가 풍부하다. 소량을 희석해서 쓰는데, 가습기 물통에 몇 방울 떨어뜨리거나 목욕물에 풀어 사용한다. 물에 희석한 에센스오일을 병에 담아 직접 흡입하거나 여러 종류의 에센스오일을 혼합해 피부에 발라도 된다.

□ 향기요법 효능

▲여드름을 치료한다 ▲관절염 통증을 완화한다 ▲노화를 늦춘다 ▲편두통을 덜어준다 ▲불안증 극복에 도움이 된다 ▲벌레를 퇴치한다 ▲면역력을 높인다 ▲스테미너를 높인다 ▲림프선 배액을 촉진함으로써 셀룰라이트 분해를 돕는다 ▲집중력을 높인다 ▲노폐물을 피부에서 직접 제거한다 ▲보습작용을 한다 ▲폐경기 증상을 완화한다 ▲바이러스와 박테리아 감염을 치료한다 ▲피부, 손발톱, 머리카락 등의 건강을 지켜준다

□ 주요 에센스오일

- 바질 – 주의력 향상

- 계피 – 활력, 정력 향상
- 카밀러 – 진정 효과가 있고 스트레스를 덜어준다.
- 제라늄 – 여성의 호르몬 균형을 잡아준다.
- 노간주나무 – 이뇨 작용을 하고 혈액 순환을 돕는다.
- 라벤더 – 모든 종류의 피부질환에 효과가 있다. 근육통과 스트레스를 풀어준다.
- 네롤리 – 마음을 진정시키고 피부를 건강하게 유지한다.
- 파출리 – 피부 염증을 없애준다.
- 자단(로즈우드) – 우울증 극복을 돕는다.
- 백단향(샌들우드) – 면역체계를 강화하고 최음제로 사용된다.
- 티트리 – 곰팡이(진균)와 바이러스를 막아준다. 여드름을 치료한다.
- 일랑일랑 나무 – 이완 작용을 한다. 혈압을 낮춘다. 마음을 차분하게 한다.

—— 에센스오일을 먹어선 절대로 안 된다. 임신부를 비롯해 천식과 간질 환자, 다른 의학적 문제가 있는 사람은 일부 에센스오일을 피해야 한다. 먼저 향기요법 전문가와 안전 문제를 상담한 뒤 사용한다. 아이들 손이 닿지 않는 곳에 보관한다. 비록 소량이어도 독성이 있는 경우가 많다. 희석하지 않은 채 바로 피부에 발라도 안 된다.

□ 팅크

팅크는 허브를 섭취하는 편리한 방법이다. 작은 향수 크기의 병에 담겨 있어서 어디든지 들고 다니며 언제라도 먹을 수 있다. 캡슐 형태의 허브 역시 편리하지만, 팅크만큼 흡수가 빠르지는 않다. 팅크는 먹는 순간부터 입안에서 흡수가 시작되지만, 캡슐은 일단 위에 들어가야 한다. 처음 사용할 때는 먼저 몇 방울로 혹시 있을지도 모를 알레르기 반응을 시험한 다음, 필요에 따라 양을 늘려간다. 허브 팅크는 보통 3~4종을 구비하면 그때그때 필요에 따라서 쓰기에 충분하다. 팅크는 어둡고 서늘한 장소에 보관한다. 팅크의 알코올 성분이 방부제 역할을 하므로 열, 햇빛, 공기와의 접촉을 피하면 1년 넘게도 신선함을 유지할 수 있다.

자신이 먹고 있는 허브의 특성에 관해 정확히 알아야 한다(주의할 점과 부작용에 관해서는 소제목143~212 참고). 호르몬제, 갑상선약, 항생제, 항콜린제 등을 먹는 사람은 허브를 함께 먹기에 앞서 꼭 전문가와 상담한다. 허브의 효과는 적은 양을 장기간 규칙적으로 먹었을 때 가장 크다. 아이들 섭취량은 보통 성인 기준의 3분의 1에서 절반 정도이다. 그러나 아이들에게 허브를 먹이려거든 먼저 전문가와 상담한다.

□ 용도별 허브 팅크

- 두뇌촉진 팅크: 은행잎 추출물, 고투 콜라, 서양엉겅퀴, 시베리아 인삼
- 진정작용 팅크: 개박하, 카밀러, 컴프리, 엘더베리, 달맞이꽃, 히솝풀, 재스민 꽃, 노간주나무 열매, 레몬밤, 우단담배풀(mullein, 버바스컴), 시계꽃, 장미꽃, 유근피, 마편초, 제비꽃
- 정화작용 팅크: 우엉 뿌리, 갈매나무 뿌리, 떡갈나무 덤불 이파리(chaparral leaf), 민들레 뿌리, 쐐기풀, 밀크티슬, 생강
- 자양강장 팅크: 블랙베리 이파리, 컴프리, 민들레, 인삼, 재스민 꽃, 쐐기풀, 파촐리, 라즈베리(산딸기) 이파리
- 활력회복 팅크: 바질, 월계수, 금잔화, 시트로넬라, 회향풀, 라벤더 꽃, 레몬버베나, 박하, 로즈메리, 세이지, 세이버리, 타임

- 근육과 관절에 좋은 팅크: 월계수, 노간주나무 열매, 쓴쑥, 오레가노, 세이지

[영양소에 관한 깜짝 놀랄 진실]

✓ 미역취 추출물은 코막힘 증상을 완화한다.

✓ 경구용 피임약은 비타민B_6, B_{12}, 엽산, 비타민C의 효능을 감소한다.

✓ 비타민C 제제를 매일 섭취하면 백내장 발병 위험이 준다.

✓ 항생제를 녹차와 함께 먹으면 약효가 거의 두 배 증가한다.

[질문과 답변]

대추의 효능이 궁금해요.

폐경기 증상을 다스리는 데 특효입니다. 불면증, 불안증, 우울증에도 효능이 있습니다. 천연 항우울제, 진정제, 최면제이지요. 우리 몸을 전반적으로 '조율'해주며, 운동 후의 빠른 피로 회복을 돕습니다. 노화방지 작용을 하고, 심장질환을 예방해주는 식품이지요. 간염 환자의 높은 혈청 간세포효소 수치를 낮춰줍니다.

오이피클 담글 때 쓰는 딜이라는 허브에 관해 알고 싶어요.

식욕을 촉진하고 소화를 돕습니다. 이뇨제 작용도 합니다. 씨앗을 씹

으면 구취가 없어져요.

아마인이 변비에 특효라던데요?

맞아요. 아마인은 소화가 끝난 음식물 찌꺼기를 대변으로 뭉쳐지게 합니다. 날것으로, 혹은 요리를 해서 먹습니다. 수프에 넣으면 맛이 그만이죠. 어른이 변비를 예방하려면 매일 1큰술씩 드세요. 아마인 기름에는 오메가-3 지방산이 무척 풍부합니다. 콜레스테롤 수치를 낮추고 관절염 통증을 덜어줍니다.

남편이 간질환을 앓고 있는데 병원에 가길 싫어하는군요. 밀크티슬이라는 허브 추출액을 먹으면 도움이 된다는 소리를 들었습니다. 자세히 알려주세요.

밀크티슬 열매에는 강력한 간 보호 성분인 실리마린이 들어 있습니다. 실리마린은 만성 간염과 간경변을 포함한 다양한 간질환의 치료를 돕습니다. 항산화와 항염 작용도 하는 플라보노이드랍니다. 과도한 음주와 처방약 부작용으로 여러 독성 성분이 생길 수 있는데, 이런 성분으로부터 간을 보호하죠. 건강한 간세포를 재생하면서 신체의 해독 작용을 돕는 것이지요. 영양제는 액상, 팅크, 알약 제형으로 나옵니다. 차로 우려내 먹기도 해요. 그렇지만 먹기 전에 꼭 의사의 상담을 받아서 현재 복용 중인 다른 약물의 대사를 방해하지 않을지 확인해야 합니다.

적응원이란 무엇입니까? 어떠한 형태로 구입할 수 있나요?

육체적, 감정적, 환경적 스트레스로부터 우리 몸의 저항력을 높여주는 극소수의 특정 식물을 말합니다. 방사능과 화학적 독성도 스트레스를 일으키는 물질이죠. 식물 자체가 지닌 특성이 인체 안에서도 그대로 나타나게 됩니다. 이 밖에도 적응원은 ▲면역력을 향상하고 ▲활력을 높이며 ▲호흡기 감염병 치유를 돕고 ▲신경의 기능을 좋게 하고 ▲혈압과 혈당을 정상화합니다.

높은 평가를 받는 적응원 중에 수마(*Pfaffia paniculata martius kuntze*)가 있습니다. 브라질인삼이라고도 하고요. 이름과는 달리, 인삼과는 관련이 없는 식물입니다. 아마란스 계열입니다. 다양한 비타민, 미네랄, 아미노산을 비롯하여 면역세포를 활성화하는 게르마늄, 상처를 치유하는 알란토인, 혈중 콜레스테롤 수치를 낮추고 필요에 따라 몸이 더 많은 에스트로젠을 만들어내도록 돕는 식물성 호르몬 시토스테롤과 스티그마스네롤 등의 치유 성분을 함유합니다. 캡슐과 차로 판매됩니다.

게르마늄이 무엇인지 궁금합니다. 허브인가요, 미네랄인가요?

게르마늄(저마늄)은 미량미네랄(Ge-132)입니다. 면역 기능을 촉진하고 회복시키며, 종양의 성장을 억제하고, 주요 질병을 예방합니다. 신체 조직에 산소를 공급해주는데, 이는 불포화지방이 많은 음식을 먹을 때 중요합니다. 왜냐하면 불포화지방이 콜레스테롤 수치는 낮추지만, 소화 과정에서 산소를 고갈시키기 때문입니다. 마늘, 인삼, 클로렐라, 보리쌀, 컴프리 등에 미량 함유되어 있습니다.

허브 전문가인 제 친구가 미역취 추출물은 코막힘에 좋다고 하더군요. 그런데 미역취에 알레르기가 있는 사람이 무척 많다고도 하더군요. 그러면 대부

분 사람은 못 먹는 것 아닌가요?

미역취(goldenrod)는 알레르기를 일으키지 않습니다. 사람들이 미역취에 알레르기가 있는 것이 아닌 거죠. 진짜 원인은 미역취 주변에 자라는 돼지풀의 줄기에 있어요. 돼지풀 포자는 가벼워서 바람에 퍼져나가죠. 그래서 재채기를 유발하고 눈도 가렵게 합니다.

친구분 말씀이 맞아요. 자연을 살펴보면 원인 바로 옆에 해결책이 있는 경우가 많죠. 미역취 추출물 몇 방울을 혀 아래 떨어뜨려 복용하면 코막힘 증상이 완화됩니다.

포다르코라는 허브에 관해 알고 싶습니다.

포다르코(Pau d'arco)는 칸디다균(소제목306 참고) 성장을 억제하는 데 아주 효과적입니다. 기관지 천식, 습진, 코막힘 등의 증상을 수반하는 알레르기를 다스리는 데도 효험이 있지요. 항생제, 스테로이드성 소염제, 면역억제제 등을 투약하는 치료를 장기간 받은 다음에 몸을 체계적으로 추스르는 데 많은 도움이 됩니다. 비타민A, C, 칼륨, 마그네슘, 소화효소들을 함께 먹으면 효과가 더욱 좋습니다.

허브를 팅크와 추출액 같은 액체 형태로 먹는 게 더 좋을까요?

허브를 액상 형태로 만들 때는 약산성의 용제가 사용됩니다. 가용의 산성 상태로 위장에 들어가야 흡수가 잘되니까요. 그래서 허브 팅크에는 보통 물과 함께 알코올이나 사과식초가 들어갑니다. 그만큼 농도는 약해지지만, 여전히 고농축 상태로 소화기관을 통해 빨리 흡수됩니다. 허브의 농도는 제조사에 따라서 다릅니다. 전문가와 상담한 뒤 자신에게 알맞은 제품을 선택하세요.

팅크를 쓰려고 하는데 알코올 맛이 나서 망설여집니다. 방법이 없을까요?

팅크제를 뜨거운 물에 넣어 알코올을 증발시키면 됩니다.

후프A 제제에 관해 말씀해주세요.

정식 명칭은 후페르진A입니다. 중국에서 자라는 석송(石松)이라는 희귀한 식물에서 추출한 거예요. 석송은 예로부터 다양한 신경장애를 치료하는 한약재로 쓰여왔습니다. 기억력을 향상하고 알츠하이머병과 관련된 증상을 줄이는 것으로 밝혀졌습니다. 주로 연질캡슐, 정제로 판매됩니다. 하지만 임신부와 고혈압 환자는 절대 먹지 마십시오.

여주가 혈당 수치를 낮추는 데 도움이 된다던데 사실인지요? 먹어도 안전한가요?

아직 연구가 부족하긴 합니다만, 지금까지 알려진 바를 놓고 보았을 때 이 쓴맛 나는 열대과일은 혈당 수치를 낮출 뿐만 아니라, 좋은 HDL콜레스테롤 수치는 높여주는 것으로 판단됩니다. 적은 양만 먹어도 효과가 오래갑니다.

건강식품 상점에서 추출액으로 구입할 수 있습니다. 하루에 4분의 1에서 반 큰술을 세 번까지 먹는 정도는 안전합니다. 이를 초과 해서 먹으면 설사, 두통, 복통, 발열 등의 증상이 생기기도 합니다. 저혈당증이거나 임신했거나 당뇨병이 있는 사람은 먹지 마세요. 생(生)여주는 씨를 제거하고 적당히 잘라 부드러워질 때까지 물에 삶거나 찐 다음, 동량의 물과 함께 믹서에 갈아 드십시오.

당뇨병 치료에 사용하는 어떤 허브가 체중감량에도 효과가 있다고 하던데, 정말인가요?

예, 그래요. 당살초(*Gymnema sylvestre*)라는 이름의 허브입니다. 당살초란 말 그대로 '단맛을 없애는 풀'이라는 뜻이지요. 인도의 숲에서 자생하는 덩굴식물로, 뿌리와 이파리를 씁니다. 아유르베다 의학에서는 수천 년 전부터 당뇨병을 비롯해 중독과 열병, 기침과 기관지천식에 이르는 폭넓은 질환을 치료하는 데 사용해왔습니다. 그러나 주요 기능은 혈당 수치를 통제해 혈당 장애를 다스리는 것입니다. 그래서 체중감량에도 도움이 되죠.

당살초 잎을 혀에 직접 가져다 대면 단맛을 느끼지 못합니다. 바로 이어 사탕을 입에 넣더라도 말이지요. 허리 치수가 걱정되면서도 단 것의 유혹을 이기지 못하겠거든 규격에 맞춰 만들어진 당살초 제제를 400mg 정도 먹으면 큰 도움이 됩니다.

—— 당뇨병 때문에 혈당 수치 조정 약품을 복용하고 있거나, 혹은 저혈당증이라면 당살초를 먹기 전에 꼭 의사나 허브 전문가와 상담하세요.

Chapter 10

몸이 결핍 신호를 보낼 때
필요한 영양소

215　식품 섭취 피라미드를 만들자

'균형 잡힌 식사'만큼 말로는 쉽지만 실천하기 어려운 일도 없다. 우리가 매일 먹는 음식에는 갖가지 영양소가 골고루 함유되어 있다. 그러나 오늘날의 현실에서는 애당초 식물이 자라는 토양의 영양이 부실한 데다 보관, 가공, 조리 과정을 거치면서 많은 영양소가 파괴되어 균형 잡힌 식사를 기대하기란 힘들다. 그렇지만 노력을 멈추지 않는다면 불가능한 일만도 아니다. 아무리 좋은 영양제도 균형 잡힌 음식물 섭취가 선행되지 않으면 무용지물이다. 음식을 잘 먹을수록 영양제는 체내에서 더욱 효과적으로 작용한다.

균형 잡힌 식사를 하려면 먼저 할 일이 있다. 식품 섭취 피라미드, 즉 일일 기본 식단의 내용을 숙지하고 있어야 한다. 이것은 식탁에 자주 오르는 식품을 가장 많이 섭취해야 하는 순서에 따라 ①곡물, 감자 ②채소 ③우유, 치즈, 고기, 생선 ④기름, 열량만 많은 인스턴트 식품 등의 범주로 구분하여 피라미드 형태로 그린 것이다. 곡물이 피라미드의 가장 아래에, 기름과 고열량 식품은 가장 위에 배치된다. 여기에 맞춰 식습관을 유지하는 것이 중요하다.

권장섭취량은 생각보다 적을 것이지만, 기본적으로 개인의 특성에 따라 결정되어야 한다. 활동량이 적은 사람은 음식도 조금 먹고, 청소년과 육체적으로 힘든 일을 하는 사람은 더 많이 먹는다. 나이가 들수록 신진대사가 느려지며, 필요한 에너지 양도 줄어든다는 사실을 명심한다.

미국농무부(USDA)에서 새로 정한 기준에 따르면 곡물, 빵, 시리얼, 채소, 과일 등의 1일 섭취량은 꽤 증가했으나, 유제품과 육류의 양은 감소했다. 다음을 참고하여 섭취량을 결정하라.

□ 곡물

빵, 밥, 파스타, 시리얼을 하루 6~11회분(현미, 통밀 등 통곡물이나 영양강화 밀가루로 섭취)

1회 분량: 빵 1쪽, 혹은 밥 반 공기

□ 채소

진녹색, 노란색, 주홍색 채소, 잎채소를 하루 3~5회

1회 분량: 이파리 생으로 큰 거 4장, 혹은 야채주스 180ml

□ 과일

오렌지, 토마토, 기타 비타민C가 풍부한 과일을 하루 2~4회

1회 분량: 중간 크기 과일 1개, 혹은 신선한 과일주스 180ml

□ 유제품

우유, 치즈, 요구르트, 유제품을 하루 2~3회

1회 분량: 요구르트나 우유 1컵, 혹은 치즈 30g

□ 고기

쇠고기, 돼지고기, 닭고기, 양고기, 대체육, 생선, 달걀, 간, 견과류, 콩을 하루 2~3회

1회 분량: 동물성 단백질 100g, 견과류 4분의 1컵

□ 지방, 기름, 당분

되도록 섭취하지 않는다.

미국 국립연구회의는 하루분 열량으로 1,200kcal 섭취를 권장한다. 자신의 나이와 몸무게, 에너지 필요량에 따라 음식물 섭취량을 조절한다.

216 영양소 결핍을 알아보는 방법

비타민과 미네랄 결핍이 의심되면 주저 없이 의사를 찾는다. 하지만 일부 영양소는 결핍상태를 간단히 자가 진단해볼 수도 있다. 한 예로 비타

민B_6(피리독신) 결핍을 알아보는 방법을 소개한다. 손바닥이 천장을 향하도록 손을 위로 뻗는다. 그런 다음, 엄지손가락을 제외한 나머지 네 개 손가락의 관절 두 개를 손가락 끝이 손바닥에 닿을 때까지 구부린다. 주먹을 쥐라는 소리가 아니다. 손톱과 가까운 두 개의 관절만을 구부린다. 양손을 동시에 한다. 이때 손가락 끝이 손바닥에 닿지 않으면 비타민 결핍일 수 있다. 피리독신 결핍은 소변 색깔로도 드러난다. 비타민B군은 수용성이며, 매일 소변으로 많은 양을 내보내기 때문이다. 소변 색깔이 옅다면 결핍을 의심해볼 만하지만, 몸 안에 수분이 부족해도 소변 색은 짙어질 수 있다(소제목67 참고). 소변 농도는 약품, 식품, 질병 등에 따라서도 변한다.

가장 좋은 자가 진단법은 자신의 느낌을 신뢰하는 것이다. 우리 몸은 무언가가 부족하면 어떤 식으로든 신호를 보내기 마련이다. 그러한 느낌이 들 때는 의사를 찾는다.

217 몸이 결핍 증상을 보내오면?

다시 말하지만, 우리 몸은 부족한 영양소가 있으면 신호를 보낸다. 아무런 징후도 없이 비타민C가 부족해 괴혈병으로 쓰러지는 사람은 없다. 몸이 경고 신호를 보내지 않는다기보다는, 우리가 미처 알아차리지 못하는 것이다. 병원비로 목돈을 쓰지 않으려면 몸의 변화에 마땅한 주의를 기울여야 할 것이다.

다음은 영양소 결핍 시 사람들이 무시하기 쉬운 몇몇 공통된 증상과 해당하는 결핍 영양소 목록이다. 부족한 영양소는 식사량을 억지로 늘려가면서까지 꼭 식품으로 섭취할 필요는 없다. 영양제가 좋은 대안이 될 것이다.

□ 식욕이 없을 때

- 단백질: 육류, 생선, 달걀, 유제품, 대두, 땅콩
- 비타민A: 생선, 간, 달걀노른자, 녹색 잎채소, 황색 채소
- 비타민B_1: 양조효모, 통곡물, 육류(돼지고기나 간), 견과류, 콩류, 감자
- 비타민C: 감귤류 과일, 토마토, 감자, 양배추, 초록색 피망
- 비오틴: 양조효모, 견과류, 소의 간, 소의 신장, 현미
- 인: 우유, 치즈, 육류, 가금류, 생선, 시리얼, 견과류, 콩류
- 나트륨: 쇠고기, 돼지고기, 정어리, 치즈, 그린올리브, 옥수수빵(콘브레드), 사우어크라우트
- 아연: 채소, 통곡물, 밀기울, 밀눈, 호박씨, 해바라기씨

—— 영양제: ▲비타민B군(50mg)을 매끼 1알 ▲비타민B_{12}(200mcg)를 아침식사 시 1알 ▲유기철분 복합 정제 1알(비타민C, 구리, 망간, 아연, 간 등은 철분 흡수를 돕는다.)

□ 입 냄새가 날 때

- 니아신: 간, 육류, 생선, 통곡물, 콩류

—— 영양제: ▲아시도필루스(유산균)를 1~2큰술씩 하루 1~3회 ▲엽록소 정제를 1알씩 하루 3회 ▲아미노산 킬레이트화된 아연을 하루 50mg ▲복합 소화효소를 식전에 1~3캡슐

□ 몸 냄새가 날 때

- 비타민B_{12}: 효모, 간, 쇠고기, 달걀, 신장
- 아연: 채소, 통곡물, 밀기울, 밀눈, 호박씨, 해바라기씨

—— 영양제: ▲아시도필루스(유산균)를 1~2큰술씩 하루 1~3회 ▲엽록소 정제를 1알씩 하루 3회 ▲킬레이트화된 아연을 하루 15~50mg ▲복합 소화효소를 1~2캡슐씩 하루 1~3회

□ 멍이 쉽게 들 때(가벼운 상처나 충격에도)

- 비타민C: 감귤류 과일, 토마토, 감자, 양배추, 초록색 피망
- 바이오플라보노이드: 오렌지, 레몬, 라임, 감귤, 완두콩

—— 영양제: ▲복합 비타민C(500mg) 1~2알을 오전과 오후 식사 중에 바이오플라보노이드, 루틴, 헤스페리딘 등과 함께 복용

□ 콜레스테롤 수치가 높을 때

- 비타민B군: 효모, 양조효모, 건조 리마콩
- 이노시톨: 건포도, 멜론

—— 영양제: ▲레시틴 과립 1큰술을 샐러드, 두유에 뿌려 먹을 것 ▲오메가-3 지방산 캡슐(1,000mg)을 매일 1알 ▲콩단백질 25g을 탈지두유 1~1.5컵에 타 마실 것 ▲복합 니아신(200mg, 뺨 홍조가 생기지 않는 제품으로) 1~3정, 폴리코사놀 60mg, 대두 식물성 스테롤(베타시토스테롤과 캄페스테롤, 스티그마스테롤) 10mg, 구구리피드 구굴스테론 2.5% 추출물은 자기 전에 복용(체내의 콜레스테롤 대부분은 자는 동안 만들어진다.)

□ 변비

- 비타민B 복합체: 통곡물, 콩류, 곡물 겉껍질, 녹색 잎채소

—— 영양제: ▲매일 물을 8~10잔 ▲유산균 캡슐[3억 마리(CFU) 이상 유산균이 마이크로캡슐에 담긴 제품] ▲밀기울 하루 3큰술, 혹은 섬유질 복합정제 4알 ▲트리팔라 추출물(표준규격) 25mg ▲알로에베라 통 잎 추출물 5mg ▲버터너트 껍질 75mg ▲녹색채소 복합제제 915mg ▲치커리와 예루살렘 아티초크에서 뽑아낸 프룩토-올리고당 ▲낙엽송 아라비노갈락탄 500mg ▲만다린-올리고당 ▲버섯 추출물

□ 설사

- 비타민K: 요구르트, 알팔파, 콩기름, 생선 간유, 다시마

- 니아신: 간, 살코기, 양조효모, 밀눈, 땅콩, 건조 영양효모, 닭고기, 아보카도, 생선, 콩류, 통곡물
- 비타민F: 식물성 기름, 땅콩, 해바라기씨, 호두

—— 영양제: ▲섬유소 2g을 함유한 복합 식이섬유 정제를 하루에 4알 ▲자른 당근, 통곡물(통밀 제외), 마늘, 라즈베리(산딸기) 잎 차 ▲카밀러 차

□ 어지럼증

- 망간: 견과류, 녹색 잎채소, 완두, 비트, 달걀노른자
- 비타민B_2(리보플라빈): 우유, 간, 신장, 효모, 치즈, 생선, 달걀

—— 영양제: ▲니아신(뺨 홍조가 생기지 않는 제품으로) 50~100mg을 하루 3회 ▲비타민E(건조 형태) 200IU씩 하루 1~3회 ▲은행잎 추출물(표준규격) 60mg 하루 1~3회

□ 귀울림

- 망간: 견과류, 녹색 잎채소, 완두, 비트, 달걀노른자
- 칼륨: 바나나, 물냉이, 녹색 잎채소, 감귤류 과일, 해바라기씨

—— 영양제: ▲니아신(뺨 홍조가 생기지 않는 제품으로) 50~100mg씩 하루 3회 ▲비타민E(건조형태) 400IU씩 하루 1~3회 ▲아연을 매일 50mg

□ 안과질환(야맹증, 안구 충혈, 안구 염증, 눈 따끔거림, 눈 다래끼)

- 비타민A: 생선, 간, 달걀노른자, 버터, 크림, 녹색 잎채소, 황색 채소
- 비타민B_2,(리보플라빈): 우유, 간, 신장, 효모, 치즈, 생선, 달걀

—— 영양제: ▲복합 비타민B(50mg)를 매일 오전과 오후에 음식과 함께 1알씩 ▲비타민C(500mg)를 오전과 오후에 음식과 함께 1알씩(바이오플라보노이드, 루틴, 헤스페리딘과 함께 복용) ▲비타민E 400IU(건조 형태)를 오전과 오후에 1알씩 ▲광범위 항산화제를 매일 1알(카로티노이드, 베타카로틴, 셀레늄, N-아세틸시스테인, 케르세틴 등이 포함된 제품)에 더해서 ▲타우린 200mg ▲월귤(빌베리) 추출물(표준규격) 80mg ▲아이 브라이트 ▲은행잎 추출물 ▲녹차 잎 ▲포도씨 추출물 100mg ▲루틴 3mg 등을 하루 두 번 음식과 함께

□ 피로(나른함, 허약, 육체 활동 의욕 상실)

- 아연: 채소, 통곡물 제품, 양조효모, 밀기울, 밀눈, 호박씨, 해바라기씨
- 탄수화물: 셀룰로스
- 단백질: 육류, 생선, 달걀, 유제품, 대두, 땅콩
- 비타민A: 생선, 간, 달걀노른자, 버터, 크림, 녹색 잎채소, 황색 채소
- 비타민B군 PABA: 효모, 양조효모, 건조 리마콩, 건포도, 멜론
- 철분: 밀눈, 콩가루, 쇠고기, 신장, 간, 콩, 대합조개, 복숭아, 당밀
- 아이오딘: 해산물, 유제품, 다시마 등 해조류
- 비타민C: 감귤류 과일, 토마토, 감자, 양배추, 초록색 피망
- 비타민D: 생선 간유, 버터, 달걀노른자, 간, 일광욕

—— 영양제: ▲비타민B 복합체(100mg)를 하루 두 번 1알씩 ▲비타민B_{12} 2,000mcg을 오전과 오후에 1알씩 ▲디메틸글리신 50~100mg을 식사 중에 1알 ▲코엔자임Q10을 매일 30~100mg 정도 ▲민델 기본영양제(소제목220 참고) 1알을 매일 오전, 오후에 식사와 함께 ▲적응원(시베리아 인삼, 생강 뿌리, 아슈와간다 뿌리, 오미자 씨앗, 인삼, 로디올라 뿌리, 판토신, 아메리카 인삼, 녹차, 산사나무의 잎과 꽃, 포도 씨와 껍질 등) 제제 1회 분량(1ml)을 하루 2~3회 식간 공복에 ▲카페인 음료는 일절 먹지 말 것 ▲L-페닐알라닌이 들어간 에너지 음료를 식사 중이나 식전에 마실 것

□ 소화 질환(위염, 위궤양, 담낭질환, 소화불량)

- 비타민B_1(티아민): 양조효모, 통곡물, 육류(돼지고기와 간), 견과류, 콩류, 감자
- 비타민B_2(리보플라빈): 우유, 간, 신장, 효모, 치즈, 생선, 달걀
- 엽산: 녹색 잎채소, 과일, 내장 고기, 간, 건조 영양효모
- PABA: 효모, 양조효모, 건조 리마콩, 건포도, 멜론

- 비타민C: 감귤류 과일, 토마토, 감자, 양배추, 초록색 피망
- 염소: 다시마 등 해조류, 호밀 가루, 잘 익은 올리브
- 판토텐산: 효모, 양조효모, 건조 리마콩, 건포도, 멜론

—— 영양제: ▲베타카로틴 10,000IU를 하루 1~2회 ▲비타민B 복합체(100mg)를 오전과 오후에 1알씩 ▲종합 미네랄 영양제를 오전과 오후에 1알씩 ▲베타인 염산 500mg을 하루 세 번 식전 30분에 물 한 잔과 함께 ▲복합 소화효소를 하루 세 번 식후 30분에 물 한 잔과 함께 ▲갓 짜낸 양배추즙 1컵을 식후에 ▲종합 프리바이오틱 제제(치커리 뿌리, 구아 콩, 낙엽송 껍질 등에서 추출한 이눌린과 L-글루타민을 함유한 제품)를 정수 물에 타서 하루 1~3회

□ 비듬

- 비타민B_{12}(시아노코발라민): 간, 쇠고기, 돼지고기, 내장 고기, 달걀, 우유, 유제품
- 비타민F : 식물성 기름, 땅콩, 해바라기씨, 호두
- 비타민B_6: 건조 영양효모, 간, 내장 고기, 콩류, 통곡물 시리얼, 생선
- 셀레늄: 곡식 겉껍질, 곡물의 눈, 브로콜리, 양파, 토마토, 참치

—— 영양제: ▲셀레늄 100mcg을 하루 2회 ▲민델 기본영양제(소제목220 참고) 1알을 매일 오전, 오후에 식사와 함께 ▲오메가-3(1,000mg)를 매끼 1캡슐씩 ▲식이유황 1,000mg을 매끼 비타민C와 함께 1알씩

□ 모발 문제(건조, 윤기가 없어짐, 뻣뻣해짐, 흰머리 등)

- 비타민B군 PABA: 효모, 양조효모, 건조 리마콩, 건포도, 멜론
- 비타민F: 식물성 기름, 땅콩, 해바라기씨, 호두
- 아이오딘: 해산물, 요오드 소금, 유제품

—— 영양제: ▲오메가-3(1,000mg)를 매끼 1캡슐씩 ▲레시틴 캡슐을 매끼 3알씩 ▲민델 기본영양제(소제목220 참고) 1알을 매일 오전, 오후에 식사와 함께 ▲식이유황 1,000mg을 매끼 비타민C와 함께 1알씩

□ 탈모

- 비오틴: 양조효모, 견과류, 소의 간, 신장, 현미
- 이노시톨: 비정제 당밀, 간, 레시틴, 통곡물, 감귤류 과일, 양조효모
- 염소: 염화나트륨(소금)
- 비타민B 복합체(비타민C, 엽산과 함께): 효모, 양조효모, 건조 리마콩, 건포도, 멜론, 감귤류 과일, 초록색 피망, 토마토, 양배추, 감자, 녹색 채소, 과일, 내장 고기, 간, 건조 영양효모

—— 영양제: ▲염소와 이노시톨을 매일 1,000mg씩 ▲시스테인을 매일 1g씩 ▲비오틴을 매일 1,000mcg씩 ▲비타민B 복합체 50mg을 오전과 오후에 식사와 함께 1알씩 ▲톱야자(소팔메토) 추출물(표준규격) 160mg을 매일 ▲베타시토스테롤 복합체를 매일 30mg씩

□ 심계항진

- 비타민B_{12}(코발라민, 시아노코발라민): 효모, 간, 쇠고기, 달걀, 신장

—— 영양제: ▲민델 기본영양제(소제목220 참고) 1알을 매일 오전, 오후에 식사와 함께 ▲비타민B 복합체(50mg)를 오전과 오후에 식사와 함께 ▲칼슘 500mg과 마그네슘 250mg을 매일 ▲코엔자임Q10 60mg를 매일 ▲산사나무 꽃과 잎 추출물(표준규격) 200mg을 매일 ▲삭힌 마늘 200mg을 파슬리 씨앗 기름과 함께 매일 1~3회

□ 고혈압

- 콜린: 달걀노른자, 소의 뇌와 심장, 녹색 잎채소, 효모, 간, 밀눈

—— 영양제: ▲민델 기본영양제(소제목220 참고) 1알을 매일 오전, 오후에 식사와 함께 ▲비타민E를 200IU부터 시작해 필요에 따라 양을 늘려감 ▲코엔자임Q10을 매일 30mg씩 ▲칼슘 500mg과 마그네슘 250mg을 하루 3회(마지막은 취침 30분 전에 복용) ▲마늘 캡슐을 1알씩 하루 3회 ▲셀러리 줄기 3개를 매일 먹을 것

□ 감염(면역력 부족)

- 비타민A(카로틴): 생선, 간, 달걀노른자, 버터, 크림, 녹색 잎채소,

황색 채소

- 판토텐산: 효모, 양조효모, 건조 리마콩, 건포도, 멜론

—— 영양제: ▲아시도필루스(유산균)를 1~2작은술씩 하루 세 번 ▲감염 기간에는 비타민A를 격일로 10,000IU까지만 먹을 것 ▲아메리카 작은쑥국화(표준규격) 25mg을 하루 2~3번 ▲에키네시아 뿌리(표준규격) 25mg을 하루 2~3번 ▲종합 프리바이오틱 제제(치커리 뿌리, 구아 콩, 낙엽송 껍질 등에서 추출한 이눌린과 L-글루타민을 함유한 제품)를 정수 물에 타서 하루 1~3회 ▲민델 기본영양제(소제목220 참고) 1알을 매일 오전, 오후에 식사와 함께(감염 기간에는 비타민C 2~5g을 함께 복용)

□ 불면증

- 칼륨: 바나나, 물냉이, 녹색 잎채소, 감귤류 과일, 해바라기씨
- 비타민B 복합체: 효모, 양조효모, 건조 리마콩, 건포도, 멜론
- 비오틴: 양조효모, 견과류, 소의 간, 신장, 현미
- 칼슘: 우유, 유제품, 육류, 생선, 달걀, 시리얼, 콩, 과일, 채소

—— 영양제: ▲멜라토닌 1~5mg을 잘 때 ▲비타민B_6 100mg, 칼슘과 마그네슘 정제를 자기 전에 ▲성요한풀 캡슐 300mg을 잠자리에 1~2정 ▲민델 기본영양제(소제목220 참고) 1알을 매일 오전, 오후에 식사와 함께

□ 후각 감퇴

- 비타민A: 생선, 간, 달걀노른자, 버터, 크림, 녹색 잎채소, 황색 채소
- 아연: 채소, 통곡물, 밀기울, 밀눈, 호박과 해바라기 씨앗

—— 영양제: ▲아미노산 킬레이트화된 아연을 50mg씩 하루 3회(증상이 호전되면 하루 1~2회로 줄일 것) ▲은행잎 추출물(표준규격) 60mg을 하루 2~3회

□ 기억력 감퇴

- 비타민B_1(티아민): 양조효모, 통곡물, 육류(돼지고기와 간), 견과류, 콩류, 감자

—— 영양제: 기억력 보조제 한 알에는 다음 성분이 들어 있다. 비타민B_1 3mg, 엽산 200mcg, 판토텐산 25mg, 비타민B_{12} 12mcg, 구연산염 아연 5mg, 바코파 모니에라(bacopa moniera) 100mg, 하수오 뿌리, 생강, 고투 콜라 잎, 시베리아 인삼 15mg, 포스파티딜콜린과 포스파티딜세린 50mg, 다이메틸아미노에탄올 75mg, 은행잎 추출물(표준규격) 60mg, L-글루타민 50mg, 빈포세틴 5mg, 야생 블루베리 추출물 100mg, 후페르진A(석송) 100mg을 하루 세 번 음식과 함께 먹는다.

□ 생리통

- 비타민B_{12}: 효모, 간, 쇠고기, 달걀, 신장

—— 영양제: 생리 시작 7~10일 전부터 다음을 복용한다. ▲민델 기본영양제(소제목220 참고) 1알을 매일 오전, 오후에 식사와 함께 ▲비타민B_6를 100mg씩 하루 3회 ▲비타민B 복합체(시간지연 제제로)를 오전과 오후에 100mg씩 ▲달맞이꽃 종자 기름을 500mg씩 하루 3회 ▲마그네슘 500mg과 칼슘 250mg을 하루 한 번 ▲총상승마 추출물(표준규격) 40mg을 하루 한 번 ▲대추씨 추출물 150mg을 하루 한 번

□ 입안이 헐고 갈라질 때

- 비타민B_2(리보플라빈): 우유, 간, 신장, 효모, 치즈, 생선, 달걀
- 비타민B_6(피리독신): 건조 영양효모, 간, 내장 고기, 콩류, 통곡물 시리얼, 생선

—— 영양제: ▲비타민B 복합체 50mg을 하루 3회 식사와 함께 ▲민델 기본영양제(소제목 220 참고) 1알을 매일 오전, 오후에 식사와 함께

□ 근육경련(근육약화, 장딴지가 물러짐, 야간경련, 근육경직)

- 비타민B_1(티아민): 양조효모, 통곡물, 육류(돼지고기와 간), 견과류, 콩류, 감자
- 비타민B_6(피리독신): 건조 영양효모, 간, 내장 고기, 콩류, 현미·통밀로 만든 시리얼, 생선

- 비오틴: 양조효모, 견과류, 소의 간, 신장, 현미
- 염소: 염화나트륨(소금)
- 나트륨: 소고기, 돼지고기, 정어리, 치즈, 그린올리브, 옥수수빵, 사우어크라우트
- 비타민D(칼시페롤) : 생선 간유, 버터, 달걀노른자, 간, 일광욕

—— 영양제: ▲비타민E(건조형태) 400IU를 하루 3회 ▲아미노산 킬레이트화된 칼슘과 마그네슘을 3큰술씩 하루 세 번

□ 초조감

- 비타민B_6(피리독신): 건조 영양효모, 간, 내장 고기, 콩류, 통곡물 시리얼, 생선
- 비타민B_{12}(시아노코발라민): 효모, 간, 쇠고기, 달걀, 신장
- 니아신(니코틴산, 니아신아미드): 간, 육류, 생선, 통곡물, 콩류
- PABA(파라아미노벤조산): 효모, 양조효모, 건조 리마콩, 건포도, 멜론
- 마그네슘: 녹색 잎채소, 견과류, 시리얼, 곡물, 해산물

—— 영양제: ▲비타민B 복합체(50mg)를 매일 1~3회 ▲성요한풀 복합제제를 매일 2~3회 ▲아미노산 킬레이트화된 칼슘과 마그네슘 정제를 3알씩 하루 3회 ▲비타민과 미네랄 복합 영양제를 오전과 오후에 식사와 함께 1알씩 ▲민델 기본영양제(소제목220 참고) 1알을 매일 오전, 오후에 식사와 함께

□ 코피가 날 때

- 비타민C: 감귤류 과일, 토마토, 감자, 양배추, 초록색 피망
- 비타민K: 요구르트, 알팔파, 콩기름, 생선 간유, 다시마
- 바이오플라보노이드: 오렌지, 레몬, 라임, 감귤 껍질

—— 영양제: 다음을 오전과 오후에 챙겨 먹는다. ▲비타민C 1,000mg ▲루틴 50mg ▲헤스페리딘 50mg ▲바이오플라보노이드(시간지연 제제로) 500mg

□ 발육이 더딜 때

- 지방: 육류, 버터
- 단백질: 육류, 생선, 달걀, 유제품, 대두, 땅콩
- 비타민B_2(리보플라빈): 우유, 간, 신장, 효모, 치즈, 생선, 달걀
- 엽산: 녹색 잎채소, 과일, 내장 고기, 간, 건조 영양효모
- 아연: 채소, 통곡물, 밀기울, 밀눈, 호박과 해바라기 씨앗
- 코발트: 간, 신장, 췌장, 지라 등 내장 고기

—— 영양제: ▲민델 기본영양제(소제목220 참고) 1알을 매일 오전, 오후에 식사와 함께

□ 여드름(기미, 주근깨, 붉은 반점, 피부각질)

- 비타민A: 생선, 간, 달걀노른자, 버터, 크림, 녹색 잎채소, 황색 채소
- 비타민B 복합체: 효모, 양조효모, 건조 리마콩, 건포도, 멜론

—— 영양제: ▲비타민과 미네랄 복합영양제(아이오딘이 적게 들어간 제품) 하루 1알 ▲비타민E(건조형태) 400IU를 하루 1~2알 ▲베타카로틴 10,000IU를 하루 1~2알, 일주일에 6일 ▲아미노산 킬레이트화된 아연 50mg을 음식과 함께 하루 한 번 ▲아시도필루스(유산균)를 1~2큰술씩 하루 3회, 혹은 유산균 캡슐 3~6알씩 하루 3회 ▲아이오딘은 여드름을 악화하므로 요오드 소금이 든 가공식품을 일절 먹지 말 것 ▲식이유황(MSM) 1,000mg을 하루 2~3회 음식과 함께 ▲식이유황 성분이 들어간 치료용 로션을 환부에 하루 2~3회 바를 것 ▲아스타잔틴 매일 4mg ▲칸나비디올(CBD) 매일 50mg

□ 피부염

- 비타민B_2(리보플라빈): 우유, 간, 신장, 효모, 치즈, 생선, 달걀
- 비타민B_6(피리독신): 건조 영양효모, 간, 내장 고기, 콩류, 통곡물

시리얼, 생선

- 비오틴: 양조효모, 견과류, 소의 간, 신장, 현미
- 니아신(니코틴산, 니아신아미드): 간, 육류, 생선, 통곡물, 콩류

—— 영양제: ▲비타민과 미네랄 복합영양제(아이오딘이 적게 들어간 제품) 하루 1알 ▲비타민E(건조형태) 400IU 하루에 1~2알 ▲베타카로틴 10,000IU를 하루 1~2알, 일주일에 6일 ▲아미노산 킬레이트화된 아연 50mg을 음식과 함께 하루 한 번 ▲유산균 1~2큰술씩 하루 3회 혹은 유산균 캡슐 3~6알씩 하루 3회 ▲달맞이꽃 종자 기름 500mg을 하루 2~3회 ▲식이유황 1,000mg을 하루 2~3회 음식과 함께 ▲식이유황 성분이 들어간 치료용 로션을 환부에 하루 2~3회 바를 것

□ 습진

- 지방: 육류, 버터
- 비타민A(카로틴): 생선, 간, 달걀노른자, 버터, 크림, 녹색 잎채소, 황색 채소
- 비타민B군 이노시톨: 효모, 양조효모, 건조 리마콩, 건포도, 멜론
- 구리: 내장 고기, 굴, 견과류, 건조 콩류, 통곡물 시리얼
- 아이오딘: 해산물, 요오드 소금, 유제품

—— 영양제: ▲비타민과 미네랄 복합영양제(아이오딘이 적게 들어간 제품) 하루 1알 ▲식이유황 1,000mg을 하루 2~3회 음식과 함께 ▲비타민E(건조형태) 400IU를 하루 1~2알 ▲베타카로틴 10,000IU를 하루 1~2알, 일주일에 6일 ▲아미노산 킬레이트화된 아연 50mg을 음식과 함께 하루 한 번 ▲유산균 1~2큰술씩 하루 3회, 혹은 유산균 캡슐 3~6알씩 하루 3회 ▲식이유황 성분이 들어간 치료용 로션을 환부에 하루 2~3회 바를 것

□ 상처와 골절이 잘 낫지 않음

- 비타민C: 감귤류 과일, 토마토, 감자, 양배추, 초록색 피망

—— 영양제: ▲아연 50mg을 매일 ▲비타민E 400IU를 하루 세 번 ▲민델 기본영양제(소제목220 참고) 1알을 매일 오전, 오후에 식사와 함께

□ 뼈와 치아가 물러짐

- 비타민D(칼시페롤): 생선 간유, 버터, 달걀노른자, 간, 일광욕
- 칼슘: 우유, 유제품, 육류, 생선, 달걀, 시리얼, 콩, 과일, 채소

—— 영양제: ▲칼슘 1,000~1,500mg과 마그네슘 500mg을 하루 두 번으로 나눠 식사 중 복용 ▲비타민D 2,000IU를 식사량이 가장 많은 식사 때 ▲비타민K를 하루 80mcg ▲붕소를 하루 300mcg ▲콩 이소플라본을 하루 40~80mg

□ 떨림(수전증, 눈 떨림 등)

- 마그네슘: 녹색 잎채소, 견과류, 곡물, 시리얼, 해산물

—— 영양제: ▲비타민B군과 함께 B_6 50mg을 하루 세 번 ▲칼슘 1,000mg과 마그네슘 500mg을 매일 세 끼에 나눠서 ▲성요한풀 복합제제를 매일 2~3회 ▲칸나비디올(CBD) 매일 50mg

□ 질 소양증

- 비타민B_2: 우유, 간, 신장, 효모, 치즈, 생선, 달걀

—— 영양제: ▲유산균 2큰술씩 하루 3회, 혹은 유산균 캡슐 3~6알씩 하루 3~4회 ▲요구르트(아시도필루스) 또는 순한 식초로 질을 세정

□ 보습 문제

- 비타민B_6: 건조 영양효모, 간, 내장 고기, 콩류, 통곡물 시리얼, 생선

—— 영양제: ▲비타민B_6 100mg을 하루 3회 ▲칼륨 정제(99mg)를 하루 3~6정

□ 손발톱의 하얀 반점

- 아연: 채소, 통곡물, 밀기울, 밀눈, 호박과 해바라기 씨앗

—— 영양제: ▲아미노산 킬레이트화된 아연 15mg을 하루 3회 ▲식이유황 1,000mg 하루 2회 ▲민델 기본영양제(소제목220 참고) 1알을 매일 오전, 오후에 식사와 함께

218 특정 음식이 자꾸 먹고 싶다면?

가끔 어떤 음식이 못 견디게 먹고 싶을 때가 있다. 이는 특정 비타민과 미네랄이 부족하다는 몸의 신호일 수 있다. 이런 일이 자주 일어난다면 전체적인 식습관과 식생활이 적절하지 못하다는 뜻이기 쉽다.

다음은 많은 사람이 흔하게 갈망 증상을 경험하는 식품의 목록이다.

땅콩버터 종종 땅콩버터를 숟가락으로 퍼먹는 사람이 있다. 조금도 놀랄 일이 아니다. 땅콩버터는 비타민B가 풍부한 식품이다. 땅콩버터의 뚜껑을 자주 연다면 스트레스를 많이 받고 있거나 비타민B 섭취가 충분하지 못하기 때문일 것이다. 그러나 땅콩버터 50g(3분의 1컵)의 열량은 약 284kcal. 뱃살이 걱정된다면 차라리 비타민B군 영양제를 먹는 것이 좋다.

바나나 바나나에 자꾸만 손이 가는가? 그러면 칼륨 결핍일 수 있다. 중간 크기의 바나나 1개에는 약 555mg의 칼륨이 들어 있다. 이뇨제나 코르티손제를 먹는 사람이 바나나를 갈구하는 일이 많은데, 이들 약품이 칼륨을 고갈시키기 때문이다.

치즈 치즈를 단순히 좋아하는 이상으로 갈구한다면 채워지지 않는 만족의 진짜 원인은 칼슘과 인 때문일 것이다(먹기 편한 가공치즈를 먹으면 알루미늄과 염분도 부지불식간에 함께 섭취하게 된다.). 브로콜리가 좋은 해결책이 될 수 있다. 브로콜리는 칼슘과 인은 풍부하지만, 열량은 치즈보다 훨씬 낮다.

사과 하루에 사과 하나 먹는다고 만병통치약이 되는 것은 아니지만, 사과에는 분명히 다른 식품에 부족한 좋은 영양소가 많이 들어 있다. 대표적인 영양소로 칼슘, 마그네슘, 인, 칼륨 등을 들 수 있다. 콜레스테롤 수치를 낮춰주는 펙틴도 풍부해서 포화지방이 많은 음식을 먹고 나면 사과가 당긴다.

버터 버터를 많이 갈구하는 이들은 아이러니컬하게도 채식주의자들이다. 체내 포화지방 수치가 너무 낮기 때문이다. 혹은 염분이 부족해서 짭짤한 버터가 먹고 싶은 것일 수도 있다.

콜라 콜라가 당기는 가장 큰 이유는 당분이 부족하거나, 카페인 중독이기 때문이다(소제목335 참고). 콜라는 영양학적으로 아무런 가치가 없는 음료이다.

견과류 단백질, 비타민B, 지방 등이 더 많이 필요하다는 신호이다. (짭짤하게 가미된 땅콩, 아몬드에만 끌린다면 견과류 자체가 아닌 염분이 이유일 것이다.) 스트레스를 많이 받는 사람은 그렇지 않은 이들보다 견과류를 더 많이 먹는다.

아이스크림 우유로 만든 아이스크림은 칼슘 함량이 높다. 하지만 대부분 사람이 아이스크림을 찾는 이유는 당분 때문이다. 저혈당증이나 당뇨병 환자는 아이스크림에 목말라한다. 물론 유년 시절 향수를 느끼고 싶어 아이스크림을 핥는 사람도 많겠지만 말이다.

피클 임신하면 유달리 피클이 먹고 싶어질 때가 많은데, 이는 염분 부족 때문이다. 임신부가 아니어도 이유는 같을 것이다(피클에는 칼륨도 많이 들었다.).

베이컨 베이컨 생각에 자꾸만 침을 삼키는가? 보통은 지방이 부족하기 때문이다. 식사 조절을 하기로 마음먹으면 제일 먼저 지방의 섭취량부터 줄이기 마련. 베이컨이 몸에 나쁜 이유는 포화지방 때문만은 아니다. 발암물질인 아질산염이 많이 들어 있기 때문이다. 그래도 먹어야겠다면 아질산염의 유해효과를 막아주는 비타민A, C, D, E도 충분히 섭취한다.

달걀 단백질의 보고로, 달걀 2알에는 무려 13g의 단백질이 들어 있다. 이 밖에도 유황, 아미노산, 셀레늄 등이 풍부하다. 달걀이 몹시 먹고 싶다면 노른자의 지방 때문이거나, 혹은 역설적이게도 콜레스테롤과 지방을 용해하는 노른자의 콜린 성분 때문일 것이다.

멜론 맛 좋은 과일일 뿐만 아니라 칼륨과 비타민A도 풍부하다. 멜론 4분의 1쪽에는 비타민A가 무려 3,400IU나 들어 있다. 비타민C, 칼슘, 마그네슘, 인, 비오틴, 이노시톨 등도 많으므로 먹고 싶은 만큼 먹어도 된다. 멜론 반쪽이라고 해봐야 60kcal 정도.

올리브 그린올리브든 블랙올리브든 염분 부족이 원인이기 쉽다. 갑상선 기능이 저하되면 십중팔구 올리브가 생각나게 마련이다.

소금 다른 가능성의 여지는 없다. 염분 부족이다. 갑상선의 아이오딘이 결핍되거나 애디슨병에 걸려도 체내 염도가 낮아져 소금을 찾게 된다. 고혈압 환자도 종종 소금이 못 견디게 먹고 싶어지지만, 그래서는 안 된다.

양파 양파처럼 매운 게 먹고 싶다는 것은 폐나 부비강(콧속)에 문제가 생겼다는 신호이다.

초콜릿 이 순간에도 많은 사람이 초콜릿을 찾아 헤매고 있으리라. 당분만이 아니라 카페인도 그 원인이다. 코코아 한 컵에는 카페인이 5~10mg이나 들었다. 초콜릿을 끊고 싶다면 대신 캐롭(carob)을 먹어본다. 성요한의 빵이라 불리는 캐롭은 지중해 원산의 캐롭나무에 열리는 콩 비슷한 열매로 초콜릿 맛이 난다.

우유 몸에 칼슘이 모자라면 우유가 먹고 싶어진다. 혹은 트립토판,

류신, 리신 등과 같은 아미노산 결핍 때문일 수도 있다. 신경이 과민한 사람도 우유를 자주 찾는데, 우유에 든 트립토판의 진정 효과가 탁월하기 때문.

중국요리 중국요리는 맛있지만, 자꾸 먹고 싶어지는 이유가 단지 맛 때문만은 아닐 것이다. 중국요리에는 글루탐산모노나트륨(MSG), 즉 화학조미료가 무척 많이 들어간다. 몸에 염분이 부족해지면 보통은 전화를 걸어 중국요리를 배달한다. 일부 사람은 MSG를 먹으면 두통과 열감을 동반하는 히스타민 역반응이 일어날 수 있다.

마요네즈 채식주의자 또는 건강한 방향으로 식습관을 바꾸려는 사람들이 마요네즈를 그리워한다면 지방 때문이다.

신 과일 레몬, 라임, 키위, 오렌지 등 신맛이 강한 과일이 계속해서 당긴다면 간과 쓸개의 질환을 의심해봐야 한다.

페인트와 흙 페인트를 벗겨 먹거나 흙을 집어삼키는 아이들이 있다. 칼슘과 비타민D가 모자라면 이런 행동을 한다. 아이의 식사를 꼼꼼히 재검토해보고, 서둘러 소아과 의사에게 데려간다. 식품이 아닌 것을 먹고자 하는 갈망을 전문용어로 이식증(異食症)이라고 한다. 이러한 증상은 임신부에게서도 흔히 나타난다. 태아에게 커다란 해를 끼칠 수 있다는 사실을 분명히 알아야 한다.

219 영양소 파괴를 최소화하는 방법

식품에 함유된 영양소는 가공, 저장, 조리 과정 등을 거치면서 쉽게 파괴된다. 아무리 세심한 주의를 기울여도 어느 정도는 불가피하다. 다음

주의사항을 기억하면 영양소 파괴를 최소화할 수 있다.

- 신선한 채소를 물에 씻는 것은 괜찮지만 담가놓지는 않는다. 비타민B와 비타민C가 사라진다.
- 샐러드는 가능한 한 먹기 직전에 만든다. 채소와 과일을 미리 잘라 두면 비타민들이 없어진다.
- 채소를 다듬거나 자를 때는 가장 날카로운 칼을 쓴다. 뭉툭한 칼날에 채소의 조직이 짓눌리면 비타민A와 비타민C가 파괴된다.
- 며칠 안에 먹을 채소가 아니라면 차라리 포장된 급속 냉동제품을 산다. 냉동이 잘된 완두콩은 냉장실에서 일주일 묵힌 것보다 비타민이 더 많다.
- 냉동고기는 구입 후 즉각 영하 17℃ 이하에서 보관해야 육질을 보존하고 세균 성장을 억제할 수 있다.
- 양상추의 초록색 겉잎은 질겨서 먹기에 나쁘다. 때문에 이를 그냥 버리고 안쪽의 하얀 잎만 쓰는데, 사실 칼슘, 철분, 비타민A는 겉잎에 훨씬 더 풍부하다.
- 냉동 채소는 요리 전에 미리 해동하지 않는다.
- 브로콜리는 봉오리와 줄기보다 이파리에 비타민A가 더 많다.
- 현미를 냉수에 담가 수분을 흡수시킨 후 끓여서 햇볕에 건조한 다음 도정한 쌀을 '찐쌀'이라고 하는데, 일반적인 방식으로 정백한 쌀보다 영양이 훨씬 풍부하다. 기본적으로 현미는 백미보다 영양학적으로 우월하다.
- 봉지째 끓이는 냉동식품은 일반적인 형태의 냉동식품보다 비타민이 더욱 많다. 모든 냉동식품은 영양학적 측면에서 통조림보다 더 낫다.

- 구리냄비에다 요리를 하면 비타민C, 엽산, 비타민E가 파괴된다.
- 가장 좋은 요리 기구는 스테인리스 스틸, 유리, 법랑 등으로 만든 것이다. 그래야 영양소의 파괴가 적다. 철제 냄비를 쓰면 유용한 미네랄이 녹아 나올 수는 있으나, 대신 비타민C가 없어진다.
- 영양소 파괴를 최소화하려면 물을 적게 넣고 빨리 끓인다.
- 오래 익혀야 하는 채소는 큼지막하게 자른다. 물과 열에 노출되는 면적을 줄이기 위해서이다.
- 채소 통조림을 따면 물에 헹궈 과도한 염분을 제거한 뒤 쓴다.
- 우유를 유리병이나 유리컵에 담아놓으면 빛으로 인해 리보플라빈, 비타민A, 비타민D 등이 파괴될 수 있다. 되도록 빛이 투과되지 않는 용기에 보관한다. 빵도 빛에 노출되면 영양분을 잃는다.
- 식빵을 바삭하고 노르스름하게 구우면 맛도 보기도 좋으나, 티아민은 적어진다.
- 감자는 껍질째 굽거나 삶는다. 비타민 파괴를 줄이기 위해서다.
- 채소를 끓인 물은 수프와 소스를 만드는 데 쓴다. 과일 통조림의 시럽으로는 디저트를 만든다.
- 채소 요리에 베이킹소다를 쓰면 티아민과 비타민이 파괴된다.
- 채소와 과일은 구입 후 바로 냉장고에 넣어 보관한다.

—— 마트의 채소 코너에 가면 냉장 선반에서 물을 안개처럼 분무해 채소가 신선하게 보인다. 이렇게 하면 영양소 파괴도 막을 수 있다. 예를 들어 브로콜리에 물을 뿌려주면 비타민C 보존력이 두 배나 높아진다. 브로콜리는 항암 효과가 뛰어난 채소이므로 신선한 것으로 자주 먹으면 좋다.

[영양소에 관한 깜짝 놀랄 진실]

✓ 마트에서 안개 분무기가 설치된 채소 선반에 있는 브로콜리는 그렇지 않은 것보다 비타민C 함량이 거의 두 배나 높다.

✓ 양상추는 속잎보다 겉잎에 칼슘, 철분, 비타민A가 더 많다.

✓ 겨자과 채소를 일주일에 세 번 먹는 남성은 전립선암에 걸릴 위험이 41% 감소한다.

✓ 견과류를 일주일에 5회 이상 먹는 채식주의자는 일주일에 1회 이하로 먹는 사람보다 심장질환에 걸릴 위험이 낮다.

[질문과 답변]

아이들에게 올바른 식습관을 들이려고 노력하고 있답니다. 하지만 아이는 역시 아이라서 집 밖에 나가면 햄버거, 핫도그, 셰이크 등의 '정크 푸드'를 먹고 다닙니다. 이러한 음식이 정말로 몸에 나쁜가요?

글쎄요, 좋은 측면이 아예 없다고는 말할 수 없고, 또 얼마나 먹느냐에 따라서 다르긴 합니다만, 좋은 점보다는 나쁜 점이 훨씬 많으니까 문제이지요.

맥도널드의 '빅맥'을 예로 들겠습니다. 이 햄버거에는 아이들에게 필요한 단백질의 불과 44%만 들어 있지요. 그러나 열량은 600kcal이고, 지방 33g, 설탕 8g, 나트륨(염분) 1,050mg이 들었습니다. 단백질을 얻기 위해서라면 배보다 배꼽이 더 큰 셈이죠.

더구나 1,050mg의 염분이 필요한 사람은 없습니다(소제목377 참고).

그리고 패스트푸드점의 샐러드라고 해봐야 영양 측면에서 나을 게 하나도 없습니다. 맥도널드의 크리스피 치킨 샐러드에는 21g의 지방과 1,130mg의 나트륨이 들어 있습니다.

핫도그에 관해 말하자면, 사실 좋은 말을 할 건 거의 없습니다. 주로 지방은 많고 단백질은 적은 고기를 사용하는 데다, 나트륨과 질산칼륨이 들어 있지요. 질산은 아민이라는 성분과 결합해 니트로사민이 되는데, 발암물질입니다. 셰이크는 우유로 만들기는 하지만, 설탕 8~14큰술과 소금 276~685mg도 들어있습니다. 아이들에게 셰이크를 먹지 말라고 하기보다는 집에서 만들어주세요. 재료비도 별로 들지 않을뿐더러, 칼로리와 당분, 염분 함량은 절반으로 낮아지지만 영양은 두 배가 됩니다. 아이들에게는 패스트푸드가 왜 나쁜지를 차근차근 설명해주는 것이 중요합니다. 그래야만 자발적으로 패스트푸드를 멀리할 테니까요.

결장에 용종(茸腫), 그러니까 혹이 자라고 있다는 진단을 받았습니다. 혹의 성장을 억제하고 결장암과 직장암의 위험을 낮출 수 있는 비타민을 알려주세요.

결장암과 직장암은 예방할 수 있는 질병입니다. 적절한 예방법을 몰라서 오늘날 유행병처럼 만연한 것이지요. 대부분 환경적인 요인이 원인이 되어 발병하는데, 특히 식사 문제가 큰 부분을 차지합니다. 지방이 많은 음식을 즐겨 먹으면 결장암과 직장암에 걸릴 위험이 쭉 올라갑니다. 반면에, 채소와 과일을 먹어서 다양한 종류의 섬유질을 풍부하게 섭취하면 효과적으로 예방할 수 있습니다.

엽산도 직장암 예방에 큰 도움이 됩니다. 엽산이 풍부한 시금치를 하루에 한 컵 반만 먹어도 충분합니다. 하지만 뽀빠이처럼 시금치를 좋아하지 않는다면 엽산 400mcg 함량의 정제나 캡슐을 매일 드세요. 칼슘 500mg과 마그네슘 250mg도 하루 두 번 함께 먹고요. 칼슘이 원활히 흡수되려면 비타민D도 800~1,000IU가 필요하죠. 단백질 분해 효소인 프로테아제를 억제하는 성분은 종양을 키우는 효소도 막아줍니다. 항산화 성분인 피틴산은 종양 성장을 돕는 금속을 잡아둡니다. 매일 두유를 드세요. 프로테아제 억제제와 피틴산은 모두 콩으로 만든 식품에 풍부하니까요(소제목125 참고).

입술과 혀가 타들어 가는 듯한 느낌을 자주 경험해요. 혹시 제가 먹는 음식과 관련이 있는 것은 아닐까요? 어떤 비타민의 결핍증상입니까?

비타민B_1(티아민) 결핍이 원인일 수 있습니다. 통밀, 오트밀, 밀기울, 채소, 양조효모 등을 충분히 드십시오. 균형 잡힌 비타민B군 영양제(50mg)도 매일 두 번 식사와 함께 드시고요. 민델 기본영양제(MVP)에 관해서는 소제목220을 참고하세요.

저의 어머니는 얼음을 입에 달고 사세요. 여름뿐만 아니라 겨울에도 말이지요. 사각의 얼음을 마치 사탕이라도 되는 듯이 조금 녹이다가는 이내 우둑우둑 씹어 드십니다. 혹시 어떤 영양소가 모자라는 갈망 증상이 아닐까요?

혹시 어머니께서 자주 피로해 하십니까? 그렇다면 철분 결핍의 신호일 수 있습니다(철분 결핍은 가벼운 빈혈을 유발합니다). 철분이 풍부한 간, 말린 복숭아, 육류, 굴, 아스파라거스, 오트밀을 드시라고 권해보세요. 유기 철분 제제도 매일 50~100mg 드시면 좋습니다.

제 나이 마흔둘인데, 요즘 들어 눈 주위가 점점 노래집니다. 혹시 어떤 비타민과 미네랄이 모자라서 그런 걸까요?

콜레스테롤이 쌓여서 그럴 수 있습니다. 몸이 남아도는 콜레스테롤을 없애려고 할 때 이런 현상이 생기지요. 이러한 증상은 보통 유전되는 것으로 알려져 있습니다. 그러니까 혈통적으로 심장질환의 위험이 크다는 이야기입니다. 콜레스테롤 수치를 낮추는 방법에 관해서는 소제목82를 참고하세요. 음식과 영양제로 비타민B, 크롬, 아연의 섭취를 늘리십시오.

오렌지 주스에 든 비타민C가 파괴되지 않고 보존되는 기간은 얼마나 됩니까?

슈퍼마켓에서 파는 오렌지 주스는 보통 뚜껑을 따고 일주일 정도 지나면 비타민C가 파괴되기 시작합니다. 집에서 직접 짜서 뚜껑을 잘 닫아 냉장고에 보관하면 3주까지는 괜찮습니다.

전자레인지로 음식을 덥히거나 요리하면 영양소가 많이 파괴되나요?

오히려 덜 파괴됩니다. 다른 조리법에 비해서 필요한 시간과 수분의 양이 더 적기 때문이죠.

Chapter 11

연령별, 직업별 필요 영양제

220 민델 기본영양제를 소개합니다

인체의 신진대사 속도는 사람에 따라 다르다. 필요한 영양소의 종류와 양이 모두에게 같을 수 없다는 의미이다. 그러나 우리는 종종 이러한 사실을 간과한다. 이제부터 다양한 개인의 육체와 직업적 특성을 고려하여 이에 맞는 영양제 복용에 대한 대략의 윤곽을 제시할 것이다. 찬찬히 훑어보고 자신에게 가장 잘 맞는 내용을 고른다. 해당 사항이 1개 이상 중복되면 공통된 부분은 덜어내고 더해지는 영양소만 추가로 섭취한다. 수학의 합집합을 생각하면 된다. 예를 들어 비타민A를 하루에 5,000IU 먹으라는 내용에 두 번 해당되더라도 한 번만 먹으면 된다는 이야기이다.

다음 두 가지는 내가 '민델 기본영양제'라고 부르는 것이다. 줄여서 MVP(Mindell Vitamin Program)라고 한다. 이 단순하면서도 효력이 강한 영양제는 건강을 유지하는 데 핵심이 된다. 오전과 오후에 두 종을 각 한 알씩, 즉 하루에 총 4알을 식사와 함께 먹는다(12세 이상에 해당).

□ 민델 기본영양제(MVP)

①비타민과 미네랄이 복합적으로 함유된 종합영양제. 고효능 제품. 천연 원료 사용. 인공 방부제, 색소, 염료, 왁스 등이 들어 있지 않은 제품. 소화효소가 함께 들어 있으면 체내 흡수력이 높아진다.

②다음의 산화(노화)방지 성분을 포함한 광범위 항산화제. 천연 복합 카로티노이드(알파카로틴, 베타카로틴, 크립토잔틴, 루테인, 제아잔틴), 리코펜, 알파리포산, L-카르노신, 포도씨 OPC(포도씨 추출물), 백차와 녹차 추출물, 감귤류 바이오플라보노이드, N-아세틸시스테인, 포도껍질 추출물, 루틴의 케르세틴, 강황, 월귤, 비타민C, 비타민E 복합체(혼합 토코페롤: 알파, 감마, 델타), 토코트리에놀, 셀레늄, 은행잎 추출물, 코엔자임 Q10, L-글루타티온, 콩 이소플라본(제니스테인과 다이드제인)

□ 함께 섭취하면 좋은 성분

- 코엔자임Q10: 비타민E, 마늘, 고추, 산사나무 추출물
- 칼슘과 마그네슘: 비타민D, 붕소, 콩 이소플라보노이드(아미노산 킬레이트된 제품이 좋다. 글리신산 아미노산 킬레이트된 제품은 더 좋다. 칼슘과 마그네슘 섭취량은 2:1 비율로 균형을 맞춰야 한다.)
- 은행잎 추출물: 다이메틸아미노에탄올(DMAE), 석송, 포스파티딜콜린(PC), 포스파티딜세린(PS), 포스파티딜이소류신(PI)
- 식이유황(MSM): 비타민C(제약회사에서 만든 제품), 바이오플라보노이드

분말 제제는 정수 물이나 과일주스에 타서 마신다. 과일주스는 냉장이든 냉동이든, 직접 짠 것이든 상관없으나, 농축 원액을 다시 희석해 만든 제품은 피한다. 영양제는 별도의 지시가 없는 한 꼭 음식과 함께 먹는다.

221 여성

12~18세 ▲민델 기본영양제(소제목220 참고) ▲칼슘 250mg과 마그네슘 125mg을 하루 2회(칼슘은 수산화인회석, 구연산염 칼슘, 구연산염-말레산염 글리신산 칼슘 형태)

19~50세 ▲민델 기본영양제 ▲칼슘 500mg과 마그네슘 250mg을 하루 2회(칼슘은 수산화인회석, 구연산염 칼슘, 구연산염-말레산염 글리신산 칼슘 형태) ▲유기철분은 필요시 15~50mg을 매일 먹을 것 ▲칸나비디올(CBD) 50mg을 매일

50세 이상 ▲민델 기본영양제 ▲비타민E 400IU(건조형태) ▲칼슘 500mg과 마그네슘 250mg 정제 2알을 오전과 자기 전에 먹을 것

—— 임신 중이라면 소제목250 참고. 수유모는 소제목252 참고. 생리불순과 월경전증후군은 소제목281, 324 참고. 갱년기 증상은 소제목280 참고.

222 남성

12~18세 ▲민델 기본영양제(소제목220 참고)

19~30세 ▲민델 기본영양제 ▲아연을 매일 15mg

30~50세 ▲민델 기본영양제 ▲아연을 매일 15~50mg ▲아르지닌(시간지연 제제로)을 오전, 오후에 2알씩 ▲전립선질환 예방약을 하루 2회

▲기억력 감퇴 예방약을 오전과 오후에 ▲심장질환 예방약 하루 1회

50세 이상 ▲민델 기본영양제 ▲글리신산 칼슘 500mg과 마그네슘 250mg 복합제제를 매일 ▲전립선질환 예방약을 하루 2회 ▲기억력 감퇴 예방약을 오전, 오후에 ▲심장질환 예방약을 하루 1회 ▲아르지닌(시간지연 제제로)을 오전, 오후에 2알씩

223 유아와 어린이

1~4세 맛이 좋은 씹어 먹는 종합비타민을 매일 먹인다. 주요 비타민이 빠짐없이 포함되었는지 라벨을 보고 확인한다. 인공색소, 향료, 설탕이 들어 있지 않은 제품을 고른다. 아주 어린 아기에게는 시럽으로 된 종합비타민이 좋다. 소아과 의사와 상담하여 영양제를 선택한다.

4~12세 성장기 어린이에게는 비타민과 미네랄을 충분히 공급해주어야 한다. 특히 칼슘과 철분은 성장에 큰 영향을 미친다. 비타민B 복합체와 비타민C도 중요하다. 한 연구에 따르면, 미국 어린이의 절반 정도는 비타민C를 1일 권장섭취량만큼 먹고 있지 못한다고 한다. 비타민과 미네랄 복합보조제를 하루에 1알만 먹으면 충분하다. 인공색소, 향료, 설탕, 자당 등이 함유된 제품은 피한다.

- 12~18세 청소년은 소제목221~222 참고

224 학생

학생은 바쁘다. 아침은 거르거나 책가방을 메고 뛰면서 샌드위치를 먹기 일쑤이다. 종일 책상에 앉아 공부하느라 충분한 휴식과 수면을 취하

지 못한다. 잘 먹어도 시원치 않을 판에, 학생들이 먹는 식사라는 게 전분과 탄수화물만 잔뜩 들어 있는 형편없는 음식물이 주류를 이룬다. 공부를 잘하려면 영양소부터 제대로 섭취해야 한다. 그리고 학교에서 받는 스트레스를 가능한 한 줄여주는 영양제를 고른다.

▲민델 기본영양제(소제목220 참고) ▲은행잎 추출물(표준규격) 60mg을 하루 2~3회

225 달리기 운동을 하는 사람(선수, 생활체육)

달리기를 시작해서 처음 15~20분 동안은 거의 포도당만을 소모할 뿐이다. 그런 다음에야 지방을 태워 에너지를 만들기 시작하는데, 이 과정에서 아세틸-코엔자임A라는 화합물이 만들어진다. 만약에 몸에 동물성 지방만 있으면 이 복합물은 천천히 형성되며, 따라서 에너지가 부족해진다. 반면에, 식물성 고도불포화지방이 있으면 아세틸-코엔자임A는 빠르게 만들어진다. 땅콩, 씨앗 등을 먹어 불포화지방 섭취를 늘린다. 비타민C, E, 셀레늄 같은 항산화 성분은 유리기의 해로운 작용을 막아준다.

달리기 선수나 운동으로 뛰는 사람은 다음을 참고해 영양제를 복용한다. ▲민델 기본영양제(소제목220 참고) ▲아르지닌(시간지연 제제로)을 오전과 오후에 2알씩 ▲비타민B 복합체 50mg을 오전과 오후에 ▲두유 셰이크: 두유 한 잔이나 한 잔 반에 콩 단백질 한 숟가락을 타서 얼음을 띄워 마신다. 취향에 따라 과일을 넣는다. 아침 식사 대용으로 마셔도 좋다. ▲식이유황 분말 2큰술을 물이나 주스에 타서 운동하기 전, 중간, 후에 1잔씩. 식이유황은 운동하면서 쌓인 젖산을 없애준다.

226 사무직 관리자

회사 일이라는 게 스트레스와 긴장의 연속이다. 중책을 맡은 관리자라면 더 말할 필요도 없다. 많은 에너지가 필요하다. 비타민과 미네랄도 결핍되지 않게 주의한다.

▲민델 기본영양제(소제목220 참고) ▲비타민B 복합체 50mg을 오전과 오후에 ▲은행잎 추출물(표준규격) 60mg, (DMAE[다이메틸아미노에탄올], 석송이 함께 든 복합제제) 1알을 하루 2회 ▲킬레이트화된 칼슘 500mg과 마그네슘 250mg을 하루 1~2회

—— 아침을 먹기 힘들면 콩 단백질 분말로 에너지 음료를 만들어 마신다.

재료 ▲단백질 분말 2큰술 ▲유장 1큰술 ▲레시틴 과립 2큰술 ▲얼음 3~4개 ▲과일(신선, 냉동) 적당량 또는 바나나 1개 ▲두유(나 아몬드 음료) 1컵 반

방법 재료를 다 믹서에 넣고 고속으로 1분간 돌린다.

227 컴퓨터 과사용자

컴퓨터 없이 현대 사회를 살 수 있을까? 직장에 가서도, 집에 돌아와서도 많은 시간을 컴퓨터 앞에서 보내게 된다. 컴퓨터 게임에 몰두해 며칠 밤을 새우는 젊은이들의 모습도 흔히 볼 수 있다. 안구에는 항산화 물질이 적절히 있어야 유리기로 인한 파괴를 막을 수 있다. 그래서 눈의 피로를 풀어주고 산화 작용으로부터 눈을 보호하는 영양제를 챙겨 먹어야 한다. 인터넷을 하느라 예민해진 신경을 누그러뜨릴 수 있는 성분도 필요하다.

▲민델 기본영양제(소제목220 참고) ▲비타민B 복합체 50mg을 오전과 오후에 ▲칼슘 500mg과 마그네슘 250mg을 하루 2회(필요에 따라 두 번째는 자기 전에 먹는다) ▲은행잎 추출물(표준규격) 60mg을 하루 2회 ▲코엔자임Q10과 비타민E 복합체를 매일 1캡슐씩 ▲칸나비디올(CBD) 25mg을 매일

228 노인

노인에게 필요한 영양소의 종류와 양은 개인별 편차가 크다. 그러나 일반적으로 65세를 넘기면 더욱 많은 비타민과 미네랄이 필요해진다. 특히 칼슘과 마그네슘, 비타민D(소제목42 참고), 게다가 혈액순환을 돕는 비타민B 복합체와 비타민E가 절실하다. 비타민E는 혈액순환이 안 되어서 다리에 쥐가 나고 근육이 뭉치는 문제를 해결해준다. 섬유소도 잊어선 안 된다. 씹는 것이 문제라면 섬유질이 풍부한 식품을 갈아서 먹어도 된다. 효과는 마찬가지다. 단 음식은 피하는 편이 좋은데, 나이가 들수록 당뇨병이 발병하기 쉬워지기 때문이다.

▲민델 기본영양제(소제목220 참고) ▲비타민E 200~400IU ▲칼슘 500mg과 마그네슘 250mg을 하루 2회 ▲은행잎 추출물(다이메틸아미노에탄올을 포함한 표준규격 복합제제) 60mg을 하루 2회 ▲코엔자임Q10 복합제제 200mg을 하루 1회

229 운동선수

운동선수는 항상 최상의 영양 상태를 유지해야 한다. 에너지가 경기력에 미치는 영향은 지대하며, 따라서 고에너지 식품—빨리 에너지를 내는 음식이 아니라—을 먹어야 한다. 격렬한 운동은 가벼운 운동보다 더 많은 탄수화물과 단백질을 소모시킨다. 심지어 골프 같은 운동도 오랜 시간 진지하게 경기에 임하면 많은 에너지를 소모하게 된다.

포도당, 설탕, 사탕, 꿀 등을 필요량 이상 섭취하면 소화관 안에 있던 수분이 급속하게 흡수되는데, 그러면 지구력을 요하는 운동을 할 때 탈수증상이 생긴다. 이때 시큼한 과일주스를 마시면 갈증이 쉽게 가라앉고 에너지도 빨리 보충된다.

▲민델 기본영양제(소제목220 참고) ▲비타민B 복합체 50mg을 하루 2회 ▲코엔자임Q10 200mg을 매일 ▲옥타코사놀 1,000mcg을 하루 3회 ▲크레아틴 일수화물 1큰술(5,000mg)을 주스나 물에 타서 매일 (단, 농축 원액에 물 타서 만든 주스는 피할 것)

—— 추가 선택사항 : ▲분지아미노산(소제목230 보디빌더 참고) ▲식이유황 분말 1~2큰술을 물 한 잔에 타서 운동을 하기 전, 중간, 후에 마신다.

230 보디빌더

역기와 아령을 들고 근육을 키우는 사람에게 있어서 음식을 섭취하는 일은 준비운동과 정리운동만큼이나 중요하다. 적절한 영양소 공급이 선행되지 않으면 지방층으로 이루어진 '물 알통'만 생길 뿐이며, 전체적으로 균형 잡힌 몸이 만들어지지도 않는다.

단백질은 근육을 만들고 유지하는 데 핵심적인 역할을 한다. 하지만 근육이 장시간 동안 수축과 이완을 반복하는 과정에서 계속해서 에너지로 사용되는 영양소는 복합 탄수화물이다. 최상의 결과를 내려면 칼로리의 80~90%를 복합 탄수화물로 섭취하고, 부족한 나머지 10%를 육류의 단백질로 채운다. 분지아미노산(제5장 질문과 답변 참고)을 먹는 것도 좋은 방법인데, 이것은 자연적으로 동화되며 근육을 만드는 과정에서 큰 보탬이 된다.

▲민델 기본영양제(소제목220 참고) ▲비타민B 복합체 50mg을 하루 2회 ▲옥타코사놀 1,000mcg을 하루 1~3회 ▲크레아틴 일수화물 1큰술(5,000mg)을 주스나 물에 타서 매일 마실 것 ▲아르지닌 1~3g을 리신과 함께(취침 1시간 전 공복에) ▲단백질 음료(만드는 방법은 소제목226 참고)를 아침 식사로 마신다. 식간에 더 마셔도 좋다. ▲식이유황 분말 1~2큰술을 물 한 잔에 타서 운동 후에 마신다. 운동하는 동안 축적된 젖산을 없애준다.

—— 추가 선택사항 : 분지아미노산(600mg)을 운동하기 30분 전에 운동량에 따라 1~6알 먹는다(약한 운동: 1~2알, 적당한 운동: 3~4알, 강한 운동: 4~6알).

231 야간 근무자

야간근무 경험이 있는 사람은 이것이 얼마나 힘든 일인지 잘 안다. 밤과 낮을 바꿔가며 3교대 순환근무를 하다 보면 몸은 지치고 정신은 피폐해진다. 식사와 수면의 패턴이 바뀌어 신체 바이오리듬이 망가지고, 새로운 변화에 익숙해지려면 적어도 3~4주가 걸리지만, 이때 쯤이면 다시 또 근무 시간이 바뀐다. 가만히 있어도 육체적, 정신적 스트레스가 쌓여만 간다. 면역력도 덩달아 약해져 질병에 걸리기 쉽다. 식사 시간이 계속 바뀌니 궤양도 빈번히 발병한다.

▲민델 기본영양제(소제목220 참고) ▲비타민D 4000IU를 식사량이 가장 많은 끼니에 밥과 함께 먹는다. ▲주말이 돼서 다시 밤에 자고 낮에 일어나야 하면 잠자기 30분 전에 칼슘 500mg과 마그네슘 250mg 1~2정을 먹는다. 혹은 멜라토닌 5mg을 잠자기 15분 전에 혀 밑에서 녹여 먹는다.

232 트럭 운전기사

긴장과 스트레스의 연속이다. 운동량도 부족하며, 도로변 식당에서 대충 때우는 식사는 부실하기 짝이 없다. 다음 영양제가 건강을 지키는 데 도움이 될 것이다.

▲민델 기본영양제(소제목220 참고) ▲비타민B 복합체 50mg을 오전, 오후 ▲칸나비디올(CBD) 50mg을 매일

233 댄서

댄서도 육상선수만큼이나 많은 에너지가 필요하다. 그러나 날씬한 몸매와 가벼운 체중을 유지해야 하므로 탄수화물을 충분히 섭취할 수 없다. 다음 영양제를 꼭 챙겨 먹는다.

▲민델 기본영양제(소제목220 참고) ▲칼슘-마그네슘 복합제제(콩 이소플라본 첨가 제품)를 오전과 오후에 2알씩 ▲비타민B 복합제제를 오전

과 오후에 50mg씩 ▲코엔자임Q10을 하루 200mg ▲옥타코사놀을 하루 1,000mcg

234 건설 노동자

미국 직업안전건강연구소 보고에 따르면 근로자 네 명 중 한 명은 유해물질에 노출된 환경에서 근무한다. 건설 현장에서 일하는 기술자와 노동자가 특히 취약하다. 작업의 종류와 현장의 위치에 따라서 일반적인 오염에서 중금속 노출에 이르기까지 다양한 유해 환경이 건강을 위협한다. 한 예로, 금속과 플라스틱을 땜질하는 작업을 하면 산화납을 흡입하기 쉽다. 어떠한 경우가 되었든, 다양한 항산화 성분을 비롯해 비타민 A, C, E가 풍부한 식품을 먹으면 해독에 큰 도움이 된다.

▲민델 기본영양제(소제목220 참고) ▲비타민B 복합체 50mg을 하루 2회 ▲코엔자임Q10을 하루 200mg ▲옥타코사놀을 하루 1,000mcg

235 영업사원

까다로운 고객을 매일 상대하다 보면 진이 빠진다. 파는 게 자동차든 전자제품이든 책이든 가구든, 실내에서 손님을 기다리든 실외로 영업을 다니든 정신적, 육체적 스트레스가 엄청나다. 아무리 힘들어도 항상 웃는 얼굴을 하고 있어야 하므로 더욱 지칠 수밖에 없다. 적합한 영양제를 꾸준히 복용한다면 판매 실적도 오를지 모른다.

▲민델 기본영양제(소제목220 참고) ▲비타민B 복합체 50mg을 오전,

오후에 ▲칼슘 500mg과 마그네슘 250mg을 오전과 오후에 ▲코엔자임 Q10을 하루에 200mg ▲은행잎 추출물 60mg을 오전과 오후에 ▲칸나비디올(CBD) 25~50mg을 매일

236 배우와 가수

배우(연극배우, 영화배우, 라디오 성우, TV탤런트 등)만큼 비타민B가 많이 필요한 직업도 없다. 연기와 공연은 필연적으로 긴장과 스트레스를 동반하기 때문이다. 그런데도 특히 여자 연예인은 항상 몸을 가꿔야 하므로 다이어트를 자주 하며, 그러느라 꼭 필요한 비타민도 제대로 섭취하지 못한다.

▲민델 기본영양제(소제목220 참고) ▲비타민B 복합체 50mg을 오전, 오후에 ▲코엔자임Q10(비타민E가 들어간 복합제제) 200mg을 매일 1회 ▲칼슘 500mg과 마그네슘 250mg을 오전, 오후에 ▲칸나비디올(CBD) 50mg을 매일

배우와 마찬가지로 가수도 공연과 리허설할 때 상당한 정도의 긴장과 스트레스를 받는다. 노래를 많이 불러서 후두염이나, 기타 목의 질환이 걱정된다면 비타민C를 달고 산다.

▲민델 기본영양제(소제목220 참고) ▲비타민C 1,000mg을 필요에 따라 오전과 오후에 먹는다.

237 의사와 간호사

항상 가까이에서 환자를 봐야 하는 직업이니만큼 강한 면역력이 요구된다. 거기다 스트레스를 많이 받고 근무 시간은 길며 운동량은 적으니, 벌충하려면 영양제를 먹어야만 한다.

▲민델 기본영양제(소제목220 참고) ▲비타민B 복합체 50mg을 오전, 오후에 ▲비타민C 500mg을 추가 복용하면 감염 대항력이 높아진다. ▲칼슘 500mg과 마그네슘 250mg을 오전, 오후에

238 헤어디자이너, 네일아티스트

미용실에선 파마약과 염색약을, 네일숍에선 매니큐어를 항상 다루어야 한다. 약품에서 나는 독한 냄새, 즉 화학적 증기를 흡입하면 건강에 무척 해로운 유리기가 생성된다. 파괴적인 유리기의 수치가 높아지면 몸은 이를 방어하려고 더욱 많은 항산화 물질을 요구한다.

▲민델 기본영양제(소제목220 참고) ▲비타민B 복합체 50mg을 오전, 오후에 ▲비타민C 500mg을 필요에 따라 하루 1~2회 ▲은행잎 추출물 60mg을 오전, 오후에 ▲코엔자임Q10(비타민E가 들어간 복합제제) 200mg을 매일 1~2회

239 자전거 타는 사람

자전거 타기는 훌륭한 유산소운동이다. 그러나 태양의 자외선에 장시간 노출될뿐더러, 도로에서 타면 자동차 배기가스를 흡입하게 된다. 또, 산

소를 태우며 운동하는 과정에서 필연적으로 유리기가 생성된다. 다양한 항산화 성분은 물론, 이들이 체내에서 제 역할을 하도록 돕는 영양소를 충분히 공급해주어야 한다.

▲민델 기본영양제(소제목220 참고) ▲코엔자임Q10(비타민E가 든 복합제제) 200mg을 매일 1회 ▲칼슘 500mg과 마그네슘 250mg을 매일 2회 ▲옥타코사놀 1,000mcg을 하루 1~3회 ▲식이유황 분말 1~2큰술을 물 한 잔이나 주스에 타서 자전거 타기 전후나, 중간에 마신다.

240 수영하는 사람

수영은 효과적인 전신운동이다. 건강을 생각한다면 규칙적으로 수영장을 찾으라고 권한다. 그러나 수영을 하면 동시에 육체적 스트레스를 많이 받아 유리기도 추가로 생성된다. 항산화 성분이 풍부한 식품을 영양제와 함께 섭취한다.

▲민델 기본영양제(소제목220 참고) ▲비타민B 복합체 50mg을 오전, 오후에 ▲코엔자임Q10을 하루 200mg ▲식이유황 분말 1~2큰술을 물 한 잔이나 주스에 타서 수영하기 전후에 마신다.

241 장애인

몸이 불편하면 필요한 비타민 양도 늘어나기 마련이다. 신체의 어느 한 부분이 적절히 기능하지 않는 대신, 다른 부분에서 더 많은 힘을 들여야 하기 때문이다. 기본 영양소의 충분한 공급이 무척 중요하다.

▲민델 기본영양제(소제목220 참고) ▲비타민B 복합체 50mg을 오전, 오후에 ▲칼슘 500mg과 마그네슘 250mg을 오전, 오후에 ▲칸나비디올(CBD) 50mg을 매일

242 골프 치는 사람

잔디밭을 유유자적 걷는 운동이라고 골프를 얕잡아보지 마라. 많은 에너지와 영양소를 소모한다. 집중력이 강해야 하는 운동이라서 비타민B가 많이 필요하다. 적절한 영양제를 복용한다고 해서 벙커에서 자신을 구해내지는 못하겠지만, 그래도 활력을 유지하며 게임을 즐길 수 있을 것이다.

▲민델 기본영양제(소제목220 참고) ▲비타민B 복합체 50mg을 오전, 오후에 ▲아연을 매일 15~50mg씩 ▲칼슘 500mg과 마그네슘 250mg을 오전, 오후에 ▲코엔자임Q10 200mg을 하루 1~3회 ▲칸나비디올(CBD) 50mg을 매일

243 테니스 치는 사람

테니스처럼 체력 소모가 많은 운동을 자주 하면 다양한 영양소를 골고루 섭취하는 일이 무척 중요하다. 몸이 지친다고 고기만 먹는 사람이 있는데, 안 될 일이다. 비타민이 풍부한 식품을 충분히 먹는다.

▲민델 기본영양제(소제목220 참고) ▲비타민B 복합체 50mg을 오전, 오후에 ▲칼슘 500mg과 마그네슘 250mg을 오전, 오후에 ▲식이유황 분말 1~2큰술을 물이나 주스에 타서 경기 후에 마시면 운동하면서 쌓

인 젖산을 없애준다. ▲코엔자임Q10(비타민E가 든 복합제제) 200mg을 매일 1회 ▲옥타코사놀 1,000mcg을 하루 1~3회

244 스쿼시(라켓볼) 운동을 하는 사람

스쿼시나 라켓볼만큼 강인한 체력과 지구력을 요하는 운동도 흔치 않다. 따라서 꾸준히 치러 다닌다면, 혹은 가끔 점심시간을 이용해 게임을 하더라도, 시합에서 이기는 것뿐만 아니라 몸에 영양소와 에너지를 충분히 공급해주는 일에도 신경을 써야 한다.

▲민델 기본영양제(소제목220 참고) ▲옥타코사놀 1,000mcg을 하루 1~3회 ▲코엔자임Q10(비타민E가 든 복합제제) 200mg을 매일 1회 ▲비타민B 복합체 50mg을 오전, 오후에 ▲유기유항 분말 1~2큰술을 물이나 주스에 타서 게임 전후나 중간에 마신다.

245 교사

학교에서 스트레스를 받는 것은 학생이나 교사나 매한가지이다. 아니, 많은 학생을 지도해야 하는 교사가 더 힘들지 않을까? 수업이 모두 끝나면 체력적으로나 정신적으로 녹초가 된다.

▲민델 기본영양제(소제목220 참고) ▲비타민B 복합체 50mg을 오전, 오후에 ▲칼슘 500mg과 마그네슘 250mg을 오전, 오후에 ▲코엔자임Q10(비타민E가 든 복합제제) 200mg을 매일 1회 ▲칸나비디올(CBD) 50mg을 매일

246 흡연자와 애주가

담배를 한 개비를 피울 때마다 비타민C가 25~100mg 파괴된다. 폐암은 말할 것도 없고, 다양한 폐질환과 심장질환이 생길 위험도 급상승한다. 담배가 얼마나 몸에 나쁜지는 구태여 길게 말하지 않아도 알고 있을 것이다. 금연이 최선이지만, 담배를 도저히 끊지 못하겠다면 적어도 흡연자에게 필요한 영양소라도 충분히 공급해준다. 특히 비타민A, C, E, 셀레늄 등과 같은 항산화 성분은 꼭 추가로 섭취해야 한다.

▲민델 기본영양제(소제목220 참고) ▲비타민C 500mg을 오전, 오후에 ▲은행잎 추출물 60mg을 오전, 오후에 ▲셀레늄 200mcg을 매일

식사를 적절하게 하는데도 비타민이 부족하다면 혹시 술을 지나치게 마시진 않는지 생각해본다. 알코올 의존증은 비타민 결핍의 일등 공신이다. 알코올은 몸에 필요한 단백질의 자리를 대신 꿰차거나, 혹은 섭취한 비타민의 적절한 흡수와 저장을 방해한다. 자신이 술고래라면 다음을 참고해 영양제를 복용한다.

▲민델 기본영양제(소제목220 참고) ▲비타민B 복합체 100mg을 하루 두 번(특히 비타민B_1, B_6, 엽산이 필요하다.) ▲칼슘 500mg과 마그네슘 250mg을 하루 2~3회 ▲실리마린(밀크티슬)을 1캡슐씩 하루 세 번 먹어서 간을 보호한다 ▲칡즙을 음주 전후로 마셔 준다.

247 소파에서 TV만 보는 사람

편히 앉아 TV를 보며 쉬는 시간이 많은 사람도 비타민은 먹어야 한다. 피로한 눈에는 비타민A가 꼭 필요하다. 밖에 나가 햇볕을 쬐는 일이 드

물다면 비타민D도 따로 섭취해야 한다.

▲민델 기본영양제(소제목220 참고) ▲베타카로틴 10,000IU를 아침 식사와 함께(일주일에 닷새 복용하고 이틀 쉰다) ▲비타민D 2,000IU

248 항공 출장, 여행자

출장이든 여행이든 답답한 비행기 기내에서 장시간을 보내는 건 은근히 스트레스를 많이 받는 일이다. 목적지에 도착하면 시간대와 기온도 바뀌어 있고 말이다. 게다가 기내의 공기는 신선한 공기가 아닌 '재사용 공기'이다. 영양제가 꼭 필요하다.

아열대나 열대 지역으로 갈 때는 비타민을 불투명한 용기에 담아 직사광선이 닿지 않는 서늘한 장소에서 보관한다. 서늘한 지역으로 간다면 비타민C를 많이 챙겨 가서 끼니때마다 한 알씩 함께 먹는다. 유산균을 자주 먹으면 물갈이 설사를 예방할 수 있다.

▲민델 기본영양제(소제목220 참고) ▲코엔자임Q10(비타민E 200IU가 든 복합제제) 200mg을 매일 ▲비타민B 복합체 50mg을 오전, 오후에 ▲시차 문제로 잠자기가 어려우면 칼슘(500mg)과 마그네슘(250mg) 2정을 자기 전에 먹거나, 멜라토닌을 침대에 들기 15분 전에 혀 밑에서 녹여 먹는다.

[영양소에 관한 깜짝 놀랄 진실]

✓ 비행기 기내에서 감기나 독감, 호흡기질환이 전염될 가능성은 20%이다.

✓ 지구력이 필요한 운동을 하는 사람은 고탄수화물 식단이 좋다.

✓ 비타민C 제제를 매일 섭취하면 백내장 위험이 준다.

✓ 흡연가와 비흡연가의 평균 수명 차이는 8년이다.

✓ 비타민D 결핍으로 면역력이 약해지면 다양한 병균에 감염될 수 있다.

✓ 미국 성인 95%와 청소년 90%는 비타민D 섭취가 충분하지 않다.

✓ 미국인 32%는 비타민B_6 섭취가 충분하지 않다.

✓ 미국인 46%는 비타민C 섭취가 충분하지 않다.

✓ 미국인 84%는 비타민E 섭취가 충분하지 않다.

✓ 비타민B_{12} 섭취가 부족한 미국인은 1%에 불과하다.

✓ 엽산 섭취가 부족한 미국인도 3%에 불과하다.

✓ 철분 섭취가 부족한 미국인도 3%이다.

✓ 아연 섭취가 부족한 미국인은 15%이다.

[질문과 답변]

저는 22살 발레리나인데, 생리불순을 겪고 있습니다. 발레리나는 생리가 몇 달이고 끊어지는 일이 흔하다고 하는데요. 특별히 제가 먹어야 할 영양제가 있을까요?

반드시 칼슘을 더 먹어야 합니다. 생리가 불규칙한 댄서의 몸은 마치 폐경기가 지난 여성과 같답니다. 소제목233의 처방을 따르는 동시에 매일 칼슘 1,500mg을 추가로 섭취해야 합니다. 현재 철분 제제를 먹고 있다면 칼슘과는 시간 간격을 좀 두세요. 같이 먹으면 서로 효과가 상쇄됩니다.

나이가 들수록 영양소가 쉽게 결핍됩니까? 그렇다면 어떤 영양소가 그렇습니까?

일반적으로 말해서 그렇습니다. 우선 노인들은 다른 연령대의 사람보다 약을 많이 먹기 때문입니다. 아픈 데가 많아지니까요. 그런데도 영양소 결핍에 따른 구체적인 증상은 잘 나타나지 않기 때문에, 그로 인해 고통을 받으면서도 막상 알아채지 못하기 쉽습니다. 노인이 되면 영양소를 섭취해도 흡수가 잘되지 않습니다. 이가 약해져서 다양한 음식을 먹을 수도 없고요. 심리적으로 소외감과 외로움을 느끼면 식사량도 줄게 됩니다.

흔하게 결핍되는 영양소는 엽산, 칼슘, 비타민B_{12}, 비타민C, 비타민D 등입니다. 또 노인들은 변비약을 많이 먹는데, 그러면 칼슘과 칼륨뿐만 아니라 많은 양의 비타민A, D, E, K도 잃게 됩니다(약물과 관련된 비타민 결핍에 관해서는 소제목341 참고).

저는 35살 여자예요. 매일 밖에 나가 운동해요. 아령도 들고요. 1시간가량 집중해서 합니다. 어떤 영양소를 추가로 섭취해야 할까요?

우리 몸이 비타민A, 비타민B_6, 비타민C, 단백질 등을 적절히 사용하려면 칼슘이 필요하며, 땀을 통해 쉽게 배출되는 마그네슘은 근육을 풀어주는 작용을 합니다. 분지아미노산은 신체 조직의 재생과 생성에 도움을 주고요. 지구력을 키우고 활력을 높이려면 완두보다는 대두를, 백미보다는 현미를, 당근보다는 비트를, 오렌지·사과·바나나보다는 그레이프푸르트를 챙겨 드세요.

저는 종일 재봉틀 앞에 앉아 일해요. 그랬더니 팔목터널증후군이 생겼어요. 챙겨 먹으면 좋을 영양제를 추천해주세요.

직업병이군요. 팔목터널증후군은 다른 말로는 반복 스트레스 질환이라고도 합니다. 손가락, 손, 팔, 어깨 등의 근육과 인대를 지나치게 사용한 것이 원인입니다. 비타민B_6가 50mg 들어간 비타민B 복합제제를 하루 세 번, 식이유황 1,000mg을 비타민C 복합제제와 함께 오전과 오후에 드세요.

Chapter 12

임신과 모유 수유를 돕는 영양제

249 아이를 만들고 싶을 때 먹는 영양소

임신 계획이 있다면 두 사람 모두 영양소의 힘도 빌리는 편이 좋다. 생식력을 높이고 실제 수정에도 도움이 되도록 말이다.

□ 생식력 증대 영양소(남성, 여성 공통)

엽산을 매일 80mcg(소제목38 참고)

비타민B_6를 매일 50mg(소제목31 참고)

비타민B_{12}를 매일 50mcg(소제목32 참고)

비타민C를 매일 1,000mg(소제목41 참고)

비타민D를 매일 800~1,000IU(소제목42 참고)

비타민E를 매일 50~100IU(소제목43 참고)

셀레늄을 매일 50~100mcg(소제목62 참고)

아연을 매일 15~50mg(소제목66 참고)

—— 병원 처방을 받아 임신부 비타민이나 종합비타민 제제를 복용 중이라면 일반의약품으로 파는 임신부 영양제를 같이 먹지 않는다. 동일 성분을 두 번에 걸쳐 두 배로 섭취하고 있지는 않은지 라벨을 보고 확인한다. 지나친 것은 금물이다.

맞춤조언 커피(나 상응하는 카페인 음료)를 하루에 한 잔 이상 마시면 임신 가능성이 줄 수 있다. 멜라토닌을 함유한 긴장 완화 음료도 먹지 않는다. 정자 수가 줄어들고, 다른 호르몬에도 부정적 영향을 미칠 수 있다. 설탕 대신 쓰는 '제로-칼로리' 인공감미료는 완전히 끊는다. '제로-칼로리' 천연감미료인 스테비아는 괜찮다.

250 임신 중에 먹는 영양소

임신했다면 아홉 달 동안 몸 관리 잘하는 일만 남았다. 뱃속에 금덩이를 품은 셈이다. 최상의 영양 상태로 출산하는 것이 목표이다.

□ 고려할 사항

임신 중 비타민D가 부족하면 아이 치아에 구멍이 날 수도 있다. (자궁 내 태아는 빠르면 6주째부터 치아를 만들기 시작한다. 비타민D는 치아를 보호하는 에나멜 형성에 관여한다.) 예방법은 임신부 비타민 복용, 비타민D가 첨가된 우유 음용, 틈틈이 햇볕을 쬐는 것이다.

제제를 먹기 전에는 반드시 의사와 상의한다. 임신 중 올바른 비타민 복용은 말할 필요도 없이 중요하다.

▲민델 기본영양제(소제목220 참고) 하루 두 번 ▲엽산 100mcg (취침

전) ▲글리신산 칼슘(500mg)과 마그네슘(250mg)을 오전과 오후에 ▲식이유황 1,000mg을 비타민C 복합제제와 함께 매끼 한 정씩 ▲입덧이 있다면 생강 추출물을 1캡슐씩 하루 1~3회 ▲아시도필루스(유산균) 매일 한 캡슐

251 산모와 태아의 음식에 관한 주의사항

하나의 입으로 둘이서 먹는 식사이다. 식단을 결정하는 건 엄마. 먹어야 할 음식을 먹는 게 중요하다. 먹지 말아야 할 음식을 먹지 않는 건 더 중요하다.

□ 피할 음식

- 생선에는 오메가-3 지방산이 많다. 하지만 수은이 다량 축적된 생선은 태아의 두뇌 발달을 방해한다. 황새치, 옥돔 같은 대형 어류를 피한다. 참치와 도미는 일주일에 최대 한 번까지만 먹는다. 초밥과 회는 절대 금물. 경고 사항과 조언은 소제목88 참고.
- 포장을 뜯어서 바로 먹는 육가공품(햄, 칠면조, 살라미, 볼로냐)과 핫도그 소시지에 리스테리아균이 있을 수 있다. 찌거나 열을 가해 먹으면 괜찮다.
- 프로슈토 등 염장육
- 날달걀, 반숙 달걀(레물라드, 홀랜다이즈 등 날달걀로 만든 소스 포함)
- 비살균 우유
- 파테

- 비살균유로 만든 연성 치즈
- 카페인 음료, 특히 임신 초기 3개월 동안은 하루에 200~300mg을 넘기지 않는다.

—— 카페인이 들었는지 안 들었는지 잘 모르겠으면 무조건 마시지 말 것. 꼭 마시고 싶거든 의사나 약사 등과 먼저 상담할 것.

252 모유 수유에 필요한 영양소

수유모와 아기가 모두 건강해지려면 영양학적으로 최상의 상태여야 한다. 따라서 이 시기에는 식단이 특히 중요하다. 수유모에게 필요한 영양제는 임신부의 것과 기본적으로 같다. 단, 비오틴이 모유를 통해 빠져나가므로 비오틴의 양만 조금 늘린다. 미국의학회는 모유 수유 여성에게 비오틴을 매일 최소 35mcg을 먹으라고 권장한다. 음식을 통해서 섭취하면 가장 좋다(소제목36 참고). 추가적으로 비타민B_6, B_{12}, C, D도 먹는다.

미숙아에게 모유를 수유하는 산모는 DHA(1,000mg) 제제를 먹어야 할지도 모른다. 의사와 상의한다. DHA와 오메가-3 지방산은 두뇌의 주요 지질 성분이다. 〈미국의학협회보〉에 발표된 6년간의 연구 결과에 따르면 미숙아는 DHA가 부족하기 쉬운데, 이 경우 지능 발달이 지연될 가능성이 있다. 이러한 위험은 모유(또는 분유)를 통해 DHA를 보충함으로써 크게 줄일 수 있다.

모유에는 비타민D가 부족하므로 모유를 먹는 아기라면 이 부분의 보충이 필요할 수도 있다. 반대로 수유모가 비타민D 제제를 너무 많이 먹으면 아기가 고칼슘증에 걸릴 위험도 있다. 영양제를 먹기 전에 의사나 약사와 상의한다.

—— 엄마가 먹은 허브의 성분이 모유를 통해 아기에게도 그대로 전달되는 경우가 많다. 엄마와 아기, 둘 다 위험해질 수 있다. 예를 들어 호로파에 든 쿠마린과 니코틴산은 심장박동수, 혈압, 혈당, 기타 신체 기능에 강하게 영향을 준다. 아기도 같은 위험에 노출된다. 임신 및 수유 기간에 멀리해야 하는 허브에 관해선 소제목212를 참고한다. 이 기간에 어떤 영양제든 복용하려거든 반드시 의료 전문가와 상담한다. 이 점은 아무리 강조해도 지나치지 않다.

253 산후 우울증

산후 우울증(PPD)을 초산 산모의 약 80%가 겪는다. 괜스레 눈물이 나며 불안하고 초조하다면 경증의 단기 증상이다. 출산에 따른 감정적 변화를 겪고 나서 나타나는 나름 자연스러운 현상이다. 하지만 증상이 심해지면서 장기로 갈 수도 있다.

임신 중에 오메가-3 제제를 적극적으로 복용하면 산후 우울증에 걸릴 위험을 낮출 수 있다. 산후 초기에 우울증과 싸우려면 감정적 힘이 필요한데, 오메가-3가 결핍되면 이러한 신경보호 작용력이 고갈된다. 태아의 두뇌 발달을 방해하는 것은 물론이고 말이다.

출산 후에 영양제를 챙겨 먹는 것은 더 중요하다. 모유 수유는 산후 우울증을 예방하는 역할도 하지만, 모유를 통해 체내 오메가-3가 빠져나가므로 증상이 나빠질 수도 있다.

[영양소에 관한 깜짝 놀랄 진실]

- ✓ 임신부가 더 필요로 하는 추가 칼로리는 하루 300kcal에 불과하다.
- ✓ 시금치에 있는 철분은 대부분 체내에서 흡수되지 않는다.
- ✓ 무지방 식품을 먹어도 살은 찐다.
- ✓ 미국 여성 80%는 칼슘 부족이다.

[질문과 답변]

평소에는 먹어도 괜찮은 허브 중에 임신과 모유 수유 기간에만 피해야 할 것이 있을까요?

많습니다. 히드라스티스(골든실)도 그중 하나입니다. 히드라스티스에 든 베르베린이라는 알카로이드 성분은 모르핀과 흡사합니다. 카페인이 함유된 허브도 피해야 하고요. 과라나, 콜라너트 등입니다.

갈매나무, 대황, 차풀 등 변비약으로 쓰이는 약초도 임신 초기 몇 달간은 드시지 마세요. 유산의 원인이 될 수 있답니다. 자연 약재이든 허브 보조제 형태이든 마찬가지입니다. 강력한 진정 효과를 내는 골무꽃과 쥐오줌풀도 멀리합니다. 고추와 양고추냉이처럼 맛이 강한 양념도 피하시고요. 구토제로 쓰이는 로벨리아는 임신 초기와 임신 마지막 3개월 동안 위험할 수 있습니다.

마늘과 양파가 다방면으로 훌륭한 식품이긴 하지만, 임신부와 수유모는 이것도 피하는 편이 현명합니다. 특히 임신 후반에는 말이지요. 갓난아기가 마늘과 양파의 성분이 섞인 모유를 먹고 복통을 앓을 수 있습니다. 허브 보조제도 의료 전문가와 상담하고 먹는 편이 안전합니다.

임신 중입니다. 산부인과 선생님은 "비타민을 복용하세요."하고 말할 뿐, 산모와 태아에게 위험한 약물에 관해서는 따로 말씀해주시지 않네요. 조언을 부탁합니다.

의사의 별도 지시가 없는 한, 모든 약물이 임신부에게 위험하다고 상정하는 편이 안전합니다. 처방전이 필요한 전문의약품이건 약국에서 그냥 살 수 있는 감기약이건 간에 약물은 모두 태반을 통과하여 태아에게 영향을 미칩니다. 특히 임신 마지막 3개월과 수유 기간 동안은 아스피린을 함유한 어떤 제제도 절대 먹어서는 안 됩니다. 태아의 성장에 제일 중요한 시기는 임신 초기의 몇 주 동안입니다. 임신 가능성이 조금이라도 있다고 판단되면, 어떠한 약물이든지 복용하기 전에 꼭 의사와 상담하세요.

아이를 가지려고 지난 1년 동안 노력해온 부부입니다. 임신이 안 되는 까닭을 몰랐는데, 최근에서야 남편의 정자 수가 부족하다는 사실을 알게 되었어요. 일단은 병원 치료보다 자연요법을 시도해보고 싶어요. 영양제 추천 부탁드려요.

자연요법도 당연히 시도해볼 만하죠. 활성산소는 남성의 생식능력을 갉아먹는 원인이 됩니다. 산화작용으로 인한 손상(소제목89 참고)이라고 이해하시면 됩니다. L-카르틴은 세포에 에너지를 공급하는 항산화 성분인데, 팔팔한 정자를 만드는 데 중요한 역할을 합니다. 남편분이 매일 L-카르틴 500mg 2캡슐을 포도씨 추출물 50mg

과 함께 드시면 좋을 것 같아요. 포도씨 추출물도 강력한 항산화제입니다. 피하실 것은 사이클라메이트('제로-칼로리' 음료와 저칼로리 식품에 든 다이어트 감미료)가 들어간 제품과 멜라토닌이 들어간 휴식성 음료(긴장을 풀어주는 음료)입니다. 남편분의 생식능력이 줄어듭니다.

Chapter 13

증상에 따른 영양제

254 증상별 알맞은 영양소 섭취

우리 몸이 요구하는 비타민은 그 종류와 양이 항상 같지는 않다. 상황에 따라 적합한 음식물과 영양소가 있다. 이제부터 다양한 증상에 따라 섭취해야 하는 영양소에 관해 알아본다. 대부분은 일시적 증상이다. 특정 비타민과 미네랄이 풍부한 식품에 관해서는 소제목25~67을 참고한다. 다시 말하지만, 이 책은 처방 목적으로 쓰지 않았다.

255 여드름

여드름은 예로부터 10대들의 커다란 고민거리였던 만큼 이를 치료하는 방법도 다양하게 개발되었다. 심지어는 엑스선을 쬐거나 테트라사이클린이라는 항생제를 복용하기도 한다. 그러나 이러한 방법이 몸에 좋을 리 없으며, 그 결과도 장담할 수 없다. 다음 영양소를 섭취하면 여드름 치료에 큰 도움이 되며, 결과에도 만족할 것이다.

▲민델 기본영양제(소제목220 참고) ▲비타민E(건조형태)를 매일 400IU 복용 ▲베타카로틴을 매일 10,000IU 복용 ▲아연(킬레이트화된 제품) 15~50mg을 매일 식사와 함께 1회 복용 ▲아시도필루스(유산균)를 1~2큰술씩, 혹은 3~6캡슐씩 하루 2회 복용 ▲시스테인 1g을 (비타민C 1,000mg과 함께) 식전 30분에 하루 3회 복용 ▲식이유황 1,000mg을 매일 1회 ▲식이유황 로션을 하루 3회 환부에 바른다. ▲가공식품은 일절 먹지 않는다. 가공식품에는 보통 요오드 소금이 많이 들어가기 때문이다.

—— 여드름 치료제를 복용하고 있다면 의사의 지시가 없는 한 비타민A를 추가로 먹지 말라.

256 무좀

무좀과 같은 진균(곰팡이) 감염에는 분말 또는 결정 형태의 비타민C를 환부에 직접 문지르면 효과가 있다. 발을 항상 건조하게 유지하고, 신발을 벗고 지내는 시간을 늘린다. 티트리 오일을 환부에 발라도 효과가 있다.

257 입냄새

양치질을 자주 하고 치실을 사용해 이빨 사이에 낀 이물질을 제거하며, 다음 영양제를 복용한다.

▲민델 기본영양제(소제목220 참고) ▲엽록소 정제나 캡슐을 하루 1~3알 복용 ▲아시도필루스(유산균)를 1~2큰술 혹은 3캡슐씩 하루 3회 ▲복합 소화효소를 식사와 함께 하루에 1~3캡슐 ▲아연을 매일 50mg 복용

258 탈모

효과를 장담할 수는 없으나, 많은 사람이 다음 영양소를 복용하고 머리카락이 빠지는 정도가 확실히 덜해졌다고 얘기한다.

▲비타민B 복합체 50mg을 하루 2회 ▲콜린과 이노시톨을 1,000mg씩 매일 ▲호호바 기름으로 매일 두피를 마사지할 것 ▲칼슘 500mg과 마그네슘 250mg을 매일 복용 ▲시스테인을 매일 1,000mg 복용 ▲비타민C 500mg을 오전, 오후에 ▲톱야자(소팔메토) 추출물(표준규격) 160mg을 하루 2회

259 벌에 쏘인 데

벌에 쏘이지 않으려면 물론 벌이 몸에 달라붙지 않게 하는 게 가장 좋다. 비타민B_1(티아민)은 벌레 퇴치 효능이 탁월하다. 매일 3회 100mg씩 복용하면 피부에서 벌레들이 싫어하는 냄새가 난다. 하지만 이미 쏘이고 난 뒤라면 비타민C를 하루 1,000mg씩 먹는다. 알레르기 반응을 완화하는 데 도움이 된다. 식이유황 1,000mg도 일주일 간 하루 세 번 먹는다.

260 잇몸에서 피가 날 때

잇몸에 염증이 생겨 피가 나는 병을 치은염이라고 한다. 치석이 잇몸을 따라 쌓이는 것이 가장 큰 원인이다. 다음 영양소를 섭취하면 효과를 발휘한다.

▲비타민C 복합제제(바이오플라보노이드, 루틴, 헤스페리딘을 함유한 제품) 1,000mg을 하루 3회 ▲아연 15mg을 하루 1~2회 ▲비타민E를 매일 400~500IU ▲코엔자임Q10 200mg을 하루 1~3회 ▲케르세틴 400mg을 하루 1~3회 식전에 복용 ▲티트리 오일 성분이 함유된 치약으로 이를 닦는다.

261 골절

뼈가 부러지는 사고를 당하면 완치되어 깁스를 풀 때까지 시간이 오래 걸릴뿐더러 생활이 여러 가지로 불편해지고, 특유의 불쾌감도 참고 견디어야 한다. 칼슘과 비타민D를 추가로 섭취하면 통증을 완화하고 치유가 빠르다. 칼슘 1,000mg과 마그네슘 500mg을 비타민D와 함께 하루 2~3회 복용한다. 비타민K 80mcg도 하루 한 번 먹는다.

262 타박상

피부에 검고 푸른 멍이 드는 이유는 충격을 받았을 때 피부 아래의 미세한 혈관들이 파열되어 출혈하기 때문이다. 모세혈관을 강화하려면 비타민C 복합제제 1,000mg을 하루 3회 복용한다. 바이오플라보노이드,

루틴, 헤스페리딘 등이 함께 든 제품을 구입한다. 타박상의 치료를 위해서는 코엔자임Q10 60mg을 하루 1~3회, 비타민A를 매일 5,000~10,000IU, 비타민E를 매일 400~500IU 복용한다. 허브를 사용하는 치료법도 있다. 알로에베라 젤, 금잔화 연고, 컴프리, 하마메리스 등을 라벨에 적힌 용법에 따라 환부에 적절히 바르면 치유가 빠르다.

263 화상

화상을 입으면 가장 먼저 할 일은 환부를 즉시 찬물에 담그는 것이다. 그런 다음, 매일 아연 50mg을 섭취하면 치료가 빨라진다. 비타민C 1,000mg을 바이오플라보노이드와 함께 아침과 저녁에 먹으면 감염을 막아준다. 흉터를 남기지 않으려면 비타민E 1,000IU를 복용하고, 환부에도 적정량을 바른다. 식이유황 로션을 하루 세 번 환부에 바르고, 식이유황 정제 1,000mg을 하루 세 번 먹는다.

264 화학요법 치료

다양한 항산화 성분을 함유한 영양제를 복용하면 항암 화학치료 효과를 높일 수 있을 뿐만 아니라, 동시에 건강한 조직을 보호하고 면역력을 강화할 수 있다. 생강은 메스꺼움과 구토 같은 화학치료 역반응을 완화한다. 칸나비디올(CBD) 50mg을 함께 복용하면 좋다.

—— 화학치료를 받는 중에는 꼭 먼저 담당 의사와 상담하고 영양제를 복용한다.

265 수족냉증

양말을 신고 침대에 눕고 싶지 않다면 아이오딘이 포함된 종합미네랄 영양제를 하루 두 번 복용한다. 다시마도 자주 식탁에 올린다. 수족냉증은 갑상선이 티록신을 충분히 만들어내지 못할 때 주로 나타난다. 니아신과 비타민E 역시 혈액순환에 도움이 된다. 은행잎 추출물 60mg을 하루 1~3회, 아르지닌 1,500mg을 하루 2회 복용한다.

266 헤르페스(구순포진, 단순포진)

입가에 작은 종기들이 나면 무척 거슬린다. 이를 해결해줄 영양소는 다음과 같다.

▲아시도필루스(유산균)를 3캡슐씩 하루 3회 ▲비타민E 오일 28,000IU를 환부에 직접 바른다. ▲리신 3g(3,000mg)을 하루에 여러 번 나눠 물이나 주스에 타서 공복에 마신다. 단, 우유나 두유 등 단백질이 든 음료에 타면 안 된다.

예방 목적이라면 ▲리신 500mg을 매일 물이나 주스에 타서 마신다. 역시 우유, 두유 등 단백질이 든 음료에 타면 안 된다. ▲비타민C 1,000mg을 오전, 오후에

267 변비

꼭 만성 변비 환자가 아니더라도 누구나 가끔은 변비로 고생한다. 섬유소를 충분히 섭취하지 못한 것이 원인일 때가 많으나, 코데인과 같은 특

정 약물 때문일 수도 있다. 약효가 센 변비약은 몸에서 영양소를 빼앗는다. 약을 끊으면 반동성 변비가 생기기 쉽고, 또 약에 의존하게 된다. 그래서 자연적인 치료법이 1순위로 고려된다.

▲정제로 만든 식이섬유 2g을 하루 두 번 복용한다. 혹은 차전자 섬유소 1작은술을 주스나 무지방 우유에 타서 마신다. 물론 차전자 알레르기가 없는 사람에 한한다. ▲아시도필루스(유산균)를 1큰술씩 하루 세 번 ▲식물성 성분 하제와 무설탕 배변제를 필요에 따라 단기간 먹는다. ▲매일 물을 8~10잔 마시면서 약간이라도 운동한다.

268 베인 상처

바이오플라보노이드가 든 비타민C 복합제제 1,000mg을 아연 50mg, 비타민E 400IU와 함께 하루 두 번 먹는다.

269 건조한 피부

비타민E 오일을 건조한 피부에 직접 바르면 보습 효과가 뛰어나다. 비타민A, 비타민D 기름도 마찬가지 역할을 한다. 매일 비타민E(건조형태) 200~400IU와 비타민A 10,000IU를 먹는데, 일주일에 닷새간 먹고 이틀을 쉰다. 민델 기본영양제(소제목220 참고)도 잊지 말고 먹어준다. 오메가-3 지방산(소제목86 참고)을 하루 3회 1~3캡슐씩 복용하면 많은 도움이 된다.

오메가-3 지방산은 생선 기름에 다른 어떤 식품보다도 많이 들어 있다. 주로 캡슐에 담겨 판매된다. 생선 기름을 먹는 것이 내키지 않으면 역시 오메가-3 지방산이 풍부한 아마씨유, 호박씨 기름, 카놀라(유채)유, 콩기름 등을 먹는다. 호도, 적색과 흰색 강낭콩, 대두 등의 콩류도 좋은 오메가-3 지방산 식품이다.

270 숙취

숙취를 막으려거든 비타민B 복합체 100mg을 음주 전과 음주 중간, 잠자리에 들기 전에 1알씩 복용한다. 알코올은 B군 비타민을 파괴한다. 시스테인 500mg을 비타민C 1,500mg과 함께 먹어도 도움이 된다(소제목246 참고).

271 꽃가루 알레르기

스트레스가 건초열(꽃가루 알레르기) 증상을 악화할 수 있다. 해마다 꽃가루 알레르기로 고생하는 사람은 비타민B 복합체를 1알씩 하루 2회, 판토텐산 1,000mg을 하루 3회, 그리고 같은 양의 비타민C를 먹으면 큰 도움이 된다. 이 영양소들은 항히스타민 효과가 있는 성분으로, 알레르기성 질환을 치유한다.

허브 치료를 시도해보는 것도 좋은 생각이다. 허브제는 표준규격 제품을 구입한다. 쐐기풀, 중국 골무꽃, 작은쑥국화 잎, 양고추냉이, 요르바산타 등을 식이유황 1,000mg과 함께 하루 두 번 복용한다.

272 두통과 편두통

다음의 비타민과 미네랄을 복용하면 두통에 놀랄 만큼 효과가 좋다.

▲니아신 100mg을 하루 3회 ▲비타민B 복합체(시간 지연 제제로) 100mg을 하루 2회 ▲칸나비디올(CBD) 25mg을 하루 2회 ▲칼슘과 마그네슘을 2:1의 비율로 먹으면 안정 효과가 탁월하다.

편두통은 스테로이드 때문에 생기는 두통이다. 한 번이라도 앓아보면 얼마나 괴로운지 뼈저리게 느낀다. 새로운 연구 결과를 보면 비타민B 계열이 편두통의 강도와 빈도를 낮춘다.

▲엽산을 하루에 800mcg ▲비타민B_6를 하루에 50mg ▲비타민B_{12}를 하루에 400mcg ▲비타민B_2를 하루에 200mg ▲작은쑥국화를 하루에 500mg(소제목175 참고)

—— 위 용량을 오전과 오후에 반씩 나누어 먹어도 된다.

273 타는 듯한 위 통증

약국에서 처방전 없이 살 수 있는 현탁액 제산제에는 대개 알루미늄이 들어 있다. 알루미늄은 칼슘과 인의 대사를 방해한다. 식이유황 1,000mg을 하루 세 번(혹은 칼슘[250mg]과 마그네슘[125mg] 정제 두 알을 하루 세 번) 먹으면 제산 작용에 도움을 준다. 더불어 복합 소화효소를 하루 1~3회 먹고, 파파야나 파파야 주스를 자주 먹고 마신다. 식전과 식후에 물을 마시되, 식사 중에는 마시지 않는다. 밥을 천천히 먹는 습관을 들인다.

274 치질

50세 이상 성인의 약 절반이 치질로 고통받고 있다고 한다. 부적절한 식생활과 운동 부족 등이 원인이다. 화장실에서 잘 나오지 않는 변을 보려고 무리하다가 치질이 생기기도 한다. 커피, 초콜릿, 콜라, 코코아 등은 항문 가려움증을 유발하는데, 이는 치질 환자에게 부수적 고통을 안겨준다.

치질에는 가공하지 않은 밀기울을 1큰술씩 하루 세 번, 혹은 식이섬유 2g을 하루 두 번 먹는다. 아시도필루스(유산균)를 3캡슐씩 하루 세 번 복용한다. 액상 유산균은 1~2큰술씩 하루 1~3회 섭취한다. 점막을 빨리 아물게 하려면 비타민C 복합제제 1,000mg을 하루 두 번 먹는다. 고밀도 비타민E 오일(30ml당 28,000IU)을 면봉을 사용해 환부에 직접 발라준다.

275 발기부전

발기가 제대로 되지 않아 고민하는 남성이 많다. 비아그라를 먹기에 앞서 자연적인 치료법부터 시도해보라. 은행잎 추출물 60mg을 하루 세 번, 그리고 톱야자(소팔메토)에 아연과 호박씨 기름 등이 함께 들어간 제제를 하루 2~4알 먹는다. 아르지닌 1,500mg을 시간지연 제제로 하루 두 번 복용한다. 50세 이상이라면 DHEA 보조제를 남성은 50mg, 여성은 25mg씩 매일 먹는다. 하지만 40세 이하라면 혈중 호르몬 수치가 낮지 않은 이상 DHEA를 복용해선 절대 안 된다.

276 불면증

잠을 잘 수 없다면 다음 영양제와 식품을 먹어본다.

▲킬레이트화된 칼슘(250mg)과 마그네슘(125mg) 정제를 하루 세 번 복용. 취침 30분 전에 3정을 추가 복용 ▲비타민B_6 100mg과 니아신아미드 100mg은 함께 작용해서 세로토닌이라는 두뇌 화학 물질을 만들어낸다. 이는 편안한 렘(REM)수면을 취하는 데 핵심 작용을 한다. ▲칠면조는 트립토판이 풍부한 식품이다. 칠면조 고기를 올린 오픈 샌드위치에 카밀러, 쥐오줌풀, 골무꽃 등의 허브차를 곁들어 먹으면 잠이 쉽게 온다. ▲그래도 효과가 없다면 멜라토닌 5mg을 취침 30분 전에 먹는다.

277 가려움증

비타민C 1,000mg과 식이유황 1,000mg을 매일 아침과 저녁에 식사와 함께 먹으면 항히스타민 작용을 한다. 또한 판토텐산 정제(1,000mg 함량) 1~3알을 매일 먹는다. 환부에 고밀도 비타민E 크림을 하루 3회 바른다.

278 시차 피로

비행기를 타고 장거리 여행을 하면 시차 때문에 몸의 바이오리듬이 엉망이 된다. 집에서라면 침대에 들 시간에 이곳에선 점심을 먹어야 하는 것이다. 비즈니스 출장이라면 문제가 더욱 크다. 멍한 정신에 협상을 해서 무슨 좋은 결과를 기대하겠는가? 다음 영양제를 복용하면 시차 문제를 극복하는 데 큰 도움이 된다.

▲비타민B 복합체 50mg을 오전, 오후에(기내에서부터 먹는다) ▲민델 기본영양제(소제목220 참고) ▲필요에 따라 멜라토닌 1mg을 먹는다. ▲피로가 몰려오거나 지치는 느낌이 들면 비타민C를 추가로 섭취한다.

—— 고도가 높아지면 뱃속의 가스가 부풀어 오른다. 따라서 쾌적한 기분으로 목적지에 도착하고 싶다면 탑승 직전이나 비행 중간에 소화 과정에서 가스를 발생시키는 식품(콩 등)은 피한다. 또한 알코올은 시차 극복에 특효인 B군 비타민을 파괴한다. 기내는 기압이 높으므로 탈수가 빨리 진행된다. 비행 중에는 매시간 물을 마신다.

279 다리 통증

다리에 통증이 있으면 먼저 칼슘 섭취량을 늘린다. 킬레이트화된 칼슘과 마그네슘 정제를 아침과 저녁에 식사와 함께 복용한다. 비타민E 역시 근육통과 근육경직에 꽤 효험이 있다. 비타민E 400~1,000IU를 하루 1~3회 먹는다. 은행잎 추출물 60mg을 매일 1~3회 복용하면 다리로 혈액순환이 원활해진다. 마로니에(서양칠엽수) 열매 허브제 50mg을 하루 두 번 먹는다.

280 폐경 증상

폐경 증상을 치료하기 위해 지금까지 주로 사용해온 방법은 에스트로젠 호르몬대체요법(HRT)이었다. 그러나 이 요법이 유방암, 난소암, 뇌졸중, 천식, 심장질환, 혈관 내 혈액 응집, 치매, 성욕 감퇴 등을 유발한다는 사실이 알려지면서 의료계는 다른 대안을 계속해서 찾았다. 토코페롤이 함유된 비타민E 200~400IU를 셀레늄과 함께 매일 1~3회 먹으면 열감을 완화할 수 있다.

현재 폐경이 진행되고 있다면 민델 기본영양제(소제목220 참고)와 비타민B 복합체 50mg을 하루 두 번 먹으면 많은 도움이 된다. 킬레이트화된 칼슘(250mg)과 마그네슘(125mg)을 콩 이소플라보노이드 복합제제(다이드제인, 제니스테인, 비타민D, 붕소 등이 포함된 제품)와 더불어 하루 두 번 먹는다. 성요한풀 복합제제와 총상승마 추출물도 하루 1~2회 복용하면 마음이 안정되고 기분이 나아진다. 긴장된 근육도 풀린다.

이 밖에도 식물성 에스트로젠 성분을 포함한 많은 허브가 폐경기 여성의 체내 에스트로젠 수치를 높여준다. 이러한 허브로 열감, 피로, 질건조, 우울증 등을 한결 나아지게 할 수 있다(호르몬 대체요법을 대신할 만한 폐경 증상 자연요법에 관해서는 소제목407 참고).

281 월경

모든 여성은 한 달에 한 번 마법에 걸린다. 다양한 증상의 생리통도 함께 온다. 영양제만 적절히 복용해도 이로 인한 육체적 통증과 정서적 불안을 많이 누그러뜨릴 수 있다.

▲민델 기본영양제(소제목220 참고) ▲비타민B_6 50mg을 하루 3회(효과적인 자연 이뇨제 역할도 함) ▲비타민B 복합체 50mg을 오전, 오후에 ▲달맞이꽃 종자 기름 500mg을 하루 3회

282 멀미

자동차나 배를 타기 전에 적절한 영양소를 섭취하면 멀미를 효과적으로 예방할 수 있다. 비타민B_1과 B_6가 그 주인공. 사실 멀미약에는 비타민B_6가 십중팔구 들어 있다. 비타민B 복합체 50mg을 떠나기 전날 밤과 당일 아침에 먹는다. 생강 추출물 캡슐을 하루 3회 먹어도 효과 좋다.

283 근육통

무리한 운동을 하고 나서 온몸이 쑤십니까? 아니면 왜인지 근육이 뭉쳤습니까? 비타민E 400~800IU를 하루 1~3회 복용하면 근육을 풀어주는 데 큰 도움이 된다. 킬레이트화된 칼슘과 마그네슘을 2:1의 비율로 아침과 밤에 먹어도 효과적이다.

284 피임약 복용

피임약을 먹으면 혈관 내 혈액 응고, 뇌졸중, 심장발작 등의 위험이 커진다. 그뿐만 아니라 아연, 엽산, 비타민C, B_6, B_{12} 결핍이 오기도 쉬운데, 이는 불안증과 우울증의 원인이 된다.

▲민델 기본영양제(소제목220 참고) ▲킬레이트화된 아연을 매일 15mg 복용 ▲엽산 800mcg을 매일 ▲비타민B_6 50~100mg을 매일

285 옻 오른 데

식이유황 로션, 비타민E 오일, 알로에베라 젤을 환부에 매일 3회 바른다. 비타민C 1,000mg을 오전과 오후에 먹으면 가려움증이 덜해진다.

286 용종

쉽게 말해 작은 혹이 자라는 증상이다. 꼭 의사의 진료를 받아야 하고, 의사의 판단에 따라 시술이나 수술로 제거한다. 그런데 영양제를 복용해도 도움이 된단다. 비타민C 3,000mg을 매일 먹게 했더니 치료에 상당한 진전이 있었다는 사례가 학계에 보고되었다.

287 수술 후 몸조리

어떤 수술이든 수술을 받고 나면 몸은 빠른 회복을 위해 더욱 많은 영양소를 필요로 한다.

▲민델 기본영양제(소제목220 참고)를 하루 3회 식사와 함께 ▲비타민C 복합제제(바이오플라보노이드, 헤스페리딘, 루틴이 같이 든) 1,000mg을 오전, 오후에 이렇게 수술 전 2주, 수술 후 2~4주간 복용한다. 만약에 그 수술이 성형수술이었다면 다음을 추가한다.

▲아르니카 설하정을 식전의 공복에 4알씩 하루에 3~4회(멍을 없애줌) ▲브로멜라인 500mg 1~2정을 매일(부기를 가라앉힘)

—— 수술 전후 2주 동안은 비타민E를 다량 복용하지 말 것.

288 땀띠

가려움증과 마찬가지로 땀띠도 비타민C를 복용하면 효과가 있다. 비타민C는 항히스타민 특성이 있는 성분이기 때문이다(소제목277 참고).

289 전립선염

세균 감염으로 이어지기 쉬운 만성 전립선염에는 아연이 특효 성분이다. 전립선에는 체내의 다른 장기에 비해서 무려 10배나 많은 아연이 있다. 아연과 더불어 피지움과 톱야자(소팔메토)를 복용하면 많은 경우에 증상은 완전히 사라진다.

▲민델 기본영양제(소제목220 참고) ▲톱야자, 피지움, 셀레늄, 쐐기풀, 베타시토스테롤, 아연, 리코펜 등을 복합적으로 함유한 정제를 하루 두 번 먹는다.

—— BPH(양성 전립선비대증) 예방을 위한 식품과 영양제에 관해서는 소제목325를 참고한다.

290 마른버짐

별것 아닌, 왠지 우습게 생각되는 피부질환이지만 이로 인해 고통받는 사람은 의외로 많다. 어떤 특별한 치료법이 있는 것도 아닌 상황이다. 그러나 다음 영양제를 복용하면 큰 도움이 될 것이다.

▲민델 기본영양제(소제목220 참고) ▲베타카로틴 10,000IU를 매일 ▲비타민B 복합체 50mg을 오전, 오후에 ▲비타민C(로즈힙 추출) 500mg을 오전, 오후에 ▲비타민E(건조형태) 200~400IU를 하루 2회 ▲달맞

이꽃 종자 기름, 보리지 기름, 혹은 아마씨 기름 캡슐 500mg 하루 3회 ▲셀레늄 100~200mcg을 매일

291 금연

손쉬운 금연법은 없다. 스스로 의지가 강하다고 생각하는 사람도 금단 현상 앞에선 무릎 꿇기 일쑤. 금연 후 몰려오는 초조함과 불안감을 극복하려면 ▲칸나비디올(CBD) 50mg ▲킬레이트화된 칼슘(250mg)과 마그네슘(125mg) ▲비타민B 복합체 50mg을 오전과 오후에 음식과 함께 먹는다. 그리고 식간 공복에 ▲시스테인 1,000mg를 먹고, 저녁식사 때는 ▲칼슘과 마그네슘을 한 번 더 먹고 ▲비타민B 복합체 50mg을 먹는다. ▲민델 기본영양제(소제목220 참고)도 잊지 말 것.

—— 금연을 위해 니코틴 껌을 씹는 사람들이 있다. 이것을 씹기 전에 커피, 콜라, 산성 음료 등을 마시지 않아야 한다. 이러한 음료는 니코틴 흡수를 많이 방해한다.

292 스트레스

스트레스는 정신적일 수도 육체적일 수도 있다. 원인도 제각각. 부상, 질병, 과로, 음주, 흡연, 출산, 지나친 운동, 금전적 걱정, 인간관계 불화 등은 물론, 심지어는 좋은 일이 너무 많이 일어나는 게 걱정일 때도 있으니까. 우리는 다 스트레스를 가능한 한 받지 않으려 애쓴다. 하지만 스트레스에 적절히 대처하려면 어떤 영양소가 필요한지 잘 아는 사람은 드물다. 스트레스를 그저 삭이기보다는 다음을 먹어본다.

▲민델 기본영양제(소제목220 참고) ▲칼슘을 매일 500~1,000mg 섭

취(50세 이상 여성은 1,500~2,000mg) ▲40세 이상 여성은 DHEA를 매일 25mg, 40세 이상 남성은 50mg씩 섭취 ▲마그네슘 250~500mg 매일 ▲멜라토닌(시간지연 제제로) 1~3mg을 자기 전에 ▲비타민B 복합체 25~50mg을 매일 ▲카밀러를 라벨에 표시된 용법대로 섭취 ▲칸나비디올(CBD) 50mg 매일

293 햇볕에 탄 데

여름이 되면 일광욕이나 야외활동이 잦아져 햇빛에 피부를 직접 노출하는 일이 많아진다. 잠깐 동안만 태우더라도 꼭 품질 좋은 자외선 차단 크림을 발라줘야 한다. 그런데 '햇볕에 탔다'라는 말은 절대로 비유적인 표현이 아니다. 태양광선은 말 그대로 피부를 태운다. 그리고 화상을 입은 피부는 세균에 감염되기 쉽다. 이를 예방하기에 너무 늦었다면 다음 연고나 크림을 바르거나 영양소를 챙겨 섭취한다.

▲알로에베라 젤을 매일 3~4회 환부에 바른다. ▲식이유황 로션이나 비타민E 크림(20,000IU)을 매일 3~4회 환부에 바른다. ▲민델 기본 영양제(소제목220 참고) ▲비타민C 500mg을 매일 오전과 오후에 완치될 때까지 추가 섭취

294 이갈이

이를 갈면서도 스스로 그 사실을 모르는 사람이 많다. 주로 자는 동안 일어나는 일이기 때문이다. 어른보다는 아이들이 이를 많이 간다. 이갈

이를 고치고 싶다면 다음을 복용해본다.

▲민델 기본영양제(소제목220 참고) ▲비타민B 복합체 50mg을 오전, 오후에 ▲성요한풀 복합제제(이중작용 제품)를 하루 1~2회 ▲킬레이트화된 칼슘(250mg)과 마그네슘(125mg)을 자기 전에

295 하지정맥류

나이가 든 데다 운동도 부족하고, 거기다 만성 변비까지 있다면 십중팔구 하지정맥류가 찾아올 것이다. 식생활에 주의를 기울이고 운동을 규칙적으로 하면 상당 부분 예방할 수 있다. 다음을 먹으면 혈액순환이 원활해진다. ▲민델 기본영양제(소제목220 참고) ▲비타민C 복합제제(루스쿠스 추출액이 함께 든 제품이면 더 좋다, 소제목157 참고) 500mg 하루 2회 ▲비타민E 400~800IU를 매일 ▲마로니에(서양칠엽수) 열매 추출물 하루 두 번 ▲은행잎 추출물 60mg 하루 2~3회

하마메리스 연고 하루 세 번 이상 발라보는 것도 방법이다. 효과는 2~3주 정도 지나야 나타난다.

296 정관수술

피임을 위해 정관절제술을 받은 남성은 세균에 쉽게 감염된다. 민델 기본영양제(소제목220 참고)와 함께 비타민C 복합제제 1,000mg을 매일 먹는다. 아연 15~50mg을 매일 추가로 더 먹어도 좋다.

297 사마귀

아이들이 믿는 것처럼 사마귀(곤충)를 만졌다고 피부에 사마귀가 생기지는 않는다. 비타민E 오일(2만 8,000IU)을 하루 1~2번 발라주면 빨리 사라지게 하는 데 도움이 된다. 그리고 건조 형태의 비타민E 400IU를 하루 세 번 먹는다. 비타민C 복합제제를 매일 1,000~2,000mg 먹으면 면역력이 강해져서 사마귀가 생기는 것을 예방할 수 있다.

[영양소에 관한 깜짝 놀랄 진실]

- ✓ 커피를 마시고 니코틴 껌(금연 보조제)을 씹으면 니코틴 흡수가 잘 안 된다.
- ✓ 정관절제술을 받으면 세균에 쉽게 감염된다.
- ✓ 비타민을 먹으면 비행기 멀미와 배 멀미가 준다.

[질문과 답변]

위 통증에 소화효소가 도움이 된다고 하더군요. 소화효소는 무엇이며, 어떠한 역할을 하나요?

소화효소란 우리가 섭취한 음식물이 소화기관에서 잘 분해되어 흡수되도록 돕는 효소입니다. 캡슐과 정제로 구입할 수 있습니다. ▲브로멜라인은 파인애플에서 추출한 소화효소입니다. ▲셀룰로스는 식물의 섬유질을 분해해서 채소류 소화를 돕습니다. ▲위에서 작용하는 염산은 질긴 고기와 채소를 녹입니다. 베타인 염산의 형태가 가장 좋습 니다. ▲리파아제는 지방 소화를 돕습니다. ▲말라아제는 자신의 무게의 수천 배에 달하는 녹말을 분해합니다. ▲단백질 분해 효소인 파파인은 열대과일 파파야에서 추출합니다. ▲프로테아제는 파파인이 농축된 단백질 소화효소입니다.

부모님 두 분이 모두 60대에 백내장을 앓으셨어요. 저도 걸릴까 걱정입니다. 40대인 제가 어떤 것을 먹으면 백내장 예방에 도움이 될까요?

노인성 백내장은 수정체의 산화로 생깁니다. 현재로서는 항산화 성분이 가장 도움이 되겠네요. 글루타티온은 시스테인, 글루탐산, 글리신 이렇게 3개의 아미노산이 합성되어 만들어집니다. 노화를 촉진하는 활성산소의 활동을 억제하지요. 수정체 산화를 막는 일에도 크게 작용합니다. 50mg짜리 글루타티온 캡슐을 하루 두 번 드세요. 고용량 비타민과 미네랄 복합제제와 125mcg짜리 활성산소제거효소 캡슐 1알도 함께 복용하세요.

폐경기 여성에게 콩 이소플라보노이드 복합제제를 권하는 특별한 이유가 있습니까?

그럼요. 에스트로젠 호르몬대체요법은 폐경기 증상을 완화하기 위한 목적으로 1950년대부터 시술되어왔지만, 최근의 연구 결과 자궁암 발병률을 무려 35%나 증가시키는 것으로 밝혀졌습니다. 콩 이소플라보노이드, 특히 제니스테인과 다이드제인은 에스트로젠과 구조가 비슷하여 열감, 질 내 건조, 심리적 불안 같은 폐경기 증상을 줄여줄뿐더러 항암효과도 있답니다. 콩 이소플라보노이드와 함께 칼슘, 마그네슘, 비타민D, 붕소 등을 섭취하면 골다공증(소제목323 참고)도 예방할 수 있습니다.

담당 의사로부터 "담석증에 걸릴 위험이 큽니다."라는 말을 들었습니다. 담석증의 위험을 낮출 수 있는 자연적인 방법이 없을까요?

담석은 주로 콜레스테롤이 결정화되면서 덩어리로 엉켜 만들어집니다. 레시틴 과립 1큰술을 하루 1~3회, 타우린을 매일 500~1,500mg씩 드세요. 포화지방이 많은 식품은 피하고 현미와 통밀, 귀리 기울을 많이 드세요.

Chapter 14

질병 극복을 돕는 영양소

298 항생제 복용은 신중하게

감기나 독감, 인후염에 걸렸더라도 항생제를 꼭 복용해야 하는 건 아니다. 축농증, 기관지염, 요로감염증 같은 더 심각한 질병인 경우에도 그렇다. 항생제가 필요한 경우는 세균(박테리아)성 질병에 걸렸거나, 증상이 일주일 넘게 지속되고 고열(38°C 이상)이 나는 때이다.

바이러스 감염에는 항생제를 먹어도 효과가 없다. 증세와 투병 기간에 영향을 주지 않는다. 바이러스 감염인데 항생제를 먹는다면 체내의 약한 세균만 다 죽이는 꼴이다. 강한 세균만 살아남아서 항생제에 대한 내성을 키운다. 항생제가 진짜로 필요한 순간에 항생제 약발이 듣지 않는 위험한 상황에 부닥치게 될 수도 있다는 뜻이다.

□ 항상제 복용에 앞서 시도해 볼 만한 자연요법

인후염 따뜻한 물 반 컵에 (천연 항균·소염제인) 광귤 에센스오일 1방울을 떨어뜨리고 소금 1/4작은술을 녹여서 하루 두 번 가글한 후 뱉어낸다. 마시지는 말 것. 에키네시아(소제목168 참고), 히드라스티스(골든실), 감초가 함유된 차는 증상을 완화하고 빠른 회복을 돕는다.

축농증 물이나 주스, 차에 포도씨 추출액 20방울을 타서 매일 마신다. 베타카로틴 제제 역시 점막을 진정시키는 데 도움이 된다.

요로감염증 무가당 크랜베리 주스나 블루베리 주스 240mL를 매일 4잔씩 마신다. 우바우르시 허브도 효험이 있다. 캡슐 2개를 하루 두 번씩 먹는다.

기관지염 블랙엘더 차에 항바이러스 효과가 있다. 끓인 물 1컵에 엘더꽃 1작은술, 엘더베리 1/2작은술을 넣고 10분 동안 우려낸다. 우려낸 차에 꿀 1/2작은술을 넣어 매일 2~3컵씩 마신다.

이러한 시도를 해보고 24시간이 지났는데도 증상이 나아지지 않는다면(또는 열이 38°C 이상이면) 병원에 가서 항생제가 진짜 필요한지 세균배양 검사를 받는다.

□ 항생제 처방을 받았다면

- 녹차와 함께 먹으면 항생제 효능이 극대화된다.
- 제산제는 먹지 않는다. 항생제 효능을 90%까지 감소시킨다.
- 항생제 복용 2시간 전이나 후에 프로바이오틱(소제목113 참고)을 먹으면 설사와 질염을 예방할 수 있다.

299 아플수록 영양제를 먹어야 하는 이유

질병에 걸리면 우리 몸은 많은 스트레스를 받게 된다. 세포들은 파괴되며, 영양소는 빼앗기고, 부신은 지쳐서 제 기능을 할 수 없다. 스트레스를 막아주는 영양소인 비타민C, 비타민B_6, 엽산, 판토텐산 등이 심각하게 결핍된다. 아연과 비타민C는 평소보다 훨씬 많은 양이 필요해진다.

이들 영양소는 우리 몸이 다른 영양소를 효과적으로 사용하고 대사기능을 일정하게 유지하는 데 필요하다. 그런데 몸이 병에 걸려 정신과 육체에 스트레스가 가해지면 이러한 필수 영양소가 급속히 소진된다. 따라서 영양제를 복용해 그 섭취량을 늘려야 한다. 특별한 지시가 없는 한 모든 영양제는 음식과 함께 먹는다.

300 주의력결핍장애와 주의력결핍 과다행동장애

주의력결핍장애(ADD)는 주의가 산만하거나, 혹은 집중력을 유지할 수 있는 시간이 짧으면서 부적절한 행동을 충동적으로 벌이는 상태를 말한다. 주의력결핍 과다행동장애(ADHD)는 ADD에 더해 과잉행동을 보이는 증상이다. 보통 학교에 다닐 나이의 아이들에게서 많이 관찰되지만, 성인이 되어서까지 발병할 수 있다. 부모와 교사가 주의를 기울이지 않으면 그때까지 모르고 넘어가는 일이 많다.

ADD나 ADHD가 있는 학생은 항상 안절부절못하고, 말을 지나치게 많이 하며, 결과를 고려하지 않고 행동한다. 무엇보다 주의가 산만하다. 이를 다스리기 위해 메틸페니데이트와 암페타민 성분이 든 신경계통 약품이 지나칠 정도로 많이 처방되지만, 결코 바람직하지 못하다.

차라리 다음 영양소를 섭취하면 만족할 만한 효과를 볼 것이다.

▲민델 기본영양제(소제목220 참고)를 오전, 오후에 ▲칼슘 500~1,000mg과 마그네슘 250~500mg을 매일 ▲식이유황 1,000mg을 하루 1~3회 ▲바코파 추출물100mg을 매일 ▲후페르진A(석송에서 추출) 50mcg을 하루 1~3회 ▲은행잎 추출물 60mg을 하루 1~3회 ▲포도씨 추출물 100mg을 하루 2회 ▲녹차 추출물 100mg을 하루 2회 ▲포스파티딜세린(PS) 300~600mg을 매일 ▲성요한풀 복합제제 300mg을 하루 1~2회

—— 주의력결핍장애가 있는 아동에게 EPA, DHA, GLA 제제를 먹였더니 크게 나아졌다는 연구 결과가 최근 발표되었다. 하루에 EPA 300mg, DHA 150mg, 보리지 기름 150mg을 먹인다. 여기에는 GLA 80mg이 들었다. 어린이용 츄어블정과 시럽도 있다.

301 알레르기

사실상 모든 것에 대해 알레르기가 나타날 수 있다. 그 형태와 강도는 천차만별이다. 증상의 종류도 다 열거하지 못할 만큼 많다. 알레르기로 고생하는 사람은 현재 먹는 음식을 꼼꼼히 검토해봐야 한다. 조미료, 식품 색소, 첨가물, 방부제 등으로 인해 많은 알레르기가 유발되기 때문이다.

▲민델 기본영양제(소제목220 참고)를 오전, 오후에 ▲비타민B 복합체 50mg을 하루 2회 ▲판토텐산 500mg을 오전, 오후에 ▲식이유황 1,000mg과 더불어 비타민C 복합제제를 하루 1~3회 ▲쐐기풀, 골무꽃, 작은쑥국화 잎, 양고추냉이, 요르바산타 등의 허브 추출물을 하루 2회

302 관절염

이 지긋지긋한 만성질환은 많은 노인을 괴롭힌다. 관절염은 몸에 무척 큰 스트레스를 준다. 비타민과 미네랄 영양제 복용이 정말로 꼭 필요하다.

▲민델 기본영양제(소제목220 참고) ▲비타민C 500mg을 하루 1~2회 추가로 섭취(아스피린을 많이 먹으면 비타민C를 잃게 됨) ▲판토텐산 100mg을 매일 3회 ▲오메가-3 지방산(1캡슐씩) 하루 2~3회 ▲구리 2mg을 매일 ▲식이유황 100mg을 하루 2~3회 ▲커큐민 50mg을 하루 2회 ▲칸나비디올(CBD) 50mg 매일

대구, 연어, 넙치처럼 기름진 생선을 식탁에 자주 올린다. 소염 작용을 하는 오메가-3 지방산이 풍부한 식품이다. 반면에, 관절염을 악화하는 감자, 토마토, 가지 등은 주의해 섭취한다.

303 천식

천식은 기관지에 영향을 미치는 만성 알레르기 상태를 뜻한다. 기관지 근육이 경련을 일으키며 죄어들면서 기도를 쥐어짜 숨쉬기가 힘들어진다. 알레르기, 유전적 요인, 정신적 스트레스 등이 원인이다. 다음 영양소를 섭취하면 천식 증상을 크게 줄일 수 있다.

▲민델 기본영양제(소제목220 참고)를 오전, 오후에 ▲비타민C 500mg을 오전과 오후에 ▲달맞이꽃 종자 기름 500mg 캡슐을 두 알씩 하루 세 번 서너 달 동안 먹는다. 그러다가 먹는 양을 한 캡슐씩 하루 3회로 줄인다(스테로이드성 약물을 먹고 있다면 이것이 달맞이꽃 종자유의 작용을 심각

하게 방해한다는 사실을 알아둔다). ▲칸나비디올(CBD) 50mg 매일 ▲커큐민 50mg을 하루 2회 ▲오메가-3 1,000mg을 하루 2~3회 ▲식이유황 1,000mg을 하루 2~3회 ▲비타민B 복합체 50mg을 하루 2회 ▲은행잎 추출물 60mg을 하루 2~3회

304 고혈압

새로운 기준에 따르면 성인의 혈압은 수축기에 120, 이완기에 80보다 낮아야 정상이다. 수축기에 140, 이완기에 90 이상이면 고혈압이다.

□ 고혈압

무려 800만 명의 미국인이 고혈압 상태로 살고 있다. 고혈압은 심장 발작, 뇌졸중과 밀접하게 연관된다. 고혈압이 신장질환, 정신장애, 치매 등의 원인이 된다는 연구 결과도 있다. 혈압을 정상으로 유지하는 일의 중요성은 아무리 강조해도 지나치지 않다. 구태여 약을 먹지 않고도 정상 혈압을 유지할 수 있는 자연적인 방법은 많다.

- 천천히 말한다. 말을 빠르게 하다 보면 숨을 적절히 쉴 수 없어서 혈압이 높아진다.
- 몸무게가 많이 나가면 체중감량을 한다. 비만이라면 전문가 지도를 받아 적절한 방법으로 다이어트를 하면 혈압을 크게 낮출 수 있다.
- 나트륨(소금)을 적게 먹되 칼륨 섭취는 늘린다(음식의 숨겨진 염분에 관해선 소제목378 참고).
- 당분 섭취를 줄인다(소제목376 참고).

- 술은 완전히 끊거나 소량만 마신다. 하루에 여성은 1잔, 남성은 2잔을 넘기지 않는다.
- 카페인 섭취를 줄인다(소제목335 참고).
- 양파와 마늘을 많이 먹는다.
- 담배를 끊는다.
- 스트레스를 되도록 피하고 걱정하지 않으려고 노력한다. 일상의 귀에 거슬리는 소음, 심지어 커다란 TV 소리도 스트레스를 유발해 혈압을 높인다.
- 규칙적으로 운동(빠르게 걷기)하고 적절한 휴식을 취한다.
- 셀러리 줄기를 하루에 3~4개씩 먹는다. 셀러리에는 혈압을 낮추는 천연 성분이 들어 있다.

고혈압에 좋은 영양 성분

▲고혈압 치료제를 먹고 있다면 칼륨을 추가로 섭취한다. 그러나 칼륨이 특정 약품엔 부정적 영향을 끼치기도 하므로 복용 전에 의사와 상담하라. ▲민델 기본영양제(소제목220 참고) ▲칼슘 1,000mg 매일 ▲마그네슘 500mg 매일 ▲코엔자임Q10(비타민E가 든 복합제제) 200mg 매일

□ 고혈압 전 단계(준고혈압)

최근 정상 혈압의 범위를 새롭게 규정하면서 고혈압 전 단계라는 말이 생겼다. 수축기 혈압, 즉 높은 쪽 혈압이 120~139, 확장기 혈압(낮은 쪽 혈압)이 80~90인 상태를 말한다. 자신의 혈압이 이 범위 안에 든다면 조만간 위험한 고혈압으로 발전할 수 있으므로 빠른 시일 내에 혈압을

정상 수준까지 낮추도록 노력해야 한다. 나이가 들수록 혈압이 높아지기 쉽다는 사실을 명심한다. 혈압이 정상이었던 사람도 55세를 넘기면 90%가 고혈압이 된다는 연구 결과도 있다(프래이밍햄 심장연구회 자료에 근거).

□ 저혈압

고혈압보다는 차라리 저혈압이 낫다. 물론 극심한 저혈압이 아닌 경우라면 말이다. 하지만 저혈압 환자는 종종 어지럼증으로 고통을 받으며, 가끔 기절하기도 한다.

저혈압에 효과적인 영양 성분

▲다시마를 많이 먹는다. 혹은 다시마 등 해조류로 만든 영양 캡슐을 하루에 1~3알 먹는다. 하지만 갑상선 관련 약물을 먹는 중에는 먼저 의사와 상담해야 하는데, 현재의 투약량을 줄여야 할 것이기 때문이다. ▲민델 기본영양제(소제목220 참고)

305 기관지염

기관지에 염증이 발생하는 흔한 질병이나, 육체에 주는 스트레스가 상당해 사람이 극도로 무기력해진다. 그런데도 항생제 투약은 권하고 싶지 않은데, 염증은 치료할망정 영양소의 흡수와 작용을 막는 등 우리 몸에 다른 악영향을 끼치기 때문이다(소제목341 참고).

▲베타카로틴을 매일 10,000IU 복용 ▲비타민C(로즈힙에서 추출한 제품) 1,000mg씩 오전, 오후에 ▲민델 기본영양제(소제목220 참고) ▲비

타민E(건조형태) 400IU를 하루 1~3회 ▲식이유황 1,000mg을 비타민C 복합제제와 함께 하루 2~3회 음식과 함께 복용 ▲물을 매일 6~8잔 마신다 ▲아시도필루스(유산균)를 1~2큰술씩, 혹은 3캡슐씩 하루 세 번

306 칸디다 알비칸스 균 감염

칸디다균은 효모의 하나로, 몸이 허약해졌을 때 파고들어 증식한다. 칸디다균에 이런 기회를 제공하는 원인으로는 ▲항생제, 피임약, 코르티손제 복용 ▲당뇨병 ▲영양소 결핍 ▲만성 변비 ▲설사 ▲육체적, 감정적 스트레스 등이 있다. 감염증상은 다양하게 나타난다. 질염과 관련한 온갖 증상(냉, 가려움, 방광염, 생리불순, 월경통)부터 심각한 우울증, 여드름, 불안증, 피로, 초조감, 정신적 혼돈까지 나타날 수 있다.

칸디다균 감염을 치료하는 첫 단계는 효모가 포함된 음식을 일절 먹지 않는 것이다. 치즈, 효모로 발효한 빵, 사워크림, 버터밀크, 맥주, 포도주, 사과술(사이더), 버섯, 간장, 두부, 식초, 말린 과일, 멜론, 냉동 주스, 캔 주스 등이 해당한다.

병원에 가면 의사는 효모 곰팡이를 죽이는 니스타틴 같은 약품을 처방해줄 것이다. 그러나 영양소만 적절히 잘 섭취해도 이를 치료할 수 있다. 자연적인 방법인 동시에 놀라울 만큼 효과적이다. 마늘, 브로콜리, 양배추, 양파, 플레인 요구르트, 순무, 그리고 다른 채소를 많이 먹는다. 다음 영양소도 추가로 섭취한다.

▲민델 기본영양제(소제목220 참고) ▲식이유황 1,000mg을 하루 3회 ▲비타민E(건조형태)를 매일 200~400IU ▲카프릴산 제제를 하루 1~3회

복용 ▲아시도필루스(유산균)(효모가 안 든 제품)을 1캡슐씩 하루 3회

307 수두

어려서 앓기 쉬운 전염성 질병이다. 대상포진 원인균과 흡사한 바이러스가 원인이다. 열이 나고 피부가 심하게 가려운 증상을 보인다. 그 과정에서 많은 영양소를 잃는다. 다음 영양소가 빠른 회복을 돕는다.

▲비타민C(로즈힙 추출 제품) 500mg씩 하루 3회 ▲비타민E(건조형태) 100~200IU를 매일 1~3회 ▲베타카로틴 10,000IU를 매일 복용(적절한 양은 아이의 나이와 몸무게에 따라 다를 수 있다. 소아과 의사와 상담할 것) ▲민델 기본영양제(소제목220 참고)(아이가 12세 이하면 종합 비타민·미네랄 츄어블정을 먹인다. 천연 원료로 만든 제품을 구입) ▲환부에 식이유황 로션을 하루 3회 바른다.

308 만성피로증후군

나라마다 불리는 이름은 다르지만, 증상은 비슷하다. 갑자기 발병하고, 극도로 피로하고, 몸이 으스스하거나 미열이 나며, 목이 아프고, 임파선에 말랑말랑한 옹이가 생기며, 두통과 근육통을 수반하고, 관절이 아프지만 부어오르지는 않으며, 정신이 혼미해지고, 기억력과 시력이 감퇴하며, 수면장애를 겪게 된다. 이밖에 다른 증상도 나타난다. 어림잡아 200~500만 명의 미국인이 만성피로증후군으로 고통받는다.

만성피로증후군은 여러 다른 이름으로 불린다. 영국과 캐나다에서

는 근육통뇌수막염(ME)으로, 일본에서는 자연살상세포저하증후군으로 일컬어진다. 미국에서는 만성피로면역기능장애증후군(CFIDS)이나 만성피로증후군(CFS)이라 한다.

과거에는 엡스타인바 바이러스가 원인균으로 추정되었다. 이는 헤르페스 바이러스로, 전염성 단핵증을 유발한다. 그러나 최근 밝혀진 바로는 만성피로증후군 환자가 수많은 다른 세균과 바이러스에 대해서는 항체를 대량으로 만들어낸다고 하니, 이 가정은 신빙성이 별로 없어 보인다.

제이 골드스타인 박사는《뉴스위크》에 만성피로증후군의 원인 가설을 이렇게 발표했다. "알려지지 않은 화학물질, 혹은 감염으로 면역체계가 파괴된다. … 보통 때는 잘 통제되던 바이러스가 갑자기 미친 듯이 날뛰기 시작한다. 그러면 면역기능을 돕는 T세포들은 '사이토카인'이라는 강력한 화학물질을 계속해서 만들어내는데, 이것이 만성피로증후군을 유발한다." 게다가 정상 상황에서 살상 T세포는 신체에 침입한 어떠한 것이든 반드시 공격하기 마련이건만, 이때에는 이상하게도 거의 활동을 멈춘다. 혹은 필요 이상으로 과도하게 활동하기도 한다.

만성피로증후군에는 특별한 약도 없다. 그러나 다음 영양소를 적절히 섭취한다면 면역력이 강화되어 병을 극복하는 데 큰 도움이 된다.

▲민델 기본영양제(소제목220 참고)를 오전, 오후에 ▲베타카로틴을 매일 10,000IU씩 일주일에 닷새 복용하고 이틀을 쉰다. ▲비타민C 1,000mg을 하루 1~3회 ▲비타민E(건조형태) 200~400IU를 하루 1~3회 ▲시스테인과 비타민C를 1:3 비율로 하루 1회 ▲셀레늄 200mcg을 매일 ▲킬레이트화된 아연 15~50mg을 매일 ▲달맞이꽃 종자 기름 500mg을 하루 1~3회 ▲식이유황 1,000mg을 하루 3회

헤르페스 바이러스와 관계된 질환이기에 아르지닌(소제목75 참고)이 풍부한 식품은 피해야 한다. 탄수화물은 가능한 한 현미, 통밀 등 통곡물로 섭취한다. 카페인, 알코올, 알레르기를 일으키는 음식과 인공 감미료와 색소, 첨가물 등이 함유된 식품은 일절 먹지 않는다. 면역계에 스트레스를 주기 때문이다.

309 감기

감기를 우습게 아는 사람이 많다. 하지만 우리 몸은 그렇지 않다. 감기에 걸리면 많은 영양소가 소모되기 때문이다.

▲민델 기본영양제(소제목220 참고) ▲비타민C(로즈힙 추출 제품) 1,000mg씩 하루 3~6회를 이틀간 ▲베타카로틴 10,000IU를 하루 1~3회(일주일에 닷새 복용하고 이틀 쉰다) ▲물을 하루에 6~8잔 마신다. ▲아시도필루스(유산균)를 3캡슐씩, 혹은 1~2큰술씩 하루 세 번 ▲아연 로젠지(입에서 녹여 먹는 정제)를 하루 3~4개 ▲필요에 따라 에키네시아, 아메리카 작은쑥국화, 엘더베리 등 허브 추출물을 3~4시간마다 필요에 따라 먹는다.

310 대장염

남성보다는 여성에게서 자주 발병한다. 격앙된 감정이 방아쇠가 되어 병이 발병하기도 한다. 복통과 함께 설사와 변비가 교대로 온다. 음식물 섭취와 소화가 무엇보다도 중요하다. 추가로 영양제를 복용한다.

▲민델 기본영양제(소제목220 참고) ▲칼륨 99mg(원소)을 하루 1~3회 ▲양배추즙(비타민U)을 하루에 1잔씩 3회 ▲물을 하루에 6~8잔 ▲알로에베라 주스(외용이 아닌 마시는 음료) 1큰술씩, 혹은 1~3캡슐씩 하루 3회 ▲아시도필루스(유산균)를 3~6캡슐씩, 혹은 2큰술씩 하루 세 번 ▲밀기울 시리얼을 1큰술씩 하루 세 번(혹은 섬유소 2g 정제를 하루 두 번) ▲식이유황 1,000mg 하루 세 번

—— 대장염 환자는 과당불내증을 겪는다. 그러므로 대장염 환자에겐 흔히 말하는 건강식이 해롭다. 크론병이나 만성 소화장애, 과민성대장증후군이 있는 사람들도 마찬가지다. 과일, 양파, 서양 파(리크), 껍질콩(그린빈), 아티초크, 아스파라거스 등 프룩탄(과당이 결합한 것)이 든 채소를 먹으면 그것으로 발단되어 염증이 재발할 수 있다. (가공식품에 많이 든 액상과당의 다른 이름은 고'과당' 시럽이다. 이것 역시 피해야 한다.)

311 만성폐쇄성폐질환(COPD)

폐기종과 기관지염을 아우르는 만성질환 병명이다. 기침과 호흡곤란 증세를 보인다. 시간이 흐르면서 악화된다. 폐 내벽의 방어기전이 정상적으로 작동하지 않아서 흉부 감염이 잘 발생한다. 염증성 질환이므로 산화 스트레스 수치가 높아지기 쉽다. 일단 발병하면 완치는 안 되지만, 진행 속도는 늦출 수 있다.

▲비타민A(생선기름에서 추출한 것) 2,500IU ▲비타민C 500mg ▲비타민E 200IU ▲N-아세틸시스테인 500mg ▲L-카르니틴 250mg ▲브로멜라인 250mg ▲오메가-3(EPA/DHA) 1,000mg ▲식사와 함께 하루 2회씩 먹는다.

대두 식품에 든 플라보노이드는 폐에서 소염 작용을 하며 담배의 발암물질로부터 보호한다. 브로콜리도 호흡기 염증을 다스리는 데 좋다.

312 당뇨병

당뇨병에 걸리면 인슐린을 만들어내는 췌장이 제 기능을 상실해 혈당 수치가 올라가는 것을 통제할 수 없게 된다. 경증 당뇨병은 식사 조절만으로도 증상을 다스릴 수 있으나(음식에 숨겨진 당분에 관해선 소제목376 참고), 중증일 때는 약물과 주사로 인슐린을 투약해야만 한다.

당뇨병 환자들에게 희소식이 있다. 바나바(banaba)라는 약용식물이 있다. 필리핀 등에서 자라며, 현지 민간요법에서는 차로 달여 당뇨병과 신장질환을 치료하는 데 사용한다. 바나바 잎에는 코로솔산이라는 식물성 화학 성분이 들어 있다. 인슐린과 흡사한 역할을 하는 천연 성분이다. 코로솔산은 포도당이 세포로 들어가는 것을 돕는데, 그러면 혈액에 있던 불필요한 포도당이 준다. 인위적으로 투약하는 인슐린과는 달리 바나바 잎은 지방을 만들지 않으면서, 즉 체중을 증가시키지 않으면서 제2형 당뇨병 환자의 혈중 포도당 수치를 낮춰주는 것으로 밝혀졌다. 혈중 포도당 농도가 오르락내리락하면 단것이 자주 먹고 싶어지는데, 바나바 잎은 혈중 당도를 일정하게 유지해줌으로써 체중조절에도 큰 도움이 된다.

바나바 잎 추출물은 영양제로도 구입할 수 있다. 1일 권장량은 16~48mg. 식사 직후에 매번 16mg씩 먹는다. 이 밖에 당뇨병 극복에 유용한 영양소로는 다음이 있다.

▲민델 기본영양제(소제목220 참고) ▲피콜린산 크롬 200mcg ▲알파-리포산을 매일 50mg ▲칼륨 99mg 하루 3회 ▲킬레이트화된 아연 50mg을 하루 1~3회 ▲물을 매일 6~8잔

313 안과질환

시력 감퇴부터 단순한 염증, 녹내장과 백내장에 이르기까지 안과질환의 종류와 정도는 다양하다. 눈에 문제가 생겼다면 안일한 생각으로 진료를 미뤄선 안 된다. 모든 병이 그렇듯이 안과질환도 치료 시기를 놓치면 힘들어지기 때문이다. 다음은 눈에 도움을 주는 영양소들이다.

▲민델 기본영양제(소제목220 참고) ▲베타카로틴을 매일 10,000IU ▲비타민C 복합제제 500mg을 오전, 오후에 ▲비타민E(건조형태)를 매일 400IU ▲루테인을 매일 20mg

314 독감(인플루엔자/H1N1 바이러스)

독감은 예방이 최선이다. 그러려면 면역체계가 강해야 한다. 백신은 있다. 다만, 해마다 새로운 인플루엔자 바이러스 변종이 등장하므로 그에 맞는 새로운 백신을 개발하기까지 또 시간이 걸린다. 그러다가 신종플루(돼지독감, H1N1)처럼 크게 유행하면 많은 사망자를 내기도 한다. 면역계 강화가 최상의 방어책이다. 삶과 죽음이 갈릴 수도 있다.

□ 신종플루 증상 대처법

증세가 처음 나타났을 때 다음을 복용한다. ▲민델 기본영양제(소제목220 참고) ▲증상이 가라앉을 때까지 매시간 비타민C를 500mg씩(설사 시 중단) ▲베타카로틴 5,000IU를 매일 ▲비타민A 3,000IU를 매일 ▲케르세틴 50mg을 하루 2회 ▲글루콘산 아연 15mg을 하루 2회 ▲감귤 바이오플라보노이드 50mg을 하루 2회 ▲무취 숙성 마늘 160mg을 매일 ▲비타민B복합체 25mg을 식사와 함께 하루 2회 ▲셀레늄 200mcg을 하루 1~3회씩 3일간 복용 ▲N-아세틸시스테인 500mg을 하루 2회씩 3일간 복용 (수분을 다량 섭취한다. 유제품은 먹지 않는다. 커피나 카페인 음료도 수분을 배출하므로 피한다.)

□ 독감에 좋은 5대 식품

- 프로바이오틱, 녹차, 고추, 블루베리, 인삼

315 통풍

통풍은 몸에 남은 요산(尿酸)이 관절에서 결정으로 굳어지면서 염증을 유발해 생기는 병이다. 단백질이 풍부한 식품을 많이 먹으면 쉽게 진행되고 악화된다. 일반적으로 발, 무릎, 손목, 팔꿈치 관절에 통풍이 많이 온다. 비만 상태에선 혈중 요산 수치가 높아진다. 따라서 과체중이라면 체중감량 과정 시작 전에 반드시 의사와 상담한다.

—— 술을 마시거나, 단식 또는 극심한 다이어트를 하면 요산 수치가 높아짐으로 통풍이 악화된다.

□ 피할 음식

- 퓨린이 많이 든 음식: 심장, 췌장, 정어리, 효모, 홍합, 바다빙어, 청어
- 퓨린이 적당히 든 음식: 칠면조, 가리비, 연어, 베이컨, 간, 멸치, 송아지 고기, 양고기, 송어, 해덕대구

몸에서 여분의 요산을 제거하고 염증을 가라앉히는 영양소와 허브는 다음과 같다. 특히 매일 무알콜 음료 10~12컵과 같이 먹으면 효능이 더 좋다.

▲민델 기본영양제(소제목220 참고) ▲식이유황 1,000mg을 하루 1~3회 ▲비타민B 복합체를 매일 50mg씩 ▲생강 추출물 170mg 캡슐을 하루 1~2회 ▲PCO(포도씨 추출물) 100mg을 하루 1~3회

—— 저지방 유제품이 통풍 발병을 줄인다는 사실도 밝혀졌다.

316 심장질환

아래 영양소는 심장질환을 극복하는 데 유용하며, 동시에 안전한 것으로 확인되었다. 하지만 복용 전 꼭 의사의 확인 과정을 거쳐야 한다. 개인별로 특수한 경우가 있을 수 있기 때문이다. 예를 들어 류마티스성 심질환이 있는 사람이 비타민E를 먹으면 심장 두 부분 간 불균형이 더 커질 수 있다.

▲민델 기본영양제(소제목220 참고) ▲코엔자임Q10 복합제제를 하루 2~3회 ▲비타민B 100mg을 오전, 오후에 ▲콩 이소플라보노이드 복합제제를 하루 2회 ▲EPA와 DHA 캡슐(생선기름 혹은 아마씨유)을 하루 1~3회

□ 심장에 좋은 영양소

- 코엔자임Q10: 스타틴과 베타차단제 등 심장질환에 자주 처방되는 약은 코엔자임Q10 수치를 낮춘다. 따라서 코엔자임Q10을 더

섭취해야 정상 수준으로 되돌릴 수 있다(소제목102 참고).

- 니아신: 스타틴과 함께 복용하면 LDL콜레스테롤 수치가 현저히 떨어진다. 동시에 혈액 기능을 향상하고 심장마비 재발을 방지한다(소제목28 참고).
- 오메가-3 지방산: 혈전, 중성지방 수치, 동맥경화증, 부정맥 발생 가능성을 낮춘다(소제목86 참고).
- 홍국: LDL콜레스테롤과 중성지방 수치는 낮추고 HDL콜레스테롤 수치는 높인다. 생선기름 제제와 병용하면 효과가 크다. 스타틴과 같은 수준으로 LDL콜레스테롤과 중성지방의 수치를 낮춘다.
- 식물성 스테롤: 최근 다양한 음식과 음료에 첨가되고 있는 성분으로, 보조제로도 판매된다. LDL콜레스테롤 수치를 낮추는 것으로 밝혀졌다.
- 비타민D: 25-하이드록시비타민D에서 만들어지는 칼시트롤은 심근세포 기능에 필수적이다. 심장병, 심부전, 고혈압, 당뇨의 위험을 줄인다.

□ 심장질환 예방수칙

- 설탕과 소금 섭취를 줄인다.
- 지나친 음주를 삼가고 담배를 끊는다.
- 규칙적으로 운동한다.
- 체중에 주의를 기울인다.
- 스트레스를 줄인다. 명상 등을 하면서 몸과 마음의 긴장을 푸는 것도 좋은 방법이다.

- 포화지방, 경화유, 콜레스테롤 섭취를 줄인다.
- 마늘, 신선한 과일, 생선을 많이 먹는다.
- 콩단백질 섭취량을 늘린다(두유식품으로 동물성 단백질을 대체).
- 칼슘과 마그네슘을 충분히 섭취한다. 하루에 칼슘 1,000mg과 마그네슘 500mg 정도를 권장한다(칼슘에 관해선 소제목49 참고, 마그네슘은 소제목57 참고).
- 레시틴 보조제를 먹는다.
- 영양제를 통해 비타민B_6, B_{12}, C, E, 엽산 등을 섭취한다. 이러한 성분은 독성이 있는 아미노산 호모시스테인이 너무 많이 만들어지지 않게 막아주는데, 이는 콜레스테롤 수치가 높은 것보다 심장에 더 악영향을 끼친다.
- 웃음은 심장질환에도 명약이다. 갑갑한 마음을 해소하고 스트레스를 날려줄 뿐만 아니라, 삶이 유쾌해지며 기분도 좋아진다.
- 심장병은 현재 미국 여성의 사망률 1위이다. 그러나 발병 위험 요소를 안고 있는 여성들이 아직도 수없이 많은 데다 젊은 층에서의 발병률도 상당히 늘어나고 있다. 미국립 심폐혈액연구센터에 따르면 20~39세의 여성 중 60%가 하나 이상의 위험 요소(고혈압, 고콜레스테롤, 체중 과잉, 운동 부족, 흡연, 당뇨)를 갖고 있다고 한다. 하지만 앞에 나온 심장질환 예방수칙을 따르면 심장질환 발생 위험을 줄일 수 있다. 심지어 40~50대 여성들도 말이다!

317 에이즈(HIV)

HIV는 인간면역결핍바이러스의 약자로, 에이즈를 유발한다. HIV는 인체에 침입한 병원균과 싸우는 T세포를 공격하고 증식해 몸의 면역체계를 무너뜨린다. HIV에 감염되면 흡수에 문제가 생기기 때문에 더 많은 영양소를 섭취해야 한다.

▲민델 기본영양제(소제목220 참고) ▲셀레늄을 매일 200mcg ▲비타민C(중성) 500mg을 하루 1~3회 ▲아시도필루스(유산균) 2캡슐을 하루 세 번 식전이나 식후 30분에 ▲코엔자임Q10 복합제제 200mg을 하루 한 번 ▲잎새버섯 추출물(표준규격) 정제를 매일 ▲베타-1,3-글루칸 2.5mg을 하루 한 번 식전 30분이나 식후 2시간 후 복용 ▲고양이발톱 500mg을 하루에 1~3캡슐씩 복용

—— 현재 어떠한 약물이라도 먹는 중이면 영양제를 먹기 전에 꼭 의사와 상담한다(소제목 404를 보면 면역체계를 강화하는 영양소들에 관해 자세히 알 수 있다.).

318 저혈당증

어림잡아도 2,000~4,000만 명의 미국인이 저혈당증을 앓고 있다. 그러나 병원을 찾는 사람의 숫자는 그리 많지 않다. 저혈당증이란 말 그대로 혈당 수치가 낮은 상태이다. 탄수화물을 정상적으로 대사할 수 없다는 점에서 당뇨병과 비슷하다. 저혈당증에 걸리면 몸이 당분에 과민 반응하여 인슐린을 너무 많이 생산하게 된다. 신진대사가 빠른 정제 탄수화물은 먹지 않되, 복합 탄수화물과 단백질 섭취는 늘려야 혈당 수치를 높일 수 있다. 다음 영양소를 권장한다.

▲베타카로틴(500IU)과 비타민D(400IU)를 매일 ▲비타민C 500mg

을 식중이나 식후에 ▲비타민B 복합체 50mg을 하루 3회 ▲생선기름 캡슐 1,000mg을 하루 3회 ▲소화효소를 필요에 따라 먹는다. ▲혈당 내성인자(GTF) 크롬이나 제2니코틴산 글리신산 크롬 200mcg을 하루 2~3회 ▲바나바 잎, 당살초 잎 추출물(표준규격)을 매끼 식중에 ▲성요한 풀 복합제제 하루 한 번

319 농가진(膿痂疹)

부스럼을 유발하는 포도구균이나 연쇄상구균과 비슷한 세균이 원인. 농가진은 어른보다 아이들에게서 쉽게 나타나지만, 이 병에 면역이 있는 사람은 없다. 피부를 심하게 긁거나 벌레에 물리면 세균이 몸 안으로 침투해 발병하는 일이 종종 있다.

▲비타민A(10,000IU)와 비타민D(400IU)를 닷새간 매일 복용한 뒤 이틀 쉰다(소아는 복용량을 줄인다). ▲비타민E(건조형태) 100~400IU를 하루 한 번 ▲비타민C(로즈힙에서 추출한 제품) 500mg을 오전, 오후에 ▲식이유황 1,000mg을 오전, 오후에 ▲식이유황 로션을 하루 세 번 환부에 바른다.

320 홍역

나이와 상관없이 앓을 수는 있으나, 홍역은 주로 아이들에게서 발병한다. 전염성 질병 가운데서도 전염력이 무척 강하다. 현재 예방 백신이 개발되었지만, 접종받지 않은 사람들은 여전히 많고, 그들 중 다수가 한 번

씩은 홍역으로 홍역을 치른다. 증상은 가벼울 수도, 혹은 심한 기침과 고열을 동반할 수도 있다. 빨리 회복하려면 다음 영양소를 추가로 섭취한다.

▲베타카로틴 10,000IU(소아는 복용량을 줄인다)를 하루 1~3회 ▲비타민C(로즈힙에서 추출한 제품) 500~1,000mg을 오전, 오후에 ▲비타민E(건조형태) 200~400IU를 오전이나 오후에(하루 한 번)

321 단핵구 증가증

선열(腺熱), 혹은 '키스 질병'이라는 명칭으로 더 잘 알려져 있다. 주로 청소년과 젊은이들에게서 발병하지만, 누구라도 걸릴 수 있다. 몸의 영양소를 엄청난 양으로 소진하며, 회복 기간이 길다. 잘 먹고, 추가로 영양제를 복용해야 한다.

▲민델 기본영양제(소제목220 참고)를 오전과 오후에 음식과 함께 복용 ▲비타민C 1,000mg을 3개월간 오전, 오후에 ▲칼륨 99mg을 하루 3회 ▲비타민B 복합체 50mg을 오전, 오후에 ▲킬레이트화된 아연 15~50mg을 매일 ▲에키네시아, 아메리카 작은쑥국화, 엘더베리 등의 허브 추출물을 1~3개월간 용법에 맞춰 하루 2회

322 유행성이하선염

백신은 개발되었으나 여전히 아주 흔한 질병으로 신체의 영양소를 고갈한다. 유행성이하선염 바이러스는 환자의 온몸에 퍼질 수 있다. 단지 침샘에 머물지 않고 고환과 난소, 췌장, 신경계, 심지어 심장에까지

옮겨간다.

▲베타카로틴 10,000IU(소아는 복용량을 줄인다)를 하루 1~3회 닷새간 복용하고 이틀 쉰다. ▲비타민C(로즈힙에서 추출한 제품) 500~1,000mg을 하루 두 번 ▲비타민E(건조형태) 200~400IU를 매일

323 골다공증

골다공증에 걸리면 골밀도가 계속해서 감소하므로 뼈가 약해지고 골절이 쉽게 일어난다. 대략 서른 살까지는 칼슘과 비타민D 등 영양소를 적절히 섭취하면 골밀도가 증가한다. 하지만 서른 살이 지나면 골밀도 감소가 시작된다. 설상가상으로 필요한 영양소마저 제대로 흡수하지 못한다면 조금 과장해서 뼈에 구멍이 숭숭 난다. 골다공증은 폐경 여성이 아주 흔하게 겪는 질환이다. 칼슘이 뼈에 흡수되려면 에스트로겐 같은 여성 호르몬의 역할이 중요한데, 폐경이 되면 에스트로겐이 감소하기 때문이다.

□ 여성 골다공증 발병 요인

- 골다공증 가족력
- 마른 체격
- 흡연
- 음주
- 조기 폐경
- 임신 경험이 없는 경우

- 칼슘이 부족한 식단
- 체중-지지 운동 부족
- 갑상선항진증
- 카페인 과다 섭취
- 탄산음료 과다 섭취(탄산음료에는 인이 많은데, 다량의 인은 체내 칼슘을 고갈한다.)

골밀도는 (걷기, 계단 오르기, 조깅, 테니스 등) 체중-지지 운동을 통해서만 증가한다는 것을 유념한다. 수영 같은 운동은 골밀도 증가에 효과가 없다.

골다공증에 좋은 보조제

▲비타민C 1,000mg(바이오플라노보이드 함유 제품) ▲비타민D 400IU ▲비타민E(건조 형태) 400~800IU ▲비타민K 100~200mcg ▲비타민 B_{12} 500mcg(설하정) ▲붕소(붕산나트륨) 1~3mg ▲콩 이소플라본 복합제제(다이드제인 및 제니스테인 10mg 함유) ▲칼슘 1,200~1,500mg(칼슘 함유 식품은 소제목49 참고)

324 월경전증후군(PMS)

여성들은 생리를 시작하기 2~10일 전부터 다양한 육체적·정신적 불편과 고통을 겪게 된다. 헛배부름, 우울증, 불면증, 심한 통증 등을 느끼는 한편, 왜인지 치밀어오르는 분노는 통제되지 않고, 갑작스레 서러운 울음도 터져 나온다. 심하면 자살 충동을 느끼기도 한다. 이것이 PMS, 즉 월경전증후군이다.

☐ 피할 음식, 음료

- 소금과 짠 음식(소제목378 참고)
- 감초: 알도스테론의 생성을 촉진해 염분과 수분이 체내에 오래 머물게 한다.
- 찬 음식과 음료: 복부 혈액순환에 나쁜 영향을 끼친다. 죄는 통증이 심해진다.
- 카페인: 소제목335 참고. 카페인을 섭취하면 단 음식이 더 당기게 된다. 비타민B가 고갈되며 칼륨과 아연이 배출된다. 염산 분비도 늘어나는데, 복통과 위장 과민의 원인이 된다.
- 진하게 우려낸 차: 떫은맛을 내는 탄닌은 미네랄과 묶인다. 그럼으로써 주요 미네랄이 소화관에서 잘 흡수되지 못하게 막는다.
- 알코올: 혈당 수치에 악영향을 끼친다. 마그네슘을 고갈시키고, 간장의 정상적 작용을 방해해 PMS를 악화한다.
- 옥살산염이 든 채소: 대표적으로 시금치와 근대를 들 수 있는데, 옥살산은 미네랄의 흡수와 동화를 막는다.

☐ 챙겨 먹을 음식, 음료

- 딸기, 수박(씨까지 먹는다), 아티초크, 아스파라거스, 파슬리, 물냉이: 천연 이뇨제이다.
- 해바라기 씨앗(날것), 대추야자, 무화과, 복숭아, 바나나, 감자, 땅콩, 토마토: 칼륨이 풍부하다.
- 당귀, 총상승마: 혈액순환과 간장의 작용을 돕는 허브들이다. 체내에 남아도는 수분을 배출한다.

□ 권장 영양소와 운동

▲비타민B_6를 매일 50~300mg 먹는다(50mg부터 시작해서 복용량을 늘린다). ▲민델 기본영양제(소제목220 참고) ▲마그네슘(500mg)과 칼슘(250mg)을 매일 복용(마그네슘을 칼슘의 두 배로 섭취한다. 월경전증후군의 많은 증상은 마그네슘 결핍이 원인이다.) ▲비타민E(건조형태)를 매일 100~400IU ▲판토텐산(비타민B_5)을 매일 1,000mg(=1g) ▲달맞이꽃 종자 기름 500mg을 하루 1~3회 ▲칸나비디올(CBD) 50mg 매일 ▲규칙적인 운동! 복부 혈액순환을 돕는다. 땀을 흘리면 체내의 과도한 수분이 배출된다. ▲하루 두 번 30분 정도 힘차게 걷는다. 수영 역시 좋은 운동이다.

325 전립선질환(BPH: 양성전립선비대증)

남성은 나이가 들면서 전립선이 커진다. 흔한 일이다. 양성전립선비대증(BPH)이라고 하는 질환이다. 45세 이상의 남성은 정도의 차이만 있을 뿐 대부분 전립선 비대를 경험한다. 소변이 시원하게 나오지 않는 증상을 제외하면 보통은 무해하다. 이러한 일이 벌어지기 전까지 많은 남성이 전립선 문제를 알아채지 못한다.

양성전립선비대증을 오래 방치하면 방광과 신장에 심각한 손상을 입힐 수도 있다. 초기에 발견하면 전립선암이 발병해 진행할 위험도 줄어든다. 전립선 건강에 관심을 두고, 주기적으로 전립선 검사를 한다.

□ 전립선 건강을 위한 음식과 음료

- 견과과 채소를 일주일에 적어도 세 번은 먹을 것

- 당분, 가공식품, 포화지방을 가능한 한 먹지 말 것
- 오메가-3지방산을 생선을 통해 섭취할 것
- 아마씨유 제제를 피할 것(알파-리놀렌산 성분이 암 위험을 높인다.)
- 식물성 영양성분을 가급적 많이 먹을 것(소제목90 참고)
- 항산화 성분과 리코펜이 풍부한 식품을 많이 먹을 것(소제목90 참고)
- 톱야자, 쐐기풀, 피지움 같은 허브를 먹을 것
- 금연
- 카페인 섭취량을 제한할 것
- 아연, 비타민D, 셀레늄을 충분히 먹을 것
- 활동을 많이 하고 몸무게에 신경 쓸 것

전립선 건강 보조제

▲민델 기본영양제(소제목220 참고) ▲톱야자, 피지움, 셀레늄, 쐐기풀, 베타-시토스테롤, 아연, 리코펜 복합 정제를 하루 2회 복용

326 하지불안증후군(RLS)

다리를 움직이고 싶은 충동이 강하게 나타난다. 경련, 저림, 열감, 통증 등의 불쾌한 감각을 흔히 동반한다. 증세는 누우면 더 심해진다. 특히 잠을 자려고 누웠을 때 몹시 힘들다. 몸을 움직이지 않아도 증세는 나아지지 않는다. 그냥 앉아 있어도 마찬가지다. 다리에 연축 증세가 나타나면 PLMS(주기성 사지불안증)가 그 원인일 수 있다. 마사지나 걷기를 통해서 불쾌감을 완화할 수 있다. 카페인을 섭취하지 않도록 한다.

발병은 나이와 상관이 없다. 하지만 중년부터 해서 노년기로 갈수록 더 심해지는 경향이 있다. 철분 결핍이 원인일 수도 있다. 혈중 페리틴 수치를 검사하면 정확히 알 수 있다. 이런 경우 철분제제(황산철)를 먹는다. 정상 수치라면 5-HTP 제제 100~200mg을 잠자리에 들기 20분 전에 먹는다.

도움이 되는 보조제

▲민델 기본영양제(소제목220 참고) ▲엽산 ▲비타민E

—— 감기, 알레르기, 수면제(비처방 일반의약품)에 든 항히스타민 성분은 하지불안증후군을 악화한다.

327 축농증

비강(鼻腔), 즉 콧구멍에서 목젖 윗부분에 이르는 빈 곳에 염증이 생기는 병이다. 알레르기를 비롯해 바이러스, 세균, 진균 등의 전염이 원인이다. 일시적 증상으로 그칠 수도 있지만, 만성으로 발전하기도 한다. 눈 아래와 뺨 전체에 걸쳐 통증을 느끼며, 종종 두통과 치통을 수반한다.

▲민델 기본영양제(소제목220 참고)를 오전과 오후에 음식과 함께 복용 ▲코엔자임Q10 60mg을 하루 1~3회 ▲식이유황 1,000mg을 하루 1~3회 ▲아연 15mg을 하루 1~2회 ▲마늘 추출물 500mg을 매일 ▲에키네시아 허브 제제를 용법대로 먹는다.

—— 다음의 이유로 증상이 더 나빠지기도 한다. ▲코를 너무 세게 풀거나 ▲코 뚫는 약을 남용하고 ▲자극적인 연기, 가스를 맡거나 ▲간접흡연 당하는 경우

328 대상포진

대상포진(헤르페스 조스터)과 수두를 일으키는 바이러스는 비슷하다. 두 질환 모두 영양소 결핍 상태에서 발병 위험이 커진다. 수두에 걸리면 피부에 산발적으로 종기가 난다. 하지만 대상포진은 주로 신경을 따라서 발진한다.

▲베타카로틴을 매일 10,000IU ▲비타민B 복합체 50mg을 오전, 오후에 ▲비타민C(로즈힙 추출, 바이오플라보노이드 첨가 제품) 1,000~2,000mg을 오전, 오후에 ▲비타민D 400IU를 매일 ▲리신 1,000mg을 하루 두 번 식간 공복에 먹는다.

329 편도선염

편도선에 염증이 생기는 병이다. 어느 나이에도 걸릴 수 있으나, 주로 아이들에게서 발병한다. 음식을 골고루 잘 먹고, 영양제를 복용하면 편도선염을 예방할 수 있을 뿐만 아니라 빠른 회복에도 도움이 된다.

▲민델 기본영양제(소제목220 참고)를 오전과 오후에 음식과 함께 복용 ▲베타카로틴 10,000IU(소아는 용량을 줄인다)를 하루 1~3회 ▲비타민C 복합제제 1,000mg을 오전과 오후에 추가 복용 ▲비타민E(건조형태)를 매일 200~400IU 복용 ▲아시도필루스(유산균)를 하루 3회 3캡슐씩, 혹은 1~2큰술씩 ▲물을 하루에 6~8잔 마신다.

330 궤양

소화 관련 궤양은 두 가지가 있다. 위궤양과 십이지장궤양이다. 위액의 산도가 너무 강한 것이 보통 원인이다(소제목6 참고). 둘 다 다음 영양제를 복용하면 효험이 있다.

▲베타카로틴을 매일 10,000IU ▲비타민B 복합체 100mg을 오전, 오후에 ▲식이유황 정제 한 알을 비타민C 복합제제 1,000mg과 함께 하루 세 번 ▲L-글루타민 5g을 하루 1~2회 복용 ▲알로에베라 젤 매일 1~3캡슐, 혹은 1~3큰술 먹는다.

331 성병

오늘날에도 매독과 임질은 여전히 기승을 부린다. 약물치료가 가장 효과적이다. 설파제, 페니실린, 테트라사이클린, 에리트로마이신 등에 더해서 신약 항생제도 처방된다. 성병 그 자체로, 또 항생제 투약으로 인해 몸에서 많은 영양소가 고갈된다. 영양제 복용이 중요한 까닭이다.

▲민델 기본영양제(소제목220 참고) ▲아시도필루스(유산균) 3캡슐, 혹은 1~2큰술씩 하루 3회 ▲비타민C 복합제제 1,000mg을 오전과 오후에 추가 복용 ▲비타민K는 항생제 투약이 길어질 시 매일 100mcg씩 먹는다.

1980년대 미국을 휩쓴 성병이 바로 성기 헤르페스였는데, 21세기인 지금도 유행한다. 성기 감염을 일으키는 제2형 단순포진 또한 입가에 물집이 잡히는 제1형 단순포진(소제목266 참고)과 마찬가지로 리신이 풍부한 식품을 먹으면 치료에 도움이 된다. 예방이 목적이라면 다음 식품의 섭취를 늘린다.

▲코티지 치즈 ▲넙치 ▲참치 ▲땅콩 ▲병아리콩(날것) ▲대두 등과 함께 비타민C 1,000mg을 오전과 오후에 복용하고, 리신 500mg을 물이나 주스에 타서 매일 마신다. 하지만 단백질이 든 음료(우유, 두유)에 타면 안 된다. 이미 감염된 상태라면 리신 3,000mg(=3g)을 하루 세 번으로 나눠 식간의 공복에 먹는다.

—— 단순포진(제1형, 제2형) 증상이 나타나면 아르지닌이 풍부한 식품과 아르지닌이 든 영양제를 먹지 않는다(소제목75 참고).

[영양소에 관한 깜짝 놀랄 진실]

- ✓ 브로콜리는 만성폐쇄성폐질환을 예방한다.
- ✓ 일반 식염(소금)은 뼈를 약하게 한다.
- ✓ 일반의약품으로 파는 수면제와 항히스타민제는 사지불안증후군을 악화한다.

[질문과 답변]

프로스타글란딘이 뭡니까? 좋은 건가요, 나쁜 건가요? 심장병을 예방하려면 아스피린을 하루 1알 먹어서 프로스타글란딘이 생기지 않게 하라는 말을 들었습니다. 하지만 프로스타글란딘이 혈압을 낮춰 준다는 이야기도 최근에 들었어요. 그렇다면 좋은 성분 아닙니까? 어느 장단에 맞춰야 할지 혼란스럽군요.

혼란스러운 것이 당연합니다. 프로스타글란딘은 호르몬과 비슷한 성분입니다. 체내에서는 복잡한 상호작용이 일어나죠. 그 가운데 모든 세포를 통제, 조절하는 작용을 합니다. 그러나 일부 프로스타글란딘은 너무 많이 만들어지면 심장질환, 염증, 통증 등을 유발합니다. 아스피린은 이들 '나쁜' 프로스타글란딘을 막아줍니다. 좋은 작용을 하는 것이지요. 하지만 안타깝게도 아스피린은 '좋은' 프로스타글란딘의 형성도 막으며, 이 과정에서 몸의 면역력도 억누릅니다.

나쁜 프로스타글란딘은 혈액을 더욱 응고시키고 뇌졸중과 심장질환을 유발하는 반면에, 좋은 프로스타글란딘은 혈압을 낮추고, 혈액 응고를 막으며, 콜레스테롤 수치를 낮추고, 염증을 진정시킵니다. 다시 말해 좋은 프로스타글란딘은 아스피린과 같은 좋은 효능은 있지만, 위장 장애 같은 부작용은 없습니다. 따라서 좋은 프로스타글란딘은 늘리되, 나쁜 프로스타글란딘은 줄이도록 노력해야 합니다. 경화유, 정제 탄수화물, 설탕 등의 섭취를 줄이고, 바이러스성 질병, 스트레스로 인한 부신호르몬 과다분비 등이 생기지 않도록 주의해야 합니다. 좋은 프로스타글란딘은 오메가-3 기름에 아주 풍부하답니다(소제목86 참고).

저의 아버지는 뇌졸중을 겪은 뒤, 현재 서서히 건강을 되찾고 계십니다. 빠른 회복을 도울 영양제가 없을까요?

은행잎 추출물과 다이메틸아미노에탄올(DMAE)을 권합니다. 두뇌 세포로의 혈액순환을 촉진해 정신적 기능을 원활히 하고 기억력 향상을 돕습니다. 우선 민델 기본영양제(소제목220 참고)를 아침과 저녁에 식사와 함께 드시라고 권합니다. 은행잎 추출물 보조제는 복합제제로 구입하세요. 석송, 빈포세틴, 포스파티딜세린, 콜린, 바코파, DMAE 등이 함유된 것으로요. 60mg씩 하루 세 번 드시게 하세요.

방광염에 자주 걸립니다. 영양제 복용으로 재발을 막을 수 있을까요?

방광염은 말 그대로 특정 세균이 원인이 되어 방광에 염증이 생기는 병입니다. 항균 작용을 하는 동시에 소변을 더 산성화하는 영양소를 섭취하면 증상이 완화되며 재발을 예방할 수 있습니다.

크랜베리 주스를 추천합니다. 문제를 일으키는 세균이 요도 벽에 붙어 있지 못하게 해줍니다. 크랜베리에는 안토시아노사이드라는 성분이 들었는데, 효능이 탁월한 천연 항생제입니다. 주스가 너무 시어서 못 먹겠다면 설탕을 탈 것이 아니라, 농축 캡슐 형태로 1~2알씩 하루 1~3회 드세요.

물을 하루에 최소 6~8잔 마시세요. 카페인, 정제 탄수화물, 알코올 등은 피하십시오. 파슬리, 셀러리, 아스파라거스, 물냉이 등 이뇨제 역할을 하는 자연 식품을 식탁에 자주 올리세요. 하지만 감귤과 오렌지의 섭취는 줄이는데, 소변을 알칼리성으로 만들어서 세균 성장을 촉진하기 때문입니다. 민델 기본영양제(소제목220 참고)를 일단 드시고, 소변으로 배출된 칼륨을 보충해야 하므로 칼륨 제제 95mg

도 매일 드세요.

베타-1,3글루칸이란 무엇입니까? 면역체계를 강화한다고 하던데요.

다당류인 베타-1,3글루칸은 주로 제빵 효모에서 추출합니다. 하지만 귀리와 보리의 껍질, 영지버섯과 표고버섯에도 있죠. 몸에 침입한 세균, 진균, 바이러스, 기생충 등과 싸우는 대식세포의 능력을 높여 전반적인 면역력을 강화합니다. 그러면서도 면역체계는 과민해지지 않는데, 만약 과민해진다면 자가면역 질환을 앓는 사람에게는 해가 될 수 있습니다.

나이 많은 여성이 채식만 고집하면 골다공증에 걸릴 위험이 크다던데, 사실인가요?

아무래도 그렇죠. 폐경 전후의 여성이 뼈의 미네랄 밀도를 유지하려면 단백질을 적정량 섭취해주어야만 합니다. 전체 칼로리의 15~20% 정도면 됩니다. 쇠고기, 돼지고기, 닭고기, 달걀, 치즈 등을 많이는 말고 적당히 드세요. 채소 단백질에는 없는 성분들이 들어 있습니다. 그러나 채식을 포기할 수 없다면, 단백질이 풍부한 콩과 곡식 등을 올바른 비율에 맞춰 섭취하십시오. 남미 원산의 퀴노아라는 곡물도 강력히 추천합니다(제5장 질문과 답변 참고).

당뇨병전증이란 무엇입니까? 증상은 어떤가요?

당뇨병으로 발전할 위험이 아주 높은 상태, 즉 당뇨병 직전의 단계입니다. 별다른 증상이 나타나지 않지만, 심각하게 받아들여야 합니다. 당뇨병이 완전히 발병하기 전이라도 심장과 순환계에 커다란 피해를 줄 수 있으니까요. 혈중 포도당 수치가 1dL당 100mg 정도면 당뇨병전증이라고 볼 수 있습니다. 꼭 의사의 진료를 받고 더는 나빠지지 않도록 노력해야 합니다.

수산화인회석이 골다공증에 좋다는 이야기를 들었습니다. 이것이 도대체 무엇입니까?

몸에 잘 흡수되며 효과도 탁월한, 몇 안 되는 칼슘 형태의 하나입니다. 뼈에 있는 칼슘과 같은 형태의 칼슘이 들었습니다. 뼈를 튼튼하게 하는 데 필수적인 마그네슘, 플루오린화물, 나트륨, 칼륨 등의 미네랄도 함유하고 있습니다.

수산화인회석을 포함한 몇몇 종류의 칼슘 영양제가 팔리고 있습니다. 그러나 칼슘이 최소한 1,000mg 이상 들어 있는지 확인해야 합니다. 부족한 200~500mg의 칼슘은 식사를 통해 섭취할 수 있습니다(소제목49 참고). 채식주의자라면 체내 흡수율이 높은 구연산염 칼슘을 드세요.

관절염을 앓고 있습니다. 글루코사민이 관절의 통증을 덜어준다고 하던데, 선뜻 먹기가 꺼려지네요. 무엇인지 잘 알지 못할뿐더러, 부작용도 걱정돼서요. 자세히 알려주세요.

글루코사민에 관해 필요한 정보만 간략히 전해드리지요. 글루코사민은 연골에 있는 자연 성분으로, 연결조직의 생성과 재생을 촉진합니다. 관절 통증 완화, 연결조직 재생, 힘줄과 인대를 건강하게 유지하는 데 필수적입니다. 골관절염과 류마티스 관절염 치료에도 쓰입니다. 이 두 질환은 매우 다르기는 하지만, 연결조직과 연골의 파괴가 원인이라는 공통점이 있습니다. 연골이 닳아 없어지면 뼈의 끝부분이 그대로 노출되어 관절이 아프고 부어오르며 뻣뻣해집니다.

나이를 먹어감에 따라 우리 몸은 글루코사민을 충분히 만들어내지 못합니다. 그 결과 연골에서는 수분이 빠져나가고, 완충 장치로서의 역할도 하기 힘들어지지요. 글루코사민 제품은 없어진 연골을 재생해 관절염 통증을 완화합니다. 여기에 다른 영양소가 더해지면 효험은 더욱 좋아집니다. 바로 연골을 구성하는 성분인 콘드로이틴과 천연 호르몬인 프레그네놀론입니다. 그런데 영양제를 구입할 때는 주의를 기울여야 합니다. 글루코사민과 콘드로이틴 황산 성분이 들었다고 다 같은 것이 아닙니다. 안정화제로서 염화나트륨이 아니라 염화칼륨을 사용했는지 확인하세요. 나트륨은 필요 없으니까요(소제목 379 참고).

부작용에 관해 말씀드리겠습니다. 드물기는 하지만 글루코사민은 메스꺼움과 위 통증을 유발할 수도 있으나, 밥과 함께 먹으면 해결됩니다. 글루코사민이 인슐린을 막는다는 일부 연구 발표가 있고, 그렇다면 당뇨병으로 직결될 수 있는 문제이지만, 현재 임상적 증거는 거의 없는 상황입니다. 그래도 걱정되면 피콜린산 크롬을 매일 200mcg씩 드세요. 지방을 태우고 콜레스테롤과 중성지방 수치를 낮춰주니까요.

캡슐, 분말, 액상 제제 등으로 구입할 수 있습니다. 보통의 글루코사민보다 40% 강력한 글루코사민HCL을 500mg씩 하루 1~3회 드세요. 아스피린이나 다른 진통제를 먹고 있다면 글루코사민의 효험을 보기까지는 좀 더 오랜 시간이 걸릴 겁니다.

염증이 관절염과 천식뿐만 아니라 대부분 만성질환의 원인이라는 이야기를 들었습니다. 그게 정말입니까? 만약 사실이라면, 그러한 질환에는 무엇이 있으며, 또 어떤 영양제를 먹어야 합니까?

예, 사실입니다. 비록 정도가 심하지 않더라도 만성적인 염증은 관상동맥 심장질환, 알츠하이머병, 몇몇 종류의 암, 심지어는 비만과 당뇨병의 기저 원인이 됩니다. 하버드 의과대학의 폴 리드커 박사는 염증을 유발하고 몸의 염증 정도를 반영하는 혈액단백질인 C반응단백질(CRP)을 통한 연구를 통해, 염증이 많아지면 심장질환 발병률도 네 배나 증가한다는 사실을 알아냈습니다. 다양한 만성질환 환자들의 C반응단백질 혈중 수치는 높기 마련인데, 그러면 이른바 '염증증후군'으로 이어집니다.

염증증후군(*The Inflammation Syndrome*)의 저자인 잭 챌렘은 "염증은 비만과 당뇨병을 유발한다."라며 "또 몸 전체에 걸쳐 나타나는데, 이는 혈관을 붓게 하며, 심장질환의 위험을 높이려는 준비작업"이라고 말합니다.

염증이란 몸에서 발염과 소염 반응이 불균형하게 일어난다는 신호입니다. 소염 작용을 하는 영양소를 드세요.

□ 소염 작용을 하는 영양소들

- 감마-리놀렌산(GLA): 리놀렌산에서 추출한다. 오메가-6 지방산으로도 알려져 있다. 소염 작용을 하는 중요한 프로스타글란딘의 전구체이다. 보리지 기름, 블랙커런트 씨 기름, 달맞이꽃 기름에 풍부하다. 그러나 체내에서 오메가-6 지방산을 바탕으로 만들어낼 수도 있다. 주의할 점은 경화된 기름인지

확인하는 것이다. 경화유의 오메가-6 지방산은 감마-리놀렌산으로 바뀌지 못한다.

- 에이코사펜타엔산(EPA): 몸 안에서 소염 작용을 하는 성분들의 전구체이다. EPA, 다시 말해 오메가-3 지방산은 체내에서 알파-리놀렌산을 바탕으로 합성될 수 있으나(소제목44 참고), 연어, 고등어, 정어리 등 찬물에서 사는 생선을 먹어서 직접 섭취하는 방법도 있다(소제목86, 88 참고).
- 올레산: 올리브오일에 함유된 주요 오메가-9 지방산으로 소염 작용을 하며, EPA의 작용을 돕는다.
- 비타민E: 비타민E(소제목43 참고)를 다른 항산화 물질(제7장 참고)과 함께 복용하면 염증을 유발하는 유리기를 없앨 수 있다.
- 오메가-3 지방산: 프로스타글란딘이 부작용을 일으키면 면역계가 약해질 수 있는데, 소염제로 널리 알려진 영양 성분들 가운데(소제목86 참고) 오메가-3 지방산이 이를 방지한다. 모유에 다량 함유되어 있다. 오메가-3 지방산이 강화된 분유를 먹으면 아기의 면역체계가 빨리 형성된다.

저는 라임병을 앓고 있는데, 의사 선생님이 항생제를 계속 더 먹으라고 하네요. 빨리 회복하고 싶어요. 추천해주실 영양제가 있을까요?

그럼요. 라임병은 진드기를 매개체로 해서 생기죠. 항생제가 가장 잘 듣습니다. 더불어 면역체계를 강화하는 천연 성분을 함께 먹으면 훨씬 도움이 되지요(소제목405 참고). 다만 라임병 치료를 받는 중에 영양제를 먹으려면 먼저 의사와 상의해야 한다는 걸 명심하세요.

의사 선생님이 처방해 준 약과 상호작용이 있을 수 있으니까요. 항산화 물질이 풍부한 음식들(제7장 참고), 믿을 만한 상표의 비타민과 미네랄 복합제제(소제목220 참고), 비타민C 500mg, 코엔자임Q10, 오메가-3 EPA/DHA가 풍부한 생선기름 1~3캡슐을 하루 2회 드시라고 권합니다.

Chapter 15

기분에 영향을 미치는 영양소와 위험한 약물

332 비타민·미네랄로 극복하는 우울증, 정신질환

영양소와 정신질환의 관계에 관해 최초로 기록된 과학적 발견은 우울증, 치매, 설사 등을 수반하는 풍토병 펠라그라를 니아신으로 치료할 수 있다는 사실이었다. 그 후로 비타민B군 전체를 섭취하면 니아신 하나만 복용했을 때보다 효능이 더욱 탁월하다는 사실도 추가로 밝혀졌다.

정신적 장애는 생화학적 원인으로 생기기도 한다. 반대로 적절한 영양소를 섭취하는 방법으로 정신적 장애를 치료할 수도 있다. 이에 대한 임상 증거는 나날이 쌓여만 간다. 과학자들은 "체내 영양소 수치를 바꿈으로써 정신질환 증상을 마치 전기 스위치를 켜고 끄는 것처럼 바꿀 수 있다."라고 말한다. R. 슐만 박사는《영국정신의학회지》에서 "정신병 환자 59명 중 48명이 엽산 결핍임을 발견했다."라고 밝혔다. 또 다른 연구는 "정신적, 감정적 질환을 앓는 사람들 대부분은 B군 비타민이나 비타민C 가운데 하나 이상이 결핍된 상태였다."라고 결론짓는다.

정신적으로 건강하고 행복한 사람도 니아신, 엽산이 부족해지면 우울증이나 다른 감정장애를 경험하는 것으로 드러났다.

333 우울증과 불안증, 스트레스 극복에 유용한 영양소

우울증에 걸리면 공황 상태에 빠지고 부정맥, 불면증, 강박증 증세가 나타난다. 주체할 수 없이 슬픈 감정도 느낀다. 이때 의사에게 한달음에 가서 약을 처방해 달라기보다는 두뇌와 신체가 자연스럽게 우울증에 맞서 싸울 기회를 주자. 그러면 약의 부작용 없이 자연스럽게 상태가 나아질 수도 있다.

비타민B_1(티아민) 평균량 이상을 복용하면 우울증과 불안증을 개선할 수 있다.

비타민B_6(피리독신) 도파민과 노르에피네프린 같은 천연 항울 성분이 적절히 만들어지도록 돕는다.

판토텐산 긴장을 풀어주는 천연 성분

비타민C(아스코르브산) 스트레스 극복에 필수

비타민B_{12}(코발라민) 초조감을 덜고 집중력을 높이며 활력을 되찾아 준다. 신경계를 건강하게 유지한다.

콜린 신경 신호가 두뇌에 잘 전달되도록 한다. 진정 작용을 한다.

비타민E(알파-토코페롤, 건조 형태) 뇌세포가 필요한 산소를 얻게 돕는다.

엽산 부족하면 정신질환의 원인이 될 수 있다.

아연 주의력을 높이고 두뇌가 제 기능을 하도록 돕는다.

오메가-3 지방산(EPA & DHA) 행복감을 주는 물질인 세로토닌을 뇌에서 더 많이 분비되게 한다.

마그네슘 항스트레스 미네랄이다. 신경이 적절히 기능하는 데 꼭 필요하다.

망간 신경의 긴장을 덜어준다.

니아신 신경계가 적절히 기능하는 데 꼭 필요하다.

칼슘 긴장과 초조감을 덜어주고, 신경 이완을 돕는다.

티로신 두뇌의 뉴런이 항울 성분인 도파민과 노르에피네프린을 더 많이 생산하도록 촉진한다.

트립토판 비타민B_6, 니아신, 마그네슘 등과 함께 작용해 세로토닌을 합성한다. 세로토닌은 천연 안정제 역할을 하는 뇌 화학물질이다.

5-HTP 세로토닌의 작용을 증진한다는 점에서 유명 우울증 치료제인 프로작과 매우 비슷하나, 부작용이 없다. 우울증을 완화한다. 수면제 역할도 한다.

L-테아닌 신경 세포의 흥분을 막음으로써 두뇌 집중도를 높이고 불안감을 줄인다. 유리아미노산 성분은 주로 차나무에만 있다.

S-아데노실-L메티오닌(SAMe) 삼환계 항울제의 자연적 대안

포스파티딜세린(PS) 두뇌 인지질의 주요 구성 성분이다. 정신력을 증진하고 스트레스를 억누른다. 우울 증상에 잘 맞서게 돕는다.

페닐알라닌 항울 성분인 도파민과 노르에피네프린이 뇌에서 분비되는 데 필요하다.

334 문제를 악화하는 약물

알코올은 신경 억제제이다. 그런데 안정제를 먹고 술을 마시면 이 둘이 더해져서 심각한 우울증을 유발할 수 있다. 심하면 사망에 이른다.

약국에서 쉽게 살 수 있는 감기약 같은 항히스타민제와 진정제를 함께 먹으으면 정신적 떨림과 혼돈을 경험하게 된다.

먹는 피임약은 몸에서 비타민B_6, B_{12}, 엽산, 비타민C 등의 영양소를 빼앗아 간다. 따라서 피임약을 먹으면 우울해지는 건 어쩌면 당연한 일이다. 피임약을 먹는 여성은 그렇지 않은 여성에 비해 일반적인 트립토판 대사에 필요한 비타민B_6가 무려 50~100배나 더 필요하다.

□ 우울증을 유발할 수 있는 약품들

다음의 약품은 감정과 기분을 조절하는 영양소를 우리 몸에서 고갈시킨다. 약품마다 정도의 차이는 있으며, 이 약들만 그런 것도 아니다(소제목341 참고). 지금 먹고 있는 약 이름을 보고서 깜짝 놀랄지도 모른다. 이상하게 우울했다면 그 약 때문일 수도 있다.

▲아드레노코르티코이드 ▲암페타민 ▲항생제 ▲경련억제제 ▲항우울제(항울제가 우울증을 유발할 수도 있다!) ▲항히스타민제 ▲고혈압 치료제 ▲관절염 치료제 ▲바클로펜(근육이완제) ▲바르비투르산염(수면제) ▲베타차단제 ▲이뇨제 ▲플루오린화물 ▲호르몬(에스트로젠, 합성 프로게

스테론 등) ▲인도메타신 ▲이소니아지드 ▲변비약, 하제(변비약) ▲메프레드니손 ▲메토트렉사트(급성 백혈병에 사용) ▲마취약 ▲니트로푸란토인(항생제) ▲경구 피임약 ▲진통제 ▲페니실아민 ▲페니실린(모든 형태) ▲페니토인 ▲칼륨 영양제 ▲프로카인아미드 ▲프로폭시펜 ▲피리메타민 ▲수면제 ▲침투성 코르티코스테로이드(프레드니손, 코르티손 등) ▲타가메트(제산제) ▲테트라사이클린 ▲안정제, 진정제 ▲트리메토벤자마이드

335 카페인은 약물이다

카페인은 강력한 약물이다. 의심할 여지 없이 그렇다. 별생각 없이 커피와 콜라를 즐기다 보면 카페인에 중독되는 것이다.

카페인은 중추신경계에 직접 작용한다. 마시는 즉시 머리가 맑아지고 피로가 풀리는 기분이 든다. 카페인은 간에 저장된 당분의 분비를 촉진한다. 그래서 카페인이 많이 든 식품인 커피, 콜라, 초콜릿 등을 먹으면 기분이 '업'된다. 하지만 이러한 약간의 이득을 얻자고 다음과 같은 부작용을 감당한다면, 그야말로 배보다 배꼽이 더 큰 셈이다.

- 간에 저장된 당분이 다시 나오면 내분비계는 심한 스트레스를 받는다. 결국 부신이 지쳐버려서 저혈당증이 올 수 있다.
- 커피를 많이 마시면 초조해지고 신경질적이 된다.
- 매일 커피를 마시면 카페인은 체내 지방조직에 계속해서 쌓이는데, 이를 제거하기란 쉽지 않다.
- 커피를 끊거나 디카페인 커피로 바꾸면 약물의 금단현상과 동일한 증상을 보인다.

- 암 전문가인 오하이오 주립대학의 존 민턴 박사는 카페인에 든 활성 화학 성분인 메틸잔틴을 과도하게 섭취하면 양성 유방암과 전립선암을 유발할 수 있다고 발표했다.
- 카페인은 몸에서 비타민B군, 특히 이노시톨을 빼앗는다. 비타민C, 아연, 칼륨, 기타 미네랄도 빼앗긴다.
- 커피는 소화관의 산도를 높여 항문을 가렵게 한다.
- 카페인이 고혈압으로 인한 심장질환을 일으킨다고 많은 의사가 믿는다.
- 영국의 의학저널《란셋》은 "커피를 많이 마시면 방광과 요도에 종양이 쉽게 자란다."라고 보고한다.
- 커피를 하루 5잔 이상 마시는 사람은 그렇지 않은 사람에 비해 심장질환 발병률이 50%나 높다.
- 《미국의학협회보》는 카페인 중독 증상으로 식욕 감퇴, 체중 감소, 신경 불안, 불면증, 얼굴 열감, 오한, 미열 등을 꼽는다.
- 카페인이 우리 몸의 DNA 복제 활동을 방해하는 것으로 밝혀졌다.
- 카페인을 지나치게 많이 섭취하면(하루에 커피 7잔 이상) 환각 증상이 나타나는 등 감각 기능에 이상이 올 수 있다.
- 카페인 때문에 감정 기복이 심해지거나 우울증이 나타나기도 한다.
- 공익과학연구소는 임신부는 카페인을 멀리하라고 조언한다. 동물실험 결과, 커피를 하루 4잔 정도 마시면 기형아를 출산할 확률이 무척 높았다.
- 실험용 동물에게 다량의 카페인을 주입했더니 심한 경련을 일으키다가 죽어버렸다.

- 카페인은 강력한 이뇨제이므로 탈수 증세가 나타날 수 있다.
- 목, 턱, 손발이 뻣뻣해질 수 있다.
- 혈관을 수축시키기 때문에 손발이 차가워질 수 있다.
- 코충혈완화제나 폐기관지확장제처럼 호흡을 돕는 약을 먹는 사람이 커피를 마시면 심장박동과 혈압이 위험할 정도로 높아질 수 있다.
- 하루에 커피를 1잔 이상 마시는 여성은 커피를 마시지 않는 여성에 비해 임신할 확률이 50% 낮다.
- 하루에 커피를 2잔 이상 마시는 여성이 임신할 확률은 커피를 마시지 않는 여성이 임신할 확률의 20%밖에 안 된다.
- 카페인은 독성이 높다. 사람이 죽을 수 있는 치사량은 10g 전후. 최근 연구 결과에 따르면 3시간 내 커피를 1리터 마시면 체내의 티아민이 상당량 파괴된다고 한다.

336 음식과 음료에 숨은 카페인

미처 깨닫지 못하는 사이에 우리는 카페인을 생각보다 많이 섭취한다. 음식과 음료에 얼마나 많은 카페인이 들었는지 알고 나면 놀라움을 금치 못할 것이다. 특히 아이들이 무방비로 노출되어 있어 문제가 심각하다.《컨슈머 리포트》가 최근 아이들이 좋아하는 탄산음료, 초콜릿, 아이스크림 등 25개 품목을 조사한 자료에 따르면, 해당 제품들은 거의 카페인 범벅이었다. 더 자세한 연구가 시급하다.

많은 의사가 카페인 과다 섭취를 경고한다. 카페인을 하루 100mg

이상 먹으면 긴장감, 불안증, 불면증 등이 올 수 있다. 100mg을 훨씬 초과하면 메스꺼움, 구토, 경련, 설사 등을 경험한다.

다음은 음료와 초콜릿, 아이스크림 등에 든 카페인 함량이다.

355mL 캔 음료의 카페인 함량

콜라, 닥터페퍼, 마운틴듀 등 탄산음료 = 33~64.7mg

240mL짜리 음료의 카페인 함량

에너지 드링크(레드불 등), 스타벅스 프라푸치노, 오렌지 소다 등 = 24~83mg

150mL 잔에 담긴 커피의 카페인 함량

인스턴트 커피 = 40~108mg

투과방식 원두커피 = 64~124mg

드립방식 원두커피 = 110~150mg

디카페인 커피 = 2~5mg

인스턴트 디카페인 커피 = 2mg

150mL 잔에 담긴 차의 카페인 함량

5분 우려낸 녹차 = 35mg

1분 우려낸 홍차 = 9~33mg

5분 우려낸 홍차 = 20~50mg

인스턴트 홍차 = 12~28mg

디카페인 홍차 = 10~41mg

아이스티 = 22~36mg

초콜릿과 아이스크림의 카페인 함량

코코아 = 13mg(150mL 1잔 기준)

밀크초콜릿 28g = 6mg

다크초콜릿 28g = 20mg

스타벅스 커피 아이스크림(반 컵) = 28mg

하겐다즈 커피 아이스크림(반 컵) = 24mg

M&M 밀크초콜릿 캔디(반 컵) = 16mg

허쉬 초콜릿시럽(2큰술) = 5mg

카페인 섭취를 줄이려고 디카페인 커피를 찾는 사람이 많은데, 별로 좋은 방법은 아니다. 처음에 커피 회사들은 커피에서 카페인을 제거하려고 트리클로로르에틸렌이라는 물질을 사용했는데, 이것은 동물실험 결과 발암물질로 밝혀졌다. 그 뒤 더 안전한 염화메틸렌으로 대체했지만 탄소와 염화물을 함께 사용하고 있다는 점에서는 같으며, 이 역시 독성 살충제를 만드는 데 쓰이는 성분이다. 커피 대신 홍차를 마시는 것도 해답이 되지 못한다. 홍차에도 커피만큼이나 많은 카페인이 들었으니까.

허브차라면 이야기가 다르다. 자연식품 가게에는 다양한 종류의 허브차가 있으니 한번쯤 방문해 보길 바란다. 인삼도 대안이 될 수 있다. 커피만큼이나 정신적, 육체적 활력을 주면서도 부작용은 없다.

콜라를 계속 찾는 이유도 카페인 때문이다. 일반 콜라든 다이어트 콜라든 카페인이 많기는 마찬가지이다. 콜라 대신 사이다나 탄산수를 마시든지, 과일 향이 들어간 제품을 마셔라. 카페인으로 인한 자극은 얻을 수 없지만, 그편이 당신의 몸에 대한 예의일 것이다.

337 비타민을 먹어 술을 끊다

알코올은 우리 사회에 가장 만연한 약물이다. 어디서나, 심지어 집 앞 편의점에서도 살 수 있기에 대부분 사람은 술을 약물로 생각하지 않는다. 하지만 분명히 약물이다. 따라서 오용과 남용을 하면 몸에 많은 피해를 입히게 된다.

- 알코올은 흥분제가 아니다. 반대로 중추신경계에 진정-억제제로서 작용한다.
- 알코올은 혈관 파열을 일으킬 수 있다.
- 알코올은 몸을 덥혀주지 않는다. 오히려 땀 배출을 늘리므로 체열을 잃고 몸이 서늘해진다.
- 알코올은 뇌세포에서 수분을 빼앗는다. 즉, 뇌세포를 파괴한다.
- 알코올은 몸에서 비타민B_1, B_2, B_6 B_{12} C, K, 엽산, 아연, 마그네슘, 칼륨 등을 빼앗는다.
- 술을 하루에 4잔 이상 마시면 장기가 손상을 입을 수 있다.
- 지방을 처리하는 간의 능력이 저하된다.

그럼 언제 어떤 술을 마셔야 할까? 술의 종류가 다양하다고 해서 더 취하는 술과 덜 취하는 술이 있는 건 아니다. 맥주의 알코올 함량은 보통 4~5도, 와인은 13~14도, 양주는 40도까지 올라간다. 하지만 맥주를 1캔 마시나, 와인을 1잔 마시나, 위스키를 스트레이트로 한 모금 마시나 기본적으로 취하는 정도는 똑같다. 즉, 맥주를 4캔 마시면 테킬라를 스트레이트로 4잔 먹은 것과 마찬가지라는 이야기이다.

놀랍게도 '어떤 술을 마시느냐'보다는 '언제 마시느냐'가 더 중요하다. 매사추세츠 주립대학교의 존 팔머 박사는 "같은 종류, 같은 양의 술이라도 하루 중 어느 때에 마시느냐에 따라서 알코올이 혈액에 머무는 시간이 달라진다."라며 "그 시간이 길수록 뇌세포는 더욱 많이 파괴된다."라고 경고한다. 오전 2시부터 이튿날 오전까지가 가장 취약한 시간대이다. 반면에, 늦은 오후부터 이른 저녁까지는 술을 많이 마셔도 상대적으로 금방 깬다. 시간대에 따른 알코올 분해 능력은 약 25%까지 차이가 난다. 그러니까 저녁 식사 자리에서 곁들인 술보다 자정이 지난 새벽에 들이켠 술에 더 오랫동안 취하게 된다는 말이다.

텍사스 주립대학교의 연구에 따르면, 알코올 의존 상태인 쥐들에게 영양제를 투약하고 비타민이 풍부한 먹이를 먹였더니 알코올에 대한 흥미를 빠르게 잃었다고 한다. 사람도 마찬가지이다. 지독한 술꾼이라도 올바른 식사를 하고 적절한 영양제만 복용하면 술에 대한 욕망이 줄어들며, 술을 끊을 수 있다. 비타민A, D, E, C와 비타민B군 전체, 특히 비타민B_1, B_6, B_{12}와 칼슘, 마그네슘, 콜린, 이노시톨, 니아신 등을 챙겨 먹고 고단백질 식사를 한다.

알코올 의존증 전문가인 H. L. 뉴볼드 박사는 술에 끌려다니지 않으려면 글루타민 제제(200mg)를 하루 세 번 먹으라고 권한다. 글루탐산이 아니라 글루타민이다.

최근 들어 한약재인 칡(소제목187 참고)이 주목받고 있다. 숙취를 푸는데 그만이다. 한의사들은 예로부터 칡을 알코올 의존증 치료에 사용해왔다. 칡에는 다이드진과 다이드제인이라는 두 가지 식물 화학 성분이 들었는데, 혈중 알코올 수치를 낮추는 작용을 한다. 칡즙 파우치나 캡슐 형태로도 판매되고 있으니, 음주 전후로 먹는다.

338 마리화나와 해시시

마리화나와 해시시는 모두 대마를 원료로 해서 만든다. 마리화나는 대마의 줄기와 잎을 말려서 잘게 자른 것이고, 해시시는 꽃이 피는 끝부분을 문질러 얻은 진(津)을 굳힌 것이다. 이 두 가지 모두 연기를 들이마시거나 먹을 수 있다. 담배처럼 종이에 말거나 파이프를 써서 피우는 것이 일반적이다. 연기를 마시면 효과는 보통 1~3시간, 먹을 때는 4~10시간 정도 지속된다. 그러나 실제로 '약효'를 느끼는 시간은 이보다 길다.

다른 불법 마약들과 달리 마리화나와 해시시는 '역(逆)내성' 특성이 있다. 많이 피우면 피울수록 더 적은 양으로 취할 수 있다는 뜻이다. 즉, 같은 정도의 '약 기운'을 느끼려면 초보자는 상용자보다 더 많은 양이 필요하다.

대마로 만든 약물들은 기분을 좋게 하고 긴장을 풀어주며 식욕을 되살리고 마음을 안정한다. 미약하나마 환각 효과도 있다. 물론 그 효과는 개인에 따라 다르게 나타난다.

마리화나를 피우면 혈압은 올라가고 심장박동은 빨라지지만, 체온은 떨어진다. 몸에서 비타민C를 빼앗는다. 미숙아가 나올 수도 있으므로 임신부는 절대로 피워서는 안 된다. 그리고 담배와 마찬가지로 폐암 위험을 높인다.

—— 대마를 생으로 먹거나, 혹은 지나치게 많은 양을 피우면 중독으로 인해 정신이상이 일어날 수 있다.

□ 대마 상용자들이 먹어야 할 식품과 영양제

▲감귤과 오렌지, 녹색 잎채소를 많이 먹는다(정제 당분과 탄수화물 섭취는 줄인다. 몸에서 비타민B를 빼앗기 때문이다.). ▲비타민C 1,000mg을 오전, 오후에 ▲비타민E 100~400IU를 하루 1~3회 복용해 폐를 보호한다.

339 코카인의 폐해

코카인은 중추신경계에 작용하는 마약이다. 혈관을 수축하고 신경을 효과적으로 자극해 극도의 흥분상태로 만든다. 피부나 점막에 닿으면 신경 신호를 막아 감각을 둔하게 한다. 코카인은 점액막을 통해 빨리 흡수되므로 보통 코로 흡입한다. 하지만 종종 혀와 눈꺼풀 아래, 성기 부근에 바르기도 하며, 정맥에도 직접 주사한다. 코카인을 숟가락 등에 담고 라이터로 달구면(freebasing) 피어오르는 연기를 담배처럼 피울 수도 있다. '크랙'은 코카인에 베이킹소다(탄산수소나트륨)와 물을 섞어 증류해 돌 조각 같은 덩어리로 굳힌 것인데, 이 역시 피울 수 있다.

코카인을 하면 30분 정도 엄청난 기쁨과 환희를 경험한다. 정신적 에너지와 자신감이 치솟는다. 그러나 다시 한 번 같은 정도로 취하려면 더욱 많은 양의 코카인이 필요하다. 중독성과 의존도는 매우 높다. 대부분 마약이 그렇듯이 코카인도 우리의 육체를 지독히 유린한다. 코피가 나며, 심박이 빨라지고, 식은땀과 식욕감퇴 증상이 생긴다. 벌레가 주위를 윙윙거리며 날아다니는 듯한 느낌을 받고 경련과 구토, 과민성 쇼크를 일으킨다. 심하면 사망에 이른다. 코카인의 반응은 어떻게 나타날지 예측할 수 없다. 민감한 사람이 복용하면 치명적일 수 있다.

마약상에게 큰돈을 주어도 순도 60% 이상의 코카인은 거의 구할 수 없다. 나머지는 양을 부풀리기 위한 위화제(cut)로 채워진다. 젖당, 포도당, 이노시톨(비타민B군), 만니톨 등은 상대적으로 해가 없는 위화제이다. 다른 비약물 위화제로는 옥수수 녹말, 활석 가루, 밀가루 등이 있는데, 무척 위험하다. 왜냐하면 혈액에 녹지 않는 물질이기 때문에 흡입, 특히 주사하면 몸 안에서 엉길 수 있다. 약리학적으로 활성 성분인 벤조카인 역시 코카인 위화제로 쓰이면 혈액 응고를 비롯한 심각한 문제가 발생한다. 부적절한 성분의 위화제는 비록 소량일지라도 치명적일 수 있다.

코카인을 끊는 데 도움을 주는 영양소가 있다. 고기와 밀에 풍부한 아미노산인 티로신(소제목79 참고)은 코카인의 대표적 금단 현상인 우울증, 초조감, 피로 등을 덜어주는 것으로 밝혀졌다. 미국 뉴저지에 있는 페어오크 병원에서는 코카인 중독자들에게 티로신과 비타민C를 비롯해 티아민, 니아신, 리보플라빈 등과 같은 B군 비타민과 몸이 티로신을 사용하도록 돕는 효소인 티로신수산화 효소를 12일 동안 매일 오렌지 주스에 타서 마시게 했다. 결과는 놀라울 만큼 성공적이었다. 성요한풀 복합제제를 매일 아침 1알씩 먹어도 우울증을 줄이는 데 도움이 된다.

□ 코카인 상용자가 먹어야 할 식품과 영양제

▲민델 기본영양제(소제목220 참고) ▲킬레이트화된 칼슘(500mg)과 마그네슘(250mg)을 하루 2회 복용, 두 번 중 한 번은 자기 전에 먹는다. ▲카바 1캡슐을 자기 전에 먹으면 잠을 더 잘 잘 수 있다(소제목186 참고). ▲비타민C 1,000mg, 비타민E 200~400IU, 비타민B 복합체 100mg을 각각 하루 1~3회

340 약을 대신할 식품, 영양소, 허브

미국인들은 매년 흥분제와 진정제 약 680톤과 항생제 약 1,800톤을 소비한다. 그런데 이 약들이 꼭 필요한 것일까? 아니라고 생각한다. 병원을 찾는 환자는 의사가 어떤 약이라도 처방해주기를 기대한다. 하지만 많은 약물을 건강에 훨씬 이로운 다른 식품과 영양제, 허브로 대체할 수 있다. 약물에 의지하기 전에 먼저 다른 자연적인 방법을 찾아 시험해봐야 한다. 약물은 마지막 수단이다.

고단백질, 저탄수화물 섭취를 핵심으로 하는 이른바 '황제 다이어트'를 창안해 유명해진 로버트 앳킨스 박사는 최근 불면증 환자들에게 바르비투르산염 수면제 대신 판토텐산과 이노시톨(약 2,000mg)을 먹게 해 성공을 거두었다. 또 혈당을 낮추는 데는 비타민이, 고혈압에는 비타민(오로트산)이 효과적이라고 한다. 다음을 참고해 약물 복용을 최대한 줄이자.

□ 자연적 대안이 있는 약물들

- 제산제: ▲감초 추출물(DGL)(글리시리진 제거 제품) ▲파파야 ▲식이유황 ▲호로파(葫蘆巴), 유근피, 컴프리, 메도스위트(조팝나무) 허브차를 미지근하게 식혀서 마신다(메도스위트 차는 레몬을 첨가하지 않은 제품을 구입).
- 항생제와 항히스타민제: ▲마늘 ▲비타민C ▲치킨 수프(믿기 어렵겠지만 치킨 수프는 탁월한 항균, 항히스타민 작용을 한다.) 이 밖에 몸에 침입한 병균과 싸우고 히스타민을 막아주는 성분으로는 ▲비타민A ▲아연 ▲셀레늄 ▲그레이프푸르트 씨 추출물 ▲에키네시아 ▲판토텐산 ▲케르세틴 ▲녹차 등이 있다.
- 항울제: ▲구기자 추출물 캡슐과 칸나비디올(CBD) 50mg은 매일 먹어도 된다. 여기에 더해서 ▲대추씨 추출물 복합제제와 함께 ▲칼슘 ▲마그네슘을 먹는다. ▲비타민B_1 ▲비타민B_6 ▲비타민B_{12} ▲티로신 ▲페닐알라닌(모노아민산화 효소와 같이 먹지 말 것)
- 지사제: 세균성 설사에는 ▲쌀 ▲바나나 ▲아시도필루스(유산균) 요구르트를 먹는다.
- 항고혈압제: ▲오메가-3 지방산 ▲마그네슘 ▲칼슘 ▲브로콜리, 양배추, 케일 등의 십자화과 채소 ▲셀러리 ▲비타민C ▲칼륨(신장 질환이 있는 사람은 예외) ▲당귀 ▲시베리아인삼
- 구토억제제: ▲비타민B_1, B_6는 멀미나 아침결의 메스꺼움을 가라앉힌다. ▲생강 캡슐. 속귀(내이)의 병 때문에 어지럼증과 메스꺼움을 느끼는 사람은 ▲니아신 ▲바이오플라보노이드 ▲은행잎 추출물(표준규격) 등을 복용한다.

- 콜레스테롤 저하제: ▲니아신(소제목28을 참고해 홍조가 없는 제품을 선택) ▲비타민C ▲마그네슘 ▲칼슘 ▲구리 ▲비타민E ▲차전자 1~2 큰술을 물에 타서 매일 마신다. ▲N-아세틸시스테인 ▲녹차 ▲프로안토시아니딘(포도씨 추출물, 고추, 커리 등에 풍부) ▲구굴(guggul) ▲칸나비디올(CBD) 50mg을 매일
- 코막힘약: ▲비타민A ▲비타민C ▲케르세틴 ▲에키네시아 ▲히드라스티스(골든실) ▲월계수 열매 차 ▲칼륨
- 이뇨제: ▲알팔파 ▲아스파라거스 ▲셀러리 ▲민들레잎 ▲비타민B_6
- 변비약: ▲비타민C ▲비타민B_1 ▲비타민B_2 ▲비타민B_6 ▲비타민B_{12} ▲칼륨 ▲마그네슘 ▲아시도필루스(유산균) ▲알팔파 ▲산사나무 열매 ▲고투 콜라 ▲골무꽃 ▲곡물 겉껍질 ▲물
- 안정제(진정제, 이완제 등): ▲쥐오줌풀 ▲멜라토닌 ▲콜린 ▲칸나비디올(CBD) 50mg ▲니아신 ▲비타민B_1 ▲비타민B_6 ▲비타민B_{12} ▲칼슘 ▲마그네슘 ▲망간 ▲아연 ▲판토텐산 ▲이노시톨 ▲이중작용 성요한풀 복합제제 ▲페닐알라닌 ▲티로신

—— 이미 약을 먹고 있으면 위의 자연적 대안을 시험하느라 투약을 갑자기 중단하지 말고, 의사와 상담한 후에 천천히 약물의 양을 줄인다.

341 영양소를 고갈시키는 약물

오늘날 현대인은 과거 어느 때보다도 약을 많이 소비한다. 몸이 조금만 이상해도 약병 뚜껑을 연다. 하지만 대부분의 사람은 약이 주는 만큼 빼앗아 간다는 사실을 모른다. 적어도 영양학적 측면에서 보자면 그렇다. 의사 처방이 필요한 전문의약품이든, 약국에서 그냥 살 수 있는 일반의

약품이든 마찬가지이다. 거의 모든 약물이 어떠한 식으로든 영양소 흡수를 방해하거나, 세포가 영양소를 사용할 수 없게 막는다.

약국에서 판매하는 감기약, 진통제, 알레르기약 등을 먹으면 혈중 비타민A 수치가 낮아진다. 비타민A는 코, 목, 폐 등의 점막을 보호하고 강화하는 성분이다. 따라서 비타민A가 결핍되면 세균이 점막에서 쉽게 증식해 질병이 생기는데, 이를 다스리기 위해 다시 약물을 써야 하는 악순환이 생긴다. 감기약과 진통제로 폭넓게 쓰이는 대표적 가정상비약 아스피린도 비타민C를 훔쳐 간다. 아스피린을 소량만 먹어도 비타민C의 체외 배출량이 세 배나 늘어난다. 엽산과 비타민B 결핍의 원인이 되기도 하는데, 그러면 빈혈과 소화불량이 올 수 있다.

관절염, 피부질환, 눈과 혈액 관련 장애, 천식 등을 치료하는 데 쓰는 코르티코스테로이드 제제는 몸에서 아연을 빼앗는 것으로 밝혀졌다. 코르티손과 프레드니손이 여기에 포함된다. 바르비투르산염 수면제를 복용하는 불면증 환자 중 상당수가 칼슘 결핍이라는 연구 결과가 최근 《의과대학원보》에 발표되었다. 변비약과 제산제 역시 칼슘과 인 대사를 방해하는 것으로 드러났다. 어떠한 변비약도 복용량을 초과해 먹으면 칼륨과 비타민A, D, E, K 등을 다량으로 잃게 된다. 고혈압 환자에게 흔히 처방하는 이뇨제는 칼륨을 고갈한다. 항생제도 마찬가지 작용을 한다.

다음은 다양한 약품이 우리 몸에서 빼앗는 영양소 목록이다. 주의 깊게 읽어보고 약을 먹을 때 참고한다.

□ 영양소를 빼앗는 약물과 결핍되는 영양소

- 알코올(알코올이 든 기침약 시럽, 감기약 시럽, 자양강장제 등 일반의약품 포함): 비타민A, B_1, B_2, B_{15}, 비오틴, 콜린, 니아신, 엽산, 마그네슘
- 염화암모늄(거담제, 기침약 등): 비타민C
- 제산제: 칼슘, 인, 구리, 철분, 마그네슘, 칼륨, 아연, 단백질
- 항생제: 비타민B 복합체, 비타민C, 비타민K, 아시도필루스(유산균)
- 항혈액응고제: 비타민A, 비타민K
- 항경련제: 비오틴, 구리
- 항히스타민제: 비타민C
- 아스피린(모든 APC 해열진통제는 아스피린을 함유): 비타민A, 비타민B 복합체, 비타민C, 칼슘, 칼륨
- 바르비투르산염 수면제: 비타민A, 비타민D, 엽산, 비타민C
- 베타차단제: 코엔자임Q10
- 카페인(모든 APC 해열진통제는 카페인을 함유): 비타민, 이노시톨, 비오틴, 칼륨, 아연, 칼슘, 철분, 비타민K, 니아신
- 항암 화학치료 약물: 대부분의 영양소
- 콜레스테롤 저하제: 비타민A, D, E, K, B_{12}, 베타카로틴, 엽산, 철분, 지방, 코엔자임Q10
- 클로피브레이트: 비타민K
- 콜히친: 비타민A, 비타민B_{12}, 칼륨
- 코르티코스테로이드(코르티손, 하이드로코르티손 등): 비타민D, 칼슘, 칼륨, 셀레늄, 아연
- 디에틸스틸베스트롤(DES): 비타민B_6

- 이뇨제: 비타민B 복합체, 칼륨, 마그네슘, 아연, 코엔자임Q10
- 에스트로젠 대체물질: 비타민B_6
- 플루오린화물: 비타민C
- 글루테티마이드: 엽산
- 통풍 치료제: 베타카로틴, 비타민B_{12}, 나트륨, 칼륨
- 이소나아지드(INH): 비타민B_6
- 카나마이신: 비타민K, 비타민B_{12}
- 변비약, 윤활제(피마자유, 미네랄오일 등): 비타민A, D, E, K, 칼슘, 인
- 메프레드니손: 비타민B_6, 비타민C, 아연, 칼륨
- 메토트렉사트: 엽산
- 니트로푸란토인: 엽산
- 비스테로이드성 소염제: 비타민B_1, 비타민C, 엽산
- 경구용 피임약: 엽산, 비타민C, B_2, B_6, B_{12}, E
- 페니실아민: 비타민B_6
- 페니실린(모든 형태): 비타민B_6, 니아신, 비타민K
- 페닐부타존: 엽산
- 페니토인: 비타민B_{12}, 비타민D, 엽산, 칼슘
- 프레드니손: 비타민B_6, 비타민D, 비타민C, 아연, 칼륨
- 프로판데린: 비타민K
- 프로톤펌프억제제(PPI): 비타민B_{12}, 단백질
- 피리메타민: 엽산
- 퀴놀론계: 철분, 아연
- 스타틴: 코엔자임Q10

- 침투성 설폰아미드: 엽산, 비타민K, 비타민B_{12}
- 설폰아미드와 국부 스테로이드: 비타민K, 비타민B_{12}, 엽산
- 테트라사이클린: 비타민K, 칼슘, 마그네슘, 철분
- 담배: 비타민C, 비타민B_1, 엽산, 칼슘
- 안정제: 비타민B_2, 코엔자임Q10
- 삼환계 항울제: 비타민B_2, 코엔자임Q10
- 트리플루오페라진: 비타민B_{12}
- 트리암테린: 엽산
- 결핵 치료제: 비타민B_6, 비타민D, 비타민E, 니아신, 칼슘
- 궤양 치료제: 비타민D, 비타민B_{12}, 엽산, 아연

342 몸에 좋은 음식도 몸에 해로울 수 있다

체내 약물 흡수 과정에 음식이 영향을 미치기도 한다. 몸에 좋은 음식도 마찬가지다. 어떤 음식은 어떤 약물의 약효를 떨어뜨릴 수 있다. 몸에서 해당 약물의 대사 작용이 제대로 일어나지 않게 된다는 뜻이다. 그럼으로써 더 많은 약 성분이 혈류를 타고 돌게 되어 부작용이 일어날 가능성이 높아진다. 반대로 어떤 음식이 약효를 높인다면 사실상 의도한 것보다 더 많은 양의 약을 먹은 셈이 된다. 두 경우 모두 문제가 된다.

□ 약물 복용 시 금지 음식

- 우유(칼슘 함유 유제품): 테트라사이클린(을 비롯한 사이클린계 항생제), 시프로, 레바퀸, 철분 제제. 비사코딜이 들어 있는 변비약(예: 코렉

톨, 둘코락스)를 복용 중인데 우유를 먹는다면 약효가 '과하게' 좋아진다.

- 그레이프푸르트, 그레이프푸르트 주스: 콜레스테롤 저하제(조코르, 리피토르, 메바코르 같은 스타틴 제제), 심장질환 치료제 다수, 칼슘 통로 차단제(예: 플렌딜, 술라, 프로카디아), 면역억제제(산디문, 뉴오랄), 알레르기 약 일부(예: 알레그라), 항생제(마이신 계열), 호르몬 대체 약물
- 짙푸른 잎채소, 아스파라거스, 적상추: 항혈액응고제(예: 쿠마딘)
- 섬유질이 많은 식품: 아세트아미노펜
- 기울, 오트밀: 심장질환제 디곡신
- 숙성치즈, 아보카도, 두부, 두류식품(티로민 함유 식품): 모노아민 억제제(MAO) 및 항울제

맞춤조언 약물과 음식의 상호작용을 의사나 약사에게 확인한 후 약을 먹는다. 소화불량을 최소화하면서 약효는 극대화하려면 약을 물 한 잔과 같이 먹는 게 제일 좋다.

—— 약을 뜨거운 음료와 먹지 말 것. 열 때문에 약효가 준다. 약과 영양제를 동시에 먹지도 말 것. 비타민, 미네랄과 상호작용하는 약물이 많다. 또, 의사의 지시 없이 약을 음식에 섞거나 캡슐을 분리하지 말 것.

[영양소에 관한 깜짝 놀랄 진실]

✓ 술을 마시면 테스토스테론 호르몬 수치가 최대 24시간 동안 떨어진다.

✓ 콜라 한 캔보다 하겐다즈 커피맛 아이스크림 한 컵에 든 카페인이 더 많다.

✓ 커피에도 열량이 있다.

[질문과 답변]

커피를 마시면 심장이 빨리 뛰면서 좌불안석이 됩니다. 기분도 들쑥날쑥하고요. 그래서 디카페인 커피로 바꾸었는데, 그래도 증상이 여전합니다. 왜 그럴까요? 설마 디카페인 커피에 남아 있는 소량의 카페인 때문일까요?

커피에는 카페인만 들어 있는 게 아니에요. 나머지 성분도 마시는 사람의 정신과 육체에 영향을 줄 수 있습니다. 아직 정확하게 파악된 것은 아니지만, 엔도르핀의 정상적인 두뇌활동을 막는 어떠한 성분이 일반 커피와 디카페인 커피 모두에 함유되어 있다고 합니다. 엔도르핀은 몸이 만들어내는 일종의 마약인데, 진통 작용을 하며 기분을 좋게 해줍니다. 이 성분은 홍차에는 없습니다.

필요한 약품을 구입해 설명서나 라벨을 읽다 보면 '투약 중에는 절대 술을 마시지 말 것'이라는 경고문이 눈에 띕니다. 그럼 이러한 경고문이 없는 약을 먹을 때는 술을 마셔도 괜찮은가요?

러시안룰렛과 같습니다. 재수가 좋으면 무사히 넘어가겠지만, 재수가 없으면 심각한 문제가 일어나지요. 알코올은 거의 모든 약물과 상호작용을 합니다. 즉, 어떠한 약물을 어떠한 형태로 먹든 함께 술을 마시면 무조건 위험하다고 생각하시는 편이 안전합니다.

시간지연 제제도 예외가 아닙니다. 원래대로라면 8~12시간에 걸쳐 천천히 녹는 알약의 코팅도 알코올을 만나면 풀어지는 속도가 급속히 빨라집니다. 그 결과 짧은 시간에 지나치게 많은 약물을 흡수해 중독이 일어날 수 있습니다. 일단 아픈 몸부터 추스른 다음, 술은 나중에 드세요.

방송국에서 PD로 일하는 저는 매일매일이 엄청난 스트레스의 연속입니다. 식사 시간도 불규칙하고요. 아니, 먹기만 해도 다행이지요. 이런 제 생활에 맞는 음식물이 있을까요?

그럼요. 왜 없겠습니까? 아침과 점심 식사 때 단백질 대신 복합탄수화물을 드십시오. 다시 말해 고기와 달걀 말고 파스타, 쌀밥, 시리얼 등을 먹으라는 겁니다. 복합탄수화물을 섭취하면 세로토닌이라는 두뇌화학물질이 더 많이 만들어지는데, 그러면 마음이 진정되고 스트레스도 덜 받으면서 주의력은 떨어지지 않습니다.

때때로 기분이 몹시 우울해지곤 합니다. 우울할 이유가 하나도 없는데도 말이죠. 저는 29살 남자입니다. 결혼 생활도 행복하고 돈도 잘 벌고 직장생활과 인간관계도 원활합니다. 저도 제가 왜 우울한지 알 수가 없습니다. 혹시 영양소와 관련이 있는 걸까요?

십중팔구 그럴 겁니다. 혹시 단 음식을 좋아하지 않는지요? 당분은 비타민B, 특히 비타민을 결핍시키는데, 그러면 쉽게 우울해집니다. 정제 탄수화물과 알코올을 많이 섭취해도 마찬가지죠. 이때 유용한 항울 성분으로는 티로신과 페닐알라닌 같은 아미노산이 있습니다(소제목72, 79 참고). 이 아미노산들이 함유된 복합제제 500~2,000mg을 자기 전이나 아침에 물이나 주스와 함께 드세요. 단, 우유와 같이 단백질이 들어 있는 음료는 안 됩니다. 칸나비디올(CBD) 50mg을 매일 드셔봐도 좋을 겁니다.

위산과다 속쓰림으로 고생하는 저는 시메티딘 성분의 제산제를 먹고 있어요. 타가메트라는 제품인데요. 그런데 이 약과 함께 숙성된 체다 치즈처럼 티라민이 풍부한 식품을 먹으면 안 된다더군요. 그 이유를 알고 싶습니다. 또 티라민이 많은 다른 식품들로는 어떤 게 있습니까?

티라민은 아미노산의 하나입니다. 시메티딘 성분의 약과 함께 티라민이 풍부한 식품을 먹으면 심각한 두통과 일시적인 혈압 상승이 올 수 있습니다. 고기, 생선, 유제품 등 단백질을 오래 두면 티라민이 생겨나게 마련이죠. 안전을 위해 냉장고에서 3~4일을 넘긴 단백질 음식은 먹지 마세요. 생선, 고기, 유제품 등은 가장 신선한 것을 구입하시고요. 숙성, 절임, 발효 등의 과정을 거쳤다면 치즈, 와인, 피클 등의 식품에도 티라민이 들어 있을 겁니다.

티라민은 알부테롤, 살메테롤, 에피네프린 등 천식 환자의 호흡을 돕는 약에 쓰이는 교감신경흥분제의 작용을 방해합니다. 천식 때문에 이 약을 투약하는 아이를 둔 부모라면 티라민이 많은 식품에 극도의 주의를 기울여야 합니다. 예를 들어 볼로냐 소시지를 넣은 샌드위치를 먹고 나서 이 약을 단지 1회만 흡입해도 심각한 부작용이 나타날 수 있으니까요.

□ 티라민이 풍부한 식품

숙성 치즈, 건포도, 발효 유제품(요구르트, 사워크림 등), 아보카도, 소와 닭의 간, 말린 생선, 절인 생선, 식물성 단백질을 가수분해해서 만든 향료, 소시지(페페로니, 살라미, 볼로냐 등), 두류 식품(두부, 된장, 간장, 데리야키 소스 등), 포도주, 맥주, 샴페인, 리큐르, 효모

Chapter 16

다이어트에 좋은 영양소

343 2020년대 인기 다이어트

뉴트리시스템(Nutrisystem)

눔(Noom)

WW(웨이트 와쳐스)(식이요법 다이어트)

다이어트투고(Diet to Go)

제니 크레이그

프레숄로지(Freshology)

원더슬림(WonderSlim)

사우스비치 다이어트

메디패스트(Medifast)

지중해식 다이어트

DASH 다이어트

플렉시테리언 다이어트

마요 클리닉(Mayo Clinic) 다이어트

체적 측정(Volumetrics) 다이어트

TLC 다이어트

북유럽식 다이어트

오니시 다이어트

채식 다이어트

344 앳킨스 다이어트(황제 다이어트)

열량이 많은 음식을 피하는 대신, 탄수화물 섭취를 제한하는 데 초점을 맞춘 다이어트 방법이다. 하지만 다른 저탄수화물 다이어트와는 다르다. 앳킨스 박사는 급기야 탄수화물은 미량을 제외하고는 전혀 먹지 말라고 주장한다. 적어도 처음 두 주 동안은 그래야 한다. 그러면 우리 몸은 케톤 성분을 체중을 줄이기에 충분한 양만큼 배출하게 된다. 케톤은 일종의 미세한 탄소 조각으로, 지방을 완전히 태우지 못해 생긴 부산물이다.

앳킨스 박사의 논리는 이렇다. 탄수화물은 신체가 에너지를 만들려고 태우는 첫 번째 연료이다. 따라서 몸에 탄수화물이 하나도 없다면 저장된 지방을 꺼내 연료로 쓴다는 것이다. 케톤이 배출되고 나면 체중이 줄어드는 것은 물론, 배고픔도 사라지게 된다. 이 논리에 대해서는 찬반 양론이 맞서고 있다. 특히 앳킨스 다이어트는 고지방 식생활을 조장하므로 논란의 여지가 더욱 많다. 최근 《뉴잉글랜드 의약저널》은 흥미로운 연구 결과를 발표했다. 앳킨스 다이어트가 혈중 콜레스테롤 수치에 생각만큼의 악영향은 끼치지 않는다는 내용이다. 나쁜 콜레스테롤 수치는 약간 올라갔지만, 좋은 콜레스테롤과 중성지방 수치가 함께 상승했다. 그런데도 앳킨스 다이어트는 성공률이 그리 높지 않다. 그리고 다른 다이어트와 마찬가지로 대부분 잃어버린 체중을 1~2년 안에 다시 얻게 된다. 현재 앳킨스 다이어트를 하고 있다면 다음 영양소를 섭취해야 한다.

▲민델 기본영양제(소제목220 참고) ▲비타민C(바이오플라보노이드 첨가 제품) 1,000mg(감귤류 과일을 먹지 않는 경우에 추가 섭취) ▲비타민B 복합체를 최소 50mg씩 아침과 저녁 식사 때 먹는다 ▲칼륨 1g을 하루 세 번으로 나눠 식사와 함께 복용 ▲엽산 400~800mcg을 매일

더 좋은 방법이 있으니, 다음을 복용하면 자연적인 방법으로 지방을 태우고 탄수화물 섭취를 줄일 수 있다. ▲바나바잎 추출물을 매일 16~48mg ▲당살초 캡슐(200mg 함량)을 하루 2알(당분에 대한 욕구를 없애줌.) ▲식이유황 1,000mg 정제를 하루 2알

345 존 다이어트

운동선수들은 육체와 정신의 능력이 정점에 오른 희열에 가까운 상태를 묘사할 때 무아지경을 의미하는 '존(zone)'이라는 표현을 쓴다. 배리 시어스 박사는 그의 책 《존 다이어트(*Mastering the Zone*)》에서 새로운 체중감량법을 제시했다.

먼저 단백질, 탄수화물, 지방 등을 '덩어리'라는 단위로 나눈다. 그리

고 식사할 때마다 이 영양소를 엄격히 같은 숫자의 덩어리만큼만 먹는데, 그러면 '존'의 상태에 도달할 수 있다고 한다. 매끼마다 여자는 3개, 남자는 4개의 덩어리를 먹는다. 단백질 덩어리 1개는 단백질 7g, 탄수화물 덩어리 1개는 탄수화물 9g, 지방 덩어리 1개는 지방 1.5g이다. 존 다이어트는 전체 섭취 열량의 30%를 단백질, 40%를 탄수화물, 나머지 30%를 지방에서 얻는 것이 핵심이다.

시어스 박사는 "미국 표준 일일식단표의 권장량에 따르면 하루 필요한 열량의 55~60%를 탄수화물에서 얻어야 하는데, 그건 너무 많다."라고 주장한다. 그는 혈당지수(소제목367 참고)가 높은 식품은 피하라고 말한다. 그중에는 정제 탄수화물은 물론, 당근, 바나나, 현미, 통밀 등도 포함한다. 하지만 나를 비롯한 대부분의 영양학자는 그 의견에 동의하지 않는다. 반면, '존'에 도달하려면 필수 지방산이 필요하다는 건 좋은 제안이다. 시어스 박사는 그 가운데서도 오메가-6 지방산의 감마-리놀렌산이 가장 중요하다고 주장한다. 하지만 음식과 영양제로 감마-리놀렌산을 많이 섭취해 에이코사펜타엔산과 함께 적절한 균형을 이루지 않으면 존이 주는 이득을 무효로 되돌릴 수 있다고 하는데, 이는 사실을 확인하기 어려운 가설에 가깝다.

존 다이어트는 몸에 좋은 식품을 먹으라고 권장한다. 그러나 정해진 시간에 정확한 양만큼만 입에 넣어야 한다. 배가 고프지 않더라도 말이다. 어쨌든 '존' 도달에 성공하든 실패하든, 영양소 토대가 되는 민델 기본영양제(소제목220 참고)는 꼭 챙겨 먹자.

346　웨이트 와쳐스 다이어트(식이요법 다이어트)

장기간 노력이 필요한 체중 감량법이다. 단백질, 탄수화물, 지방 등을 적절한 양과 비율에 맞춰 하루 세끼 모두 챙겨 먹는다. 이 다이어트 방식이 비록 영양학적으로 잘 구성되어 있기는 하지만, 영양제를 먹으면 열량 섭취를 줄이는 기간에 활력을 유지하는 데 큰 도움이 된다. 민델 기본영양제(소제목220 참고)를 챙겨 먹는다.

347　제니 크레이그 다이어트

칼로리 섭취는 줄이되, 영양소 균형은 맞추는 것을 핵심으로 하는 체중 감량 프로그램이다. 하루에 약 1,200kcal만 먹는다. 전체 열량의 60%는 탄수화물, 20%는 단백질, 20%는 지방에서 얻는다. 이를 엄격히 지키기 위해 동명(同名)의 회사에서 만든 포장된 식사를 구입해 먹는다.

짧은 기간만 하는 체중 감량이라면 별 무리는 없다. 그러나 기간이 길어지면 문제가 생기는데, 다이어트를 하는 본인 스스로 식품을 고르고 식사량을 조절하는 방법은 전혀 가르쳐주지 않고 제니 크레이그 회사에서 만들어 파는 식단에만 전적으로 의존하도록 하기 때문이다. 또한 운동의 중요성도 강조하지 않는다. 운동이야말로 살을 빼는 것은 물론, 육체와 정신을 건강하게 유지하는 데 필수적인데 말이다. 이 다이어트법은 영양학적 측면에서는 만족할 만하다. 하지만 열량 섭취를 줄이는 기간에 활력을 잃지 않으려면 민델 기본영양제(소제목220 참고)를 꼭 챙겨 먹기를 바란다.

348 액상 단백질 다이어트

아주 적은 열량만 섭취하는 아주 위험한 다이어트 방법이다. 만에 하나 생명을 잃을 수도 있다. 미국 식품의약국은 체중감량을 목적으로 만들어진 모든 단백질 제제(액상과 분말)에 이러한 경고문을 붙이도록 했다. "경고: 하루 800kcal 이하로 단백질 다이어트를 하면 심각한 질병을 유발하며, 죽음에 이를 수 있습니다." 그래도 이 방법을 선택한다면 의사의 전문적인 감독과 지도가 필수적이다. 투약 중이라면 더욱 특별한 주의가 필요하다. 유아, 어린이, 임신부, 수유 여성은 절대로 시도하면 안 된다. 이처럼 극단적인 체중 감량법은 득보다 해가 훨씬 더 많다. 끔찍한 결과를 감당할 각오를 해야 한다. 심장 기능 이상과 심각한 수준의 필수 미네랄 결핍은 단지 시작일 뿐이다.

349 사우스비치 다이어트

아서 어갯스턴 박사가 창안한 다이어트법으로, 앳킨스 다이어트와 비슷하게 탄수화물 섭취를 엄격히 제한한다. 그러나 혈당을 통제하거나 허기를 달래주는 등 탄수화물이 필요할 때는 혈당지수(소제목367 참고)가 낮은 탄수화물만을 먹으라고 주장한다. 단백질과 좋은 지방은 충분한 양만큼 먹어도 괜찮다. 닭, 생선, 칠면조, 견과류, 저지방 치즈, 요구르트 등을 권장한다.

사우스비치 다이어트는 두 주 동안 식사를 엄격하게 조절한다. 그 기간에 체중이 상당히 빠진다. 그리고 나면 당분과 녹말이 더는 당기지 않아야 정상이다. 만약에 그렇지 않다면 더 이상의 다이어트는 벅차게 느껴질 것이다. 소제목220을 참고해 민델 기본영양제를 먹어서 다이어트를 위한 영양적 토대를 만들어준다. 그래야만 살이 빠지는 동안에도 정신적, 육체적 활력을 유지할 수 있다.

350 선(禪) 자연식 다이어트

이름과 달리 선불교와는 아무런 상관이 없다. 조지 오사와라는 일본인이 동양의 음양이론을 기반으로 창안했다. 체중감량을 원하는 많은 사람이 이 방법을 선택하고 있지만, 영양학적 측면에서 보면 위험할 수 있어 권하고 싶지 않다.

이 다이어트는 체중감량 과정을 10단계로 나눈다. 먼저 식후 디저트를 끊는 것부터 시작해서 나중에는 오로지 곡물만을 먹어야 한다. 보통은 현미를 권한다. 우유를 마시는 것은 금지하며, 다른 액체의 섭취도 엄격히 제한한다. 이것은 위험하다. 현미만을 먹어서는 영양소를 적절히 섭취할 수 없기 때문이다. 그러나 조지 오사와는 "생각이 옳으면 비타민, 미네랄, 단백질 등을 체내에서 만들어낼 수 있다."라며 "실제로 한 성분이 다른 성분으로 바뀔 수 있다."라고 주장한다. 하지만 '생각이 옳지 못한' 경우를 대비해서 영양제를 챙겨 먹는다. 철저한 채식주의자도 마찬가지이다. 비타민과 미네랄 복합제제를 하루 두 번 먹는다. B군 비타민과 엽산을 충분히 챙겨 먹는다. 특히 비타민B_{12}는 100mcg씩 하루 1~3회 복용한다.

351 쿠키 다이어트

샌포드 시갈 박사가 창시했다. 임상 연구로 증명된 건 없지만, 이름에서 끌리는 매력은 확실하다. 다른 다이어트 방식에서는 절대 금지 음식인 '쿠키'를 주로 먹는, 어머나 세상에 쿠키 다이어트라니. 하루치 쿠키 다이어트 식단은 시갈 박사의 쿠키 6봉지(주당 약 56달러)와 진짜 식사(껍질 없는 닭고기와 익힌 채소) 한 끼로 구성된다. 그렇게 먹으면 한 달에 4.5kg을 뺄 수 있다는 주장. 이 쿠키에는 단백질과 당분 혼합물 외에도 식욕을 감퇴시키는 특별 아미노산과 팽화제 역할을 하는 식이섬유가 들어 있다고 한다. 하루에 섭취하는 총 열량이 800~1,000kcal 정도 되기 때문에 체중이 줄어든다. 시갈 박사는 쿠키에 영양소가 골고루 들어 있다고 하지만, 미심쩍은 생각이 드는 것도 사실이다. 박사의 생각도 내 의견과 같을지 모른다. 쿠키 6봉지와 함께 '영양소 결핍 방지용' 종합비타민 일주일치도 같이 보내주는 걸 보면 말이다.

하루 총 섭취 열량이 1,000kcal 이하인 이러한 식단을 오래 먹으면 안 된다. 심계항진이 일어날 수 있다. 신장 기능이 나빠지거나 칼륨 결핍 등 다른 건강 문제도 생길 수 있다. '쿠키 다이어트'라는 말이 너무 매혹적으로 들린다면 한번 시도해 보아도 좋지만 단, 영양소 결핍이 생길 수 있으니 종합 비타민을 꼭 챙겨 먹도록 한다. 민델 기본영양제(소제목220 참고)를 확인한다.

352 다시마, 레시틴, 식초, 비타민B_6 다이어트

지난 삼십 년 넘게 알음알음으로 알려진 다이어트 방법인데 지금도 회

자된다. 다시마, 레시틴, 사과주 식초, 비타민B_6 등의 기본 구성물을 캡슐에 담아 판매한다. 약의 강도를 구분해 '싱글'과 '더블'로 나눈다. 싱글은 식사 때마다 2알씩, 더블은 1알씩 먹는다. 이 역시 열량 섭취를 줄이는 방식의 다이어트이다. 민델 기본영양제(소제목220 참고)를 아침과 저녁 식사 때 먹고, 비타민C 500mg과 비타민B 복합체를 하루 두 번 먹는다.

353 DASH 다이어트

심장에 좋다. 영양학적으로 탄탄하다. 과일, 채소, 통곡물, 저지방 단백질, 저지방 유제품 등을 많이 섭취할 수 있다. 포화지방과 나트륨이 적다는 장점도 있다. 고혈압을 예방한다.

354 지중해식 다이어트

붉은색 고기와 당분, 포화지방 섭취는 주는 한편 농산물, 견과류 같은 건강 식재료는 많이 먹을 수 있다. 올리브유를 많이 쓰는 게 핵심 비법 중 하나. 올리브유는 살을 빼준다. 지중해식으로 먹으면 심장과 두뇌 건강에 좋고, 암과 당뇨병 위험도 낮춘다. 지중해식 식사에 곁들이는 레드와인에는 노화 과정을 늦추는 레스베라트롤이 많이 들어있다.

355 플렉시테리언 다이어트

플렉시테리언은 유연한 채식주의자를 뜻한다. 심장에 좋고, 오래 사는 데 도움이 된다. 채소와 과일을 많이 섭취하되, 이런저런 제약에 얽매이지 않고 가정에서 직접 만들어 먹는 것을 중요하게 여기는 흔치 않은 다이어트 방식이다.

356 TLC 다이어트

심장에 좋은 저지방 다이어트. 미국 정부가 인증했다. 채소와 과일, 콩류, 곡물, 파스타, 살코기와 함께 해산물, 유기농 농산물, 혈당지수가 낮은 식품을 많이 먹는 방식이다.

357 북유럽식 다이어트

과일과 채소, 통곡물을 많이 먹는다.

358 오니시(Ornish) 다이어트

딘 오니시 박사의 이름을 딴 다이어트 방식으로 지방과 동물성 단백질, 정제 탄수화물을 적게 섭취한다.

359 채식 다이어트

유제품과 달걀은 먹지만 육류와 생선은 먹지 않는다. 심장에 좋다.

360 가임 다이어트

임신을 원하는 여성에게 맞춤한 식사 방식. 좋은 지방, 통곡물, 식물성 단백질 등을 섭취한다. 탄수화물은 줄인다. 유제품은 지방 함량을 줄이지 않은 일반 제품을 먹도록 권장한다.

361 아시아식 다이어트

과일과 채소, 씨앗, 그리고 현미와 기장, 메밀 등 통곡물을 충분히 먹는다. 콩, 생선, 조개 등도 충분히 먹는다. 생수나 차를 하루 여섯 잔 이상 꼭 마셔야 한다. 사케, 와인, 맥주 등의 적절한 음주도 허용한다.

362 바일(Weil) 박사의 항염 다이어트

섭취 열량의 20~30%를 단백질에서 얻고, 30%는 지방에서, 나머지 40~50%는 탄수화물에서 얻는다. 오메가-3 지방산을 많이 섭취한다.

363 뉴트리테리언 다이어트

케일, 쌈케일(콜라드), 갓(겨잣잎) 같은 채소로 만든 샐러드를 많이 먹는다. 동물성 단백질 섭취는 줄인다.

364 비건 다이어트

섬유질이 풍부한 친환경 식품을 충분히 먹는다. 과일과 채소, 잎채소, 통곡물, 견과류, 씨앗, 콩류를 많이 섭취한다.

365 엔진2 다이어트

친환경적 다이어트 방식이다. 순근육량을 늘리고 신체 활력을 높인다. 칼로리 계산을 하지 않고, 식물성 기름도 섭취하지 않는다.

366 《도전! FAT 제로》 다이어트

미국의 살 빼기 리얼리티 방송 《도전! FAT 제로(Biggest Loser)》에서 시작한 다이어트 방식이다. 먹어선 안 되는 식품은 없다. 매일 과일과 채소를 네 차례, 통곡물을 세 차례 먹는다. 디저트의 열량은 200칼로리까지. 섭취 열량의 23%를 지방에서, 30%는 단백질에서, 45%는 탄수화물에서 얻는다.

367 혈당지수가 높은 식품을 피하자

혈당지수(GI)란 특정 식품을 먹고 나서 2~3시간 내 혈중 포도당 수치가 얼마나 빨리, 얼마나 많이 오르는지를 측정한 것이다. 탄수화물이 포함된 식품의 혈당지수는 모두 다르다. 그런데 혈당지수가 높은 식품은 탄수화물이 풍부하다. 당분과 녹말이 많아 포도당이 혈류로 빠르게 흡수되기 때문이다.

포도당 자체는 나쁜 성분이 아니다. 우리 몸의 모든 세포가 사용하는 연료이다. 그러나 포도당을 대사하려면 췌장이 인슐린을 꼭 만들어내야 한다. 혈당지수가 높은 음식을 먹으면 췌장이 힘겨워한다. 인슐린을 더 많이 분비해야 하기 때문이다. 따라서 이러한 일이 너무 잦으면 췌장이 '번-아웃'되어서 당뇨병이 생길 수 있다. 또한 혈당지수가 높은 정제 탄수화물을 많이 먹으면 혈당이 급상승하는데, 결과적으로 인슐린 분비도 함께 상승한다. 그러면 인슐린은 남는 포도당을 지방으로 바꾸어버린다. 저지방 식품이 슈퍼마켓을 점령하고 있는데도 비만 인구가 줄지 않는 까닭을 여기서 찾을 수 있다.

혈당지수 1~60의 식품은 혈당 수치에 보통은 미미한 영향을 미칠 뿐이다. 이러한 식품은 부담 없이 먹어도 좋다. 혈당지수 60~90인 식품은 중간 수준이다. 적절히 먹는다면 큰 문제는 없다. 혈당지수 90 이상의 음식물은 가능한 한 자제하는 편이 좋다.

혈당지수는 탄수화물을 50g 함유한 식품의 혈당 수치 반응을 측정한다. 그렇지만 이에 상응하는 음식물의 실제 양은 고려하지 않는다(당근으로 탄수화물을 50g 섭취하려면 약 7개를 먹어야 한다. 대부분의 사람은 한 번에 이만큼 먹지 않는다. 그러나 설탕은 약 4분의 1컵으로 충분하다. 따라서 현실 생활에서의 섭취량과 직접 비교하기는 어렵다.).

혈당부하(GL)라는 또 다른 측정법이 있다. 이것은 음식물의 양을 고려하지만, 이 역시 혼란스러울 수 있다. 왜냐하면 같은 종류의 식품이라도 이를 섭취하는 개인의 포도당 반응 정도에 따라, 그리고 식품의 품종, 생산지, 재배 방법, 조리 과정 등에 따라서 혈당 부하가 큰 폭으로 요동할 수 있기 때문이다. 건강을 유지하고 몸매를 날씬하게 가꾸는 비결은 포도당이 많은 녹말보다는 천천히 소화되며 섬유질이 많은 탄수화물을 먹는 것이다(안타깝게도 식품 포장의 성분표시에는 '좋은 탄수화물'과 '나쁜 탄수화물'을 따로 구분해놓지 않는다. 따라서 섬유질 양을 확인해야 한다. 식이섬유는 비록 탄수화물이기는 해도 몸속에서 분해되지 않는다. 이것은 혈당으로 바뀌지 않고 몸을 그대로 통과해 배설된다.).

다음은 주요 식품을 혈당지수에 따라 간략히 정리한 것이다. 올바른 식품 선택 방향을 제시해주리라 기대한다. 되도록 혈당지수가 낮은 식품들 위주로 식생활을 재편하는 게 좋다.

혈당지수가 높은 식품(혈당지수 85 이상)

▲정제 백설탕 ▲사탕, 케이크, 크래커, 쿠키 ▲감자칩, 브레첼, 봉지과자 ▲하얀 밀가루로 만든 파스타 ▲인스턴트 쌀밥 ▲와플 ▲치즈에 버무린 마카로니 ▲베이글 ▲감자 ▲탄산 청량음료▲옥수수 통조림 ▲콘플레이크 ▲핫 시리얼 ▲수박

혈당지수가 보통인 식품(혈당지수 60~85)

▲통밀·현미 시리얼 ▲삶은 콩 ▲강낭콩(통조림) ▲팝콘(기름을 사용하지 않고 튀긴 팝콘) ▲오렌지, 오렌지 주스 ▲포도 ▲망고 ▲파인애플 주스 ▲피타 빵(지중해 지역의 흰 빵) ▲바나나 ▲완두콩 ▲저지방 아이스크림

혈당지수가 낮은 식품(혈당지수 60 이하)

▲통밀 파스타 ▲딱딱한 콩류(대두, 녹두, 강낭콩, 리마콩, 제비콩 등) ▲통

보리 ▲통밀빵 ▲곡식 겉껍질 ▲섬유질이 많은 과일과 채소(사과, 아스파라거스, 블랙베리, 브로콜리, 꼬마양배추, 셀러리, 근대, 오이, 그레이프푸르트, 피망, 복숭아, 배 등) ▲두유, 무지방 우유, 저지방(2%) 우유 ▲땅콩 ▲말린 대추야자와 무화과 ▲요구르트(플레인 무가당 요구르트)

탄수화물 섭취를 줄여야 한다고 해서 과일과 채소도 적게 먹어야 할까? 그렇지 않다. 섬유질과 영양소가 풍부한 과일이나 채소까지 제한하라는 말이 아니다. 나는 오히려 꼭 먹어야 한다고 생각한다. 탄수화물도 적으면서 몸에도 아주 좋은 채소와 과일을 열 가지씩 소개하니 참고 바란다.

과일	**채소**
딸기	짙은 녹색 잎채소(시금치, 케일, 근대)
블루베리	아보카도
라즈베리(산딸기)	그린빈(깍지콩)
블랙베리	토마토
복숭아	당근
감귤	아티초크
키위	순무
파파야	브로콜리
체리	부추
멜론	생강과 마늘

368 얼 민델의 다이어트 조언

- 어떤 다이어트라도 시작하기 전에는 꼭 의사와 상담한다. 되도록 비만 관련 전문의를 찾는다.
- 저탄수화물, 무탄수화물 다이어트를 하고 있다면 '무설탕'이나 '다이어트'라는 말로 광고하는 껌, 사탕 등을 조심한다. 설탕 대신 솔비톨, 만니톨, 헥시톨 등으로 단맛을 낸 것인데, 이들 성분은 체내에서 탄수화물로서 대사된다. 단지 속도가 느릴 뿐이다. '제로-칼로리' 탄산음료 역시 멀리한다. 아스파탐으로 단맛을 내는데, 이는 체내에서 지방이 포도당으로 바뀌지 못하게 막는 성분이다.
- 저탄수화물이라고 적힌 제품을 조심한다. 대개 천연 탄수화물을 섬유질, 인공 감미료 등과 같은 성분으로 대체한 것이다. 좋은 방법이 아니다.
- 알코올을 섭취해도 괜찮은 방법으로 체중감량을 하고 있다면 저녁 식사 전에 와인을 1잔씩 마신다. 위액 분비를 촉진하고 소화를 도와주니까. 와인은 달지 않은 드라이한 맛의 와인을 마시고, 화이트와인이 레드와인보다 열량이 적다는 사실을 기억한다.
- 팝콘이 저칼로리 식품인 것은 맞다. 그러나 버터를 넣어 튀기면 이야기는 달라진다. 특히 극장에서 파는 팝콘은 기름 없이 튀긴 팝콘에 비해서 열량이 2.5배나 높다.
- 단백질을 소화하려면 지방과 탄수화물을 소화할 때 보다 25%나 더 많은 열량을 들여야 한다.
- 사워크림 1컵 대신 같은 양의 저지방 요구르트를 사용하면 300kcal 이상을 줄일 수 있다.

- 음식을 적게 먹으면 몸도 자연스레 더 적은 열량을 태운다. 운동을 병행하지 않는 다이어트가 장기적으로 성공하지 못하는 까닭이 여기에 있다.
- 무엇을 먹든 차분한 마음으로 앉아서 천천히 먹는다. 앉는 것보다 서 있는 것이 열량 소모는 많다. 그러나 서서 먹으면 더 많이 먹게 된다. 그리고 식사를 완전히 끝내기 전까지는 TV를 보거나 신문을 읽지 않는다.
- 과일을 고를 때는 '모든 과일은 같지 않다'라는 사실을 기억한다. 사과, 바나나, 서양배 등은 상대적으로 열량과 탄수화물이 많은 과일이다. 멜론, 딸기, 귤 등을 권한다.
- 완두콩보다는 반 컵당 열량이 40kcal가 더 적은 깍지콩을 고른다. 시금치도 칼로리가 적은 채소이다. 해시브라운보다는 매시드포테이토를 먹는다.
- 탄수화물 다이어트를 하는 사람은 양파를 조심한다. 요리한 양파 1컵에는 약 18g의 탄수화물이 들어 있다.
- 레시틴 과립 한 큰술에는 약 530kcal가, 레시틴 캡슐 한 알에는 8kal가 들어 있다. 1일 섭취칼로리를 계산할 때 빼놓지 않는다.
- 일주일에 하루 정도 물만 먹는 금식을 한다. 고대 그리스인들이 원기를 되찾으려고 하던 방식이다. 찬물(얼음물 아님), 레몬·라임주스, 허브차 이외에는 아무것도 먹지 않는다.

369 민델 비타민 밸런스 다이어트

다음 내용이 생소한 소리는 아닐 것이다. 예로부터 어머니들이 자녀 귀에 못 박히게 했던 말이다. 어머니 말씀 중에 틀린 말씀 별로 없다는 걸 기억하자. 아침 식사는 하루 세끼 중 가장 중요하다. 하루 중 가장 오랜 시간 위를 비워놓은 다음에 처음으로 먹는 식사이기 때문이다. 아침을 거르고 점심과 저녁을 아무리 잘 먹는다고 한들, 이미 늦다. 다이어트를 하고 있다면 하루가 시작될 때 몸의 에너지 수치를 높여주는 게 특히 중요하다.

□ 아침식사

다음 재료를 믹서에 넣고 1분간 돌려서 마신다. 약 150kcal.

▲무가당 아몬드 음료 1잔

▲저칼로리, 저탄수화물 유장 단백질 분말

▲얼음 4조각

얼렸다가 저녁 식사 후 디저트로 마셔도 좋다. 혹은 1일 섭취 열량을 넘지 않는 한에서 배가 고플 때 한 잔씩 마신다.

□ 점심식사

좋은 점심을 먹는다는 것은 결코 쉬운 일이 아니다. 패스트푸드 식당들이 편리함과 가격으로 사람을 유혹한다. 그런데 감자튀김 몇 개, 밀크셰이크 몇 모금만 마셔도 건강한 식생활과 다이어트에는 빨간불이 켜진다. 진정으로 살을 빼고 싶다면 다음 메뉴를 참고해 자신의 상황에 맞게 응용한다.

▲기름을 쓰지 않은 생선요리 100~150g, 껍질을 제거한 닭이나 칠면조 고기 100~150g, 신선한 채소 샐러드(레몬이나 식초 드레싱), 과일 1쪽 혹은,

▲저칼로리 칠면조 샌드위치 1개(칠면조 80g, 마요네즈 1큰술, 통밀빵 2쪽, 양상추, 얇게 저민 토마토), 꼬마 당근, 무가당 사과 소스 반 컵과 섞은 저탄수화물 요구르트 반 컵 혹은,

▲저칼로리 피자 1쪽(저지방 모차렐라치즈 55g, 얇게 저민 토마토, 올리브 오일 1큰술, 오레가노를 피자에 흩뿌린다.), 통밀 머핀 반 개, 멜론 1/4개.

□ 저녁식사

아침과 점심을 소량의 식사로 만족하고 잘 참은 사람들도 저녁 식탁 앞에서는 다이어트 결심이 무너지기 일쑤이다. 하지만 그럴 필요는 없다. 일주일에 5일은 저녁 식사로 꼭 생선(가자미, 송어, 연어, 넙치 등)이나 닭고기(혹은 칠면조)를 먹어야 한다. 닭고기는 찌거나 굽거나 끓이며, 껍질째 요리해서 먹기 전에 벗긴다. 그리고 일주일에 이틀은 붉은색 고기를 먹는데, 역시 찌거나 굽거나 끓인다. 신선한 샐러드도 충분히 준비한다. 드레싱에는 기름을 1큰술 이상 넣지 않는다. 날로 먹기 힘든 채소는 익힌다. 삶거나 구운 감자는 일주일에 1~2번 소량만 먹는다. 디저트로는 과일을 낸다. 쇠고기, 돼지고기, 닭고기 대신 두부를 먹으면 열량과 지방을 모두 더 줄일 수 있다.

□ 음료

다이어트 성공과 함께 건강까지 챙기려면 알코올을 멀리한다. 대신

탄산이 든 광천수에 레몬즙을 섞어서 마신다. 활력을 높여주는 자연 아미노산인 L-페닐알라닌 분말을 섞어 마셔도 좋다. 식욕을 줄여주는 동시에, 기운은 넘치고 기분이 좋아지며 정신도 충만해진다. 또 정수된 물을 하루 8잔 이상 마신다. 자신에게 필요한 물의 양은 소제목67을 참고해서 계산한다. '제로-칼로리' 탄산음료, 특히 카페인을 함유한 제품(소제목336 참고)은 마시지 말고, 허브차를 뜨겁게 혹은 차게 해서 마신다.

□ 영양제

▲민델 기본영양제(소제목220 참고) ▲남성은 칼슘(500mg)과 마그네슘(250mg)을 하루 1정씩 2번 먹는다. 여성은 2정씩 2번 먹는다. ▲피콜린산 크롬 복합제제 200mcg을 하루 1~3회 ▲바나바잎 추출물 50mg을 점심, 저녁 먹기 30분 전에 복용

370 더 먹어도 살 빠지는 영양제

아미노산인 아르지닌과 오르니틴은 뇌하수체를 자극해 성장호르몬이 계속 분비되도록 하는데, 이는 원활하고 활력 있는 신진대사를 돕는다(소제목78 참고). 다른 호르몬이 지방을 체내에 축적하는 동안 성장호르몬은 지방을 대사하여 몸을 더욱 날씬하게 하며, 에너지를 더해 준다. 성장호르몬은 자는 동안 분비되므로 '잠자면서 회춘할 수 있는' 점이 가장 좋다.

영양제는 주로 정제와 분말로 판매되지만, 시간지연 제제가 가장 효과적이다. 아르지닌 1,500mg을 하루 두 번 먹는다. 아르지닌과 오르니

틴이 함께 든 분말을 공복에 물이나 주스에 타서 먹는다. 단, 우유와 같은 단백질 음료는 안 된다. 침대에 들기 전에 2g씩 먹으면 체중감량 효과를 볼 수 있다.

—— 성장기 아동, 정신분열증 환자, 헤르페스 바이러스에 감염된 사람 등은 아르지닌을 먹어선 안 된다. 복용량은 20g을 넘기지 않는 걸 권한다.

371 다이어트 약을 대신하는 자연 성분

다이어트 약품은 기본적으로 위험하다. 몸무게를 줄이려거든 더 안전한 대안을 찾는 편이 현명하다. 다음은 체중감량에 효과적인 자연 성분의 목록이다. 하지만 단순히 '뚱뚱하지 않은 몸'이 아닌 '아름답고 좋은 몸매'가 탐난다면 꼭 운동을 병행해야 한다.

키토산 지방의 흡수를 효과적으로 차단함으로써 체중감량을 돕는다. 키토산은 소화관을 통과하면서 자신의 무게의 4~6배에 달하는 지방을 흡수한다. 신진대사가 되고 남은 지방이 체내에 저장되기 전에 몸 밖으로 배출한다. 하지만 안타깝게도 비타민A, E, D, K 등 중요한 지용성 비타민도 훔쳐 간다. 따라서 상용해서는 안 된다. 가끔씩만 도움을 구해야 한다. 또 한 번에 2주 이상 먹지 말아야 한다. 키토산을 먹을 때 는 꼭 지용성 비타민과 필수 지방산도 함께 먹어야 한다. 250mg 함량의 정제를 식사와 함께 하루에 1~3회 먹는다. 물을 많이 마시는 것도 잊지 않는다.

—— 갑각류에 알레르기가 있는 사람은 키토산을 먹으면 안 된다. 임신부, 수유모, 어린이 등은 키토산은 물론, 다른 지방 차단제도 먹어서는 절대로 안 된다.

코엔자임Q10 탁월한 항산화 물질로, 지방을 태워 에너지를 만들도록 촉진한다(소제목102 참고).

공액리놀레산(CLA) 근육을 키우는 동시에 체지방을 상당량 없애준다. 근육이 남아도는 열량을 태우므로 근육이 많으면 많을수록 비만으로부터 멀어진다. 공액리놀레산은 또한 여러 가지 암으로부터 몸을 보호한다. 우리 몸이 소량의 음식에서 더 많은 열량을 뽑아 쓸 수 있도록 해주는 방식으로 식욕을 억제한다(소제목84 참고).

DHAP 피루브산과 그 전구체인 데하이드록시아세톤의 복합성분으로, 영양제로도 판매된다. 육체적 지구력을 높이고, 운동하는 동안 상당량의 지방을 태운다. 심지어 쉴 때도 신체가 지방을 연료로 태우도록 한다. 2~5g을 하루 두 번 식사와 함께 먹는다. 어린이와 임신부는 먹으면 안 된다.

DL-페닐알라닌, 티로신, 5-HTP 이 세 가지 아미노산을 복합해 특허를 받은 다이어트 보조제가 곧 선보일 예정이다. 다이어트의 가장 큰 걸림돌인 당분과 탄수화물에 대한 '갈망'을 억눌러준다. 이들 아미노산 각각에 대한 권장량은 제5장을 참고한다.

당살초 제9장 질문과 답변 참고

캄보지아 소제목178 참고

녹차 소제목181 참고

수산화구연산(HCA) 인도 원산의 시큼한 과일인 가르시니아 캄보지아에서 추출한 활성 성분이다. 아유르베다 의학에서는 수천 년 동안 천연의 식욕억제제로 사용해왔다. 습관성이지는 않다. 수산화구연산이라는 원래 이름으로는 물론, '시트린 앤드 시트리맥스'라는 상품명으로도 판매된다. 일부 연구에 따르면 섭취 열량을 10% 정도 낮출 수 있다고 한다. 최상의 결과를 얻으려면 500~750mg 함량 캡슐을 매일 식전 30분에 3알씩 먹는다. 물론 식사량 조절과 운동도 병행한다.

L-카르니틴 비타민과 비슷한 이 영양소는 육체적 지구력을 높이고 체중 감량을 돕는다. 혈중 콜레스테롤 수치를 낮추는 한편, 좋은 HDL 콜레스테롤 수치는 높인다. 식전 30분에 250~500mg씩 먹는다.

감초 플라보노이드 오일(LFO) 감초에서 추출한 것으로, 지방 연소를 촉진한다. 지방 합성과 관련된 유전자 활동을 억제하는 동시에 지방 분해 효소의 작용은 증가시킨다. 체중, 체지방, LDL콜레스테롤까지 줄이는 것으로 밝혀졌다.

피루브산 정력을 증진한다. 지방을 태워 연료로 쓴다. 심지어 운동하지 않아도 말이다. 일반적인 신진대사의 부산물인 피루브산은 체내에서 자연적으로 생성된다. 우리 몸의 연료인 아데노신3인산이 분비되도록 방아쇠 역할을 하고, 콜레스테롤 수치와 혈압을 낮춰준다. 피루브산을 먹는 사람들에 따르면, 하루 5g 정도의 소량만 섭취해도 좋은 결과를 볼 수 있다고 한다. 간헐적인 위장 통증을 제외하고는 부작용은 거의 없다. 그래도 임신부와 어린이는 먹지 말아야 한다.

백차 녹차와 홍차를 만드는 데 쓰는 것과 같은 차나무 잎을 최소한으로만 가공한 것이 백차이다. 백차 추출물은 새로운 지방 세포의 형성을 막고 기존의 지방 세포에 함유된 지방을 분해한다. 세포에서 활성화하는 메틸잔틴(예: 카페인), 에피갈로카테킨 갈레이트(EGCG) 같은 성분을 다량 함유한다. 안전한 천연 체중 감량제이다.

봉작고사리(avenca) 체중 감량을 촉진한다. 유리기와 싸운다. 혈당 및 콜레스테롤 수치, 혈압을 낮춘다. 연구에 따르면 봉작고사리는 췌장의 지방 분해 효소인 리파아제를 억제한다. 그럼으로써 지방이 소화 과정에서 분해되어 흡수되지 않고 소화관을 그대로 통과해 사라지게 만든다고 한다. 알파-아밀라아제와 알파-글루코시드를 억제하는 능력도 있는데, 이들 두 개 소화 효소는 리파아제가 동물의 체내에서 지방을 분해하는 것과 같은 방식으로 녹말과 당분을 분해한다. 하루 한두 번 식전 15분에 500mg을 복용한다.

[영양소에 관한 깜짝 놀랄 진실]

- ✓ 극장에서 파는 중간 크기 팝콘과 탄산음료의 열량은 맥도날드 쿼터파운더 버거 3개 플러스 버터 12조각과 맞먹는다.
- ✓ 섭취하는 총열량이 똑같다 하더라도 지방, 단백질, 탄수화물의 비율이 다르면 빠지는 몸무게가 다르다.
- ✓ 칼륨이 부족해도 자꾸만 단것이 당긴다.

[질문과 답변]

전체 섭취 열량 가운데 지방에서 얻는 비율이 30%를 넘으면 안 된다고 알고 있습니다. 하지만 퍼센트를 계산하기가 무척 까다롭더군요. 식품 포장지에 인쇄된 성분표시를 읽어도 여전히 잘 모르겠어요. 얼마나 많은 지방을 먹고 있는지 알 수 있는 쉬운 방법이 없을까요?

간단히 '지방 1g은 9kcal'라는 사실만 기억하십시오. 따라서 열량 기준, 지방 섭취량을 30% 이하로 유지하려면 식품 포장지 성분표시에서 100kcal당 지방 함량이 3.3g(=29.7kcal)을 넘지 않아야 하죠.

갈조소가 무엇인가요? 다이어트 보조제로 쓰던데 안전한가요?

갈조류에서 추출한 카로티노이드입니다. 지방 세포의 지방을 태운다는 것이 동물 연구를 통해 밝혀졌지요. 특히 복부 지방을 집중 연소시킵니다. 하지만 사람의 몸에서도 같은 작용을 하는지는 정확하게 연구된 바는 없습니다. 갈조소에는 아이오딘이 많이 들어 있습니다. 이 때문에 부작용이 나타날 수 있지요. 아이오딘 과다 섭취로 갑상선 기능에 문제가 발생해 갑상선종이 생길 수 있거든요. 다이어트 보조제로 그렇게 권장하고 싶지는 않습니다.

다이어트와 관련해 흔히 언급되는 '세트포인트(setpoint) 이론'이란 무엇입니까?

체중 증가와 감소의 이유에 관해 설명하는, 현재 폭넓게 받아들여지고 있는 이론의 하나입니다. 두뇌의 시상하부에는 섭식중추가 있어서 이것이 음식에 대한 식욕을 통제합니다. 그런데 섭식중추의 '세팅' 상태, 즉 식욕의 정도가 사람마다 다릅니다. 따라서 그 세팅이 음식에 예민하게 맞춰져 있으면 그만큼 비만도 쉽게 온다는 것입니다. 글리세롤은 세포의 지방 농도에 따라 묶이거나 풀려지는 성분입니다. 지방의 저장 상태 정보를 두뇌에 알려주죠. 혈중 인슐린 수치도 그 일에 관여합니다. 그러면 이 자료를 바탕으로 뇌가 식욕을 조절하는 것입니다. 안타깝게도 맛있는 음식의 향기나 맛 등 외부 영향도 섭식중추를 자극해 식욕을 올릴 수 있습니다.

그러나 운동을 규칙적으로 해서 이러한 세팅, 즉 세트포인트를 다시 맞출 수 있다고 합니다. 다시 말해 포만감이 느껴지는 정도를 낮추면 적게 먹어도 배가 부르게 됩니다. 체중 감량이 목적이라면 적어도 일주일에 세 번은 유산소운동을 30분 정도 해야 합니다.

일주일에 세 번 약 3km의 거리를 30분 내로 빠르게 걷는 운동은 간편하면서도 효과적입니다. 혹은 일주일에 여섯 번 1.5km를 15분 내 주파합니다.

날이 더운 계절에 다이어트를 하면 성공할 확률이 높다던데, 정말입니까?

그게 전적으로 사실이라면 다이어터들은 전부 따뜻한 지방으로 짐을 싸 들고 가겠지요. 《생체시계의 비밀(*The Secret Our Body Clocks Reveal*)》의 저자인 수전 페리와 짐 도슨에 따르면, 인간은 유전적으로 가을과 겨울에는 몸에 예비 지방층을 만들려는 습성이 있다고 합니다. 따라서 봄이 되어 해가 길어지면 몸무게를 줄이기 쉽다고 주장하는 것이지요. 하지만 문제는 '쉽다'라는 것의 기준입니다.

액상 다이어트의 어떤 면이 구체적으로 위험한 건가요?

극단적으로 적은 열량을 섭취하는 만큼 극도로 위험합니다. 의사의 적절한 지도와 감독이 필수이지만, 많은 사람이 이를 무시하죠. 이 다이어트법은 심각한 비만 환자, 즉 이상적인 체중에서 30% 이상 초과한 사람들을 대상으로 고안된 것입니다. 이상적인 체중이란 것도 의학적인 기준이지, 패션모델 수준을 뜻하는 것이 아닙니다. 일단 액상 다이어트를 시작하면 의사가 혈액, 혈압, 심전도 등을 계속해서 확인해주어야만 합니다.

아침과 점심만 액체로 된 다이어트 보조제로 때우되, 저녁에는 '어느 정도 정상적인' 식사를 한다면 그리 위험하지는 않습니다. 생선, 닭고기나 쇠고기의 살코기 120~170g, 감자 반 개, 샐러드 적정량, 과일 디저트 정도면 되겠지요. 그러나 이상적인 체중의 30%를 초과하지 않는 사람이라면, 게다가 매끼를 액상 보조제로 대체한다면 문제는 심각해집니다. 너무 빨리 체중을 잃으면서 근육과 뼈 속이 텅텅 비어버리고 건강을 유지하는 데 필수적인 최소량의 지방조차 사라집니다. 심장 부정맥을 유발하며, 신진대사가 영구히 느려질 수 있습니다. 극도의 피로감도 따르죠. 그래도 '설마 죽기야 하겠나……?'라는 안이한 생각으로 버티시다간 정말로 죽을 수도 있습니다.

저는 지방을 거의 먹지 않습니다. 제가 쓰는 식재료도 '저지방' 아니면 '무지방'입니다. 그런데도 계속 살이 쪄요. 어찌된 영문인가요?

지방이 없다고 해서 당분까지 없다는 말은 아닙니다. 열량이 없다는 의미는 더더욱 아니고요. 제 생각에는 지방의 섭취를 줄인 대신, 당분과 가공된 탄수화물을 전보다 더 많이 드시게 된 것 같군요.

지방이 많은 음식을 그냥 씹고 뱉어버리면, 그러니까 맛만 보고 삼키지 않으면, 그래도 살이 찌나요?

체중이 늘지는 않을 겁니다. 하지만 몸에는 더 해로울 수 있습니다. 지방질 음식을 단지 맛만 보아도 혈중 지방 수치가 높아진다는 사실이 밝혀졌습니다. 퍼듀 대학교에서 실시한 연구에 따르면, 지방 성분이 대부분인 크림치즈를 크래커와 함께 씹고 뱉게 했더니, 각종 심장질환의 원인이 되는 중성지방의 혈중 수치가 거의 두 배나 높아졌다고 하네요.

'기름기를 쏙 뺀(extra-lean)'이라고 표기된 제품과 '저지방(low-fat)'이라고 표기된 제품 중 지방 함유량이 더 적은 것은 무엇인가요?

'기름기를 쏙 뺀' 것은 100g당 총지방 5g 미만, 포화지방 2g 미만, 콜레스테롤 95mg 미만이라는 뜻이며, '저지방'은 1회 제공량에 함유된 지방이 3g 이하라는 뜻이랍니다.

우유나 설탕을 넣지 않은 커피도 정말 열량이 있나요?

좋은 소식은 아니겠지만, 미국농무부의 식품영양 성분 자료에 따르면 원두커피 1잔(250mL)도 열량이 있다고 합니다. 다행인 점은 겨우 2kcal밖에 안 들어 있다는 거죠. 이 정도면 거의 열량이 없다고 봐도 무방하지 않을까요?

비만 정도를 계산하는 체질량지수에 관해 설명해주세요. 저는 168cm에 71kg입니다. 예전 주치의는 그 정도면 괜찮다고 했는데, 새로 온 선생님은 제가 비만이라는군요. 뭐가 어떻게 된 건가요?

요즘 들어 같은 문의를 해오시는 분들이 부쩍 늘었습니다. 미국에서만 무려 2,900만 명의 사람들이 갑자기 정상에서 비만으로 바뀌었으니까요. 1950년대부터 사용해오던 남성과 여성의 신장과 체중에 대한 표준통계가 최근에 바뀌어서 그렇습니다.

새로운 기준은 미국국립심폐혈액연구센터에서 만든 체질량지수(BMI)라는 것입니다. 나이와 성별에 관계없이 신장과 체중만으로 비만 정도를 판단합니다. 간단히 몸무게를 키의 제곱으로 나누면 됩니다. 단, 주의할 점은 신장은 센티미터가 아닌, 미터 단위로 공식에 대입해야 한다는 겁니다. 그럼, 질문하신 분의 경우를 계산해볼까요? 몸무게(71)를 키의 제곱(1.68×1.68=2.8224)으로 나눈 BMI는 약 25.15이군요.

BMI가 22~24이면 정상이며, 건강한 상태입니다. 25~26은 과체중으로 간주합니다. BMI가 27을 넘으면 건강을 위협하는 심각한 과체중으로 고려됩니다. 그러나 이 기준이 절대적인 것은 아닙니다. 국립건강통계센터에서는 체질량지수가 27을 넘지 않으면 비만이 아니라는 견해를 밝혔습니다.

이렇게 말씀드리지요. 규칙적으로 운동하며 기름진 음식을 피하고 섬유질이 풍부한 식품을 즐겨 먹는 등 적절한 식습관을 유지하고 있다면, 그러면서 지금의 몸매와 체중에 만족한다면 체질량지수가 25 정도인 것은 괜찮습니다. 자신의 체질량지수 수치가 궁금하지만 복잡한 계산이 귀찮다면 오른쪽 표를 참고하세요.

키와 몸무게로 계산한 체질량지수(BMI)

BMI / 키	BMI 22	BMI 23	BMI 24	BMI 25	BMI 26	BMI 27	BMI 28	BMI 29
150cm	49(kg)	51	54	56	58	60	62	64
152cm	50	53	55	58	60	52	54	67
155cm	52	55	57	59	61	64	66	69
160cm	56	59	61	63	64	66	71	73
163cm	58	60	63	66	68	71	73	76
165cm	59	62	65	68	70	73	76	78
168cm	61	64	67	70	72	75	78	81
170cm	63	66	69	72	75	77	80	83
173cm	65	68	71	74	77	80	83	86
175cm	67	70	73	76	79	82	85	88
178cm	69	72	75	78	81	85	88	91
180cm	71	74	77	81	83	87	90	94
183cm	73	76	80	83	86	90	93	96
185cm	75	78	82	85	89	62	95	99

Chapter 17

설탕과 소금은
숨어서 공격한다!

372 당의 종류

당(糖)이라고 부를 수 있는 단맛이 나는 물질은 백여 종이나 된다. 평소에 쉽게 접하는 당류를 알아보자.

과당은 과일과 꿀에 든 자연당이다. 포도당은 우리 몸의 혈당으로, 탄수화물이 분해된 가장 단순한 형태의 당이다. 옥수수 녹말로 만드는 우선당은 포도당과 화학적으로 같다. 유당은 젖의 당분이어서 젖당이라고도 한다. 엿당은 녹말에 효모(이스트)가 작용하여 만들어진다. 자당은 사탕수수나 사탕무에서 얻는 당분으로, 정제 과정을 거쳐 과립 형태의 상품으로 만든다. 바로 슈퍼마켓에서 파는 설탕이다.

흔히 갈색 설탕이 백설탕보다 몸에 더 좋을 것 같다고 생각하는데, 잘못된 오해다. 갈색 설탕은 단순히 설탕 결정을 당밀 시럽으로 코팅한 것일 뿐이다(미국에서 갈색 설탕은 대부분 정백당에 당밀 시럽을 분무해 만든다.). 미국에서 정제되지 않은 원당(原糖)은 오염물이 들었다는 이유로 판매가 금지되어 있다. 하지만 부분적 정제와 세척 과정을 거쳐서 '터비나도(turbinado sugar)'로 팔릴 수 있다. 꿀에는 과당과 포도당이 섞여 있다.

373 대체감미료에 관한 불편한 진실

소르비톨과 만니톨(만나당), 자일리톨 등은 자연에 존재하는 당알코올로, 포도당이나 자당보다 우리 몸에 더 천천히 흡수된다. 많은 사람이 이 감미료에는 열량이 없다고 오해하지만 사실은 그렇지 않다. 설탕만큼 열량이 높다. 식품에 이것을 사용한 경우, 그냥 설탕을 넣었을 때보다 열량이 더 높기도 하다. 속지 말라. 이것들은 절대로 저열량 혹은 '제로-칼로리'의 설탕 대용물이 아니다. 이러한 감미료가 든 식품이 설령 백화점이나 슈퍼마켓의 식이요법 코너에 진열되어 있더라도 말이다. 항상 라벨을 확인한다. 이들 감미료를 사용해 식품을 제조하면 꼭 그것이 저열량 식품이나 체중 조절용 제품이 아님을 표기해야 한다.

아스파탐은 아미노산인 페닐알라닌과 아스파르트산으로 구성되어 있으며(소제목72, 79 참고) 열량이 없다. 비록 미국 식품의약국이 그 안전성을 인정하기는 하였지만, 어지럼증이나 두통, 다식증(多食症), 메스꺼움, 피로, 큰 폭의 감정 기복, 경련 등 수많은 부작용이 아스파탐과 연관되어 있다. 더 심각한 질병, 예를 들어 불안 발작과 우울증, 다발성 경화증, 섬유근육통, 시야 흐림, 남창, 언어 장애 그리고 다양한 종류의 암 또한 아스파탐과 관련이 있다.

아세설팜칼륨은 설탕과 비슷해 보이지만 영양성분은 전혀 없는 감미료이다. 무열량의 아세토아세트산으로 만든다. 많은 식품과 유동 제조에 쓰인다. 하지만 대부분 소비자는 그 사실을 모른다. 아세설팜칼륨은 잠재적으로 위험한 화학적 발암물질인 염화메틸렌을 포함하므로 결코 몸에 좋지 않다. 장기간 섭취하면 암, 우울증, 간질환, 신장질환, 정신장애 등을 유발한다는 보고가 있다.

사카린은 설탕보다 700배 정도 달다. 원료는 석유. 열량은 없다. 화학적으로 아세설팜칼륨과 비슷하다. 사카린은 체내로 흡수되지만, 화학구조의 변화 없이 원래 상태 그대로 소변으로 배출된다. 한때 미국에서는 유일한 인공감미료로 쓰였으나, 발암물질이라는 잘못된 연구 결과가 발표되면서 14년 동안 금지되었었다. 지난 2000년에 미국 식품의약국은 사카린을 발암 의심 물질 목록에서 뺐다.

수크랄로스(상표명: 스플렌다)는 일반 설탕보다 최대 600배 더 달다. 사카린과 마찬가지로 열량은 없다. 하지만 인체에 안전하지 않은 염소의 흔적이 있으므로 그 안전성에 대한 우려가 있다. 특히 장기간 섭취할 때 문제가 된다.

네오탐은 미국 식품의약국이 승인한 감미료 가운데 단맛이 가장 강한 편이다. 네오탐 1큰술의 단맛이 설탕 8,000큰술과 같다. 비록 화학적으로는 아스파탐과 같은 아미노산 성분이지만 우리 몸에서 다르게 대사된다. 또 페닐알라닌 이슈가 없어 페닐케톤뇨증 환자에게도 안전하며, 따라서 관련 경고 문구를 달 필요가 없다.

스테비아는 남아메리카에서 오랜 세월 동안 약초로서, 또 감미료로서 안전하게 쓰여온 허브이다. 설탕보다 단맛이 200배 강하지만 열량은 없다. 당뇨병 환자에게 적합하다. 면역력을 강화하는 특성도 지녔다. 훌륭한 대체감미료라고 할 수 있다. 하지만 주의를 기울여야 할 점도 있다. FDA가 승인한 허브 성분 감미료인 트루비아, 퓨어비아, 스위트 리프가 모두 스테비아잎 추출물인 레비아나(rebiana, Reb A)로 만들었는데도 불구하고 스테비아 그 자체는 여전히 식품첨가물로서 FDA 승인을 얻지 못하고 있다. 다행히 스테비아는 다이어트 보조제로서 널리 팔리고 있다. 건강식품 가게에서 분말이나 액상 형태로 살 수 있다. 무열량 대체감미료로 스테비아를 추천한다(녹색이나 갈색의 액상 또는 분말 제품을 선택하라. 무색이나 백색은 정제율이 높다는 뜻이다.).

—— 당뇨병이나 저혈당증이 있는 사람은 이러한 대안 감미료가 든 어떤 제품이라도 사용하기 전에 꼭 의사나 전문 영양사와 상의한다.

374 설탕을 대신하는 자연당 대안 감미료

단것을 좋아하지만 정제 설탕이나 인공감미료보다는 건강한 선택을 하고 싶다면, 다음 목록을 참고하기 바란다. 이들 자연당 대안 감미료는 모두 자연식품이다. 여러분의 건강이나 혈당 수치에 악영향을 주지 않는다. 건강식품 가게에서 어렵지 않게 살 수 있다.

아가베 시럽 아가베 선인장즙으로 만든다. 정제 설탕보다 더 달뿐만 아니라, 설탕 과다 섭취 후 활동 과잉을 하는 '슈거 러시' 증상을 일으키지도 않는다. 백설탕보다 인체의 혈당 수치에 덜 간섭한다.

엿기름 분말이나 액상 형태로 팔린다. 엿기름은 설탕을 1:1의 비율로 대체하여 사용할 수 있다. 하지만 단맛은 설탕의 절반 정도.

현미 조청 현미와 효소로 만든 엿기름에서 최소한의 정제만을 하였다. 중간 정도의 단맛에 버터스카치 풍미를 지니는 맛있는 당류이다.

대추야자당 과립 형태이다. 대추야자 맛이 난다. 설탕을 직접 대체하는 감미료로 사용할 수 있다.

꿀 생꿀은 설탕보다 달지만, 소량의 효소와 무기질, 비타민이 들어 있다.

메이플 시럽 수분을 제거한 메이플 시럽은 백설탕보다 두 배 더 달고 훨씬 덜 정제되어 있다.

수카나트 간단히 말해서 수분을 뺀 유기농 사탕수수즙이다. 화학적 처리가 아니라 기계적 과정을 거쳐서 만들어지며, 따라서 원료가 가진 비타민과 무기질을 상당 부분 그대로 지닌다.

식물성 글리세린 매우 단 무색무취의 액상 시럽. 자당이 들어 있지 않은 코코넛 기름과 팜유를 원료로 해서 만들기 때문에 칸디다증 환자도 문제없이 먹을 수 있다.

375 당분 과다 섭취의 위험

현대인은 당분을 너무 많이 섭취하는 게 큰 문제이다. 한 해에 70kg 넘게 먹으면서도 그 사실조차 모르곤 한다. 모든 탄수화물 감미료는 당류로 분류된다. 하지만 '설탕'이 아닌 다른 이름일 때가 많다. 아침식사용 시리얼 한 상자에서 세 번째로 많이 들어간 성분이 바로 설탕이다. 액상과당은 다섯 번째, 꿀은 일곱 번째이다. 시리얼의 무려 50%가 당분이지만 여러분은 이 사실을 깨닫지 못한다!

오늘날의 소비자는 태어날 때부터 설탕에 코가 꿰인다. 아기 유동식은 종종 설탕으로 단맛을 낸다(라벨의 성분표기를 확인하라.). 이유식도 마찬가지. 당은 보존제로서도 작용하고 수분을 보유하고 흡수하는 역할도 한다. 그러므로 우리가 미처 생각하지도 못한 많은 식품에도 들어 있다. 몇 가지만 예를 들면 소금, 땅콩버터, 채소 통조림, (비프 스톡이나 다시다 같은) 육수 분말 등이다. 햄버거에 뿌려 먹는 케첩의 당분이 아이스크림보다 겨우 8% 덜 들었을 뿐이라면 믿겠는가? 커피에 타는 대용 크림은 65%가 당분이다. 초코바의 당분도 51% 정도이다!

이처럼 지나친 당분 섭취는 건강에 엄청난 해악을 끼친다. 충치 발생의 가장 큰 원인이 당분 때문임은 이론의 여지가 없다. 미국 국민의 약 3분의 1이 과체중이다. 비만은 심장병, 당뇨병, 고혈압, 담석증, 허리 통증, 관절염 등의 가능성을 높인다. 당분 하나만 원인이라는 말은 아니다. 식품에 든 당분은 여러분이 당분을 더 많이 먹도록 유도한다. 만약에 당분 섭취를 줄이지 않고 열량만 낮춘 식사를 한다면 여러분은 뱃살을 빼기도 전에 먼저 영양실조에 걸릴 것이다. 당분은 또 저혈당증에도 악영향을 끼친다. 그리고 (찬반양론이 있기는 하지만) 당분은 당뇨병과 심장병의 직간접적 원인이 된다.

—— 식품 라벨에 '무설탕'이라고 쓰여있다면 십중팔구 인공감미료가 들어 있을 것이다. 인공감미료는 일반 설탕보다 더 나쁘다. '무설탕 주스'에도 설탕은 없지만 인공감미료가 든 경우가 많다. 라벨의 성분표시를 직접 확인하라.

376 얼마나 단가?

여러분이 전혀 생각하지도 못한 곳곳에 당분이 숨겨져 있다(캐나다드라이 토닉워터 350mL에 18작은술 정도의 설탕이 녹아 있다면 믿겠는가!). 당분 섭취를 줄이고 싶다면 식품 라벨의 성분표시를 꼼꼼히 살피라고 조언한다. 액상과당이나 옥수수당 같은 설탕 대용물의 유무를 확인하라. 그리고 영문 라벨의 경우, 단어가 '-ose'로 끝나는 성분을 주의해야 한다. 이것은 당분이라는 의미이다. 당은 이름이 어떻게 붙더라도 당이다. 심지어 의약품에조차도 감미료가 첨가되어 있다는 사실을 기억하라!

의약품명	**1큰술당 당분**
알터나겔 액	2,000mg
바살젤 액	375mg
개비스콘 액	1,500mg
개비스콘-2 정(錠)	2,400mg
말록스 플러스 정	575mg
미란타 액	2,000mg
리오팬 플러스 츄어블정	610mg

—— 의약품에 포함된 당분과 사카린의 성분에 관해 의문이 든다면 약사와 상의한다.

377 염분 과다 섭취의 위험

한 알의 소금이 되어 이웃과 사회를 위해 애쓰려는 태도는 좋다. 그러나 소금을 먹는 것은 전혀 다른 문제이다. 염화나트륨, 즉 식용 소금의 하루 평균 섭취량은 6~18g이다. 하지만 미국심장학회는 하루에 3g(3,000mg)을 넘지 말라고 권장한다. 14g 이상은 과도한 염분 섭취로 여겨진다. 대부분 사람이 소금을 너무 많이 먹는 것이다. 미국인은 매년 평균 약 6.8kg의 소금을 소비한다. 볼링공 하나만큼의 무게이다!

미국의 소비자단체인 CSPI의 조사에 따르면 미국인의 평균 나트륨 섭취량 중 상당량인 77%가 가공식품에 든 나트륨이라고 한다. CSPI는 식품 제조사들이 불필요하게 많은 양의 소금을 제품에 넣는다고 주장한다. 그 근거로 비슷한 상품의 나트륨 함량이 큰 폭으로 다르다는 비교 자료를 든다. 예를 들어, 콘타디나 토마토 페이스트에는 헌트 토마토 페이스트에 비해서 약 세 배나 많은 소금이 들어 있다. 버거킹의 감자튀김 역시 맥도널드 것보다 소금이 약 세 배나 많다.

염분을 과다 섭취하면 고혈압이 생긴다. 고혈압은 심장병 확률을 높인다. 최근에는 염분이 편두통의 원인이라는 사실도 밝혀졌다. 염분은 비정상적 체액 저류도 일으킨다. 이것은 체액이 배설되지 않고 체내에 머무는 현상으로, 어지럼증과 다리가 붓는 등의 결과가 나타날 수 있다. 또한 염분은 우리 몸에 필요한 칼륨을 소변으로 배출시키기도 하며, 음식을 통해 섭취한 단백질의 적절한 체내 이용도 저해한다. 나트륨이 많은 음식을 먹는데, 나트륨에 비해서 칼륨의 양이 부족하면 결장암에 걸리기 쉽다는 최근 연구 결과도 있다. 특히 남성이 더 위험하다.

378 고염도의 덫

짭짤한 브레첼 과자와 감자칩을 멀리하고, 음식을 만들면서 단지 소금을 덜 친다고 해서 염분 과다 섭취의 위험에서 벗어날 수 있을까? 소금의 덫은 설탕의 경우와 마찬가지로 숨겨져 있다.

염분 섭취량을 줄이고 싶다면 다음을 참고하라.

- 맥주를 멀리하라. 맥주 1캔(355mL)에는 25mg 정도의 나트륨이 들었다.
- 음식을 만들 때 베이킹소다와 베이킹파우더, 글루탐산나트륨(MSG) 사용을 되도록 피한다.
- 완하제(변비약)에는 대부분 나트륨이 들어 있으므로 멀리한다.
- 가정용 연수기로 처리된 물을 마시거나 그 물로 음식을 만들지 않는다. 물에 나트륨이 더해졌기 때문이다.
- 식품 라벨의 성분표기에서 '소금'이나 '나트륨'이라는 단어, 혹은 나트륨의 화학기호인 'Na'가 있는지 잘 살펴본다.
- 토마토 주스를 조심하라. 토마토 주스는 열량이 낮지만 나트륨은 아주 많이 들었다.
- 햄, 베이컨, 콘비프, 소시지 등 육가공품을 먹지 않는다. 조개에도 염분이 많다. 고기나 생선에 소금을 넣어 가공한 통조림이나 냉동육 혹은 생선 자반을 피한다.
- 외식을 한다면 주문할 때 음식에 소금을 덜 넣어달라고 말한다.
- 다이어트 탄산음료를 주의한다. 열량은 낮을지 몰라도 나트륨 함량은 여전히 높다!
- 식빵 두 조각에는 230mg 정도의 소금이 들었다. '다이어트 빵'이나 '통밀 빵'도 마찬가지이다.

379 얼마나 짠가?

□ 일상식품의 대략적 염분 함량

품목	용량	염분
오이피클	피클 오이 1개	1,928mg
칠면조 요리 냉동식품(스완슨 제품)	480g 제품 1개	1,735mg
간장	1큰술	1,320mg
팬케이크(헝그리잭 제품)	지름 10cm 팬케이크 3장	1,150mg
치킨누들 수프(캠벨 제품)	305g 캔 1개	1,050mg
토마토 수프(캠벨 제품)	305g 캔 1개	950mg
완두콩 통조림(델몬트 제품)	1컵	925mg
가공 치즈(크래프트 제품)	57g	890mg
강낭콩 통조림(B&M 제품)	1컵	810mg
냉동 피자	113g	656mg
V8 야채 주스	178mL	654mg
데니시 시나몬롤(필스버리 제품)	1회 제공분	630mg
볼로냐 햄(오스카메이어 제품)	2장	450mg
참치 통조림	85g	430mg
쇠고기 소시지(오스카메이어 제품)	1개	425mg

[영양소에 관한 깜짝 놀랄 진실]

✓ '무설탕' 껌과 사탕에는 소르비톨, 만니톨, 헥시톨 등과 같은 인공감미료가 들어 있다. 이것은 우리 몸에서 탄수화물로 대사된다. 열량이 있다는 뜻이다. 단지 대사 속도가 다소 늦을 뿐이다!

✓ 연수기 물은 나트륨 함량이 많으므로 건강에 좋지 않다.

✓ 서양식 식사를 한다면 빵과 아침식사용 시리얼로 염분을 가장 많이 섭취하게 된다.

[질문과 답변]

날씨가 무척 더운 여름날에 운동이나 일을 해서 땀을 많이 흘리면 소금을 먹어 염분을 보충해야 한다는 말을 하던데, 사실인가요?

절대로 그렇지 않습니다! 잘못된 지식일뿐더러, 그 말을 따랐다가는 자칫 우리 몸에 위험한 결과를 초래할 수도 있습니다. 제가 정확한 사실을 알려드리죠. 소금은 탈수 작용을 합니다. 의학적으로 소금 정제를 먹어야 하는 경우는 없다고 보아도 됩니다. 운동할 때 우리 몸에서는 염분을 보존하는 메커니즘이 작동합니다. 그리고 보통의 미국인은 인체에 필요한 소금의 60배 이상을 먹으므로 염분 부족은 사실상 일어날 수 없습니다. 오히려 소금을 많이 먹으면 열사병에 걸릴 수 있습니다(사람에게 염분 부족이 발생한 아주아주 드문 경우에는 생수에 소금을 0.1% 농도로 녹여서 먹입니다. 그 전에 꼭 의사의 진찰이 있어야 합니다.).

조깅을 하기 전에 초코바를 먹으면 건강에 좋지 않다는 말을 들었습니다. 이해할 수 없네요. 초코바를 먹어서 빠르게 에너지를 보충하는 것이 나쁘다니요.

운동 30분 전에 당분을 먹거나 당분 음료를 마시면 인슐린 분비가 촉진됩니다. 그러면 혈당 수치가 내려가고, 우리 몸은 에너지를 더 필요로 하게 됩니다. 미국 볼(Ball) 주립대 인간행동 연구소의 연구 결과에 따르면, 일단 운동을 시작하면 인슐린 반응이 억제된다고 합니다. 그래서 운동선수들은 운동 중간에 스포츠 음료를 마시는데, 여기에는 당분이 복부 팽만감을 유발하지 않는 포도당 형태로 들어 있습니다.

무설탕 껌이 정말 충치 예방에 도움이 됩니까?

무설탕 껌 제조사의 주장은 충치를 '촉진'하지 않는다는 겁니다. 충치 예방 효과가 있다는 말이 절대로 아닙니다. 그런데 소르비톨이나 만니톨이 들어간 무설탕 껌이나 무설탕 사탕을 먹으면 이가 썩을 가능성이 오히려 더 높아질 수 있습니다!

무슨 말이냐고요? 소르비톨과 만니톨이 직접 충치 발병을 촉진하지는 않습니다. 하지만 이 두 성분은 모두 우리 입 속 충치균의 먹이가 되고, 충치균은 개체수를 늘립니다. 바로 스트렙토코쿠스 무탄스라는 긴 이름의 세균입니다. 국제치아건강재단을 설립한 폴 키즈 박사에 따르면, 무탄스 균은 이에 달라붙어 살지만 우리가 당이나 자당이 들어간 무언가를 먹기 전까지는 아무런 해도 끼치지 않는다고 합니다. 하지만 당분을 먹으면 무탄스 균은 빠르게 충치를 유발합니다. 소르비톨과 만니톨은 무탄스 균의 숫자를 크게 늘립니다. 따라서 당분이 입안에 머무는 동안에 무탄스 균이 충치를 발생시킬 확률도 더 높아지는 겁니다.

자당이 함유된 식품을 무어라도 먹거나 마셨다면 15분 안에 입안을 물로 헹구세요. 그것이 최선의 예방법입니다.

제가 쓰는 무열량 감미료를 스플렌다에서 트루비아(소제목373 참고)로 바꾸었습니다. 트루비아는 자연원료 제품이라는 선전 때문이었습니다. 하지만 살펴보니 트루비아에는 에리스리톨(erythritol)이라는 성분도 들어 있더군요. 이게 무엇인지, 또 안전한 것인지 설명해주십시오.

에리스리톨은 미국 식품의약국이 10년 넘게 안전하다고 승인한 폴리올(polyol, 당알코올)입니다. 열량은 1g당 0.2kcal입니다. 소르비톨의 열량이 1g당 2.6kcal인 것과 비교하면 사실상 열량이 없다고 보아도 됩니다. 에리스리톨은 서양배, 멜론, 포도 등의 과일에도 자연적으로 들어 있는 성분입니다. 에리스리톨은 상업적 생산에 많은 비용이 듭니다. 그래서 보통 다른 감미료와 혼합한 제품으로 판매됩니다. 에리스리톨은 소르비톨, 만니톨, 자일리톨 등과 같은 다른 폴리올과는 달리 대장에서 거의 모두 소화되며, 그 90%는 사실상 변화 없이 배설됩니다. 열량이 낮고 설사를 덜 유발하는 이유를 여기에서 찾을 수 있습니다. 에리스리톨은 당뇨병 환자에게도 안전합니다. 빵을 굽는 데 사용할 수도 있고, 충치를 유발하지도 않으며, 입안에 불쾌한 뒷맛도 남기지 않습니다. 개인적으로 저는 인공감미료(소제목373 참고)를 좋아하지 않습니다. 하지만 어쩔 수 없이 하나를 선택해야만 한다면 에리스리톨이나 이것이 섞인 제품을 고르겠습니다.

다른 소금에 비해서 나트륨이 적게 든 소금도 있나요?

그렇다고 할 수 있습니다. 나트륨 섭취를 줄이고 싶다면 소금 결정의 크기를 유심히 살펴보세요. 결정의 크기가 클수록 숟가락으로 떴을 때 소금이 조금 담깁니다. 나트륨도 그만큼 줄겠죠. 예를 들어 알이 굵은 코셔 소금은 숟가락으로 떴을 때 일반 소금에 비해서 거의 절반밖에 안 담깁니다. 또 결정이 클수록 혀에서 맛을 느끼는 미뢰에 영향을 더 잘 미치기 때문에 더 적은 양의 소금을 쓰고도 같은 정도의 짠맛을 느낄 수 있습니다. 바다 소금도 아마 그 안에 포함된 무기질 성분 때문에 적게 사용하여도 더 많은 풍미를 줄 겁니다.

Chapter 18

아름다움을 지켜주는 영양제

380 건강한 피부

몸속이 건강해야 겉모습도 좋아 보이는 법이다. 외모를 가꾸는 데 필요한 것은 화장품만이 아니다. 영양제도 챙겨야 한다. 특히 건강한 피부를 유지하는 데 비타민과 적절한 영양소의 공급은 필수적이다. 먼저, 매일 물을 거르지 않고 8잔씩 마신다. 그 일부를 허브차로 대신해도 좋다. 우유와 요구르트는 무지방 제품만 먹는다. 초콜릿, 견과류, 말린 과일, 튀긴 음식, 콜라, 커피, 술, 담배 등을 삼간다. 소금 섭취를 줄인다. 요리할 때는 설탕을 넣지 않고 대신 꿀을 조금 사용하면 단맛도 훌륭할뿐더러 피부 건강에도 좋다.

건강하고 생명력 넘치는 피부를 갖고 싶다면 매일 콩단백질 음료를 마시는 것으로 첫걸음을 내딘다. 식사대용으로도 탁월하다. 특히 아침

식사로 그만이다(유장 단백질 분말 2스푼 + 레시틴 과립 2스푼 + 아몬드 음료 1.5컵 + 과일(냉동 과일도 무방) + 얼음을 믹서에 넣고 간다.).

□ 영양제

별도의 지시가 없는 한 식사와 함께 먹는다.

- 종합 비타민·미네랄 제제: 비타민A, 베타카로틴(혹은 카로티노이드), 비타민B_1, B_2, B_3, B_5, B_6, B_{12}, C, D, E, 비오틴, 콜린, 엽산, 이노시톨, 붕소, 칼슘, 크롬, 구리, 마그네슘, 망간, 셀레늄, 바나듐, 아연 등을 포함한다. 천연원료를 사용했으며, 아미노산 킬레이트화된 미네랄이 든 고함량 제품을 구입한다. 오전, 오후에 1알씩 먹는다. 피부 탄력과 신경 건강에 필수적이다.
- 광범위 항산화 성분 제제: 알파카로틴, 베타카로틴, 루테인, 리코펜, 비타민C, E, 셀레늄, 코엔자임Q10, 은행잎 추출물, 월귤(빌베리), L-글루타티온, 콩 이소플라본(제니스테인과 다이드제인), 포도씨 추출물, 녹차 추출물 등을 포함한다. 오전, 오후에 1알씩 먹는다. 피부를 보호하며, 피부 건강을 유지하고 젊어 보이게 한다.

현재 먹고 있는 종합 비타민·미네랄 영양제와 항산화제에 다음 성분이 포함되어 있는지 확인하고, 만약에 빠진 성분이 있다면 매일 따로 챙겨 먹는다.

- RNA·DNA 복합체: 새로운 세포의 생성을 촉진한다. 피부의 감촉이 좋아진다.
- 활성산소제거효소와 야생 얌(야생 마): 기준 복용량 300mg. 피부

조직의 성장과 재생을 돕는다. 피부가 탄력 있고 부드러워진다.

- 베타카로틴: 기준 복용량 10,000IU. 유리기 손상에서 피부를 보호한다.
- 비타민C(바이오플라보노이드 함유): 기준 복용량 500mg. 모세 혈관 파열을 예방한다. 상처와 타박상을 입은 피부를 빠르게 치유한다.
- 비타민E: 기준 복용량 400IU. 미세한 얼굴 모세 혈관의 원활한 혈액순환을 돕는다. 피부의 오래된 표피 세포를 새것으로 교체한다.
- 비타민B 복합체(판토텐산 함유): 기준 복용량 50mg. 세포의 생성과 상처 치유를 돕는다.
- 식이유황: 기준 복용량 1,000mg. 새로운 피부를 만드는 콜라겐 생산을 촉진한다.
- 필수 지방산: 기준 복용량 1,000mg. 아마씨유에는 피부가 촉촉해지는 오메가-3 지방산이 풍부하다.
- L-시스테인: 기준 복용량 1,000mg. 탄력 있고 젊어 보이는 피부를 만든다. 매일 식간 공복에 주스나 물과 함께 복용한다.
- 아연: 기준 복용량 15~50mg. 손상된 피부의 치유와 재생을 돕는다.
- 아스타잔틴: 기준 복용량 5mg. 피부 건강에 도움이 된다.

381 건강한 모발

윤기가 흐르는 찰랑찰랑한 머리카락을 꿈꾸시나요? 사실 모발은 살아 있는 세포로 구성되어 있지 않다. 따라서 샴푸와 린스, 트리트먼트에 비타민이 들어 있어 봐야 겉보기는 좀 나아 보이게 할지 몰라도 실제로 모발을 더 건강하게 만들진 못한다. 머리카락 문제에서도 영양소가 중요한 역할을 한다. 피부와 달리, 손상된 모발은 스스로 복구될 수 없다. 하지만 건강한 모발이 새롭게 자라게 하는 것은 가능하다. 우선 적절한 식사를 하고 있는지 점검한다. 생선, 밀눈, 효모, 대두 등을 자주 먹는가? 꼭 그래야 한다. 이들 식품에는 모발에 필요한 비타민과 미네랄이 풍부하다. 이와 더불어 두피 마사지를 자주해주고, 모발의 산성과 알칼리성 균형이 잘 유지되도록 신경 쓴다. 단백질이 풍부한 샴푸를 구입하고, 영양제를 복용한다. 참고로 하루에 머리카락이 50~100개 정도 빠지는 건 괜찮다.

□ 영양제

- 종합 비타민·미네랄 제제: 천연원료를 사용했으며, 아미노산 킬레이트화된 미네랄이 든 고함량 제품을 구입한다. 자세한 사항은 소제목380 참고. 오전, 오후에 1알씩 먹는다. 모발이 건강해지는 데 필수적이다.
- 광범위 항산화 성분 제제: 자세한 사항은 소제목380 참고. 오전, 오후에 1알씩 먹는다. 산화 작용으로 인한 모발 손상을 막아준다.

현재 복용 중인 종합 비타민·미네랄 영양제와 항산화제에 다음 성분이 포함되어 있는지 확인하고, 빠진 성분이 있다면 매일 따로 챙겨 먹는다.

- 필수 지방산: 기준 복용량 1,000mg. 아마씨유 등 오메가-3 지방산이 풍부한 식품을 섭취한다. 모발이 건조하고 뻣뻣해지는 것을 막아준다. 머릿결이 부드러워진다.
- 실리카: 기준 복용량 500mg. 하루 1~3회 섭취한다. 탈모를 미연에 방지하고 머릿결을 윤기 있게 지켜준다.
- 비오틴과 이노시톨: 기준 복용량 50~100mg. 탈모를 예방한다. 머리카락이 자라는 데 꼭 필요한 영양소이다.
- 코엔자임Q10: 기준 복용량 60mg. 두피 혈액순환이 원활해진다.
- L-시스테인: 기준 복용량 1,000mg. 식간의 공복에 주스나 물과 함께 먹는다. 시스테인은 머리카락의 주요 단백질 구성 물질이다. 충분히 섭취하면 숱이 많은 머리도 반짝반짝 윤이 난다.
- 식이유황: 기준 복용량 1,000mg. 모발이 두꺼워지고 윤이 난다.
- 비타민B 복합체(판토텐산, 엽산, PABA 함유): 기준 복용량 50~100mg. 머리카락이 자라는 데 필수적이며, 모발의 자연적인 색깔을 유지해준다.
- 베타카로틴: 기준 복용량 10,000IU. 비타민B와 함께 작용해 모발의 윤기를 지켜준다.

382 건강한 손발

집안일을 하면 손을 혹사하기 쉽다. 세제는 피부의 기름기를 몽땅 씻어낸다. 물기와 날씨에 손은 거칠어진다. 고무장갑을 끼는 것은 좋은 생각이다. 이미 손이 텄거나 피부염에 걸렸다면 안에 면장갑을 낀다. 땀을 흡수하고 세균 감염을 막아준다. 장갑 안이 뽀송뽀송해진다고 전분 가루를 뿌리는 사람도 있는데, 그러면 유해 미생물만 자랄 뿐이다. 습기를 빨아들일 목적이라면 냄새가 나지 않는 활석 분말을 사용하는 게 낫다.

손발톱에 이상이 생겼다면 최우선으로 해야 할 일은 적절한 영양소를 공급하는 것이다. 흔히들 손발톱이 약해지면 젤라틴을 먹으라고 권하는데, 틀린 말이다. 손발톱에는 단백질이 필요하지만, 젤라틴에는 단백질이 별로 없다. 더군다나 젤라틴에는 필수 아미노산 두 가지가 모자랄뿐더러, 글리신이라는 아미노산은 과도하게 들어 있다. 지금까지 손발톱 건강에 정말로 효험이 있다고 밝혀진 영양소는 비오틴과 규소이다. 매일 비오틴 2.5mg과 규소 10mg을 먹는다. 그러나 손발톱을 구성하는 주 단백질은 케라틴이라는 사실을 분명히 염두에 두고 비타민C, 아연, 비타민B군, 아미노산, 특히 시스테인과 메티오닌을 충분히 섭취하자. 그래야 몸에서 케라틴이 만들어진다.

□ 영양제

- 종합 비타민·미네랄 제제: 천연원료를 사용했으며, 아미노산 킬레이트화된 미네랄이 든 고함량 제품을 구입한다. 자세한 사항은 소제목380 참고. 오전, 오후에 1알씩 먹는다. 건강하고 튼튼한 손발톱이 잘 자라게 돕는다.
- 광범위 항산화 성분 제제: 자세한 사항은 소제목380 참고. 오전, 오후에 1알씩 먹는다. 조직을 유리기 손상에서 보호한다.

현재 복용 중인 종합 비타민·미네랄 영양제와 항산화제에 다음 성분이 포함되어 있는지 확인하고, 빠진 성분이 있다면 매일 따로 챙겨 먹는다.

- RNA·DNA 복합체: 새로운 세포의 생성을 촉진한다. 피부 감촉이 좋아지고 손발톱이 튼튼해진다.
- 비타민B 복합체(판토텐산 함유): 기준 복용량 50~100mg. 진균 감염에 대한 저항력이 높아진다. 손발톱이 자라는 데 필수적이다.
- 베타카로틴: 기준 복용량 10,000IU. 손발톱이 갈라지는 증상을 막아준다.
- 실리카: 기준 복용량 500mg. 하루 1~3회 섭취한다. 손발톱에 하얀 반점이 생기고 허물이 벗겨지는 증상을 예방한다.
- 비타민E: 기준 복용량 400~800IU. 비타민A가 적절히 쓰이는 데 꼭 필요하다.
- 아연: 기준 복용량 15~50mg. 쉽게 깨지는 손발톱을 튼튼히 하고, 손발톱의 하얀 반점을 없애준다.

383 화장품에 함유된 천연 성분

'천연 성분'을 썼다고 광고하는 화장품이 많다. 하지만 막상 성분표시를 보면 고개를 갸우뚱하게 된다. 뭐가 천연 성분이고 뭐가 화학 성분인지 대체 알 수가 없으니 말이다. 화장품에 들어가는 천연 성분을 정리한 다음 내용을 참고한다.

- 아밀다이메틸 PABA: 비타민B군 중 하나인 PABA로 만든 자외선

차단 성분

- 아나토: 열대식물의 씨앗에서 추출한 식물성 색소
- 아보카도 기름: 아보카도에서 얻은 식물성 기름
- 카프릴/카프릭 중성지방: 코코넛유에서 추출한 연화제
- 카라기난: 건조 아이리시모스(바닷말의 일종)에서 추출한 천연 증점제
- 피마자유: 피마자 씨를 짜서 얻은 피부 연화유
- 세틸알코올: 식물성 기름의 한 성분
- 세틸팔미트산염: 야자유와 코코넛유의 한 성분
- 구연산: 오렌지와 감귤류 과일에 많은 천연 유기산
- 코카마이드 DEA: 코코넛유에서 얻은 증점제
- 코코넛유: 코코넛 열매의 하얀 속살을 짜서 얻은 기름
- 데실올레산염: 동물성 기름, 코코넛유에서 얻는다.
- 디에탄올아민: 피부를 자극할 순 있지만, 피부색을 더 밝게 만든다.
- 모노라네트-5-술포호박산염 이나트륨: 라놀린에서 얻는다. 머리카락 촉감을 부드럽게 한다.
- 포름알데히드: 피부를 자극할 수 있다.
- 향유: 식물의 꽃, 잎, 뿌리, 줄기 등에서 얻은 향기 나는 기름
- 글리세릴 스테아르산염: 글리세린에서 얻은 유기 유화제
- 염소유 유장: 염소젖에서 뽑은 단백질 풍부한 유장
- 경화 피마자유: 피마자 기름으로 만든 밀랍(왁스) 같은 물질
- 히드로퀴논: 암을 유발할 수 있다.
- 이미다졸리디닐 요소: 단백질 대사(가수분해) 과정에서 자연적으로

생기는 방부제 성분

- 라놀린 알코올: 라놀린을 구성하는 성분의 하나로, 연화제와 유화제로 쓰인다.
- 라우레스-3: 코코넛 기름과 야자 기름에서 얻는 유기물질
- 메틸 글루코사이드 세스퀴스테아레이트: 천연 단당에서 추출한 유기 유화제
- 미네랄 오일(광유): 유기 연화제, 윤활제
- 모노에탄올아민: 암모니아와 비슷하게 쓰인다.
- 올리브 오일: 올리브를 짜서 만든 천연기름
- 파라핀: 표면 광택용 밀랍(왁스)
- 땅콩 기름: 땅콩에서 얻은 식물성 기름
- 펙틴: 오렌지와 감귤류, 사과껍질에서 추출
- PEG 라놀린: 라놀린에서 추출한 연화제, 유화제
- 바셀린: 석유를 원료로 만든 젤리 물질
- POE(20) 메틸 글루코사이드 세스퀴스테아레이트: 천연 단당에서 추출한 유기 유화제
- 소브산염 칼륨: 마가목 열매에서 추출한 소브산으로 만든다.
- 프탈레이트: 매니큐어 용제
- 변종 홍화유: 특수한 홍화 품종에서 뽑아낸 천연 연화제
- 참기름: 참깨를 짜서 얻은 식물성 기름
- 세틸황산나트륨: 코코넛 기름으로 만든 세정제, 유화제
- 라우레스황산나트륨: 코코넛 기름으로 만든 세정제
- 라우릴황산나트륨: 코코넛 기름으로 만든 세정제

- 나트륨 PCA: 피부에서 자연적으로 생기는 습윤제로, 보습 작용을 한다.
- 소브산: 마가목 열매에서 추출한 천연 방부제
- 트리클로산: 항균, 항박테리아 작용을 한다. 보통 안전하지 않다고 여겨지는 인공 합성 성분
- 트리에탄올아민: PH 균형을 맞춰준다. 독성이 있거나 알레르기를 유발할 수 있다.
- 토코페롤: 천연 비타민E
- 운데실렌아미드 DEA: 피마자유에서 추출한 천연 방부제
- 수분: 보편적인 용매로, 인간을 포함한 생물의 주요 구성 요소이다.

384 미용 관련 약물 부작용

약물 처방이 필요한 상황이 있다. 하지만 의사가 모든 부작용을 일일이 다 얘기해 줄 수는 없다. 여성 환자에게 경구용 피임약을 주면서 얼굴에 뾰루지가 날 수 있다거나 탈모가 생길 가능성이 없진 않다고까지 말해 주는 의사는 잘 없다. 하지만 피임약을 복용한 적지 않은 수의 여성에게 곧 이러한 증상은 나타날 것이다. 실제로 많은 약물이 피부나 기타 미용 관련 문제를 일으킬 수 있다. 아래 목록은 단지 일부에 불과하다.

알펜타(Alfenta): 피부 발진, 얼굴 붉어짐

코데인(Codeine): 피부 발진, 가려움, 땀 흘림

쿠마딘(Coumadin): 피부 발진, 가려움, 두드러기

다르본(Darvon): 피부 발진, 피부 각질화, 가려움증

데메롤(Demerol): 피부 발진, 얼굴 붉어짐, 체액 부종(체내 수분 때문에 몸이 붇는 증상)

독시사이클린(Doxycycline): 뾰루지, 아물지 않는 상처, 치아 변색

펜타닐(Fentanyl): 얼굴 붉어짐, 땀 흘림, 알레르기 반응

밀타운(Miltown): 붉게 부은 자국, 피부 각질화, 가려움

넴뷰탈(Nembutal): 피부 발진

페노바르비탈(Phenobarbital): 뾰루지, 피부 가려움, 눈꺼풀 부음

퀘일루드(Quaalude): 여드름, 붉게 부은 자국

탈윈(Talwin): 발진, 얼굴 부음, 피부 벗겨짐

테트라사이클린(Tetracycline): 임신 중 산모가 혹은 출생한 유아가 복용하면 치아에 영구적 변색이 생길 수 있음

토라진(Thorazine): 피부 벗겨짐, 황달, 붉게 부은 자국, 붓기

토프라닐(Tofranil): 뾰루지, 피부 가려움, 황달

튜이날(Tuinal): 현재의 피부 상태를 악화할 수 있음

발륨(Valium): 황달, 뾰루지, 피부 반점이 부풀어 오름

[영양소에 관한 깜짝 놀랄 진실]

- ✓ 약해진 손발톱에 젤라틴은 효과가 없다.
- ✓ 머리카락이 하루에 50~100올 빠지는 건 정상이다.
- ✓ 노화방지 크림에 든 콜라겐은 피부로 흡수되지 않는다.

[질문과 답변]

호호바 기름이 미용에 도움이 되나요?

개인적인 의견을 말씀드리면, 예, 정말 큰 도움이 됩니다. 기름, 크림, 비누, 샴푸 등 다양한 형태로 판매됩니다. 무엇보다 천연성분이면서 효능이 탁월하다는 장점이 있지요.

화장하기 전에 몇 방울을 발라주면 훌륭한 보습제가 됩니다. 피부에 부드럽게 마사지하세요. 특히 눈 주위 잔주름에 말이죠(기름이 직접 눈에 닿지 않게 조심하세요. 눈이 따가우면 사용을 중단하고요.). 밤에 바르면 자는 동안 피부가 부드러워집니다. 조금만 손에 적셔 얼굴과 목 전체에 골고루 발라주세요. 물론 클렌징으로 세안을 한 다음에 사용해야겠죠? 샤워 후에도 바르면 피부가 부드러워 집니다(몇 방울로 충분합니다.). 입욕제로 욕조에 몇 방울 떨어뜨리고 몸을 담가도 그만이죠. 피부가 아주 거칠고 건조하다거나, 최근에 제모를 했다면 피부에 직접 바릅니다. 샴푸로 머리를 감고 난 다음, 머리카락과 두피에 몇 방울을 떨어뜨려 잘 문질러줍니다(헹구지 마세요.). 매일 반복해서 사용하면 빗자루처럼 뻣뻣하고 푸석거리는 모발도 자연적인 윤기를 되찾을 수 있습니다.

손톱이 자라지 않습니다! 영양제란 영양제는 모조리 먹어봤는데 아무런 소용도 없었어요. 어떻게 해야 합니까?

갑상선에 문제가 있는 것 같군요. 꼭 의사와 상담하세요. 임시방편으로 실리카를 드셔보세요. 쇠뜨기(horsetail)라는 약초에 아주 풍부합니다. 그 추출물 제제를 드시면 됩니다. 실리카가 우리 몸에 들어가면 바로 쓰일 수 있는 칼슘으로 바뀝니다. 칼슘은 손톱, 피부, 모발, 뼈, 연결조직 등의 재생을 돕습니다.

미용실에 갔더니 헤어디자이너가 제게 아모르 크레시두를 꼭 사용하라고 하더군요. 이게 무엇인가요?

천연 모발강화제입니다. 아마존 열대우림에 사는 원주민들이 예로부터 숱이 적어지는 머리를 치료하는 데 사용했어요. 채송화와 비슷한 학명 포르투라카 필로사(*Portulaca pilosa*)라는 식물의 추출물인데, 점액질, 비타민A, B_1, B_2, C가 아주 풍부합니다. 두피에 영양소를 공급해 모발이 자라게 하고 머리숱도 많아지게 하지요. 시중에 샴푸와 린스가 나와 있습니다. 해조류 추출물도 보통 같이 들어 있어요. 해조류 추출물은 모낭으로 가는 혈액을 늘려줍니다. 비듬을 없애주고 모발 손상을 되돌리는 데도 도움이 되지요.

화장품에 든 비타민도 효과가 있나요?

그럼요. 효과가 뛰어나지는 않지만, 효과가 없지도 않답니다. 피부는 이물질로부터 몸을 보호하는 역할을 하죠. 화장품에 든 비타민은 피부의 표피층 두세 겹 정도까지만 도달해요. 더 밑으로 가기는 어려워요. 비타민 A, C, E가 들어간 화장품은 이들 표피층에 영향을 줍니다. 예를 들어보죠. 비타민A(트레티노인)는 많이 흡수되지는 않아도 피부세포를 활성화합니다. 새로운 세포가 만들어지니 피부도 좋아지죠. 비타민C와 E는 항산화 특성 때문에 천연 방부제 역할을 해요. 그래서 화장품에 넣는 경우가 많은데, 활성산소 때문에 피부가 늙는 걸 방지합니다. 하지만 장기적인 효과가 나타날 정도로 비타민 함량이 높은 화장품은 거의 없어요. 그리고 사실 피부에 흡수도 잘 안 되지요. 비타민B_5의 프로비타민 형태인 판테놀은 가장 위 표피층의 수분을 잡아둡니다. 보습 효과로 피부가 매끄러워지죠. 피부가 포동포동해지기도 하고요. 주름도 덜 두드러지죠. 하지만 콜라겐이 들어간 노화방지 크림은 거의 효과가 없답니다. 콜라겐 입자는 너무 커서 피부에 흡수가 안 되거든요. 비타민이 몸속에서 작용해 피부로 나타나게 하는 것이 오랫동안 아름다움을 유지하는 비법이지요.

Chapter 19

젊음과 매력을 찾아주는 영양소

385 노화를 억제하는 영양소

노화의 원인은 세포 변성이다. 우리 몸은 수많은 세포가 모여 이루어진다. 세포의 수명은 2년 남짓. 하지만 세포들은 죽기 전에 자신을 복제한다. 여기서 궁금증이 생긴다. 그렇다면 우리는 왜 10년 전과는 다른 모습일까? 같은 세포로 계속 대체된다면 언제까지고 같은 모습을 유지해야 하지 않나? 그 이유는, 세포가 여러 번 연속적인 복제 과정을 거치면서 질이 떨어지기 때문이다. 그래서 세포들이 바뀌어 감에 따라, 즉 퇴화함에 따라서 우리는 늙어간다.

좋은 소식이 있다. 퇴화하는 세포에 직접적으로 자양분을 줄 수 있는 성분이 공급되면 세포가 복제돼도 원래의 상태를 유지한다는 것이다. 그러니까 핵산 같은 성분이다. 핵산에는 데옥시리보핵산(DNA)과 리보핵산(RNA) 등이 있다. DNA는 쉽게 설명하면 새로운 세포를 찍어내는 화학적 주형틀이다. DNA는 RNA 분자들을 내보내는데, 이는 마치 새로운 세포를 제조하는 숙련공 같은 역할을 한다. DNA가 RNA에 명령내리기를 멈추면 이 작업은 중단된다. 삶도 끝난다. 핵산이 잘 공급되면 족히 6~12살은 젊어 보일 수 있다. 실제로 느끼는 기분도 그만큼 더 활력적이다.

우리에게는 매일 1.5g의 핵산이 필요하다. 물론, 몸은 스스로 필요한 핵산을 만들어낸다. 하지만 이 핵산은 너무 빨리 파괴되므로 효용성이 떨어진다. 노화를 억제하고 싶다면 음식과 영양제를 먹어서 핵산을 추가로 섭취해야 한다. 핵산이 풍부한 식품으로는 밀눈, 밀기울, 시금치, 아스파라거스, 버섯, 생선(특히 정어리, 연어, 멸치), 닭 간, 오트밀, 양파, 그리고 라벨에 'RNA와 DNA가 풍부'라고 분명하게 적힌 영양효모들이다.

나 역시 오래전부터 핵산이 풍부한 식품과 RNA·DNA 제제를 먹고 있다. 처음 먹고 나서 얼마 지나지 않아 겉모습에 극적인 변화가 생겼다. 몸은 활력이 넘치고, 피부는 더 건강하고 젊어 보였다. 나의 고객과 친구들 다수도 비슷한 결과를 경험했다. 핵산이 풍부한 음식을 먹고 RNA·DNA 제제를 복용한다고 해서 노화 과정을 거스를 수는 없다. 그러나 적어도 이를 늦춘다는 사실은 분명해 보인다.

—— 통풍과 관절염을 앓는 사람이 핵산이 풍부한 음식과 영양제를 먹으면 증상이 나빠질 수 있으므로 의사와 먼저 상담한다.

□ 그밖에 추천하는 노화방지 성분

활성산소제거효소(소제목112 참고) 아주 인기 있는 노화방지 성분이다. 건강한 세포를 파괴하는 유리기로부터 몸을 보호한다. 유리기는 세포들을 서로 붙여주는 일종의 '시멘트'인 콜라겐을 공격해서 노화 과정을 빠르게 한다. 나이가 들수록 몸에서 자연히 생성되는 활성산소제거효소의 양은 준다. 따라서 유리기 형성을 억제하는 식품과 영양제를 꾸준히 먹어 몸의 에너지와 생명력을 지켜줘야 한다. 단, 유념할 점은 아연, 구리, 망간 등의 필수 미네랄이 결핍되면 활성산소제거효소는 즉각 활동을 멈춘다는 사실이다.

포도씨 추출물 유리기를 제거하는 강력한 노화방지 성분. 비타민C의 활동력을 크게 높여주는 프로안토시아니딘이라는 바이오플라보노이드를 함유한다. 비타민C가 세포 안으로 쉽게 침투하게 도움으로써 세포를 산화 작용의 피해로부터 보호한다. 혈액순환을 원활히 하고, 모세혈관을 강화한다. 세포의 성장과 재생에 필수적인 콜라겐 섬유를 유리기의 공격으로부터 지켜준다. 포도 껍질, 월귤(빌베리), 크랜베리, 블랙커런트, 홍차, 녹차 등에도 풍부하다. 노화방지 목적이면 캡슐(30~100mg 함량)을 매일 1~2알씩 먹는다.

코엔자임Q10 세포가 호흡하는 데 꼭 필요한 성분이다. 체내에서 합성되지만, 식품과 영양제를 통해서도 섭취할 수 있다(영양제는 100mg 캡슐 하나를 하루 두 번 식사와 함께 먹는다.). 노화 과정에서 역시 결핍된다. 비타민E의 노화방지 특성 다수를 마찬가지로 갖는다. 체내 코엔자임Q10 수치가 내려가면 직접적으로 노화를 촉진하지만, 반대로 수치가 올라가면 노화 억제는 물론, 다음의 역할도 한다.

- 심장질환 위험을 낮춘다(심장근육 세포의 호흡을 돕는다. 바이러스로 인한 심장염증을 막아준다. 부정맥을 예방한다. 심장에 직접 칼을 대는 수술 후, 심근의 상처를 최소화한다. 협심증의 발병 빈도를 낮춘다.).
- 면역계를 강화한다.
- 치주질환 치료를 돕는다.
- 혈압을 낮춘다.
- 다수의 노화 관련 질환 치료 약품의 독성을 방어한다.

DHEA 데히드로에피안드로스테론의 줄임말. 부신에서 생성되는 자연적인 노화방지 호르몬이다. 스테로이드 호르몬들 가운데 우리 몸에 가장 풍부하다(스테로이드 합성물은 감정 균형을 잡아 주고, 스트레스에 대처하는 신체 능력을 향상하는 등 많은 작용을 한다.). 마흔다섯 살쯤 되면 몸은 스무 살 때 만들어내던 DHEA의 절반밖에 생산하지 못한다. 일흔 살쯤 되면 DHEA 분비는 거의 중단된다. 전문가들은 노화가 진행되면서 정신적, 육체적 능력이 감퇴하는 현상은 DHEA 같은 호르몬의 감소세와 상관관계가 깊다고 말한다.

체내 DHEA 수치를 젊은이 수준까지 높이면 노화와 관련한 많은 문제를 예방할 수 있다. 심지어는 다소나마 '회춘'할 수도 있다. 노인 인구의 참살이에 무척 중요한 영양소가 바로 DHEA이다. 활력이 생기고, 불필요한 군살이 빠진다. 성호르몬이 더 많이 분비된다. DHEA는 면역력도 강화하는 것으로 밝혀졌다. 비만의 원인인 지방의 생산을 늦추고, 폐경기 이후 여성을 심장질환으로부터 보호하며, 피로를 풀어주고, 지각 능력을 향상하며, 스트레스 저항력을 높인다. 골다공증과 우울증 치료에도 도움이 된다. 낭창(피부결핵) 증상도 완화하는데, 이는 현재로서는 치료법이 없는 자가면역 장애 질환이다(낭창 환자라면 의사에게 "DHEA를 복용하면 어떻겠느냐?"라고 물어보라.).

마흔 살이 넘었다면 병원에서 DHEA 수치를 검사해봐야 한다. 1일 복용량은 40세 이상 여성은 25mg, 남성은 50mg이다. 제제를 구입할 때는 공인기관의 검증을 받은 순도 높은 제품인지 확인한다.

폐경기 증상으로 고민하는 여성에게는 부작용이 많은 호르몬대체요법 대신 DHEA를 권한다. 프레그네놀론이 함께 들어간 것도 좋다. DHEA는 자궁 내막에 어떠한 영향도 주지 않는다. 심지어 질 내벽에 변화를 줄 만큼 다량을 복용하더라도 말이다. 그리고 DHEA 한 성분만 먹으면 되기 때문에 호르몬대체요법에서처럼 프로게스테론과 에스트로젠이 균형을 이루는 복용 적량을 찾느라 고생하지 않아도 된다.

—— DHEA는 호르몬이며, 이론적으로 호르몬 의존성 종양의 성장을 촉진한다. 유방암 또는 전립선암의 병력이 있다면 복용하지 말라. 배가 많이 나온 폐경기 이후 여성은 유방암에 걸릴 위험이 크다. 따라서 혈액검사 결과 DHEA 결핍으로 나오지 않으면 DHEA 제제를 먹지 말라.

프레그네놀린 부신피질과 두뇌에서 콜레스테롤을 원료로 만드는 호르몬으로, 필요에 따라 DHEA, 에스트로젠, 테스토스테론, 프로게스테론 등의 다른 호르몬으로 바뀐다. 보편적인 노화방지 성분으로 주목받고 있다. 체내 프레그네놀린 수치는 30대에 정점에 오른 뒤 점차 감소한다. 집중력과 기억력을 향상하며, 항울제 역할을 하고, 스트레스를 줄여준다. 류마티스 관절염, 낭창, 다양한 경화증의 증상을 완화한다. 일반적인 복용량은 하루에 5~10mg이다.

—— 프레그네놀린은 성호르몬 수치를 높이며, 다른 약물과 부정적인 상호작용을 할 수 있다. 임신부는 절대로 먹으면 안 된다. 다른 사람도 되도록 의사와 상담한 다음 먹는다.

386 코르티솔: 스트레스 혹은 죽음의 호르몬

스트레스 대처에 중요한 호르몬으로 부신피질에서 분비된다. 스트레스를 만드는 요인은 신체, 환경, 화학 작용, 심리 등 다양하다(이처럼 다양한 원인은 스트레스로 누적된다). 코르티솔은 평상시 혈압 조절부터 포도당 대사까지 다양한 기능에 관여하다가 스트레스가 유발되는 '위기 상황'이 닥치면 평소보다 더 많이 분비된다.

코르티솔은 생존과 관련된 호르몬이다. 그 양이 조금만 증가해도 큰 에너지가 생긴다. 따라서 신체가 정상·이완 상태로 돌아올 시간을 주지 않고 계속해서 많은 양이 분비되면 큰 문제가 생긴다. 혈중 코르티솔 농도가 장시간 동안 증가하면 결국 노화가 진행된다. 조기 사망하는 경우도 종종 발생한다. 코르티솔을 '죽음의 호르몬'이라고 부르는 까닭이다.

□ 장시간 혈중 코르티솔 농도 증가로 나타나는 증세

- 고혈압
- DHEA 억제
- 골다공증
- 인지기능 저하
- 성장호르몬, 테스토스테론, 에스트로젠 수치 감소
- 갑상선 기능 저하
- 면역력 약화
- 고혈당증
- 복부지방 증가(콜레스테롤, 심장마비, 뇌졸중 위험 증가와 관련)

참고사항 코르티솔의 양은 주로 아침에 증가하고 저녁에 감소한다(야간 근무자는 반대이다). 분비량이 너무 많으면 부신이 지나치게 활발하다는 뜻이며, 쿠싱병일 가능성도 있다. 반대로 코르티솔의 분비량이 너무 적다면 만성 피로에 시달리기 쉬우며 에디슨병일 가능성도 있다.

맞춤조언 스트레스는 올바른 영양 섭취로도 줄일 수 있다. 당분 섭취를 줄이고 혈당지수가 낮은 음식을 먹도록 하자(소제목367 참고). 일과 중에 휴식 시간을 갖는다. 마지막으로 다음 영양제를 섭취한다.

▲민델 기본영양제(소제목220 참고)를 식사와 함께 하루 2회 복용

▲비타민B 복합제제 50mg을 식사와 함께 하루 2회 복용

▲칼슘(250mg)과 마그네슘(125mg)을 하루 2회 복용(두 번째는 자기 전에 먹어도 됨.)

▲5-HTP, DL-페닐알라닌, 티로신 복합제제를 식간에 복용한다(복합제제를 구할 수 없다면 따로따로 복용. 5-HTP 50mg, DL-페닐알라닌 375mg, 티로신 500mg).

▲선택사항: 50세 이상인 경우 DHEA를 복용한다(남성은 25mg, 여성은 50mg을 하루 1회 복용).

—— DHEA는 호르몬이며, 이론적으로 호르몬 의존성 종양의 성장을 촉진한다. 유방암 또는 전립선암 병력이 있다면 복용하지 말라. 배가 많이 나온 폐경기 이후 여성은 유방암 위험이 높다. 따라서 혈액검사 결과 DHEA 결핍이 나오지 않았다면 DHEA 제제는 먹지 않는다.

387 생명을 구하는 산화질소

노벨상 수상자인 루이스 J. 이그나로 박사가 산화질소를 발견했다. 산화질소는 우리 몸에서 자연히 생기는 가스이다. 그런데 이것이 심장마비와

뇌졸중 예방에 그 어떤 약보다 효험이 있다. 산화질소는 다음 작용도 한다.

- 혈전 방지
- 혈관 확장
- 혈압 조절
- 동맥경화반(심장질환의 기저 원인) 감소
- 콜레스테롤 감소

산화질소 수치는 성인이 된 후로 나이를 먹으면서 계속 낮아진다. 산화질소는 기체이므로 보조제 형태로 만들 수도 없다. 다른 영양제를 먹어서 산화질소 생성을 촉진할 수는 있으니 그나마 다행이다.

▲L-아르지닌 2,000~3,000mg을 하루 2회

▲L-시트룰린 400~600mg을 매일(아르지닌이 세포로 빠르게 들어가게 한다.)

▲종합 비타민·미네랄 복합제제(천연비타민E가 200~400IU든 제품)를 매일

▲비타민C 500mg을 하루 2회

▲더불어, 섬유질이 풍부한 식품을 더 많이 먹는다(소제목119 참고). 물은 하루에 8잔 이상 마신다. 유산소 운동(20분 이상)을 일주일에 3일 하면 우리 몸의 세포가 산화질소의 생산을 게을리하지 않는다.

388 젊음을 찾아주는 영양소

젊어 보이고, 젊게 느끼고, 실제로 더 젊게 살려면 균형 잡힌 식사와 함께 적절한 영양제를 챙겨 먹는 것이 중요하다. 기초가 되는 ▲민델 기본

영양제(소제목220 참고)부터 복용한다.

그리고 40세 이상은 다음을 추가로 섭취한다.

▲비타민E 호박산염 100IU를 오전, 오후에

▲비타민C(바이오플라보노이드가 든 제품) 500mg을 오전, 오후에

▲코엔자임Q10 200mg을 매일

▲활성산소제거효소(SOD, 시간지연제제로) 125mg을 매일

▲은행잎 추출물(표준규격) 60mg을 하루 1~3회

▲고추 추출물 500mg을 하루 1~3회

▲(여성)분리대두단백 복합제제를 칼슘 1,000mg, 마그네슘 500mg과 함께 하루 한 번

▲(남성)분리대두단백 복합제제를 칼슘 500mg, 마그네슘 250mg과 함께 하루 한 번

▲칸나비디올(CBD) 25mg을 매일

▲아스타잔틴 5mg을 매일

389 활력이 살아나는 영양소

매사가 귀찮고 기운이 없는가? 자양강장제에 의존해 버티는가? 활력을 되찾으려면 먼저 균형 잡힌 식사를 하고 적절한 영양제를 챙겨 먹어야 한다. 그리고 규칙적으로 운동한다. 달리기, 수영, 테니스, 에어로빅 등 어떤 운동이라도 좋다. 하지만 주위에 운동할 만한 장소가 없거나, 장비 구입이 부담될 수 있다. 전문적인 지도가 필요한 운동도 있다. 이런 걱정이 일절 없는 완벽한 운동을 한 가지 소개한다. 바로 줄넘기이다. 줄

넘기 줄은 가격이 싸고 어디든 들고 다닐 수 있다. 줄넘기는 기술이 필요한 운동도 아니다. 무엇보다도 확실한 효과를 보장한다. 자전거, 테니스, 수영 같은 운동보다도 열량 소모가 많다. 예를 들어 몸무게 68kg인 사람이 1시간 동안 줄넘기(분당 120~140회)를 하면 720kcal가 소모된다. 테니스를 1시간 쳤을 때 420kcal가 소모되는 사실과 비교하면, 줄넘기가 얼마나 훌륭한 운동인지 알 수 있다.

몸의 에너지를 높게 유지하려면 매끼 단백질 식품(혹은 단백질 음료)을 두 종류 먹는다. 물은 매일 적어도 6잔을 마시는데, 식사 전후로 1시간 정도가 좋다. 설탕, 밀가루, 담배, 알코올, 홍차, 커피, 탄산음료, 가공식품, 튀긴 음식 등은 되도록 피한다.

단백질 음료를 만드는 방법은 다음과 같다:

- 유장 분말(훼이 파우더) 1큰술
- 레시틴 과립 1큰술
- 아시도필루스(비유제품) 액상 제품 2큰술

위 재료를 저지방이나 무지방 두유, 물, 혹은 주스에 탄 다음, 얼음 3~4개를 더해서 믹서에 넣고 1분간 돌린다(생과일이나 냉동 과일을 넣어도 좋다. 껍질을 벗긴 냉동 바나나를 넣으면 맛이 그만!).

아침식사와 함께 다음을 복용한다.

▲민델 기본영양제(소제목220 참고)

▲비타민E(건조 형태) 400IU

▲코엔자임Q10 복합제제 100mg

▲(여성)분리대두단백 복합제제와 칼슘 1,000mg, 마그네슘 500mg

▲(남성)분리대두단백 복합제제와 칼슘 500mg, 마그네슘 250mg

저녁식사와 함께 다음을 복용한다.

▲민델 기본영양제(소제목220 참고)

▲코엔자임Q10 복합제제 100mg

▲(여성)분리대두단백 복합제제와 칼슘 1,000mg, 마그네슘 500mg

▲(45세 이상 남성)톱야자(소팔메토), 피지움, 아연, 호박씨 기름 등을 함유한 복합제제 2알을 식사와 함께

390 성생활에 활력을 주는 자연 치료제

발기부전 치료제(비아그라, 시알리스, 레비트라 등)는 음경으로 유입되는 혈액 양을 늘린다. 약의 치료 효과는 훌륭하지만, 심장마비 등 심각한 부작용 위험이 도사리고 있다. 또 약을 먹는다고 성욕 자체가 커지는 것도 아니다.

레이 사헬리안 박사는 《천연 정력강화제(*Natural Sex Boosters*)》라는 책에서 이렇게 말한다. "성 기능을 향상하는 약초는 세계 방방곡곡에서 오랫동안 효과적이면서도 안전한 치료제로 사랑받았다. 성욕을 증진하고, 발기가 잘되게 하며, 남녀불문 음부의 감각을 생생하게 살려 놓는다."

□ 황홀한 성생활을 위한 4대 허브

아슈와간다 성욕을 늘린다. 산화질소가 더 많이 분비되게 한다. 산화질소는 발기 시간을 늘리고 질을 예민하게 한다고 알려져 있다.

300~500mg씩 하루 1~2회 공복에 먹는다(졸음을 유발할 수 있으므로 복용 후 운전하면 안 된다.).

음양곽(Horny goat weed) 남녀불문 성욕을 늘린다. 남성 성기가 더 단단해지도록 혈관을 확장하는 플라보노이드가 들어 있다. 하루 500~2,000mg을 복용한다. 500mg에서 시작해 필요하면 용량을 늘린다.

무이라 푸아마 성욕을 늘린다. 음부를 예민하게 한다. 절정의 강도를 높인다. 남녀불문 성적 환상도 늘어난다. 500~1,000mg 캡슐을 매주 사흘 연속해 오전에 복용한다(단, 불안증이나 불면증이 생길 수 있다.).

남가새(질려, Tribulus) 남근을 단단히 한다. 남녀불문 성욕이 증가한다. 하루 500~1,000mg 복용하되, 불안증과 불면증 등의 부작용을 최소화하기 위해 격주로 먹는다.

처음에는 한 종류의 허브로 시작하는 게 좋다. 효과를 높이려면 1~2주 후에 다른 허브를 먹는다. 하지만 불안증과 불면증 등 부작용을 최소화하려면 복용량은 반으로 줄인다. 활력이 살아나는 영양소(소제목389 참고) 역시 성기능 향상에 도움이 된다.

—— 먹기 전에 꼭 의사와 상담한다(특히 다른 질환이 있거나 현재 먹는 약이 있는 경우에).

성욕에 불을 붙이고 싶다면, 혹은 성생활에 '양념'을 더하고 싶다면 다음 식품이 도움이 될 것이다.

아스파라거스, 귀리, 아보카도, 보리, 양조효모, 카르다몸, 당근, 계피, 고수, 유정란, 은행잎 추출물, 인삼, 카바, 굴, 잣, 마르멜로(모과), 사르사, 표고버섯, 두류 식품, 밀눈, 통곡물, 요힘베(소제목210 참고)

□ 성 능력을 높여줄 영양소

▲민델 기본영양제(소제목220 참고)

▲비타민E(건조형태) 400IU를 매일

▲아연(킬레이트화된 것) 15~50mg 매일

▲은행잎 추출물 복합제제 60mg을 하루 2회

▲DHEA를 40세 이상의 여성은 25mg씩 매일, 50세 이상의 남성은 50mg씩 매일

▲(남성) 아르지닌 3~6g을 성행위 45분 전 복용

[영양소에 관한 깜짝 놀랄 진실]

✓ 두부 같은 대두 식품을 먹으면 성욕이 생긴다.

✓ 나이가 들어 기억력 감퇴를 겪고 있다면 단 하나의 천연 보조제가 두뇌 능력을 12년 전으로 되돌려줄 수도 있다.

✓ 매일 호두를 한 움큼 먹으면 혈전(피떡)이 덜 생긴다.

[질문과 답변]

옥타코사놀이 남성의 정력 강화에 그만이라고 하던데, 정말입니까?

그렇습니다. 남성의 말 못 할 고민을 해결해주죠. 성기능 장애를 치료하고, 활력을 더하고, 힘과 지구력을 높입니다. 식품에 함유된 천연 성분인 옥타코사놀은 다양한 종류의 식물성 기름에 극소량만 녹아 있습니다. 알팔파, 밀, 밀눈 등에서도 발견되고요.

그러나 이를 섭취할 때 성급함은 금물입니다. 눈에 보이는 효과를 얻기까지 4~6주가 걸리는 게 보통입니다. 좋은 정보 하나 더 드리죠. 비타민B와 아미노산이 풍부한 식품을 날것으로, 혹은 살짝만 익혀 드시면 역시 성생활에 큰 도움이 됩니다.

저는 45세 여성입니다. 활동적이고, 행복한 결혼생활을 하고 있어요. 그런데 근래 들어 성욕이 일지 않아 걱정입니다. 자연적인 방법으로 성생활에 다시 불을 지필 수는 없을까요?

민델 기본영양제(소제목220 참고)와 함께 두류 식품을 많이 드십시오. 대두 콩에는 이소플라본이라는 식물성 에스트로젠이 풍부한데, 폐경을 앞둔 여성의 성욕이 감퇴하는 증상을 줄여줍니다. 병원에 가서 DHEA 수치도 확인해보세요. 수치가 낮으면 DHEA 영양제를 매일 25mg씩 드세요. 성욕을 다시 되살리는데 도움이 될 거예요. 다미아나(damiana)라는 허브를 드셔보는 것도 괜찮습니다. 성욕을 촉진하는 성분이 들었다고 명성이 자자하니까요. 하루 1~3회 식전에 한 캡슐씩 드세요. 이 모든 것과 함께, 저녁 무렵에 작은 촛불을 켜 둔다면 효과는 배가 되겠지요?

저는 올해 82살입니다. 꽤 건강한 편이었는데, 요즘 몸이 예전 같지 않아요. 장을 보고 나면 집으로 들고 오기도 힘들어서 이웃에게 대신 장을 봐달라고 부탁할 때도 많습니다. 제 연령대에서 먹어도 안전한 강장제 같은 게 있을까요?

딱 맞는다고 생각되는 게 하나 있어요. 베타알라닌입니다. 육류와 생선에 들어 있고, 체내에서도 자체적으로 만들지요. 필수 아미노산은 아니에요. 운동선수나 보디빌더들이 애용합니다. 에너지를 높이고, 근력과 지구력을 좋게 하거든요. 영국 연구팀이 남녀 노인을 대상으로 효능을 연구한 적이 있습니다. 베타알라닌을 복용한 후 90일이 지나자 운동능력이 현저하게 향상되었어요. 즉, 노인들의 미끄럼 사고도 방지하고 혼자 움직이는 데 도움을 준다는 뜻이겠지요. 실험에서는 노인들에게 매일 베타알라닌 2.4g을 먹도록 했어요. 하지만 하루에 5g을 고탄수화물 음식과 함께 먹으면 제일 좋습니다. 3~4주가 지나면 효과가 나타납니다. 처음에는 약을 먹고 나면 1시간 정도 피부가 간지러울 수도 있어요. 이 증상은 1~2주가 지나면 사라집니다. 만약에 3개월을 복용했는데도 아무런 효과가 없다면 먹기를 중단하세요.

도대체 '가뢰(spanish fly)'가 무엇입니까? 자연적인 최음제라고 하던데요?

최음제라뇨? 천부당만부당합니다. 가뢰는 유럽 민간요법에서 쓰는, 딱정벌레의 겉껍질로 만든 약입니다. 가려움증을 유발할 수 있으나, 물론 팬티 속이 근질근질해진다는 뜻은 아니지요. 처방에 따라 효능이 있습니다. 그러나 성적인 흥분만큼은 절대 아닙니다. 사실 가뢰에는 독성이 있어요. 경련과 신장 장애의 원인이 되기도 합니다. 가뢰를 먹고 소변을 볼 수 없게 되었다는 의학계 보고도 있습니다. 남성이 발기할 때 극도의 통증을 겪는 것은 말할 것도 없죠. 미국에서 합법적으로 판매되는 가뢰는 말린 곤충 이상도 이하도 아닙니다. 파슬리보다도 효능이 강하지 않습니다. 차라리 낭만적인 저녁 식사에 돈을 쓰는 편이 더 나을 겁니다.

DMG라는 성분이 최음제 역할을 한다는 말을 들었습니다. 혹시 알고 계십니까? 효과는 있는지요?

물론 들어본 적은 있습니다. 그러나 효과를 장담할 수는 없습니다. DMG는 디메틸글리신의 줄임말입니다. 주로 씨앗과 곡물에 들어있지요. 혈류와 조직으로 산소 공급을 늘려줍니다. DMG의 최음효과를 주장하는 이들은 "신체 조직에 산소량이 많아지면 성적 반응도 향상된다."라고 말합니다. 어느 정도는 사실이겠죠. 어쨌든 영양제로도 판매되고 있으니 정 궁금하면 한번 시험해보세요. 오르가슴을 느끼는 데는 실패할망정 몸에 해가 되지는 않으니까요.

저는 올해 68세로 사진작가입니다. 생전에 저희 아버지께서 황반변성을 앓으셔서 저도 시력에 문제가 생길까 봐 정말 걱정됩니다. 제가 황반변성에 걸릴 위험을 낮출 만한 영양제가 있을까요?

사실 노화로 생기는 황반변성은 유전되지 않습니다. 어쨌든 발병 위험을 낮춰줄 비타민은 있지요. 혈액에 아미노산 호모시스테인이 많아서 생기는 거니까 엽산, 비타민B_6, B_{12}를 드세요. 그러면 혈중 호모시스테인 수치가 낮아집니다.

두뇌에 좋은 '두뇌 영양소'라는 것이 있다면서요? 어떤 것들이 있나요? 저는 노인은 아니지만 벌써 자꾸 깜빡깜빡해서, 그러니까 기억력이 감퇴하는 것 같아서 걱정입니다.

두뇌 영양소는 분명히 있습니다. 노화에 따른 기억력 감퇴는 빠르면 40대 중반부터 시작됩니다. 지각 능력도 함께 떨어지죠. 이러한 분들에게 두뇌 영양소는 큰 도움이 됩니다. 노년의 준비는 빠르면 빠를수록 좋습니다. 다 잃기 전에 미리미리 챙겨야죠. 제가 추천하는 두뇌 영양소는 다음과 같습니다.

- 비타민B_6: 비타민B_1과 비타민B_{12}와 같은 양으로 매일 50~75mg 복용(소제목26, 31, 32 참고)
- 비타민E: 매일 200~400IU 복용(소제목43 참고)
- 셀레늄: 매일 100~200mcg 복용(소제목62 참고)
- 포스파티딜세린(PS): 뇌세포들 간 화학 신호 중계를 돕는 인지질. 두뇌 조직에서 자연적으로 생성되기도 한다. 매일 200mg 복용. 여러분의 두뇌 능력을 12년 되돌려줄 수도 있다.
- 은행잎 추출물: 표준규격 60mg 캡슐을 하루 1~3회 복용
- 다이메틸아미노에탄올(DMAE): 두뇌에서도 스스로 만든다. 정어리와 멸치 등에 풍부하다. 보조제에는 보통 DMAE에 은행잎 추출물, 포스파티딜세린, 비타민B, 이노시톨, 콜린 등이 더해져 있다. 하루 1~2캡슐 복용
- 후페르진A: 석송이라는 한약제에서 추출한다. 기억력 향상에 상당한 효험이 있다. 정신 능력 향상용으로 제조된 후페르진A 제제를 구입한다.
- 빈포세틴: 페리윙클(빈카)을 정제해서 추출해 얻은 물질이다. 인

지능력을 상당히 향상한다. 두뇌로 유입되는 혈류량을 늘린다. 두뇌 기능을 장단기 모든 측면에서 강화한다.

- 야생 블루베리 추출물: 미국의 건강잡지 《프리벤션》은 이를 '기적의 열매'로 평가했다. 강력한 항산화 성분이 대뇌 혈액순환을 돕는다. 두뇌 기능과 기억력을 향상한다.

Chapter 20

면역력 증대 보조제

우리 몸에는 면역체계가 있어서 병원균, 인플루엔자 바이러스, 독소, 세균 등의 침입을 계속해서 막아준다. 면역계는 자연 화학 물질을 처리하는 인체 세포들이 복합적으로 작용하여 만든다. 면역계가 건강해야 감염과 질병을 예방할 수 있다. 건강한 음식을 먹고 질 좋은 잠을 자고 충분히 운동하는 것이 핵심이다. 나에게 딱 맞는 보조제를 먹어야 함은 물론이다.

391 면역계 효율을 높이는 식품, 약초(허브), 보조제

1. 천심련: 테르펜류 복합체를 조절한다. 호흡기질환을 유발하는 바이러스에 대해 항바이러스 효과를 지니는 성분이다.

2. 자운영: 항바이러스 효과가 있는 한방 약재. 자운영 추출물이 면역 관련 반응을 개선할 수 있다는 연구 결과가 있다.
3. 비타민B 복합체: 건강한 면역 반응과 관련해선 B_6와 B_{12}가 중요하다.
4. 비타민C: 여러 면역 세포의 기능을 뒷받침하고, 감염으로부터 신체를 지키는 능력을 향상한다. 노화한 세포를 새로운 세포로 대체하여 면역계를 건강하게 유지한다. 산화 스트레스에 대항하는 항산화 성분이다.
5. 육종용: T세포 및 자연살 세포 성장 증가를 촉진하는 에치나코시드가 풍부한 고대 약재이다.
6. 커큐민: 강황의 유효성분이다. 강력한 항산화 및 항염 작용을 한다. 연구에 따르면 커큐민은 염증을 일으키는 COX-2 (cycloxygenase-2) 효소를 억제한다. 커큐민은 또한 염증에 관여하는 많은 유전자를 통제하는 핵인자 단백질 복합체를 억제하며, 염증성 인자를 방출하는 산화질소 합성을 막는다. 커큐민은 염증 조절에 있어 중심 역할을 하는 인터루킨-1 수치를 60%까지 낮출 수 있다. 두뇌 신경 세포를 뒷받침하고 보호하는 성상 세포의 염증 지표 발현도 줄인다.
7. 비타민D_3: 호르몬 계통 및 면역계 건강과 기능 유지에 꼭 필요한 지용성 영양소이다. 비타민D는 우리 몸의 면역 방어 기능 및 염증 감소에 중요한 백혈구인 단핵구와 대식세포가 병원균과 싸우는 능력을 높인다.
8. DHEA(데히드로에피안드로스테론): 부신에서 나오는 천연호르몬.

우리 몸에 가장 많은 스테로이드 호르몬이다. 신체가 노화하면 DHEA가 감소한다. DHEA 보조제로 호르몬 수치를 젊게 만들고, 그럼으로써 노화와 관련한 많은 문제를 줄이거나 심지어 거꾸로 되돌릴 수 있다. 삶의 질이 나아지는 걸 느끼게 된다. 덜 피로하고 기분도 좋다. 몸이 더 많은 에너지와 성호르몬을 생산한다. DHEA 보조제는 면역계를 강화할뿐더러 비만의 원인인 지방 생성도 늦춘다. 인지 기능이 좋아진다. 스트레스 반응도 개선된다.

9. 에키네시아: 면역 건강 개선 사례를 보여왔다. 호흡기세포융합바이러스, 라이노바이러스 등 수종의 호흡기 바이러스에 대한 항바이러스 효과가 있다.
10. 엘더베리: 시험관 연구에서 엘더베리 추출물은 유효한 항균 및 항바이러스 잠재 효능을 보여주었다. 요로감염을 일으키는 세균성 병원균을 비롯해 여러 종의 인플루엔자 바이러스에 성공적으로 대항했다. 우리 몸의 면역 반응 체계를 개선하는 효과도 보였다.
11. 생선 기름: 필수 지방산인 EPA와 DHA가 풍부하다. 유해 콜레스테롤과 트리글리세리드 수치를 낮추는 데 도움이 된다. 심장 발작과 뇌졸중 위험을 낮춘다는 뜻이다. 생선 기름은 또한 혈액 혈소판 세포의 '찐득거림'과 혈중 섬유소 양을 줄여준다. 그럼으로써 혈관 내 피떡이 생기는 걸 예방할 수 있다. 생선 기름 보조제는 또한 동맥경화를 예방하며 염증을 줄인다.
12. 마늘: 강력한 항염, 항바이러스 식품이다. 우리 몸을 보호하는

NK세포와 대식세포 같은 백혈구를 자극하는 방식으로 건강을 지킨다. 알리신 고함량의 마늘 추출물 600~9,000mg을 매일 먹는다. 마늘 냄새가 없는 제품도 있다.

13. 락토페린: 모유에 든 자연 성분 중 하나. 300~1,200mg을 매일 먹는다. 살세포 활동을 북돋운다. 특정 바이러스가 세포막과 결합하는 것을 막는데, 그러면 바이러스가 세포로 들어가서 자신을 복제하지 못한다.
14. 감초: 유효 성분이 바이러스 감염을 막는다.
15. 약용 버섯(영지버섯, 동충하초, 노루궁뎅이버섯, 잎새버섯, 표고버섯, 운지버섯): T세포, 자연살 세포, 수상돌기 세포, 대식세포 등 면역계 세포가 잘 성장해서 활동하게 돕는다. 영지버섯이 선천 면역계와 적응 면역계 기능을 모두 증대한다는 실험실 연구 결과가 있다. 선천 면역계는 우리 몸의 방어 일선이다. 바이러스, 박테리아, 암세포 등 유해할 수 있는 대상에 빠르게 반응한다. 영지버섯은 SOD와 글루타티온 등 체내 합성 효소의 생산을 보조한다. 이들 효소는 유리기 손상에 맞서는 자연 면역 방어를 지원한다.
16. 멜라토닌: 대뇌의 솔방울샘에서 나오는 호르몬. 면역계를 지원한다. 자기 전에 멜라토닌을 10mg 이상의 고용량으로 먹으면 강력한 면역 반응이 유도된다. 고용량 제제를 먹으면 금방 잠이 들고, 잠을 잘 자야 감염도 막을 수 있다.
17. 프로폴리스: 꿀벌이 만드는 바이오플라보노이드. 바이러스로부터 우리 몸을 지켜준다. 노인과 면역계가 약한 사람에게 특히 더 도움이 된다. 하루 섭취량은 200~500mg.

18. 보이차: 노화한 면역계에 도움을 주는 발효차이다. 항균 및 항바이러스 작용을 직접적으로 하는 자연살 세포와 T세포 수를 늘린다. 보이차 추출물을 먹는 사람은 면역 상태가 개선된다.
19. 셀레늄: 면역 건강에 필수인 미네랄. H1N1 등 여러 종의 인플루엔자 바이러스를 막아준다. 하루 복용량은 100~200mcg.
20. 유청 단백질: 하루 3~6큰술 먹으면 몸속 글루타티온을 북돋워 항체 반응을 강화할 수 있다.
21. 백모단 뿌리 추출물: 면역계 균형을 잡아 주는 한약재. 중국에서 1,200년 넘게 쓰여왔다. 백모단 뿌리에 든 유효 성분과 다른 합성물이 건강한 면역계의 반응성과 민감성 균형을 잡고, 강한 면역력을 유지하도록 돕는다고 알려져 있다. 염증성 분자 생성을 제한하고 염증 반응이 자연적 균형을 이루도록 한다. 그럼으로써 호염증 세포를 억제하여 면역 항상성, 즉 최상의 면역 건강을 끌어낸다.
22. 아연: 특정 바이러스의 능력을 억누르는 데 직접적인 효능을 보인다. 바이러스는 폐로 내려가 폐렴을 일으키기 전에 목 뒤에서 증식한다. 후두의 세포가 수문장 역할을 잘 할 수 있도록 돕는다.

Chapter 21

CBD(칸나비디올): 2020년대 놀라운 보조제

CBD는 대마(Cannabis sativa)에서 추출하는 자연성분이다. 마리화나와 친족 관계인데도 마리화나의 향정신성 특성은 전혀 지니지 않는다. 문제가 되는 대마의 환각 성분(THC)이 사실상 없다. 기원전 750년경 중앙아시아 지역에서 처음 약재로 사용하였던 것 같다. 대마초에 든 카나비노이드 성분은 테르펜, CBN 등 백 종이 넘는다. 기본적으로 CBD는 면역계 수용체에 묶여서 다양한 의학적 효과를 낸다. 신경전달물질(두뇌 보호 성분) 및 항산화물질로서 2003년에 특허를 받았다. 항산화물질은 '좋은 녀석들'이다. 노화 과정을 촉진하고 퇴행성 질환을 불러오는 '나쁜 녀석들'(유리기 분자)을 무력화한다.

CBD의 작용

CBD를 비롯한 카나비노이드는 인체의 엔도카나비노이드 체계에서 CB1 및 CB2 수용체와 상호작용하며 항상성(호메오스타시스) 즉 생체 균형을 맞춰 준다. CBD는 인체의 생리 기능에 영향을 줄 수 있다. 알려진 효과는 수면 유도, 기분 개선 및 기억력 향상, 통증 억제, 면역 및 심혈관 기능 강화, 염증반응 개선 등이다.

CBD의 부작용

의사의 지시나 제품 설명서에 적힌 복용법만 잘 따른다면 부작용을 걱정할 필요는 없다. 개인적으로는 CBD에 부작용은 없고 부효용만 있다고 믿는다. 만약에 어떤 불쾌한 효과가 나타난다면 그건 아마도 기름의 순도 문제이거나 기준 이하의 제조 과정 때문일 것이다. 유기농 제품으로 구입한다(그러면 농약, 제초제, 살충제 및 납과 비소 등 중금속 관련 문제가 없다.).

CBD 관련법

공업용 대마에서 추출한 CBD는 미국 50개 주와 워싱턴 D.C.에서 합법이다. 단, 조건이 있다. 2018년 개정된 미국 농업법에 따라 재배한 것으로, THC 함량이 중량 기준 0.3%를 넘지 않아야 한다. 의사의 처방은 없어도 된다.

CBD 복용량

소량으로 시작하여 하루 25~50mg까지 복용량을 서서히 늘리는 편이 좋다.

392 CBD의 역사

미국에서 대마와 CBD의 역사는 수백 년을 거슬러 올라간다. 1619년 미국 최초의 입법기관인 버지니아 주의회는 농부의 대마 재배를 요구하는 법률을 제정하였다. "대마 또한 이곳 식민지 모든 가정에 필요하고 요구되므로 농사철에 대마 씨를 심어볼 것을 권한다." 심지어 식민지 세금을 현찰 대신 대마로 납부하기도 했단다.

미국 대통령 조지 워싱턴과 토머스 제퍼슨은 본인 농장에서 대마를 재배했다. 벤저민 프랭클린은 연대기를 쓰며 대마에 관한 내용을 담았다. 쓴 책은 (대마초 섬유로 만든) 마지(삼종이)에 인쇄했다. 〈독립선언문〉 초안도 두 번을 마지에 썼다. 최종 원고만 양피지에 옮겨적었을 뿐이다. 성조기 역시 마지에 그려서 만들었다.

윌리엄 브룩 오셔너시라는 외과의사가 인도에서 마리화나의 의학적 효능을 배워와서 1839년 주류 의학계에 알렸다. 1850년 마리화나는 《미국약전》에 등재되었다. 미국의 공식적인 약품, 약초, 식이 보충제 목록이다. 헨리 포드는 후에 마섬유 차체의 자동차를 만들었다. 금초법(대마 금지법) 기간이었던 1942년에 미국 정부는 〈승리의 대마초(*Hemp for Victory*)〉라는 14분짜리 영화를 만들었다. 전쟁 승리를 위해 농부들에게 (불법인) 대마 재배를 장려하는 내용이었다. 군복, 낙하산, 밧줄, 돛 등을 만드는 원료로 쓰기 위함이었다.

393 CBD의 즉각적 효능

- 중독되거나 습관이 되지 않는다. 체내 중독성을 형성하지 않는다.

- 정부 기관인 미국 국립보건원이 2003년 CBD에 대한 특허를 냈다. 특허 설명에 따르면 CBD는 신경보호 및 항산화 작용을 한다.
- 불쾌함 및 통증을 완화한다.
- 향정신성이 아니다(복용해도 기분이 좋아지지 않는다.).
- 100% 안전하며 효과도 좋다.
- 메스꺼움, 구토 등 암 관련 증상을 완화한다.
- 심장 건강에 좋고 혈압을 정상으로 되돌린다.
- 긍정적 정신 상태를 유지하게 돕는다. 마음이 편안하고 느긋해진다.
- 항정신병 작용을 한다. 정신분열증에 도움이 된다.
- CBD는 약물 남용 치료 효과를 높인다.
- 동물 실험에서 항종양 특성을 보였다.

394 CBD의 장복 효능 (매일 복용 시)

- 만성 통증을 완화한다. CBD는 체내에서 자연히 만들어지는 카나비노이드 수용체(엔도카나비노이드 체계)와 결합하여 통증을 경감할 수 있다.
- 위와 동일한 기전으로 염증도 줄인다.
- 공황장애, PTSD, 강박장애 같은 불안증을 줄인다. CBD가 우리 몸에 진정하라고 말한다.
- 우울증을 개선한다. 전 세계 3억 명이 우울증을 겪는다.
- CBD는 우리 두뇌의 신경전달물질인 세로토닌 수용체에 작용한다. 세로토닌은 기분을 조절하고 사회적 행동에 영향을 준다.

- 간질발작을 줄인다. FDA는 두 종의 중증 소아 간질 치료를 위해 CBD의 결정 형태 제품인 에피디올렉스(Epidioles)를 승인했다.
- 속 메스꺼움을 진정한다. 화학 요법 치료 중의 구토 증상에도 효과가 있다.
- 여드름을 치료한다. 빛나는 피부를 만들어 준다.
- 전이성 유방암 위험을 줄인다(출처: California Pacific Medical Center).
- 소화 관련 문제를 줄여 준다. 미국인 74%가 설사, 팽만감, 복통 등 소화 관련 증상을 안고 산다.
- 잠을 더 잘 자게 해준다. 미국인 네 명 중 한 명에게 매년 불면증이 생긴다.
- 혈압을 낮춘다. 스트레스 및 불안 경감 특성은 혈압 개선에도 도움을 줄 수 있다.
- 2형 당뇨병의 위험을 낮춰 준다.
- 면역계 건강에 도움이 된다.

Chapter 22

나이를 거꾸로 먹자

노화란 생존과 번식에 필요한 생리적 기능이 나빠지는 것이라고도 말할 수 있다. 염증, 당화 현상, 미토콘드리아 감소 등이 노화의 특징이다. 유리기에 손상된 세포가 체내에 쌓이면 노화가 쉽게 진행된다. 노화의 또 다른 주요 원인으로 말단소립(텔로미어) 길이 감소를 들 수 있다. 말단소립이란 염색체 말미의 화학적 구조인데, 세포 분열 과정에서 중요한 역할을 한다. 나이를 먹으면 말단소립이 짧아지고, 그럼으로써 세포 분열은 더 어려워진다. 우리 몸의 손상된 세포를 새 세포로 대체하기가 힘들어진다는 뜻이다.

담배를 피우면 기대수명이 준다. 흡연량과 끽연 기간에 따라서 다르지만, 보통 3년에서 15년 정도까지 갉아먹는다. 좋은 식단 덕분에 더 오래 살 수도 있지만, 나쁜 식습관 때문에 더 빨리 죽을 수도 있다. 스트레스도 그것이 심리적이든 생리적이든 수명에 영향을 미친다. 약 복용도 기대수명과 관계된 요소이다. 의사의 처방을 받은 약이든 그냥 약국에서 산 약이든 마찬가지다.

2050년에 이르면 미국 전체 인구 다섯 명 중 한 명이 중 65세를 넘기게 된다. 미국인의 기대수명은 현재 기준 78.3세이다. 싱가포르의 경우는 85세 이상이다. 단지 나이가 많아서 죽는 사람은 없다. 상대적으로 이른 나이에 유명을 달리하는 까닭은 암과 치매, 동맥경화, 노쇠, 관절염, 심장병, 뇌졸중, 고혈압 같은 염증성 질환과 질병 때문인 경우가 대부분이다.

395 건강한 노화와 장수를 위한 보조제

1. 아세틸-L-카르니틴: 글루타티온 수치를 좋게 한다. 글루타티온은 우리 몸의 모든 세포를 유리기 손상 및 외부 물질의 공격으로부터 보호하는 아미노산 분자이다.
2. 아르지닌: 인간 성장 호르몬 분비를 촉진한다. 축적된 체지방 대사를 돕고 근육 조직을 강화한다. 육체적, 정신적으로 기민해진다.
3. 자운영: 피로 회복에 좋다. 면역력을 높인다.
4. 벤포티아민: 고혈당의 나쁜 영향으로부터 내피세포를 견고하게 보호한다. 직접적인 항산화 능력을 높이고 DNA의 기능을 뒷받침한다.
5. 홍차: 테아플라빈과 항산화 물질을 함유한다. 유리기 산소 분자로 인한 손상을 막아준다.

6. 카르노신: 나이를 먹으면 우리 몸의 단백질이 당화 반응으로 되돌릴 수 없는 손상을 입게 되고, 그러면 정상적인 세포 기능이 어려워진다. 카르노신은 당화를 막는 강력한 성분이다. 더불어, 활성 세포독성 단백질 카보닐기로부터 우리 몸을 보호하여 노화 과정이 정상적으로 이루어지도록 돕는다.
7. 코엔자임Q10: 우리 몸에서 나오는 항산화 성분. 노화를 더디게 한다. 체내 에너지 생산에 있어 중요한 역할을 한다. 세포 손상을 막아준다. 노화 과정을 빠르게 하는 산화 스트레스를 줄여준다. 산화 스트레스는 유리기가 체내에 쌓여 발생한다. 나이가 들면서 육체적 능력이 감퇴하는 현상을 더디게 하며, 노년기 삶의 질을 개선한다.
8. 콜라겐: 피부 구조가 유지되게 돕는, 피부에 없어선 안 되는 성분이다. 나이를 먹어 콜라겐 합성량이 감소하면 겉보기에 빨리 늙게 된다.
9. 커큐민: 열대 아시아에서 자라는 식물인 강황의 유효 성분. 다음과 같은 많은 효용이 있다.
   - 산화 스트레스 방지 효과
   - 관절 염증 개선
   - 간 보호
   - 노화방지 효과
   - 비만인 경우에 지질(지방)을 줄이는 효과가 있다.
   - SOD, 카탈라아제, 글루타티온 과산화효소 같은 항산화 효소 합성을 촉진한다.

10. 비타민D_3: 말단소립(텔로미어) 길이를 늘인다. 나이를 먹는 세포는 세포 분열을 할 때마다 DNA 염기쌍을 일정 수 잃는다. 각 염색체 말단에서 사라지는 이것을 말단소립이라고 한다. 말단소립은 염색체가 원래 상태를 유지하며 자기 자신을 재생산하도록 한다. 건강하게 늙는 비결이 여기에 있다. 말단소립이 길다는 건 세포가 건강하다는 증표이다. 건강하게 장수할 수 있다. 반면, 말단소립이 짧다면 세포 분열이 잘 이루어져서 세포가 제 기능을 한다고 보기 어렵다.

11. 감마 토코페롤, NAC, 녹차(EGCG): 콜레스테롤 수치가 정상인 사람이 현상을 유지하게 돕는다. 두뇌 건강을 촉진한다. 체중을 적절하게 유지하며, 그 결과 면역력도 올라간다.

12. 리포산: 세포의 젊은 활력을 지킨다. 산화 스트레스로부터 우리 몸을 보호한다. 뇌졸중 후유증을 개선할 수 있다.

13. 니코틴아미드 리보사이드: 세포의 젊은 생산력을 촉진한다.

14. 소나무껍질 추출물: 원활한 혈액순환을 돕는다. 염증 반응이 건강한 수준에서 일어나도록 한다. 당 수치에 이상이 없는 사람이 현상을 유지하게 돕는다.

15. 케르세틴: 우리 몸의 세포들이 최적 상태로 기능하게 한다. 세포 기능을 젊고 건강하게 유지한다. 온몸에서 회춘이 일어날 수 있도록 유도한다.

16. 레스베라트롤: 폴리펩티드-플라보노이드 일족 중 하나. 혈액의 응집을 막아서 심장병 및 뇌졸중 위험을 줄인다. 당뇨성 신경병증을 개선하고 기억력을 향상한다. 인슐린 반응이 잘 일어나게

한다. 혈당 수치에 이상이 없는 사람이 현상을 유지하게 한다. 염증 반응이 건강한 수준에서 일어나게 도우며, 산화를 막는다.

396 말단소립(텔로미어)의 건강을 지키는 방법

- 폴리페놀 보조제를 매일 먹는다.
- 금연한다.
- 적정 체중을 유지한다.
- 꾸준히 운동한다.
- 혈당 수치를 관리한다.
- 건강 식단을 유지한다.
- 콜레스테롤에 신경 쓴다.
- 혈압을 꾸준히 잰다.
- 스트레스를 받지 않는다.
- 밤에는 적어도 7~8시간을 잘 잔다.

397 더 많은 노화방지 보조제

1. 크로신: 사프란에 든 황색 카로티노이드 색소. 항암, 항염, 항불안, 항당뇨 작용을 한다. 정신 능력 저하에 대한 보호 및 예방에 도움이 된다.
2. DHEA: 감정 균형을 잡아 준다. 스트레스 관리를 돕는다. 노인성 질환을 상당수 예방한다. 관련 수치를 더 젊게 하거나 심지어 되

돌려 놓기도 한다. 면역력을 강화하고 성호르몬 분비를 촉진한다.

3. ECGC(녹차): 세포 내 미토콘드리아 기능을 복원하고 노화 관련 경로에서 작용하여 노화 과정을 늦춘다.
4. 피세틴: 동물 수명을 연장할 수 있는 플라보노이드 화합물이다.
5. 마늘: 강력한 항산화, 항염, 항노화 작용을 한다.
6. 매운 고추: 특정 종류의 암을 억누르는 데 일정 역할을 하는 것 같다는 연구 결과가 있다.
7. 리포산: 보편적인 항산화 물질이다. 뇌졸중 후유증을 개선하는 데 도움이 된다.
8. 루테인: 인터루킨-1이나 종양괴사인자-알파 같은 염증성 시토킨은 노화로 인해 나타나는 가장 부정적인 결과들에 관여한다. 이것을 억제하는 플라보노이드가 루테인이다.
9. '신경 보호 작용' 니코틴아미드와 니코틴아미드 리보사이드: 둘 다 니코틴아미드 아데닌 디뉴클레오티드(NAD)의 전구물질이다. 나이를 먹으면 NAD가 감소하며, 그 결과 신체 능력이 떨어지고 노인성 질환이 생기기 시작한다.
10. PPQ: 세포를 산화 손상에서 지켜주는 항산화 물질. 건강하게 나이를 먹도록 돕는다. 비타민B군 중 하나라고 여겨진다.
11. 피리독살-5-인산염: 활성형 비타민B_6. 지질과 단백질 모두에 당화 반응이 일어나지 않도록 막아준다. 당화는 단백질과 당이 가교결합하여 비기능 구조를 형성하는 것이다. 일반 세포 기능의 변화가 야기될 수 있다.
12. SAM-e: 신체 전반의 화학 합성 작용을 촉진한다. 유전자 발

현 및 DNA 복구와 같은 생체기능 유지에 꼭 필요한 일이다. 미국 정신건강연구원(NIMH)이 기금을 댄 2010년 연구에 따르면 SAM-e는 FDA 승인 항울제에 저항성을 보이는 환자의 기존 약물 치료 효과를 증대한다. SAM-e는 메틸화에 관여한다. 유전자 발현 조절, 지질 및 미네랄 대사, 세포막 구조와 유동성 등의 다양한 화학 반응을 돕는 메틸 공여체이다.

13. 시르투인: 세포 건강을 조절하는 단백질 중 하나이다.
14. 타우린: 두뇌를 보호한다. 심장 기능을 강화한다. 시력을 개선한다. 황반변성을 막아준다. 불안증과 간질 치료에도 쓰인다.
15. 테아플라빈: 플라반-3-올과 우롱차 농축물에서 생기는 폴리페놀. 강력한 항산화 성분이다. 콜레스테롤 수치를 낮추고 뇌를 보호한다.
16. 테아닌: 정신적 능력 저하를 막아준다. 선형동물의 수명을 5% 연장한다는 연구 결과가 있다.

398 백 살을 넘겨 장수하는 법

- 비타민D_3 보조제를 복용한다.
- 애드빌(Advil), 모트린(Motrin), 알리브(Aleve) 같은 진통제를 먹을 때 주의한다. 2014년 미국 FDA 보고서에 따르면 해당 약품을 습관적으로 먹거나 남용할 시 심장병 및 뇌졸중 위험이 10% 올라간다.
- 매일 밤 8시간을 잔다. 69세 이상 인구의 약 절반이 불면증을 갖

고 있다. 매일 같은 시간에 자리에서 일어나고 잠자리에 드는 규칙적 수면 습관을 유지한다.

- 남성의 경우, 건강한 성생활은 장수의 중요한 척도이다.
- 기혼 남성은 결혼 경험이 없는 남성에 비해 평균적으로 더 오래 산다.
- 냉동 과일이 신선 과일보다 영양 측면에서는 더 나을 수 있다.
- 녹차를 마셔라. 일본의 어느 연구에 따르면 매일 녹차를 5잔 이상 마신 일본 남성은 사망률이 12% 감소했다. 여성의 경우는 23% 감소했다.
- 여성의 경우, 설탕을 하루에 25그램(6작은술) 이상 먹지 않는다. 남성의 경우는 9작은술이다.
- 오트밀, 현미, 퀴노아, 보리, 파로(farro) 등 통곡물을 먹는다. 2016년 하버드 대학의 연구에 따르면 통곡물을 먹는 사람은 조기 사망률이 20% 낮았다.
- 매운 고추(유효 성분 캡사이신)를 먹는다. 남성과 여성 1만 6,000명을 대상으로 23년 동안 진행한 한 식습관 연구의 결과가 2016년에 나왔는데, 사망 위험을 13% 낮춘다고 보고되었다.
- 우유를 먹고 싶거든 (저지방이나 무지방이 아닌) 일반 유기농 우유를 먹는다. 관련 학술지 《서큘레이션(*Circulation*)》의 2016년 정보에 따르면 최상의 유지방은 당뇨병 발병률을 절반으로 낮췄다(당뇨병은 수명을 평균 8~10년 갉아먹는다.).
- 매일 깨끗한 물을 8~10잔 마신다. 그럼으로써 열량 섭취를 줄일 수 있다. 매일 68~205칼로리다.

- 적게 먹고 천천히 먹는다. 배가 5분의 4까지 찼을 때 숟가락을 내려놓는다. 칼로리를 줄이면 고혈압, 콜레스테롤, 인슐린 저항 등의 문제도 줄어든다.
- 《미국의학협회보(*Journal of the American Medical Association*)》에 2016년 게재된 어느 연구에 따르면 고기류를 전혀 먹지 않고 유제품과 달걀만 먹는 락토-오보 채식주의자보다 채소를 주로 먹고 생선을 이따금 먹는 이들의 사망률이 전반적으로 더 낮았다.
- 지중해식 식단으로 먹어라: 과일, 채소, 올리브오일, 생선, 견과류.
- 캘리포니아주 로마린다에는 제7일안식일예수재림교 교인들이 모여 산다. 로마린다는 미국 제일의 장수 마을로 유명하다. 미국 평균보다 8~10년을 더 산다. 그들은 고기를 먹지 않는다. 카페인 음료도 마시지 않는다. 술과 담배도 하지 않는다. 콩으로 만든 식품을 먹는다.
- 견과류를 먹어라. 매일 호두 100그램, 아몬드 8알, 캐슈너트 6알을 먹으면 조기 사망 위험을 23% 낮출 수 있다. 일주일에 적어도 다섯 번, 한 움큼씩 먹으면 심장병 사망률을 29%, 호흡기질환은 24%, 암은 11%씩 낮춘다.
- 동물을 길러라. 애완(반려)동물이 있으면 불안감이 많이 사라진다. 혈압도 낮아진다. 심장발작이 왔을 때 생존할 확률조차 높인다.
- 책, 신문, 잡지 등 하루에 30분만 시간을 내서 읽어라. 무언가를 조금씩 읽는 사람은 그렇지 않은 사람에 비해서 생존에 많이 유리하다.
- 엘리베이터나 에스컬레이터 대신에 가능한 한 계단을 이용한다. 조기 사망 위험을 15% 낮춘다.

- 매일 10분 이상 활기차게 걷는다. 두뇌, 심장, 피부에 좋을뿐더러 신진대사가 원활해지고 기분도 나아진다. 팔을 크게 휘두르며 걸으면 심장(즉 심근) 운동을 하는 셈이다.

Chapter 23

빨리 찾기

399 영양제 라벨 속 축약어

영양제의 설명서나 라벨을 보면 약어가 너무 많아서 읽어도 도통 무슨 말인지 모를 때가 많다. 다음은 영양소와 관련해 많이 쓰이는 약어의 목록이다. 자신이 먹는 영양제에 관해 정확히 알기를 바라는 마음에서 정리했다.

AHA(알파하이드록시산) 피부 각질 제거 성분. 오래된 세포를 벗겨내고 새로운 세포의 성장을 촉진한다.

AKG(알키글리세롤) 상어 간유에 든 화합물. 질병에 대항한다.

ALA(알파-리놀렌산) 식물에 든 필수 오메가-3 지방산으로, 인체에서 쓰이려면 DHA와 EPA로 바뀌어야 한다.

ALC(아세틸-L-카르니틴) 알츠하이머병의 초기 진행을 늦춘다. 노인의 인지력과 기억력을 향상한다.

BHA(베타하이드록시산) 피부 각질 제거 성분. 오래된 세포를 벗겨내고 새로운 세포의 성장을 촉진한다.

CLA(공액리놀레산) 체지방을 줄이고, 체중감량을 돕고, 근육을 키운다. 여러 가지 암을 예방한다.

Co-Q10(코엔자임Q10) 심장을 강하게 한다. 잇몸병을 치유하고, 혈압을 낮춘다.

DGL(글리시리진을 제거한 감초) 위산과다 시 자연적 중화 작용을 한다. 뱃속에 가스가 차거나 궤양이 발병해 생긴 통증을 완화한다. 관절염 통증을 덜어준다.

DHA(도코사헥사엔산) 필수 오메가-3 지방산으로 염증을 줄인다. 심장병, 암, 관절염 같은 만성질환을 일으킬 수 있는 위험 요인을 없애준다.

DHEA(데히드로에피안드로스테론) 면역계를 강화하는 자연 호르몬. 낭창, 류마티스 관절염, 기타 자가면역 질환의 증상을 다스린다.

DMAE(다이메틸아미노에탄올) 정신적 기능을 향상한다. 집중력결핍장애(ADD)가 있는 아동에게 효험이 있는 자연성분이다.

DNA(데옥시리보핵산)와 RNA(리보핵산) 체내의 모든 세포에 들어있다. 세포의 재생과 성장에 필수적. 핵산은 노화 과정을 늦추거나, 심지어 되돌릴 수도 있다.

EPA(에이코사펜타엔산) 필수 오메가-3 지방산으로, DHA와 함께 소염 작용을 한다. 심장병 및 기타 만성질환과 관련한 위험 요인(고혈압, 고중성지방 등)을 줄여준다.

Ev.Ext33 생강의 한 변종에서 추출한다. 특허가 있다. 진통과 소염 작용을 한다.

FOS(과당성 올리고당) 식물성 복합당이다. 면역 기능을 강화한다. 혈당 수치를 정상으로 유지한다. 장에 서식하는 유익균의 증식을 돕는다. 소화기 계통 암을 예방한다.

GLA(감마-리놀렌산) 보리지 기름에 든 오메가-6 지방산. 관절염 치료에 쓰인다.

HCA(수산화구연산) 자연 성분 식욕억제제이다.

HMB(베타하이드록시 베타메틸낙산염) 스포츠 영양소로 근육은 키우고 지방은 줄인다.

5-HTP(5-하이드록시트립토판) 트립토판과 비슷하다. 프로작(항울제)을 대신할 수 있는 자연 성분. 식욕을 억누르고 편안한 수면을 돕는다.

IHN(이노시톨 헥사니코틴산) 얼굴이 달아오르지 않는 니아신으로 혈중 중성지방 수치는 낮추고 좋은 HDL콜레스테롤 수치는 올려 심장 질환을 예방한다. 기억력 향상에도 도움이 된다.

MCP(변형 구연산펙틴) 식물 세포벽에 있는 탄수화물이다. 종양이 자라는 걸 늦출 수 있다.

MCT(중쇄 중성지방) 몸에서 빨리 연소하는 포화지방. 먹더라도 살이 찌거나 혈중 콜레스테롤 수치가 잘 올라가지 않는다. 운동 지구력을 높인다. 살을 빼려는 다이어터에게 도움이 될 것이다.

MSM(메틸설포닐메탄) 식이유황. 알레르기 반응을 줄이고, 상처가 빨리 낫도록 해준다. 소염 효과가 있어 관절염 통증을 덜어준다.

NAC(N-아세틸시스테인) 글루타티온 수치를 올려준다. 글루타티온은 인체에 가장 풍부한 항산화 성분이다. 귀의 세균 감염을 치료한다. 운동 후 빠른 피로 회복을 돕는다. 담배 연기에 포함된 발암물질로부터 몸을 보호한다.

NADH(니코틴아미드 아데닌 디뉴클레오티드) 두뇌 노화를 막아주고 기억력을 향상한다. 알츠하이머병과 파킨슨병의 일부 증상을 완화한다. 운동 능력을 높인다.

PC(포스파티딜콜린) 간 기능을 보조하고, 간 손상을 치유한다. 기억력 손상을 예방한다.

PCOs(프로안토시아니딘) 특정 식물의 겉껍질, 속껍질, 줄기, 잎사귀 등에 함유된 항산화 성분. 콜라겐을 유리기 손상에서 보호하고, 혈액순환을 원활히 한다. 피부 노화를 막는다.

PS(포스파티딜세린) 기억력과 집중력을 높인다.

PSK(운지버섯 추출물) 식용버섯인 운지버섯(구름버섯)에서 추출한다. 면역기능을 정상화하고 강화하며, 항암 치료 효과를 높인다.

SAMe(s-아데노실-L-메티온) 천연 항울제 겸 소염제이다. 골관절염과 관련한 통증을 덜어준다.

SOD(활성산소제거효소) 노화 과정을 늦추는 강력한 항산화 성분

TMG(트리메틸글리신) 베타인이라고도 한다. 유해한 호모시스테인을 유용한 아미노산으로 바꿔준다. 심장질환의 위험을 줄인다. 특정 암을 예방한다. 알츠하이머병을 막아준다.

400 기타 축약어 정리

약어가 넘쳐나는 세상이 되었다. 휴대폰 문자메시지와 SNS 메신저 앱이 널리 이용되면서 거의 모든 단어를 줄여서 말하게 되었다. 건강, 영양, 의약, 의료계라고 해서 예외는 아니다. 이 분야의 약어는 종류도 많을뿐더러 제멋대로이기까지 하다. 많이 쓰이는 약어, 혼란이 많은 약어를 정리해 두었다.

- AI(adequate intake) = 적정섭취량 / RDA(영양소권장량) 계산이 힘든 영양소에 사용
- AMA(American Medical Association) = 미국의사회
- AMD(age-related macular degeneration) = 노인황반변성 / 시력 저하, 부분 실명
- AphA(American Pharmacists Association) = 미국약사협회
- BPH(benign prostatic hypertrophy) = 양성전립선비대증 / 전립선이 커져서 소변보는 횟수가 잦아짐
- CAM(complementary and alternative medicine) = 보완·대체 의학
- COPD(chronic obstructive pulmonary disease) = 만성폐쇄성폐질환 / 숨쉬기 힘들게 되는 폐질환. 만성 기관지염과 폐기종을 아우르는 병명
- CRP(C-reactive protein) = C-반응성 단백질 / 몸에 염증이 생기면 증가. 심혈관계 질환을 일으키는 위험 요소.
- DRI(dietary reference intake) = 영양섭취기준 / RDAs, AIs, EARs, ULs 등 기준치군을 포괄하는 더 광범위한 개념

- DRIs(dietary reference intakes) = 영양섭취기준 / 의학협회에서 정한 가장 최신의 영양섭취기준
- DV(percent daily value) = 1일 필요량 / 하루에 필요한 영양소의 권장량. 나이와 성별은 고려하지 않음
- EAR(estimated average requirement) = 평균필요량 / 일반인에게 권장하는 영양기준
- FDA(Food and Drug Administration) = 미국 식품의약국
- IFIC(International Food Information Council) = 국제식품정보위원회 / 안전한 식품 선택을 위한 식품 안전, 영양소, 취식 등의 정보 제공
- NAS(National Academy of Sciences) = 미국 국립과학원
- NIAID(National Institute of Allergy and Infectious Diseases) = 미국 알레르기 및 감염병 연구소 / 만성질환, 감염질환, 알레르기질환에 대한 이해와 진단, 치료, 예방 연구를 수행
- ORAC(oxygen radical absorbance capacity) = 항산화지수 / 식품의 항산화 능력 기준치
- OSHA(Occupational Safety and Health Administration) = 직업안전 위생관리국
- PSA(prostate specific antigen) = 전립선 특이항원 / 전립선암을 진단하는 데 사용
- RDA(recommended dietary allowances) = 영양소권장량 / 1941년 미국 국립과학원 산하 미국연구협회가 정한 기준.
- RDI(reference daily intake) = 1일 권장섭취량(Recommended Daily Allowance)

- UL(upper limit) = 영양 섭취 상한치 / 유해 부작용이 나타나지 않으면서 개인이 섭취할 수 있는 1일 영양섭취량의 최대치
- USAN(United States Adopted Names Council) = 미국약물명칭채택협의회 / 약물과 관련한 분야에서 가장 적확하고 소유권 없는 명칭을 선정 및 채택.
- US RDA(United States recommended dietary allowance) = 미국 1일 권장섭취량

401 몸에 좋은 기름 종합

'기름은 무조건 몸에 좋지 않다'라고 생각하는 사람이 많다. 진실은 이렇다. 세상에는 '나쁜 기름'과 '좋은 기름'이 있다. 다음은 좋은 기름 목록이다.

보리지 기름 감마-리놀렌산이 들어 있다. 소염 작용을 하며 관절염 통증을 덜어준다. 부신을 강하게 만든다. 월경 주기를 정상으로 되돌리고 월경전증후군을 다스린다.

카놀라 기름 좋은 콜레스테롤은 늘리고, 심장병 위험은 줄이는 단일 불포화지방이 풍부하다.

달맞이꽃 기름 필수 지방산인 감마-리놀렌산이 풍부하다. 체내에 들어가면 호르몬 비슷한 화합물로 바뀐다. 월경전증후군 증상을 다스린다. 피부 건강을 지켜준다. 콜레스테롤을 줄이고 고혈압을 통제한다.

아마씨 기름 오메가-3 지방산이 가장 풍부한 기름이다. 암성 종양의 성장을 막아준다. 소염 작용을 한다. 호르몬 수치를 정상으로 되돌린다.

올리브 기름 좋은 콜레스테롤 수치를 높여주는 단일불포화지방이 풍부하다. 심장병 위험을 낮춘다. 요리에 쓰려면 저온압착 방식으로 짜낸 엑스트라버진 제품을 구입한다.

호박씨 기름 오메가-3와 오메가-6 필수 지방산이 많이 들었다. 소화와 혈액순환을 돕는다. 임신부와 수유모에게 좋다.

402 아미노산 종합

아미노산은 단백질을 만들고 구성하는 벽돌로 비유할 수 있다. 건강 유지에 꼭 필요한 성분이지만 종류도 많을뿐더러 이름도 어려워 무엇이 무엇이고 그것이 어떤 역할을 하는지 헷갈리기 일쑤이다. 아미노산 개개의 특성을 자세히 살펴보려면 제5장을 참고한다. 편의를 위해 간략히 정리해보았다.

알라닌 면역체계를 강화한다. 신장결석 발병을 줄인다. 저혈당증을 완화한다.

아르지닌 정자 숫자를 늘리고 남성 성기능을 강화한다. 상처의 빠른 치유를 돕는다. 근조직을 탄탄하게 한다.

아스파라긴 중추신경계의 균형을 잡아준다.

아스파르트산 면역계를 강화한다. 정력과 지구력을 높인다. 유해 암모니아를 몸에서 제거한다.

분지사슬아미노산(BCAA) 아스파르트산 참고

시스테인 탈모를 예방한다. 마른버짐(건선)을 개선한다. 모발, 피부, 손발톱 상태를 개선한다. 체지방을 태우고 근육을 만든다(필요에 따라 시스틴으로 바뀜.).

시스틴 항암 화학치료와 방사선치료의 부작용을 막아준다. 나이가 들면 생기는 반점을 줄여준다(필요에 따라 시스테인으로 바뀜.).

글루탐산 당분과 지방의 대사를 돕는다. 두뇌의 기능을 향상한다. 아이들의 행동장애, 간질, 근위축증 등의 치료에 쓰인다(필요에 따라 글루타민으로 바뀜.).

글루타민 두뇌 기능을 향상한다. 피로 회복을 돕는다. 궤양 치유 시 도움을 준다. 근육을 만들고 유지한다. 우울한 기분을 개선한다. 당분과 알코올에 대한 욕구를 줄여준다(뇌에서 글루탐산으로 바뀜.).

글리신 중추신경계 기능에 필수적이다. 치유를 돕고, 위산과다를 치료하고, 뇌졸중 발작을 예방한다(필요에 따라 체내에서 세린으로 바뀜.).

히스티딘 류마티스 관절염을 완화한다. 스트레스는 줄이고 성욕은 늘린다.

이소류신 조직 재생을 촉진한다. 근육 소모를 방지한다.

류신 단백질 합성에 필요하다. 면역계를 튼튼히 한다.

리신 집중력을 높인다. 가임력을 높인다. 단순포진(헤르페스)을 예방한다.

메티오닌 콜레스테롤 수치를 낮춘다. 정신분열증과 파킨슨병 치료를 돕는다. 항암효과도 있다.

오르니틴 근육을 만드는 호르몬 역할을 한다. 아르지닌의 효능을 높인다.

페닐알라닌 항울 작용을 한다. 식욕 억제에도 효과가 있다. 일부 페닐알라닌은 자연 진통제 역할을 한다.

프롤린 상처 치유를 돕는다. 학습 능력을 높인다.

세린 통증을 완화한다. 자연적인 정신병 치료제 역할을 한다.

타우린 심장 기능을 강화한다. 황반변성을 예방한다. 지방 소화 및 지용성 비타민 흡수를 돕는다.

트레오닌 섭취한 단백질을 우리 몸에서 사용하려면 필요하다. 루게릭병(근위축성측삭경화증) 환자가 먹으면 증상이 나아질 수 있다.

트립토판 마음을 안정시킨다. 수면제 작용도 한다. 알코올 의존증에서 벗어나는 데 도움이 될 수 있다.

티로신 성욕은 높이고 스트레스는 풀어준다. 식욕을 억제한다. 우울한 기분을 개선한다.

발린 신체 조직의 성장과 유지에 필요하다. 결핍되면 근육 조절력이 떨어지고 추위, 열, 통증에 민감해진다.

403 항산화 비타민·미네랄이 많이 든 허브 종합

- 비타민A와 카로티노이드: 알팔파, 보리지 잎, 우엉 뿌리, 고추, 피망, 아이 브라이트, 회향풀 씨앗, 호프, 쇠뜨기, 다시마, 레몬그라스, 쐐기풀, 파프리카, 파슬리, 박하, 라즈베리(산딸기) 잎, 붉은토끼풀, 로즈힙, 세이지, 우바우르시, 물냉이, 옐로독
- 비타민C: 알팔파, 우엉 뿌리, 고추, 별꽃, 아이 브라이트, 회향풀 씨앗, 호로파, 호프, 쇠뜨기, 다시마, 박하, 우단담배풀(버바스컴), 쐐기풀, 귀리 짚, 파프리카, 파슬리, 질경이, 라즈베리(산딸기) 잎, 붉은토끼풀, 로즈힙, 골무꽃, 서양톱풀, 옐로독

- 비타민E: 알팔파, 민들레, 당귀, 아마씨, 쐐기풀, 귀리 짚, 라즈베리(산딸기) 잎, 로즈힙
- 셀레늄: 알팔파, 우엉 뿌리, 개박하(캣닢), 고추, 카밀러, 별꽃, 회향풀 씨앗, 호로파, 마늘, 인삼, 산사나무 열매, 호프, 쇠뜨기, 레몬그라스, 밀크티슬, 쐐기풀, 귀리 짚, 파슬리, 박하, 라즈베리(산딸기) 잎, 로즈힙, 사르사, 우바우르시, 서양톱풀, 옐로독
- 아연: 알팔파, 우엉 뿌리, 고추, 카밀러, 별꽃, 민들레, 아이 브라이트, 회향풀 씨앗, 호프, 밀크티슬, 우단담배풀(버바스컴), 쐐기풀, 파슬리, 로즈힙, 세이지, 사르사, 골무꽃, 야생 얌(야생 마)

404 치료 약과 함께 먹으면 안 되는 보조제

병을 치료하는 약과 영양 보조제를 함께 먹으면 상호작용이 일어날 수 있다. 약이든 영양제든 어느 한쪽의 효능이 감소하거나 증폭될 가능성이 있다. 이 사실을 항상 기억하고 있다가 병원에서 의사에게 처방전을 받을 일이 있거든, 먹고 있는 영양제가 있으니 참고하시라고 말해주는 편이 안전하다. 다음은 서로 충돌할 가능성이 있는 약물과 보조제 목록이다.

- 에이즈 치료제: 성요한풀
- 알코올: 정력 강화 제품, 베타카로틴, 카밀러, DHEA, GBL, 카바, 쥐오줌풀
- 마취약: 카바, 성요한풀, 쥐오줌풀
- 항혈액응고제: 안젤리카 뿌리, 아니스, 아르니카, 아위, 보리지 기

름, 브로멜라인, 고추, 셀러리, 카밀러, 정향, 코엔자임Q10, 악마의 발톱, 당귀, 호로파, 작은쑥국화, 생선 기름, 아마씨유, 마늘, 생강, 은행잎 추출물, 인삼, 히드라스티스(골든실), 녹차, 마로니에(서양칠엽수) 열매, 감초 뿌리, 양파, 메도스위트, 파파인, 파슬리, 시계꽃, 포플러, 붉은토끼풀, 성요한풀, 강황, 비타민E, 버드나무 껍질

- 항우울제: 은행잎 추출물, SAMe, 성요한풀
- 아스피린: 버드나무 껍질, 항혈액응고제와 상호작용하는 모든 영양제
- 콜레스테롤 저하제: 붉은 효모쌀, 베타시토스테롤
- 당뇨병 약: 알파리포산, 여주, 크롬 피콜리네이트 또는 크롬 폴리니코티네이트, D-피니톨, 4-하이드록시-이소류신
- 이뇨제: 알로에, 민들레 뿌리, 히드라스티스(골든실), 감초
- 에스트로젠: 총상승마, DHEA, 톱야자, 콩 이소플라본
- 심장질환 치료제: 알로에, 후페르진A, L-아르지닌, 감초, 성요한풀
- 항고혈압제: 알로에, 콜레우스 포스콜리, 민들레 뿌리, 글리세롤, 히드라스티스(골든실), 과라나, 후페르진A, 감초, 성요한풀
- 면역억제제: 자운영, 에키네시아, 인삼, 멜라토닌, 성요한풀, 비타민E, 아연
- 메토트렉사트: 에키네시아, 고함량 엽산
- 모노아민산화효소 억제제: 당아욱, 마황, 멜라토닌, SAMe, 성요한풀, 요힘베
- 페노티아진: 달맞이꽃 종자 기름
- 페닐프로판올아민: 마황, 시네프린, 요힘베

- 위(僞)에피드린: 마황, 시네프린, 요힘베
- 항발작제: 은행잎 추출물, 고함량 엽산, 성요한풀
- 타목시펜: 성요한풀
- 갑상선호르몬: 칼슘, 구글스테론
- 안정제, 진정제: 카밀러, 5-HTP, 과라나, 카바, 멜라토닌, 성요한풀, 쥐오줌풀

405 면역력 강화 성분 종합

건강을 지키는 가장 강력한 무기는 바로 튼튼한 면역력이다. 따라서 면역력 유지와 강화에 어떤 영양소와 허브가 도움이 되는지 꼭 알아두어야 한다. 쉬운 길을 두고 어려운 길을 갈 필요는 없다.

□ 면역력 증진제 목록

아시도필루스(유산균), 아슈와간다, 자운영, 월계수 열매, 베타-1,3-글루칸, 바이오플라보노이드, 소의 경부(목) 연골, 고양이발톱(허브), 클로렐라, 코엔자임Q10, DHEA(데히드로에피안드로스테론), 에키네시아, 엘더베리, 필수 지방산, 아메리카 작은쑥국화, 마늘, 게르마늄, 생강, 인삼, 글루타티온, 히드라스티스(골든실), 포도씨 추출물, 구굴, 다시마, L-아르지닌과 L-오르니틴, 잎새버섯, 표고버섯, 영지버섯, 망간, 멜라토닌, 프로폴리스, 운지버섯(구름버섯) 추출물, 케르세틴, 오미자, 셀레늄, 상어 연골, 상어 간유, 수마(브라질 인삼), 비타민A, 비타민B군, 비타민C, 비타민E, 유장(훼이), 아연

406 항암식품 종합

우리 몸을 유리기 손상으로부터 방어해 산화를 막는 비타민과 미네랄은 직간접으로 항암 작용도 한다(제7장 참고). 그러나 많은 식품에는 이보다 항암 효과가 더욱 강력한 다양한 자연 성분이 들어 있다. 베타카로틴, 케르세틴, 인돌, 오메가-3 지방산, 십자화과 채소들에 풍부한 이소티오시안산염 등이 대표적이다. 공격은 최선의 방어라고 했다. 암을 예방하고 치료하는 것도 마찬가지. 종양이 발을 붙일 수 없도록 영양학적으로 선제공격하라. 다음 식품을 즐겨 먹는다면 승리는 더 가까울 것이다.

□ 즐겨 먹어야 할 항암식품 목록

당근 베타카로틴이 풍부하다. 조리하면 흡수가 더욱 잘된다.

멜론 비타민A, 베타카로틴, 비타민C가 풍부하다. 열량은 낮고 섬유질은 많다. 나트륨 과잉 방지에 효과적이다.

양배추 십자화과 채소이다. 결장암 발병을 줄인다. 하루에 소량만 조리해 먹어도 위암을 예방할 수 있다.

호박, 고구마 당근과 동일

파파야, 시금치 멜론과 동일

브로콜리 십자화과 채소로 인돌이 많이 들었다. 일부 암성 종양을 줄여주고 예방하는 이소티오시안산염도 있다. 카로티노이드가 많다.

꼬마양배추, 청경채, 콜리플라워, 케일, 서양 무, 양고추냉이, 스웨덴 순무, 콜라비, 셀러리 브로콜리를 비롯한 기타 십자화과 채소와 동일

양파 케르세틴이 풍부한데, 조리해도 파괴되지 않는다. 유해 세포가 종양으로 발전되기 전에 억누른다.

참치 오메가-3 지방산이 풍부하다. 면역계를 도와 종양 확산을 예방하고 억누른다. 종양이 발생하면 전이를 막아준다.

연어, 정어리, 고등어, 전갱이 참치와 동일

밀기울 풍부한 식이섬유가 결장암을 예방한다. 미국 국립암협회는 섬유소를 하루에 35g씩 먹으라고 권장한다.

옥수수기울 발암물질로부터 몸을 보호한다.

쌀겨, 귀리기울 밀기울, 옥수수기울과 동일

과일과 채소 비타민A, C, E, 셀레늄이 풍부하다(소제목25, 41, 43, 62 참고).

대두와 두류식품 항암 작용을 하는 다양한 식물 화학 성분이 풍부하다(소제목125 참고).

□ 피해야 할 발암식품 목록

베이컨 아질산염이 들어 있다. 아질산염은 중독성이 있고, 또 식품에 든 자연 화학 성분들과 상호작용해 강력한 발암물질인 니트로사민을 만들어낸다.

런천미트, 소시지, 훈제 생선 베이컨과 동일

버터, 마가린, 마요네즈, 기름 지방에서 얻는 열량이 전체 섭취 열량의 20~30%를 넘지 않아야 한다. 전체 열량의 40% 이상을 포화지방이든 불포화지방이든 지방으로 섭취하면 결장암, 유방암, 전립선암 발병률이 올라간다. 이들 식품은 열량의 100%가 지방이다.

커피(디카페인 커피 포함) 방광암과 췌장암의 원인이 될 수 있다.

간과 고지방 육류 동물의 간과 지방 세포에는 각종 오염물이 축적되어 있다.

담배 일반 담배, 전자 담배, 시가, 파이프 담배, 씹는 담배, 코담배 등 모든 담배는 각종 암의 발병과 진행에 있어 일등공신 역할을 한다. 폐암은 물론, 구강암, 후두암, 식도암, 췌장암, 방광암 등이다. 여성은 간접흡연을 해도 자궁암 발병 위험이 높아진다.

알코올 간암의 주요 원인이다. 구강암, 후두암, 식도암 등을 유발한다. 담배까지 피운다면 발병률은 더 올라간다.

식품첨가물 발암물질로 강력히 의심된다. 특히 BHA, BHT, 식용색소 적색3호, 청색2호, 녹색3호, 황적색2호, 갈산프로필, 질산나트륨 등이 그렇다.

407 호르몬 대체요법을 대신하는 허브 종합

호르몬 대체요법으로 폐경기 증상을 다스려왔다. 하지면 호르몬 대체요법의 부정적인 측면도 속속 드러나고 있다. 가장 큰 부작용은 유방암 발병과 심장발작의 위험이 커진다는 것이다. 장기간 치료를 받으면 알츠하이머병과 같은 인식장애 질환의 발병 위험은 두 배로 높아진다. 따라서 호르몬 대체요법을 대신할 수 있는 자연적인 방법을 찾으려는 노력이 점점 확산하는 추세이다. 식물성 에스트로젠을 규칙적으로 섭취하면 체내 에스트로젠 수치도 올라간다. 다음 허브들은 열감과 질의 불쾌감 같은 다양한 폐경기 증상을 완화하며, 골다공증과 심장질환의 위험도 줄이는 것으로 밝혀졌다.

—— 새로운 허브를 시험해볼 때는 먼저 하나씩 개별적으로 먹어본 후, 아무런 이상이 없으면 다른 것과 섞어 먹는다. 그래야만 부작용이 생기면 무엇 때문인지 확실히 알 수 있다.

□ 호르몬 대체용법을 대신할 수 있는 약초(허브) 목록

총상승마 소제목153 참고

체이스트베리 우울증을 완화하며, 호르몬 균형을 맞춰준다. 소제목163 참고

별꽃 열감을 줄인다.

다미아나 항울 작용을 한다. 최음제로도 쓰인다.

민들레 호르몬 균형이 깨졌을 때 간에 가해지는 스트레스를 덜어준다.

당귀 식물성 에스트로젠이 풍부하다. 소제목167 참고

달맞이꽃 종자 기름 소제목171 참고

호로파 소제목174 참고

아마씨 질 건조 증상을 완화한다.

은행잎 추출물 소제목104 참고

인삼 소제목117 참고

산사나무 소제목183 참고

감초 강력한 부신 기능 촉진제로 에스트로젠이 풍부하다. 소제목188 참고

익모초 열감의 강도와 지속 시간을 줄여준다. 질 건조증과 불면증을 완화한다.

시계꽃 불면증을 줄여준다. 소제목192 참고

라즈베리(산딸기) 에스트로젠이 풍부하다. 약해진 자궁 근육을 튼튼히 한다.

세이지 에스트로젠이 들어 있다. 의학적으로 여러 면에서 유용하다. 땀을 지나치게 많이 흘리는 증상을 개선한다.

사르사 남성 호르몬인 테스토스테론의 생산을 촉진하며 성욕을 되살린다.

톱야자(소팔메토) 요실금 치료에 효과적. 소제목200 참고

쥐오줌풀 소제목207 참고

야생 얌(야생 마) 에스트로젠이 풍부하다. 소제목209 참고

용어정리

가수분해 물 분자 작용으로 일어나는 분해 반응

가수분해 단백질 킬레이트 물에 녹고 쉽게 흡수, 동화될 수 있도록 킬레이트화 하는 것

갈락토스혈증 우유를 먹으면 중독 증상이 나타나는 희귀한 유전병

감마오리자놀 쌀겨의 부산물. (지방을 뺀) 실질 체중을 늘리는 한편, 지방 조직은 줄인다.

경화(硬化) 기름에 수소를 첨가하는 화학 공정으로, 이렇게 기름을 굳혀서 마가린과 쇼트닝을 만든다. 경화 과정에서 콜레스테롤 수치를 높이는 전이 지방산이 만들어진다.

고도불포화지방 식물원료에서 추출한, 용해 정도가 매우 낮은 지방이다. 콜레스테롤 수치를 낮추는 작용을 한다.

고용량 비타민요법 다량의 비타민을 투약해 질병을 치료하는 방법

과당 과일과 꿀 등에 함유된 자연 당분으로, 식품 방부제로도 쓰인다. 정맥에 흐르는 영양소이다.

글루콘산칼슘 유기질 형태의 칼슘

글루타민 포도당과 함께 신경계의 에너지로 쓰이는 아미노산

글루탐산 아미노산의 하나로, 모든 완전 단백질에 들었다. 소금 대용으로 쓰며, 향을 강하게 만들어주는 성분이다.

글루텐 글리아딘과 글루테닌이라는 두 가지 단백질이 혼합된 형태로, 밀, 호밀, 귀리, 보리 등에 풍부하다.

글리코젠 탄수화물이 동물 체내에 저장되는 주요 형태이다. 주로 간에, 일부는 근육에 저장된다.

금속이온제거제 식품의 향기, 색상, 질감 등에 영향을 미치는 이온을 흡수하고 변화를 예방하는 성분으로, 경수를 연화하는 데 쓰인다.

내생적(內生的) 체내에서 생성됨을 의미한다.

동화 영양소가 몸 안에서 쓰이고 생체조직으로 바뀌는 과정

로즈힙 장미 열매로 비타민C가 아주 풍부하다. 장미꽃잎이 떨어진 다음에 생기는 봉오리 바로 아래의 작은 혹을 가리킨다. 비타민C 영양제의 원료로 쓰인다.

루틴 비타민C 복합체의 하나. 메밀에서 추출한다.

리놀레산 고도불포화지방으로, 레시틴을 이루는 성분이다. 비타민F로도 불린다. 오메가-6 그룹의 주요 일원으로, 생명 유지에 필수적이다. 꼭 음식물을 통해 섭취해야만 한다.

리포단백질 지방, 기름, 콜레스테롤 등 지방질 성분을 운반한다. 창자, 간, 그리고 세포 간에 지질을 이동시킨다. 저밀도 리포단백질과 고밀도 리포단백질이 있다.

리포푸신 나이가 들수록 증가하는 세포 내 색소

뮤코다당 신체의 많은 부분에 함유된 걸쭉한 아교질 당분으로, 세포들을 서로 붙여주며 관절에 윤활 작용을 한다.

바이오플라보노이드 감귤 맛이 나는 복합물. 오렌지와 레몬의 껍질에서 뽑아낸다. 혈관 벽을 건강하게 해준다. 감귤류 과일, 로즈힙 등 다양한 식물에 폭넓게 들어있다. 비타민P 복합체라고도 한다.

박테리오파지 박테리아를 감염시키는 바이러스

부신(副腎) 신장 위에 위치한 내분비샘이다. 아드레날린을 만든다.

부형제(賦形劑) 약을 제조하는 과정에서 충전 물질이나 희석 물질로 사용하는 비활성(약리 작용을 하지 않는) 물질

분자교정요법 적절한 영양소를 보충해줌으로써 인체가 분자 수준에서 최적 상태에 놓일 수 있도록 돕는다. 다시 말해 몸의 분자 성분을 영양학적으로 조절하는 치료법이다. 비타민요법도 여기에 해당한다.

분해대사 영양소들이 대사를 거치는 동안 겪는 변화로, 복잡한 구조의 성분이 좀 더 단순한 단위의 복합물로 분리된다. 이 과정에서 에너지가 나온다.

비타민 결핍증 특정 비타민을 필요한 만큼 섭취하지 못해 나타나는 질환

산화방지 물질 다른 성분이 산화되는 것을 막아주는 항산화 성분의 총칭으로, 산화 작용으로 인해 식품이 변색되는 것을 막는 용도로도 쓰인다.

선(先)소화 단백질 섭취 후 체내에 빠르게 동화되도록 특정 처리 과정을 거친 단백질. 혈류로 바로 들어갈 수 있다.

신진대사 생체 내에서 일어나는 분해나 합성과 관련한 화학 변화

아미노산 단백질을 만들고 구성하는, 벽돌 같은 역할을 하는 복합물. 지금까지 알려진 아미노산의 종류는 23가지이다. 이 가운데 필수 아미노산은 히스티딘, 이소류신, 류신, 리신, 메티오닌, 페닐알라닌, 트레오닌, 트립토판, 발린 등 9가지이다.

아미노산 킬레이트 미네랄을 킬레이트화하는 방식이다. 소화관에서 원소 미네랄을 아미노산으로 감싸 혈류로 흡수되게 만든다. 제약회사에서 인공적으로 미네랄을 킬레이트화할 때도 이와 거의 같은 방법을 사용한다.

아비딘 달걀 흰자에 든 단백질로, 비오틴과 결합해 이를 비활성으로 만들며, 탈모와 피부염 등을 유발한다.

아세톤 지방, 기름, 왁스 등을 용해하는 무색의 용제로, 발효과정을 거쳐 만든다. 흡입하면 폐에 염증을 일으킬 수 있다. 양이 많으면 마취와 환각 작용을 한다.

알레르겐 알레르기 유발 성분

알츠하이머병 심각한 기억력 감퇴를 동반하며 점진적으로 진행되는 퇴행성질환이다. 최근 연구에 따르면 콜린을 많이 섭취하면 좋다고 한다.

어린선(魚鱗蘚) 피부가 건조하여 물고기 비늘처럼 되는 유전성 각화증(角化症)

염산 체내에서 분비되는 산성 소화액

오메가-3 필수 지방산의 하나로, 현대인은 식사만으로는 오메가-3를 충분히 섭취하지 못한다. 가장 주요한 오메가-3는 알파-리놀렌산이다.

오메가-6 필수 지방산의 하나로, 식사만으로도 적절한 양을 섭취할 수 있다. 가장 중요한 오메가-6는 리놀레산이다.

옥살산염 일부 식품, 특히 시금치에 함유된 유기 화학 성분. 칼슘과 결합해 옥살산 칼슘이 되는데, 이는 몸에서 사용할 수 없는 비용해성 화학물질이다.

중성 위장 보호를 목적으로 약물에 산을 중화하는 성분을 첨가한 것으로, 복용한 약이 빨리 용해되도록 한다.

외생적(外生的) 외부적 원인으로 발전되거나 밖에서 끌어온 것을 의미한다.

운동실조 해당되는 모든 근육이 건강한데도 각 근육 간의 조화가 이뤄지지 않아 특정한 운동을 할 수 없는 병증으로, 신경계 질환이 원인이다.

유리기 반응도가 매우 높은 화학적 단편들로, 동맥 혈관벽에 염증을 유발한다. 비타민E가 공급되지 않으면 바로 동맥경화로 발전된다. 인체에 유해한 성분이다.

인슐린 췌장 분비 호르몬으로, 당분 대사를 관장한다.

인지질(燐脂質) 지방으로 이루어진 복합물이다. 생체막의 주된 성분으로, 매우 중요하다. 뇌와 간에 많이 함유되어 있다. 신경전달과 효소계 조절 작용에 중요한 역할을 한다. 레시틴이 많이 알려진 인지질이다.

자기자극감수(自己刺戟感受) 자기 몸 상태를 알 수 있는 정신적 능력

장용 코팅 알약이 산성의 위가 아닌 장에서만 녹도록 씌운 코팅

저혈당증 혈당 수치가 비정상적으로 낮게 나타나는 증상

전이지방산 경화 과정을 통해 인공적으로 만든 지방산으로, 불포화지방이기는 하지만 포화지방처럼 역할을 한다. 건강에 좋지 않다.

제2인산칼슘 제약회사에서 약을 만들 때 충전물질로 넣는다. 광물 암석을 정제해 추출한다. 칼슘과 인을 섭취하는 훌륭한 방법이다.

제인 옥수수에서 추출한 단백질

조효소 효소를 구성하는 가장 주요한 부분이지만, 단백질은 아니다. 보통 비타민B의 하나이다.

질산염 육류를 보존처리해 햄, 베이컨 등을 만들 때 발색제로 쓰인다. 위액과 식품에 자연적으로 든 화학 성분들과 결합하여 위험한 발암물질인 니트로사민을 만들어낸다.

초산 합성향료로, 가장 먼저 쓰인 식품첨가물이다. 식초가 전체 성분의 약 4~6%를

차지한다. 치즈, 커피, 포도, 딸기, 복숭아, 나무딸기 등에 자연적으로 들어 있다. 미국 식품의약국은 가공식품에 사용하는 경우에 한해 '일반적으로 안전한 물질'로 인정한다.

초산염 초산의 유도체 가운데 하나

카로틴 식물에 들어 있는 주홍색 색소로 체내에 들어가면 비타민A로 바뀐다.

카세인 우유에 함유된 단백질이다. 단백질의 질을 계량하는 기준 단위로 쓰인다.

칼시페롤 에르고스테롤에 자외선을 쬐어 만드는 합성 비타민D. 무색무취의 결정이며, 지용성으로 물에 녹지 않는다.

콜라겐 뼈, 연골, 연결조직 등을 구성하는 주요 유기질 성분이다. 끓이면 젤라틴이 된다.

킬레이트화 미네랄 성분들이 쉽게 소화, 흡수될 수 있는 형태로 바뀌는 과정

토코페롤 비타민E를 만드는 일군의 복합물. 이름 앞에 알파, 베타, 델타, 엡실론, 에타, 감마, 제타 등을 붙여 구분한다. 식용 식물성 기름을 진공증류해서 추출한다.

특발성(特發性) 병리학적으로 명확한 원인이 없이 병이 발병하는 상태

팔미트산염 수용성의 비타민A

포도당 혈당이다. 몸의 주요 에너지원으로 탄수화물을 분해해 얻는다.

포화지방산 상온에서 고체 형태를 유지한다. 동물성 지방에 많이 들어 있다. 콜레스테롤 수치를 높인다.

프로비타민 비타민 전구체로 비타민을 만드는 데 필요한 화학 성분이다.

프로스타글란딘 호르몬과 비슷한 성분으로, 면역체계가 정상 기능을 하도록 돕는다.

피브린 혈액이 응고될 때 필요한 섬유질의 망을 형성하는 용해되지 않는 단백질

하제(下劑) 장의 배설 작용을 촉진하는 약물

항독소 생물학적 기원을 지닌 독소에 반응해 형성된 항체이다. 해당 독소를 중화할 수 있다.

항히스타민제 감기와 알레르기 증상의 원인이 되는 히스타민의 작용을 줄여주는 약물

항지간성 간장에 지방이 과도하고 비정상으로 축적되는 것을 막아주는 향지방 성질

헤스페리딘 비타민C 복합체의 일부

호르몬 내분비기관에서 만들어지는 물질. 체액을 통해 이동하며, 이에 반응하는 해당 특정 신체 기관을 활성화한다.

효소 살아 있는 세포에 들어 있는 단백질 성분으로, 화학적 변화를 일으킨다. 음식물을 소화하는 데 필요하다.

희석물질 충전물질이라고도 한다. 알약을 만들 때 부피를 늘리기 위해, 즉 손가락으로 집을 만한 크기로 만들기 위해 넣는다.

ATP 아데노신3인산의 줄임말. 핵산을 이루는 분자인 뉴클레오타이드의 하나로, '생명 연료'로 쓰이는 성분이다. 비타민B_1, B_2, B_3, 판토텐산 등과 함께 작용해 생체 에너지를 만든다.

B세포 흉선에서 생성되는 백혈구인 T세포의 명령을 받아 항체를 생산하는 백혈구로, 뼈의 골수에서 만들어진다.

BHA 부틸화 하이드록시아니솔의 줄임말. 방부제 겸 산화방지제로, 많은 가공식품에 첨가된다. 수용성이다. 신장에 독성일 수 있다.

BHT 부틸화 하이드록시톨루엔의 줄임말. 흰색 결정의 산화방지제로, 많은 식품에 방부제로 쓰인다. 화학적으로 거의 같은 BHA보다 신장에 더욱 해로울 수 있다.

DHA 도코사헥사엔산의 줄임말. 필수 지방산인 오메가-3의 하나. 알파-리놀렌산을 원료로 체내에서 만들 수 있다. 찬물에 사는 생선에 풍부하다.

DNA 데옥시리보핵산의 줄임말. 염색체에 든 핵산이다. 유전적 특성을 결정하는 화학적 토대의 일부가 된다.

GLA 감마-리놀렌산의 줄임말. 오메가-6의 하나이다. 리놀레산을 바탕으로 몸에서 만들 수 있다.

GRAS 미국 식품의약국이 지정한 '일반적으로 안전한 물질(Generally Recognized As Safe)'의 줄임말. 식품에 첨가할 수 있다.

HDL 고밀도 리포단백질의 줄임말. 혈류를 통해 지방과 콜레스테롤을 운반한다. '좋은 콜레스테롤'로 불린다.

IU 국제단위(International Unit)의 줄임말

LDL 저밀도 리포단백질의 줄임말. '나쁜 콜레스테롤'로 불린다. 산화되면서 동맥 벽

에 콜레스테롤을 붙이기 때문이다.

MUFA 단일불포화지방산의 줄임말

PABA 파라아미노벤조산의 줄임말. 비타민B군의 하나이다.

PKU 페닐케톤뇨증의 줄임말. 필수 아미노산인 페닐알라닌을 체내에서 쓸 수 있는 형태로 바꾸는 데 필요한 효소가 결핍되어 생기는 유전질환. 초기에 발견하지 않으면 정신지체장애가 올 수도 있다.

PUFA 고도불포화지방산의 줄임말

RNA 리보핵산의 줄임말

T세포 흉선에서 만드는 백혈구. 박테리아, 바이러스, 발암물질 등으로부터 몸을 방어한다. B세포와 협동하여 항체를 만든다. 전신을 순환하며 체내의 이물 세포를 죽인다.

참고문헌

Abrahamson, E. M. and Pezet, A. W., *Body, Mind and Sugar*, New York: Avon Books, 1977.

Abravanel, Elliot D., M.D. and King, Elizabeth A., *Anti-Craving Weight Loss Diet*, New York: Bantam Books, 1990.

Adams, Ruth, *The Complete Home Guide to All the Vitamins*, New York: Larchmont Books, 1972.

Adams, Ruth and Murray, Frank, Minerals: *Kill or Cure*, New York: Larchmont Books, 1976.

Aguilar, Nona, *Totally Natural Beauty*, New York: Rawson Associates Publishers, 1977.

Airola, Paavo, *Are You Confused?*, Phoenix, Ariz.: Health Plus, 1972.

_____, *How to Get Well*, Phoenix, Ariz.: Health Plus, 1975.

_____, *Hypoglycemia, A Belter Approach*, Phoenix, Ariz.: Health Plus, 1977.

Atkins, Robert C., *Dr. Atkins' Diet Revolution*, New York: David McKay, 1972.

_____, *Dr. Atkins' New Diet Revolution*, New York: Avon Books, 1997.

Balch, James F. and Balch, Phyllis A., *Prescription for Nutritional Healing: Second Edition*, Garden City, N.Y.: Avery, 1997.

Berger, Leslie, "Herbs for Hot Flashes : New Attention, Mixed Result," *New York Times*(August 12, 2003).

Bicks, Jane R., D.V.M., *Dr. Jane's 30Days to a Healtbier, Happier Cat : The Complete Guide to Nutrition and Health*, New York: Perigee, 1997.

Boldt, Ethan, "Drug-Supplement Interactions," Physicalmag.com(June, 2003).

Bolles, Edmund Blair, *Learning to Live with Chronic Fatigue Syndrome*, New York: Dell Medical Library, 1990.

Borek, Carmia, *Maximize Your Health-Span with Antioxidants: The Baby Boomer's*

Guide, New Canaan, CT: Keats Publishing Co., 1995.
_____, "Aging Gracefully with Antioxidants," *Nutrition Science News*(March, 1998).
Borsaak, Henry, *Vitamins: What They Are and How They Can Benefit You*, New York: Pyramid Books, 1971.
Bricklin, Mark, *Prevention Magazine's Nutrition Advisor*, Emmaus, Pa.: Rodale Press, 1993.
Brody, Jane E., *The New York Times Guide to Personal Health*, New York: Times Books, 1982.
_____, "'Normal' Blood Pressure: Health Watchdogs Are Resetting the Risk," *New York Times*(August 12, 2003).
Carper, Jean, *Miracle Cures*, New York: HarperCollins, 1997.
"Chronic Fatigue Syndrome: A Modern Medical Mystery," *Newsweek*(November 12, 1990).
Consumer Reports, Editors of, *The Medicine Show*, Mount Vernon, N.Y.: Consumers Union, 1981.
Dufty, William, *Sugar Blues*, Pennsylvania: Chilton Book Co., 1975.
Ebon, Martin, *Which Vitamins Do You Need?*, New York: Bantam Books, 1974.
Frank, Benjamin S., *No-Aging Diet*, New York: Dial, 1976.
Fredericks, Carlton, *Eating Right for You*, New York: Grosset and Dunlap, 1972.
_____, *Look Younger/Feel Healthier*, New York: Grosset and Dunlap, 1977.
_____, *Psycho Nutrients*, New York: Grosset and Dunlap, 1975.
Gomez, Joan and Gerch, Marvin J., *Dictionary of Symptoms*, New York: Stein and Day, 1963.
Graedon, Joel, *The People's Pharmacy*, New York: St. Martin's Press, 1976.
Graedon, Joel and Graedon, Teresa, Ph.D., *The People's Guide to Deadly Drug Interaction*, New York: St. Martin's Press, 1995.
Greenwell, Ivy. "DHEA: Anti -aging Medicine," *Life Extension*(Collector's Edition, 2003).
Grieve, Maude., *A Modern Herbal*, New York: Dover Publications, 1971.
Hunter, B. T., *The Natural Foods Primer*, New York: Simon and Schuster, 1972.
Kilham, Chris, "Gymnema, The Sugar Destroyer," Physicalmag.com(June, 2003).
Kolata, Gina, "Hormone Studies: What Went Wrong?", *New York Times*(April 22, 2003).

Kowalsi, Robert E., *The 8-Week Cholesterol Cure*, New York: Harper and Row, 1987.
Linde, Shirley, *The Whole Health Catalog*, New York: Rawson Associates Publishers, 1977.
McCord, Holly, RD., "Revealed: How Tofu Helps Your Ticker," *Prevention*(January, 1997).
McGinnis, Terri, *The Well Cat Book*, New York: Random House-Bookworks, 1975.
_____, *The Well Dog Book*, New York: Random House-Bookworks, 1974.
Mindell, Earl, *Earl Mindell's Anti-Aging Bible*, New York: Fireside, 1996.
_____, *Earl Mindell's Diet Bible*, Gloucester, Mass.: Fair Winds Press, 2002.
_____, *Earl Mindell's Herb Bible*, New York: Fireside, 1992.
_____, *Earl Mindell's Nutrition & Health for Dogs*, Rocklin, Calit: Prima Publishing, 1998.
_____, *Earl Mindell's Secret Remedies*, New York: Fireside, 1997.
_____, *Earl Mindell's Soy Miracle*, New York: Fireside, 1995.
_____, *Earl Mindell's Supplement Bible*, New York: Fireside, 1998.
_____, and Hopkins, Virginia, *Prescription Alternatives*, 3rd edition. New York: Contemporary Books, 2003.
Newbold, H. L., Dr. *Newbold's Revolutionary New Discovery About Weight Loss*, New York: Rawson Associates Publishers, 1977.
_____, *Mega-Nutrients for Your Nerves*, New York: Peter H. Wyden, Publisher, 1973.
Null, Gary, *The Natural Organic Beauty Book*, New York: Dell, 1972.
_____, and Null, Steve, *The Complete Book of Nutrition*, New York: Dell, 1972.
Nutrition Almanac, 5th edition. New York: McGraw-Hill, 1973.
Papas, Andreas M., Ph.D., "Vitamin E's Powerful Family of Antioxidants," *Functional Food & Neutriceuticals*(August, 2003).
Passwater, Richard A., New York: Pocket Books, 1991.
Pearson, Durk and Shaw, Sandy, *Life Extension*, New York: Warner Books, 1983.
Pitcairn, Richard H. and Pitcairn, Susan Hubble, *Dr. Pitcairn's Complete Guide to Natural Health for Dogs and Cats*, Emmaus, Pa.: Rodale Press, 1995.
Pitchford, Paul, *Healing with Whole Food: Asian Tradition and Modern Nutrition*, North Atlantic Books, 3rd ed., 2002.
Pommery, Jean, *What to Do till the Veterinarian Comes*, Radnor, Pa.: Chilton Book Company, 1976.

Pritikin, Nathan, *The Pritikin Permanent Weight-Loss Manual*, New York: Grosset and Dunlap, 1981.

Raines, Ben, "Your Deadly Diet," *Health*(June, 2003).

Rodale, J. I., *The Complete Book of Minerals for Health*, 4th ed. Emmaus, Pa.: Rodale Books, 1976.

_____, *The Encyclopedia of Common Diseases*, Emmaus, Pa.: Rodale Press, 1976.

Rosenberg, Harold and Feldzeman, A. N., *Doctor's Book of Vitamin Therapy: Megavitamins for Health*, New York: Putnam's, 1974.

Schiffman, Susan S. and Scobey, Joan, *The Nutri/System Flavor Set-Point Weight-Loss Cookbook*, Boston: Little, Brown and Company, 1990.

Seaman, Barbara, Gideon, *Women and the Crisis in Sex Hormones*, New York: Rawson Associates Publishers, 1977.

Sears, Barry, Ph.D., *Mastering the Zone*, New York: Reagan Books/HarperCollins, 1997.

Shute, Wilfrid E. and Taub, Harold J., *Vitamin E for Ailing and Healthy Hearts*, New York: Pyramid Books, 1969.

Sinopoulus, Artemis P., M.D. and Robinson, Jo., *The Omega Plan*, New York: HarperCollins, 1998.

Smith, Lendon, M.D., *Feed Yourself Right*, New York: McGraw-Hill, 1983.

Spock, Benjamin, *Baby and Child Care*, New York: Simon and Schuster, 1976.

Steinman, David, *Diet for a Poisoned Planet*, New York: Harmony Books, Crown Publishers, 1990.

Stoff, Jesse A., M.D., *Chronic Fatigue Syndrome: The Hidden Epidemic*, New York: Harper and Row, 1988.

Strogov, Leelila, "NADH," Physicalmag.com(June, 2003).

Tierra, Michael, *The Way of Herbs*, New York: Washington Square Press, 1983.

Whelan, Elizabeth M., Ph.D. and Stare, Fredrick J., M.D., *The 100% Natural, Purely Organic, Cholesterol-Free, Megavitamin, Low-Carbohydrate Nutrition Hoax*, New York: Atheneum, 1983.

Yeager, Seleine; Prevention Health Books ed., *Doctor's Book of Food Remedies*, New York: St. Martin's, 2000.

Zimmerman, Marcia, C.N., "Is DHEA an Antidote to Aging?," *Nutrition Science News*(October, 1996).

질병에 따른 비타민 찾아보기

[ㅇ]

VITAMIN BIBLE

감수 : 구성자

덕성여자대학교 약학과를 졸업하고 이화여자대학교에서 약학과 석사를 경희대학교에서 약학과 박사 학위를 받았다. 쓴 책으로는 『식생활과 건강』『인간과 생활환경』『내 몸을 살리는 블랙푸드』『세계음식문화와 식철학』 등이 있고, 옮긴 책으로는 『식의 문화·식의 정보화』『세계의 음식문화』 등이 있다.

번역 : 유영훈

대학에서 철학을 공부했다. 종교 잡지사와 종합 출판사에서 일했다. 영미권 출판 번역가, 주류(와인) 및 식음료 전문 편집자, 외국인에게 한국어를 가르치는 한국어 교원이다. felina@naver.com

비타민 바이블

1판 1쇄 발행 2023년 10월 31일
1판 2쇄 발행 2024년 2월 15일

지은이. 얼 L. 민델, 헤스터 문디스
감수자. 구성자
옮긴이. 유영훈
펴낸이. 최태선

펴낸곳. (주)솜씨컴퍼니
브랜드. 정말중요한
등록. 제2015-000025호
주소. 14056 경기도 안양시 동안구 벌말로 123, 2106호
전화. 070-8633-1268
팩스. 02-6442-4364
이메일. love@somssi.me

제작. 타라티피에스
용지. 표지 : 아르떼 190g + 본문 : 백상지 80g

ISBN 979-11-86745-60-1

정말중요한은 (주)솜씨컴퍼니의 건강 출판 브랜드입니다.

값은 책표지에 표시되어 있습니다. 잘못 만들어진 책은 구입한 서점에서 바꾸어 드립니다.